MFR
도수치료 근막이완술 개정4판

The Myofascial Release Manual Fourth Edition

MFR
도수치료 근막이완술

개정4판

박지환 옮김

The Myofascial Release Manual

Fourth Edition

Carol J. Manheim, MS, MEd, PT, LPC
Plantation Plaza Therapy Center
Charleston, SC

영 문 출 판 사

■ 옮긴이

박지환 PhD, RPT, Specialist in MT

- 신구대학 물리치료과 (물리치료사) 졸업
- 연세대학교대학원 (보건학석사) 졸업
- 대구가톨릭대학교대학원 (이학박사) 졸업
- 한양대학병원 물리치료실 재직
- 대전보건대학 물리치료과 교수

The Myofascial Release Manual Fourth Edition
by Carol J. Manheim MS, Med, PT, LPC
ISBN: 978-1-55642-835-7

MFR
도수치료 근막이완술 개정4판

2010년 7월 21일 초판인쇄
2010년 7월 27일 초판발행

지은이 : Carol J. Manheim
옮긴이 : 박 지 환
발행인 : 박 병 조
발행처 : 도서출판 영문출판사
등 록 : 1987년 12월 21일 제2-419호
주 소 : 서울시 강남구 삼성동 69-1
전 화 : (02) 514-5590, 776-5590
팩 스 : (02) 756-8943
E-mail : yeongmunsa@empal.com
정 가 : 25,000원
ISBN 978-89-7224-234-5 93510

※ 파본은 교환해 드립니다.

헌정사

근막이완술을 받아들일 만한 학문으로 이해하고 설명하는 노력을 채찍질하였을 뿐만 아니라, 나로 하여금 MFR 전공을 계속 연구하고 발전시키는데 도전을 주신 부모님과 제자들에게 이 책을 바칩니다.

차 례

감사의 글

본 저서 'MFR' 은 미국물리치료학회(APTA)에서 실시하였던 정형전문도수치료사 심화과정에서 '신장기법의 새로운 도수치료(A Nontraditional Approach To Stretching)' 라는 교재로 처음 출간하였다.

본 MFR 4판에 여러 사람들이 많은 시간과 아이디어를 제공하였다. 앞서 3판까지 기여한 저자들도 이번 4판에서도 중요한 역할을 수행하였다. Diane k. Lavett, PhD은 이 책 초판의 공동 집필자로서 Dr. Lavett의 조력과 참여가 없었다면 '근막이완술' 은 결코 빛을 보지 못하였을 것이다. 4판 사진작업에서는 사진작가인 Michael Whittemore가 각 MFR 기법들을 스틸촬영으로 정확히 연출하는데 지대한 공헌을 하였다. 그의 예술적인 감각으로 근육조직의 세밀한 신장과정을 독자들에게 알기 쉽게 전달하게 되어 무척 기쁘게 생각한다.

Rhonda Ferris, RN은 본 원고를 세밀히 검토하여 독자들이 MFR 장면들을 잘 이해할 수 있도록 의학적 기술적 충고들을 아끼지 않았다. 그녀의 조언이 없었다면 이번 책을 출간하기 어려웠을 것이다.

본서에 귀한 글을 주신 3분에게 특별히 감사드린다. MFR 2판 서론 부분을 쓰신 Sam Kegerreis MS, PT, ATC(Indianapolis University 물리치료학과 교수)는 이번 개정판에서는 연부조직 기법들의 개괄적인 내용을 새로 추가하셨다.

Steven Nowicki PhD(Emory University 심리학과 교수)는 비언어적 의사소통 분야의 대가로서 무엇보다도 MFR에서 중요하게 다루고 있는 도수접촉의 중요성을 강조하였다. 도수치료와 개인영역(personal space)에 관한 그의 명쾌한 해설은 치료사들에게 매우 의미있는 내용일 것이다.

마지막으로 Robert Ward DO(Michigan state university 정골의학과 교수)에게 특별한 감사를 드린다. 본서의 MFR 역사 부분을 기술하였는데, 그의 역사적 배경에서는 MFR의 기원과 발전과정, 과학적 접근 등을 정골의학 관점에서 명쾌하게 설명하였다.

저자에 관하여

Carol J. Manheim MS, MEd, PT, LPC는 Case Western Reserve University에서 이학석사를, Citadel에서 임상상담학으로 교육학 석사를 각각 취득하였다. 그녀는 현재 Charleston (South Carolina)에서 물리치료의원을 개원하여 물리치료사로 근무하고 있다.

Ms. Manheim은 미국과 여러 나라에서 MFR에 관한 수많은 강좌 및 다수의 논문을 발표하였다. 세계물리치료연맹(WCPT)에서 근막이완술과 도수치료에 관한 심리적 효과를 발표하였을 뿐만 아니라, 미국물리치료학회(APTA, 1997)에서는 MFR를 주제로 2일간 집중적인 강의를 하기도 하였다. 한편 South Carolina Consortium of Rehabilitation Agencies, Northwest Consortium of Rehabilitation Facilities와 미국 여러 주에서 물리치료사와 작업치료사를 위한 MFR 연수강좌를 시행하고 있다.

그녀는 현재 미국물리치료사협회와 South Carolina Chapter of APTA 정회원으로서 NDT학회, 국제행동과학학회, 국제정신질환학회, 미국발달상담협회, 미국정신건강상담자협회, Chi Iota Sigma에서 활동하고 있으며, 국제상담학회의 명예회원이기도 하다.

옮긴이에 관하여

박지환 PhD, RPT, Specialist in MT는 서울 대광고등학교, 신구대학교(물리치료사), 연세대학교대학원(보건학석사), 대구가톨릭대학교대학원(이학박사)을 졸업하고, 서울 한양대학병원 물리치료실에서 근무하다가 현재는 대전보건대학 물리치료과 교수로 재직하고 있다.

대한정형도수치료학회를 창단하여(1992) 다양한 도수치료기법 연수강좌들을 개설하고 우리나라에 Manual Therapy를 실질적으로 보급한 견인차 역할을 담당하고 있다. 특히 미국 Indianapolis University 물리치료학과 Mary Ann Shurig, Brian Pease 교수를 통하여 'Soft Tissue Mobilization' 과정을 이수하였으며(1996), 이듬해에는 동 대학교 Prof. Carol Mongomery, Mary Ann Shurig에게 'MFR' 전 과정을 마스터(1997)하였다. 현재 KAOMT(대한정형도수치료학회 www.kaomt.or.kr) 심화과정에 MFR 연수강좌를 개설하여 의료인을 대상으로 근막이완술 강의를 전담하고 있다.

머리말

전판에 기초한 MFR 4판은 각 이완기법에 따라 환자와 치료사가 느끼는 조직 긴장성의 이완(release of tissue tension)의 변화들을 더욱 세부적으로 언급하였다. 내용의 기술에서 타이트한 조직에 적용하는 신장의 양상에 대한 전문용어들을 일부 수정하였다. MFR 목적과 치료결과를 더욱 명료하게 설명하기 위하여 각 기법의 소제목도 치료사와 환자의 감각적 느낌을 반영하여 수정하였다.

앞서 출간한 전판에서 사용한 치료의 결과를 의미하는 이완(release)이란 용어 대신에 치료사의 동작을 위주로 기술한 신장(stretch)으로 대치하였다. 전판에서 사용한 '팔 당기기(arm pull)' 과 ' 다리 당기기(leg pull)' 라는 표현은 저자의 의도와 달리 학습자가 대단위 이완술을 익히는 과정에서 너무 강하게 당기는 경향이 초래되었다. 그뿐만 아니라 '팔 당기기(arm pull)' 과 ' 다리 당기기(leg pull)' 가 팔과 다리에만 한정되어 사용하는 기법으로 오해되기도 하였다. 그리하여 이러한 기법의 치료범위를 확대한 '상지 이완술(upper quarter release)' 과 '하지 이완술(lower quarter release)' 이란 명칭으로 수정하였다. 즉, 어떤 한 가지 MFR 기법을 적용할 때에는 **그 근육 주변에 위치한 연부조직과 연합된 근육들로부터 한 개의 근육만을 따로 분리하여 이완시킬 수 없다**는 의미를 함축하고 있는 것이다. 기법의 그림들은 치료사의 손의 위치를 강조하여 찍은 사진이다.

치료사들은 수많은 환자치료 경험을 통해서 MFR을 익혀야 한다. 최상의 방법은 정규적인 MFR 기법을 마스터한 정형전문도수치료사 지도하에 학회 MFR 연수강좌를 통하여 익혀는 것이 가장 바람직하며 이때 본 교재가 학습도구로서 필요할 것이다.

가급적 성별을 구별하지 않고 원고를 쓰려고 하였지만, 마음대로 되지 않았다. 각 MFR 기법들의 설명에서 치료사 손의 위치를 보다 정확하고 간결하게 표현하기 위해 주로 남성을 모델로 사용하였기 때문이다. 3판에서는 바디 빌더(body builder) 2명을 모델로 사용하였으며, 4판에서는 치료사들이 추천한 환자 2명을 새로운 모델로 영입하였다.

가급적 MFR에 관한 많은 정보들을 제공하기 위해 학술지에 발표한 논문과 참고서적을 인용하려고 많이 노력하였지만 불행히도 관련 논문들이 눈에 잘 띄지 않았다.

전판에서와 마찬가지로 독자들이 쉽게 볼 수 있도록 근육의 이름과 기법들의 명칭을 대문자로 시작하여 근육과 근막계 간의 상호관련성을 강조하였다. 한편 중요한 단어(key words)와 내용은 기울임체로 표기하였으며 주의사항, 금기증, 핵심 정보들은 굵은 글씨체로 두드러지게 편집하였다. 같은 이유로 "Carol의 핵심(Carol' s nuggets)"은 글상자와 강조체로 처리하였다.

역자 서문

과연 건강한 사람(healthy persons)이란 어떤 사람인가? 병원에서는 질병(diseases)이 있으면 환자이고, 질병이 없으면 환자가 아니라고 진단한다. 과연 질병이 없으면 건강한 사람인가? 특별한 의학적 진단명이 없는데도 통증으로 괴로워하는 사람들은 무엇이며, 어떻게 치료해야 하는가? 환자와 건강한 사람의 중간에 있는 비건강한 사람(unhealthy persons)들은 의료의 사각지대에 놓여 있었으며, 이들의 치료에 무관심하였던 나를 포함한 의료인들의 무관심을 솔직히 고백한다.

현대 의학의 패러다임(paradigm)은 세포학적 진단결과만을 중시하던 종래의 생체의학적 모델(Biomedical model)에서 인간자체의 기능적 결과를 치료하는 정보의학적 모델(Infomedical model)로 변하고 있다. 즉, 통증의 원인을 과거에는 신체의 조직병리학적 접근으로만 규명하고자 하였지만, 인간의 통증이 육체와 정신의 상호관계에서 야기되는 한 인격체의 산물이라는 관점에서 출발하여 통합적인 기능적 접근으로 통증을 해결하는 새로운 치료방법이 오늘날 절실하게 필요해진 것이다. 그러므로 기능적 질환(functional diseases)의 치료기법인 '근막이완술(MFR)' 은 가장 흥미로운 도수치료(manual therapy)의 한 기법이 될 것이다. 이 책에서는 근막이완술의 치료방법을 세부적인 신체부위별 사진으로 설명하고 있어 누구나 쉽게 이해할 수 있도록 구성한 것이 특징이다.

환자와 치료사와의 상호교감을 바탕으로 한 혼연일체의 전인적 치유(holistic healing), 이것이야 말로 우리 의료인들이 추구하던 이상이 아니었던가?.... 부디 풀지 못하였던 통증의 수수께끼를 이 책에서 해결하는 마음으로 부족한 졸고를 내어 놓는다.

이 책의 출판에 수고를 아끼지 않으신 박병조 사장님과 편집부 직원 여러분께 감사드리며, 특히 도수치료의 보급에 이바지하는 대한정형도수치료학회(KAOMT) 임원들에게 감사의 마음 전합니다.

2010년 초여름

박지환 RPT, PhD.

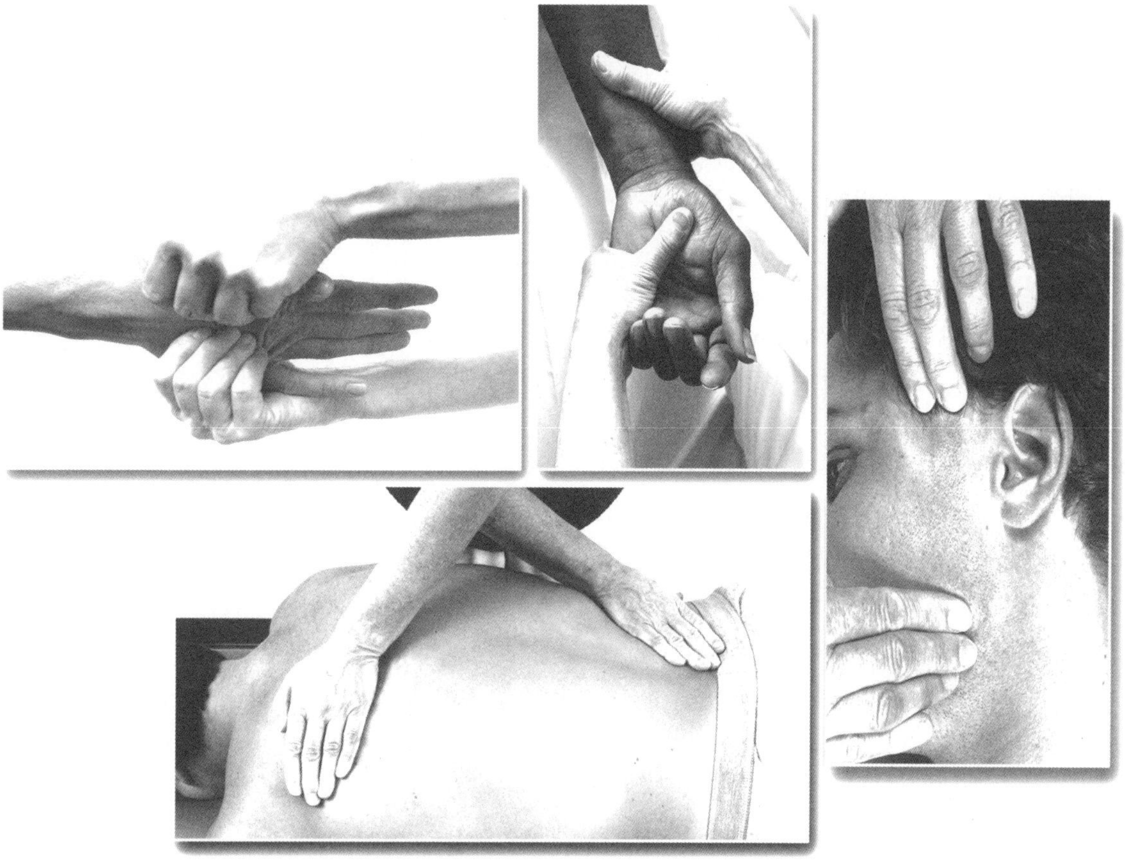

제 I 부

근막이완술의 개요

INTRODUCTION TO MYOFASCIAL RELEASE

근막이완술은 원래 근골격계 질환을 치료하는 정골의학(osteopathy)의 연부조직 신장기법으로 출발하였다. 마사지와 일부 상충하는 부분이 있다 하지만, 근막이완술은 여러 가지 측면에서 마사지와는 근본적으로 다르다. 근막이완술은 치료받는 사람의 신체로부터 느끼는 피드백(feedback)에 의해 전적으로 유도되는 단계적인 연부조직의 신장을 적용한다. 신장의 방향, 적용하는 힘의 양, 신장의 시간은 환자의 요구나 치료사에 의해 결정되는 것이 아니라, 치료사의 손에 의해 반응하고 느껴지는 피드백에 의해 전적으로 결정된다. 구축과 제한된 연부조직의 이완은 근섬유의 최대한 신장(elongation)을 촉진시키고 뼈에 유착된 건의 지속적인 타이트를 해소시킨다.

근막이완술은 아동으로부터 노인에 이르기까지 모든 환자들에게 커다란 장점이 있다. 선천적인 중추신경계 병변으로 경련(spasticity)이 있는 아동에게는 근막이완술 기법을 통해 근 긴장을 낮추는 방법을 "익힐 수"도 있고 "정상" 운동패턴 감각을 얻을 수도 있다. 아직 신경로(neural pathway)가 채 성숙되지 못해 움직임에 대한 정상적인 감각 전달이 형성되지 않아 감각인식 능력이 떨어진 (뇌성마비) 아이들에게는 운동패턴 과정을 치료사가 촉진시킬 수 있다.

후천적으로 중추신경계 손상을 경험한 성인들에게는 회복 초기의 근막이완술로 정상 운동패턴을 자극하는 감각의 입력을 재경험하게 할 수 있다. 장기간의 근막이완술은 새로운 신경 연결망 형성을 촉진시켜 더욱 정상적인 운동패턴을 유도할 것이다. 심지어 Christopher Reeves는 척수 손상이 있다 하여도 새로운 신경 연결을 이끌어 낼 수 있다고 주장하였다.

환자에게 시술하는 MFR과는 별개로, 치료사들은 책이 아닌 경험으로서 근막이완술 기법을 익혀야 한다. 즉, 근막이완술을 배우려는 사람은 치료사로서 뿐만 아니라, 치료를 받는 환자의 입장에서도 경험해야 한다.

아동을 치료하는 치료사의 손은 하나 또는 두 손가락 또는 여러 손가락이나 손 전체를 적용하여 적절히 신장시킨다. 운동선수를 치료하는 치료사는 다른 치료사나 보조를 이용하여 치료사의 이완술을 촉진시킬 수 있다. 성인을 치료하는 치료사는 심각한 장애를 지닌 환자를 위한 다른 접근방법을 모색한다.

치료사의 손을 통해 느껴지는 치료의 가이드(guiding)는 시각적 자극이나 의도적인 분석이 요구되지 않는다. 단지 치료사는 무용수가 자신의 몸을 내어 맡기듯 이러한 감각 반응에 대한 순응성을 익혀야 한다. 환자의 몸에서 시작되고 치료사에게 반응하는 이러한 감각들을 경험한다. 이러한 경험들은 치료사로 하여금 감각의 표현을 느끼며 다른 사람과 근막이완술에 대한 느낌을 나눌 수도 있다. 우선 치료사는 환자와 의사소통하는 스타일을 변경시켜, 환자의 감각적인 경험을 제한하지 않도록 주의해야 한다. 치료사는 정보를 제공하는 환자의 말에 경청하는 전문가(적극적 경청자)가 되어야 한다. 성인이 하는 말과 어린이들이 하는 말은 다르며, 컴퓨터에서 사용되는 언어(geek)가 요가 전문가나 운동선수 또는 건강관리 전문가들이 사용하는 언어와는 다르기 때문이다.

근막치료
Myofascial Therapy

근막치료(myofascial therapy)는 "근막계(myofascial system)를 자극하여 인체의 생체역학적, 신경학적 및 정신생리학적 적응능력을 촉진시키는 도수기법"이라 정의할 수 있다.[1] 이런 포괄적 정의는 광범위하고도 다양한 근막기법들을 이해하려는 의도가 내포되어 있다. 근막치료기법은 지속적인 신장(prolonged stretching)과 연부조직 가동술(soft tissue mobilization)에서부터 섬세한 간접 도수기술에 이르기까지 매우 다양하다. 그러나 근막치료 자체의 모호성 때문에 이 기법으로 얻어지는 어떠한 결과를 입증하고 싶어하는 일부 연구자나 의료인들에게 약간 실망스러운 것도 부인할 수 없다.

근막치료는 단순한 치료기법이기 보다는 치료의 철학을 내포하고 있음을 우선 이해해야 한다. 근막기법의 보편적인 특징은 치료사의 도수접촉을 통하여 환자 신체의 고유한 교정능력(inherent corrective capacity)을 향상시키는데 있다. 이상적인 근막치료는 환자에게 무엇을 해주는 것이 아니라, 스스로 할 수 있게 만드는 것이다. 숙련된 많은 치료사들은 치료와 평가를 따로 분리시킬 수 없음을 잘 알고 있으며, 환자의 반응을 지속적으로 지켜보고 이를 다음 치료의 지침으로 삼는다.

대부분의 근막치료에서는 치유를 촉진하기 위해 도수접촉에 따른 환자의 반응들을 매우 소중히 여긴다. 이런 접근방식은 치료사의 (어떠한 치료적) 의도를 아예 포기하게 만들기도 하고, 때로 대증요법에서도 거의 사용하지 않는 순수한 환자의 직관력에 의존하도록 만든다. 그리고 이런 접근방식은 치료사와 환자 간의 상호작용에 의해 더욱 강화되는데, 이러한 장점은 신경 및 역학적인 가소성의 개념으로부터 출발한다.

현대 과학자들은 이런 현상에 대해 다음과 같은 질문을 던지고 있다. 중재방법이나 결과를 뚜렷하게 예상할 수 없는데, 어떻게 원인과 효과를 검증할 수 있겠는가? 환자의 상태가 변화되는가? 만약 그렇다면 그 변화를 측정하고 유지시킬 수 있는가? 치료사의 도수 접촉이 바람직한 방향으로 환자의 교정을 촉진시킬 수 있다면, 그 결과를 이끌어내는데 치료사는 어떤 역할을 하는가? 치료사와 환자 간에 원하는 또는 원치 않는 반응들을 이끌어낼 수 있는 독특한 방법과 체험은 과연 어떠한 것인가? 환자의 반응은 접촉상실 현상(touch-deprived society) 관점에서 본질적으로 위약적인 요소(placebo)를 가지고 있는 것이 아닌가? 그렇다면, 다른 도수치료로도 유사한 환자반응들을 일으킬 수 있지 않은가?

이러한 비판에도 불구하고, 근막치료는 종래의 임상적 시각에 대해 끈질기게 대항해 왔고 그 결과, 지금은 대중화된 도수치료의 한 의학 전문분야로 자리 잡게 되었다. MFR의 초창기에는 치료사들의 어색한 손동작으로 말미암아 환자의 반응을 제대로 이끌어내지 못하였고, 정서적으로도 "근막의 난센스"를 추구함으로써 임상적 혼란을 초래하기도 하였다.

근막치료를 포괄적으로 기술해 보면, 한때 반짝하는 유행이 아니라 전통적인 치료기법이며, 특히 최근에 도수치료의 큰 흐름에서 가장 각광받는 대증요법으로 자리 잡았다. 1950년대에 이미 정골의학(osteopathic medicine) 문헌에서 근막의 모델이 처음 기술되었고, 이후 Elisabeth Dicke (결합조직 마사지)와 Ida Rolf(신체구조 통합성)도 이를 활용 발전시켰다. Lawrence Jones의 스트레인-카운터 스트레인(strain and counterstrain) 기법, 연부조직 가동술과 많은 도수치료 학파들도 유사한 철학적 배경들을 지니고 있었다.[2-3] 과학적 검증의 미비로 무시되었던 신체 교정사(body worker)들도 그 시대에 이미 다양한 체험과 교육적 바탕을 가지고 근막의 개념을 유용하게 사용하였다.[4]

오늘날, 근막 옹호자와 비판자 간의 틈은 양쪽 진영의 공통적인 본능에 의해 이상적으로 연결되고 있다. 근막치료에 대한 일부 논쟁이 있지만, 중요한 것은 질병의 본질과 건강의 개념에서 선의의 토론과 이해를 필요로 한다는 사실이다.

생체의학적 모델과 정보의학적 모델 (Biomedical and Infomedical Models)

근막에 대한 양쪽 그룹간의 기본적인 견해 차이는 질병과 건강에 대한 오래된 논쟁을 제대로 이해하지 못했기 때문에 발생되었다. Irby가 설명했듯이,[5] 서양의학은 주로 Newton의 물리학에 영향을 받은 **생체의학적 모델**(biomedical model)에 그 기반을 두고 있다. 뉴턴의 물리학에서는 사물의 복잡한 시스템을 좀 더 세분화시켜 취급하기 쉬운 단위로 일단 만들어 놓고, 분석 및 구체화시키는 연역적 추론을 촉진시키는데 기여하였다. 이런 시스템을 토대로 많은 발전이 있어 왔지만, 결국 "의학만능주의"라는 고지식한 인식을 확대시키는 오류에 빠지게 되었다. 이러한 환원적 인식(reductionistic perspective)에서는 "병리학(사람보다는 질병 자체)"과 "정신/육체의 이원론적 개념"을 강조하였다. 치료의 성공과 실패는 ROM 측정, 근력 등과 같은 생물학적 결과에 의해 결정되며, 미스테리나 우연에 의해 성공될 여지는 거의 없다. 이러한 발전의 부작용은 자신의 건강에 대한 능동적인 참여를 제공하기 보다는, 의학만능주의에 의존하여 건강에 대한 환자 자신의 의무를 포기하게 하는 경향을 조장시키는데 있다.

건강과 질병의 경쟁-성장 모델(competing-growing model)은 히포크라테스에서 유래되었는데, 그는 질병의 진행과정을 연구하는데 심혈을 기울이기보다는 개인의 자연 치유능력을 개발시킬 것을 제자들에게 가르쳤다.[6] 이러한 개념은 19세기 당대 최고의 의사였던 William Osler 경에게 전수되어 그는 "환자가 앓고 있는 질병의 종류를 확인하기 보다는 질병을 앓고 있는 환자의 유형을 아는 것이 보다 더 중요하다"라고 주장하였으며,[7] Lewis 또한 "의학이 마술이 아니라 환자의 신체 자체가 마술이다 — 인체는 자연 치유능력이 있어서 스스로 질병의 난관을 극복하고 기능을 회복하는 에너지를 본래 지니고 있다"라고 말하였다.[8] Irby는 이러한 관점을 재탄생시키기 위해 양자 물리학의 강점을 발전시켰다.

그의 말에 따르면;[5]

> *초기 뉴턴 물리학에서 출발한 과학적 모델을 발전시킨 것이 생체의학(biomedicine)과 실험 방법이다. 오늘날의 모델은 Einstein의 양자 물리학에 의한 2차 과학혁명에 근간을 두고 있고,* ***정보의학****(infomedicine) 과 생태학적 연구 방법을 탄생시켰다. 여기에서 정보의학은 물리적, 생물학적, 사회적, 정신적 그리고 문*

화적으로 일어나는 모든 현상을 인정한다.

정보의학적 모델(infomedical model)은 질병의 궁극적인 현상에 관한 여러 요인들 — 정신과 육체의 유기적 관계를 포함한 — 의 상호관련성을 평가한다. 사람(환자)들은 각자 독특한 치유 잠재능력을 갖고 있어, 자신의 건강에 대한 책임을 지고 있다. 이러한 건강추구 과정에서 볼 때, 환자는 의학 전문가를 파트너로서 유용하게 활용할 수 있는 리더(leader)적인 개체가 된다. 생물학적 결과들도 중요하지만, 그 결과들이 기능적 변화에 직접 관여하지 않는 한 아무런 의미가 없는 것이다. 생체의학적 모델과 정보의학적 모델을 다음과 같이 비교 정리하였다:

생체의학적 모델 (Biomedical model)	**정보의학적 모델 (Infomedical model)**
뉴턴 물리학 (Newtonian physics)	양자 물리학 (quantum physics)
질병 자체에만 관심을 가짐	환자 중심
환원성(reductionistic)	상호 의존성 (interdependency)
데카르트적 인식론(cartesian)	정신/육체 인지론 (mind/body awareness)
책임은 전적으로 의료인에게 있음	환자에도 책임이 있음
생물학적 결과를 중시	기능적 결과를 중시

병리학적 특성 (Pathological Distinctions)

Newton 학파의 논리는 표면적으로 확실히 들어난 질병의 징후를 분석하고 정복해가는 병리학적 인식에 토대를 두고 있다. **생체의학적 모델에서 취급하는 질병들은 진단**(essentialistic diagnosis)을 필수로 한다. 예를 들어, 골절, 세균성 감염, 관절의 탈구 등에 대한 검진을 들 수 있는데, 이와 같이 진단과 문제점들이 명료해지면, 구체적인 치료계획이 수립되고 어떠한 반응을 기대하게 된다. 여기에 비해 **입체적인 진단**(nomanalistic diagnosis)을 내릴 때는 병명을 붙이기가 어렵고 치료도 복잡해진다. 예를 들어, 허리 통증, 반사성 교감신경이영양증, 흉곽출구증후군 등의 진단명을 예로 들 수 있다. Irby는 "원래 생물학적 문제에서 기인한 사람과 동물의 질환은 생체의학적 모델로 잘 설명할 수 있지만, 신체정신문화적 문제로 기인한 질환들은 정보의학적 모델로 다루는 것이 바람직하다"고 지적하였다.[5]

그러므로 정보의학적 모델은 입체적인 진단과 치료로 구성된 복잡한 상호작용 관련성을 가지고 있다. 종래의 전통적인 의학은 이러한 현상에 대해 새로운 규명이라는 커다란 도전에 직면하게 되었으며, 환자 또한 그들 자신이 직접 건강관리에 참여하는 일원이 될 수 있다는데 새로운 용기를 얻게 되었다. 환자의 참여와 책임은 자신의 기능과 직접적으로 관련이 있는 것이다.

최근 근막치료(myofascial therapy)의 보편화는 이런 정보의학적 건강관리 모델의 출연 때문이며, 그러므로 근막치료는 정보의학적 모델로 검증되어야 한다. 근막치료에 대해, Robert Ward는:[3]

> *"예후가 불량했던 비슷한 환자의 사례에서 근막이완술이 의외의 치료결과를 가져왔고, 아직 이들 결과에 대해 일부 수수께끼들이 남아 있지만, 믿기지 않은 사실들로서 자율신경계와 신경호르몬의 차단, 연부조직과 활주관절에 관련된 일련의 행태적, 생체역학적 변화들이 (정확하게 알 수는 없지만) 틀림없이 나타나고 있다"고 발표했다.*

그 이유가 명확하게 밝혀지지 않았지만, 기능적인 질병에 대해 근막치료의 어떠한 가능성을 열어주고 있다. 반응을 이끌어낼 수 있는 여러 가지 기법으로 신체의 역학적 특성들을 추론할 수도 있겠지만, 근막치료의 경험적 성공은 수많은 인체기전 중 일부만 설명할 수 있기 때문에 아직도 더 많은 연구가 필요한 부분이다.

구조적 개념 (Structural Concepts)

근막은 머리에서 발끝까지 3차원적으로 분포되어 있는 광범위한 신체의 조직망이다. **표층 근막**(superficial fascia)은 피부 아래에 느슨하게 짜여진 섬유탄력성 조직(fibroelastic tissue)으로, 혈관, 지방세포 및 감각수용기들이 존재하며, 중추신경계로의 의식적, 무의식적 피드백을 지속적으로 수행하고 있다. **심층 근막**(deep fascia)은 신체의 심부에서 내장기관들을 치밀하게 둘러싸고 있는 막이다. 근막은 근외막(epimysium), 근주막(perimysium), 근내막(endomysium)으로 구성되어 있어, 효율적인 근육 장력을 제공한다.

근육은 체중의 약 70~85%를 차지하고 있으며, 신체 어느 기관보다도 주변 환경에 민감하게 반응할 뿐만 아니라,

주변 환경에도 영향을 미친다. 근육은 근막의 도움으로 골격에 붙어 생활에 필요한 긴장성을 제공한다.

근육과 근막은 기능적으로 연결되어 있으며(myofscia unit), 수축성 조직과 비수축성 조직의 특성을 모두 지니고 있다. 근막에 부하가 가해지면 근막은 가소성 변형(plastic deformation)과 탄성 변형(elastic deformation)을 모두 일으킨다. 즉, 스트레스를 받으면 구조적 변화가 일어나고, 이때 에너지 소실이 발생한다(hysteresis-이력현상). 장막 아래에 있는 **장막하 근막**(subserous fascia)은 가장 심부에 있는 근막으로서 내장기들을 보호하고 윤활작용을 한다.

대체로 근막의 기능은 과소평가되어 있다. 근막은 인체의 틀을 형성할뿐 아니라, 조직과 기관사이의 운동과 영양공급 과정에서 윤활작용을 한다. 혈관과 신경들은 근막을 통하여 인체의 대사항상성을 유지한다. 반사기전(reflex mechanism)은 장막하 근막, 피부 및 결합조직에 있는 수용기들을 통해 신경의 기능과 발달에 기여하고 있다.

통합적 긴장성 (Tensegrity)

통증을 일으키지 않는 근골격계 기능과 자세 균형 사이의 효율적인 상관관계(length-tension relationship)는 여러 연구자들에 의해 입증되었다. 길이-장력 관계에 악영향을 주는 요소들은 역학적, 신경학적, 그리고 심리적 요인과 관련된다. Juhan은 역학적 장력에 대해 다음과 같이 말했다: "중력을 신체 전반에 고르게 분포시키려면 결합조직의 적절한 길이-장력 조절이 매우 중요한 역할을 한다."는 것이다. 선 자세의 골격은 건물을 구성하는 수직, 수평의 상호 지지대 관계와 유사한 방식으로 구조되어 있다. Buckminster Fuller의 돔의 개념(concept of geodesic dome)으로 보면, 신체는 바로 건축구조학적으로 비효율성이 전혀 없는 완전한 수직 통합적 모델(vertical integrity model)인 것이다.

그의 통합적 긴장성 모델은 스페이스(spacers)로 작용하는 강한 철골로 구성되어 있기 때문에, 어떤 외부의 압력이 가해지면 오히려 팽팽해지고 더 강해지는 성질을 지닌다. 외적 지지없이는 반듯하게 서 있을 수 없는 골격모형을 자세히 살펴보면, 치료할 인체가 어떠한 상태인가를 쉽게 상상해 볼 수 있다. 인체는 근막장력 없이는 똑바로 서 있을 수 없다. 근막장력이 균형을 잡고 있을 때 인체가 중력에 제대로 대항할 수 있는 것이다.

머리가 앞으로 나온 자세(forward head posture)의 경우, 휴식을 취하고 있어도 근전도(EMG)상에서 검사해 보면, 등세모근(승모근, trapezius muscle)이 활발하게 작용하고 있다. Fuller의 돔(dome) 모델과 인체 사이의 가장 큰 차이점은 무기체 모델(inorganic model)을 돔에서는 찾을 수 없다는 점이다. 억압적인 스트레스에 반응하지 않는 한, 역학적 장력은 감소하지 않고, 그대로 계속 유지된다는 것이다.

인체 통합적 긴장성 체계(human tensegrity unit)의 질은 실생활과 상상의 위협에 반응하여 매 순간마다 변하게 된다(혈압처럼). "어떻게 이완되었는지 나는 잘 모르겠어."라고 말한 사람에게도 상당한 에너지 소비가 MFR에서는 일어난다.

불균형 장력, 궁극적인 손상 원인 그리고 손상을 치료하려는 시도 등에 의해 정보의학적 모델이 형성된다. 근막치료는 물리치료사가 가질 수 있는 강력한 도수치료 무기이다.

* * * * * * * * * * * *

근막 제한
Myofascial Restrictions

근막 해부학 (Anatomy of Fascia)

Calliet에 따르면, 근막(fascia)은 힘줄(건, tendon), 인대(ligament), 연골(cartilage), 근육(muscle) 및 뼈(bone)에 붙어있는 결합조직의 한 형태이다.[11] 인대, 힘줄, 근막 및 널힘줄(건막, aponeuroses) 등이 치밀결합조직에 포함되지만, 이들은 각기 다른 역학적 특성을 갖는다. 근막을 구성하는 개별 치밀결합조직내의 교원질 다발(collagen bundle)들은 약간의 차이는 있겠으나, 대략적으로 서로에 대해 평행하게 달리고 있고, 이웃한 치밀결합조직의 교원질다발과는 다른 방향으로 주행하고 있다. 몇몇의 교원질들은 이웃의 치밀결합조직과 연결되지도 않고 오히려 이웃한 성긴 결합조직과 연결하고 있다. 섬유아세포(fibroblast)는 적은 편이고, 다양한 형태를 띤다. 그리고 기질(ground substance)과 탄력소(elastin)의 함량도 낮은 편이다. 교원질에는 구불구불한 주름진 부위(crimping)가 있는데, 이 부위가 근막이완술의 초기 신장이 일어나는 부위이다.

근막을 도식화 해보면, 3층으로 나누어진다. 먼저 표층 근막(superficial fascia)은 진피 아래에 위치하고, 성긴 결합조직과 지방조직으로 구성되어 있다. 진피는 표층 근막으로 확장되는 교원질에 의해 피하층(subcutaneous layer)과 연결된다. 표층 근막은 저면의 조직과 기관과도 연결된다.[13] 표층 근막은 수분과 지방을 저장하고, 부도체로 작용하며, 역학적 변형을 방지하거나 보호하며, 신경과 혈관이 지나가는 통로를 형성한다.

두 번째 층은 잠재적 공간(potential space)으로 불리며, 이 공간은 출혈이나 부종에 의해 커지고, 손상에 의해 근막이 파괴되거나 신장될 수 있다. 심층 근막(deep fascia)은 치밀결합조직의 천(sheet)이나 띠(band)로서, 인체의 모든 기관을 덮고 있을 뿐만 아니라, 근육을 그룹으로 나누고 인체의 윤곽을 형성한다. 심층 근막의 기능을 살펴보면 근육의 자유로운 움직임을 허용하고, 근육과 다른 기관사이의 공간을 채우고, 신경과 혈관이 지나가는 통로를 제공하며, 근육의 부착점을 제공한다. 근막 자체가 무혈관성 조직이기 때문에 수술시 대개 근막이 중첩되어 있거나 융합된 부위를 절개하게 된다. 이 부위들은 봉합 시 고정지점(anchor)으로 작용하고, 상처 치유를 안전하게 할 만큼 질긴 편이다.[13]

근외막(epimysium), 근주막(perimysium) 및 근내막(endomysium)은 심층 근막의 연장부이다. 이런 연속적인 섬유결합조직들은 각 근속과 근섬유를 구분 짓고, 이들을 감싼다. 위의 3종류 근막은 근세포는 물론, 근육에 연결된 힘줄(건, tendon)이나 널힘줄(건막, aponeuroses) 또는 골막에 이르기까지 연장된다.[13]

개별 근육군은 근육군들을 분리하는 근막에 의해 둘러싸여 있고, 근막섬유 사이에 체액이 존재하여 각각의 근육들을 부드럽게 움직이게 하는 윤활작용을 한다. 그리고 특정 근육 사이, 근육과 힘줄/뼈 사이, 피부와 돌출된 뼈 사이에는 점액낭(bursae)들이 존재한다.[11,14-15]

근막을 형성하는 결합조직섬유들은 막(membranes)을 형성하기 위해 거의 하나의 평면으로 정렬되어 있다. 이들 섬유는 한 방향이 아니라, 서로 엉켜지도록 여러 방향으로 달리지만, 힘줄(건)의 결합조직섬유들은 거의 평행하게 달린다.[14] 근막의 섬유들이 모든 방향으로 달리기 때문에 근막은 근육 크기의 변화에 적응하고, 또 신장을 허용할 수 있도록 모든 방향으로 팽창할 수 있다. 수축은 근육의 폭을 넓히고 일시적인 근막의 장력을 증가시키지만, 근육이 운동으로 비대해지거나 또는 나쁜 자세로 인해 지속적으로 과긴장(hypertonus)되면, 근막의 장력이 계속 증가된다. 반복적인 근수축과 이완은 펌핑 활동, 활액 흐름의 촉진과 원활한 교환을 만들어낸다. 이러한 펌핑 활동의 억제는 특히 다리에 부종을 야기할 수 있다.

이차적인 운동에 의해 비대해진 근육은 거대화로 인해 근막의 최대 한계를 확대시키는 근막의 재구성을 야기한다. 근막이 더 이상 증가된 장력을 이겨낼 수 없을 때 근막의 신경지배는 통증을 발생시킨다. 파열된 근막은 염증이 가라앉으면서 자발적인 통증을 직접적으로 해결한다. 불충분한 혈액공급은 염증으로 인한 근막의 위축을 야기시켜 느리게 회복되며, 유착형성의 가능성을 증가시킨다. 늘 경쟁적인 운동선수들은 근육 두께(bulk)를 크게 만들기 위해 근막절개술을 선택하기도 한다.

이러한 과정들은 오랜 기간 동안 연구되어오지 않은 분야이다. 비대칭적인 자세는 신체 한 쪽에 지속적인 근육의 과긴장을, 반대쪽에는 저긴장 그리고 근막에도 지속적인 비대칭성 장력을 만들어낸다. 과긴장되는 쪽은 근막이 신장되고 대각선 패턴의 통증을 일으킬 수 있다. 동시에 저긴장 쪽 근막은 구불구불해지고 짧아져서 반대편에 대각선 패턴으로 통증을 일으킨다. 그러므로 근력 강화는 비대칭적 자세에 수행되어져야 하고, 연부조직 장력은 근막이완술에 의해 조절되어야 한다. 근력이 강화되고 비대칭적 근막이 점진적으로 이완되면, 환자의 중추신경계는 향상된 자세를 기억하고 통증 없는 활동을 유지하게 될 것이다.

연부조직 손상과 근막통
(Soft Tissue Injuries and Myofascial Pain)

연부조직의 급성기 손상은 좌상(strain)이나 염좌(sprain)로 진단하게 된다. 급성기 손상에서는 일반적인 치료순서가 있다. 보통 초기 치료는 RICE 프로토콜(rest, ice, compression과 elevation)에 따른 후, 신장요법과 근력강화운동으로 발전시켜 나간다. 연부 조직의 손상이 일련의 과정에서 만성통증을 야기할 때, 섬유통, 근막통증 기능장애, 섬유염으로 진단된다.

근막통증후군(myofascial pain syndrome)에 대한 최초의 언급은 1843년 독일에서 시작되었다. 근막통은 근육과 근막에서 기시하는 희귀하고 독특한 통증으로 대개 표적조직(target tissue)의 심부에서 일어난다. 근막통은 날카롭고, 타는 듯하거나, 치통(toothache)처럼 만성적이고 아리며, 산발적으로 무겁게 짓누르는 양상을 띤다. 흔히 이런 통증이 손상되지 않은 직접적인 관련없는 부위에까지 전이되기 때문에 환자는 종종 통증 위치를 정확하게 말하지 못하는 경향이 있다. 대개 표적조직을 촉진하면 통증이 발생하지 않고, 통증의 원위부를 촉진했을 때 주로 통증이 발생한다. 통증의 원인을 빠르고 효율적으로 치료하지 못하면, 근막통은 다른 근막부위로 퍼져 나간다. 통증은 근막과 관절의 운동범위의 제한을 초래한다. 손상 지점과 전이된 근막부위는 통증을 영구화시키는 활동성 근막 발통점으로 진행될 수 있다.

연부조직의 손상은 의학적 전문가의 견해로는 "균열사이에 빠진(fall between the cracks)"상태를 말한다. 환자들은 대개 내과의사, 정형외과의사, 신경과의사 또는 류마티스 전문의에게 진료를 받게 되며, 이로 인해 환자들은 많은 비효율적인 의학적 검사와 잘못된 약처방을 받게 된다. 의사들은 정확한 진단을 내리기 어려워 때론 항우울증 약을 처방하기도 한다. 항우울증 약으로 인해 만성 통증이 나아졌어도 환자는 통증이 연부조직 대신 머리에 있다고 불평할 것이다.

불행하게도 이런 의학적 처치는 통증의 원인을 근원적으로 제거하지 못하며 단순히 통증을 덮거나 통증만을 일시적으로 없애 빈번히 재발한다. 근막이 타이트해지고 제한되면, 그 지점의 근막이나 다른 지점에서 근막통이 발생하여 비대칭적인 자세와 비효율적인 운동패턴을 유발시킨다. 대개 일반적인 의학적 치료는 증상 완화에만 관심을 갖고, 통증의 원인 제거에는 초점이 맞춰지지 않으므로 통증과 기능장애를 동시에 치료하게 된다면, 재발없이 근본적으로 해결할 수 있을 것이다.

치료사는 환자의 연부조직을 정밀하게 촉진하는 의료전문가로서 환자의 운동을 질적으로 분석하고, 연부조직의 불균형을 판단하고, 또한 운동의 질을 조정한다. 치료사는 활동성 근막 발통점으로부터 방사하는 통증의 패턴들을 익히 알고 있는 전문가들이기 때문에 누구보다도 환자의 통증 근원을 잘 밝혀낼 수 있다.

예를 들어, 치아를 모두 뽑아 버린 한 환자가 있었는데, 그녀는 매우 심한 통증을 호소했다. 저자가 근막이완술로 관자근(측두근, temporalis)의 활동성 발통점에 대한 MFR을 시행한 결과, 통증이 완전하게 해결되었다. 상지에 방사통을 호소를 했던 환자의 경우에서는 개방성 심장수술로 인한 긴 수술자국을 직 · 간접적 반흔조직 이완술로 치료하였을 때, 통증이 완화되었다. 만성 발목관절(족관절, ankle joint) 통증과 비대칭의 근력을 가진 환자도 하지와 발목관절의 근막이완술에 의해 통증없이 완전 가동범위를 회복할 수 있었다. 그리고 그 환자는 치료사가 적용하는 신장에 저항하여 불수의적인 강한 근 저항감을 일으켰다. 최대 근수축이 일어난 후에는 발목관절에서 다양한 자발적인 운동이 일어났고, 근방추의 기능이 재설정되어 해부학적으로 중립위치인 새로운 안정자세(resting position)를 찾게 되었다.

근막이완술은 전통적인 치료기법으로 호전되지 않는 연부조직의 기능장애를 치료하는 매우 효과적인 치료기법이긴 하지만, 극단적으로 맹신하여서도 안된다. 다만 복합적인 통증을 보다 효율적으로 치료하며 환자로 하여금 연부조직의 비대칭 스트레스로 인한 재손상을 일으키지 않도록 돕는 치료사들 사이에서 회자되는 소위 '요술가방(bag of tricks)'이라는 또 다른 선택적 도수치료기법인 것이다.

타이트함과 제한 (Tightness and Restrictions)

조직 구조의 타이트와 제한의 느낌을 구분하는 것에 관한 구체적인 연구는 적은 편이다. **타이트함**(tightness)은 근방추들이 근육 분절이나 근섬유의 최대 수축과 최대 이완을 막기 위한 짧은 휴식기를 가질 때 느껴지는 당기는 감각으로 설명할 수 있다. 하지만 **제한**(restriction)은 근육 분절이나 근섬유의 전기적 활동이나 작용 능력 없이 근수축되면서 나타나게 되는 근육억제의 감각으로 묘사할 수 있다.

개념적 모델 (Conceptual Models)

실제 근막의 제한(myofascial restriction)을 연구한 자료들이 없을 뿐더러, 신체의 다양한 감각과 운동을 제한(limitation)하는 근막의 해부학적 구조물도 설명된 것이 없기 때문에 근막제한이라는 용어를 사용하는 것이다. 다음은 근막제한의 개념적 모델과 인체에 미치는 영향을 설명하고자 한다.

근막은 풍선과 같다. (Fascia as a Balloon)

인체의 모든 근막을 여러 장기와 근육을 감싸고 있는 풍선으로 상상해 보자. 인체가 적절하게 정렬되어 있을 때 근막-풍선(fascia-balloon)은 자신의 최대 한계 능력까지 도달하지 않고도 모든 신체부위를 무리없이 쉽게 덮을 수가 있다. 그러나 인체가 부적절하게 정렬되면 자신의 최대 한계지점에 이르러서 그 기능을 제대로 수행할 수 없을 것이다. 즉 근막-풍선의 한 부위가 최대 한계지점에 도달하였지만 아직도 신체 부위를 원활하게 덮고 있지 못한다면, 근막-풍선의 나머지 부위가 그 신체 부위 쪽으로 이동하게 된다. 이렇게 근막-풍선이 찌그러지면 신체의 또 다른 부위를 압박하게 된다. 근막-풍선의 나머지 부위가 인체의 모든 부위를 골고루 압박하면 근막-풍선이 완전하게 신장되어 있어 더 이상의 조정이 필요 없을 것이다. 압박되는 부위는 압박받지 않는 구조물을 보상하기 위해 최대 압박을 이겨내야 한다. 인체가 중력에 대항해 똑바른 자세를 유지할 수 있는 유일한 방법은 더 나은 비대칭 자세를 선택하는 것뿐이다. 근막이완술은 자세의 비대칭성을 감소시키고 근막-풍선에 가해지는 스트레스를 줄여준다. 자세가 대칭적으로 회복되면 근막-풍선의 유연성이 회복되고 압박도 감소될 것이다.

풍선을 보면 한 부위만 신장해도 풍선의 다른 부위까지 신장이 일어나는 것을 알 수 있다. 매우 작은 당김에 의해서도 풍선 전체가 당기는 쪽으로 이동하듯, 매우 약은 바람에 의해서도 풍선은 그 방향으로 날아가게 된다. 이렇듯 근막-풍선의 한 부위에만 영향을 주는 것이 아니라 풍선 전체에 영향을 미치게 된다.

근막은 플라스틱 랩과 같다. (Fascia as Plastic Wrap)

인체의 모든 근막을 큰 사각형의 플라스틱 랩이라고 상상해 보라. 인체가 적절하게 정렬되어 있다면, 그 사각형은 좋은 형태를 유지할 것이다. 플라스틱 랩은 그 자체가 잘 들어붙기도 하고, 또 감싼 물체를 쉽게 고착시켜 물체의 원래 형태를 그대로 유지시킨다. 자세의 부정렬(postural malalignment)은 근막-랩(fascia-wrap)으로 하여금 물체를 감싼 그 부위를 고착시켜 사각형을 찌그러지게 만들어 결국 완전한 운동범위를 방해한다. 그러나 신체의 정렬성이 존재하려면 반드시 근막-랩이 존재해야 하기 때문에, 신체는 찌그러진 사각형에 잘 맞도록 비틀리고 접혀져야 한다. 근막-랩이 원래대로 부드러워지기 전까지는 대칭적인 자세를 일부러 만든다 하더라도, 신체를 덮는 근막-랩의 기능이 완전해지지 않는다.

근막과 근육은 빨간색의 탄력밴드와 같다. (Fascia and Muscle as Red Elastic Bands)

최적의 자세 정렬을 유지하는 골격근을 타이트한 적색 탄력밴드로 그림을 그려보자. 근막-밴드(myofascial-band)를 신장시키면, 스트레스가 과도해진 부위에서 흰 선(white line)들이 나타난다. 근막-밴드 부위에 어떠한 뭉침이나 제한이 있으면, 근막-밴드가 끊어지지 않기 위하여 골격들의 정렬이 변화되어야 한다.

근막이 타이트해지거나 제한이 있을 때, 인체에 어떤 일이 일어나는지를 시각화하기 위해 골격의 우측에 넓은등근(광배근, latissimus dorsi)을 그리고, 좌측에 넙다리네갈래근(대퇴사두근, quadriceps femoris)을 그려본다. 우측 위팔뼈(상완골, humerus)을 완전히 굽힘(굴곡)시키면, 우측 어깨가 들임(후인, retract)되고, 골반의 우측이 내밈(전인, protract)된다. 이때 골반의 좌측은 내밈되고, 허리뼈(요추)는 회전되어야 한다. 좌측 무릎관절이 후반슬(recurvatum)될 때, 넙다리네갈래근의 스트레스 선을 그려 보자. 치료사가 이것을 그릴 수 없다면, 앞에서 언급한 자세를 선택해도 된다. 거울로 치료사 자신의 자세를 보기 전에 대칭적인 자세 감각에 정신을 집중시켜 보자.

두 개의 근육을 선택하여 골격 위에다 그리고, 한 근육을 최대로 신장시킨 후, 다른 근육에 대한 합성 스트레스를 그려 보자. 매번 같은 결과로 이런 절차를 반복해 보면 근막제한이 있는 표적근육은 물론, 근처의 다른 근육 또는 멀리 떨어진 다른 근육까지도 뒤틀림이 일어난다. 결론적으로 전체 근막계의 입장에서 보면, 인체의 모든 근막제한은 적절한 정렬이 이루어지며 에너지 효율적인 운동성을 회복할 수 있도록 치료되고 이완시켜야 한다.

근막이완술의 역사
Myofascial Release: A Brief History

"근막이완"이란 용어는 신경근 기전(neuromuscular mechanics)에 흥미를 갖던 의료인과 건강전문가들에 의해 사용되는 일반적인 용어로, 종종 혼동되고 개별적으로 해석되고 있다. 특정 분류의 사람들에게는 근막이완이 논란거리가 되지만, 일반 사람들에게는 단순한 퍼즐과 같은 의미를 갖는다. 포괄적으로는, 근막이완은 연부조직 이완의 한 형태로 간주된다. 보다 깊은 의미로는 "에너지 필드(energy fields)"라는 용어를 사용하여 두 가지 개념을 함축시키고 있다. 근막이완의 역학적 해석은 제한된 장벽으로부터 멀어지도록 고안된 "간접적인" 유도절차를 강조한 도수치료이다. 기술적인 측면의 "근막이완" 용어는 3차원 패턴으로 일어나는 운동의 장벽에 스트레스를 가할 수 있도록 고안된 직접이완 절차와 간접이완 절차 모두를 설명하는데 사용되고 있다.

"근막이완"이라는 용어의 기원에 대한 정확한 기록은 남아있지 않다. 1940년대 초, 의사인 Janet Travell이 체성 통증증후군과 체성 통증유발영역(somatic trigger areas)을 설명하기 위해 근막이라는 용어를 사용하였다. 1950년대, 그의 동료들이 발통점의 존재와 치료, 그리고 근막 발통점에 대한 내용을 저널에 발표했다. 1960년대와 1970년대, "근막 발통점의 용어"와 "다양한 통증증후군에서의 근막 발통점의 역할"이 국제의학저널에서 발표되기 시작하였다. 1976년, Travell은 그의 책에서 근막 발통점을 적극적으로 사용하기 시작했고, 1983년 Travell과 David Simon는 유명한 책인 "Myofascial Pain and Dysfunction: The Trigger Point Manual"을 출간했다.

치료기술로서 근막이완은 1981년에 만들어졌고 처음에는 연부조직 이완 기술의 한 테마로, 그 해 가을 Michigan 주립대학에서 정식으로 강의되기 시작하였다. 이 과정을 담당했던 교수들은 본 저자와 Anthony Chila와 John Peckham이였다. 그 당시 사용했던 교재들은 오늘날 더이상 출간되지 않았다.

근막이완기법은 19세기 후반의 정골의학(osteopathic medicine)의 창시자인 Andrew Taylor Still과 그의 동료들에 의해 개발된 개념과 시스템을 토대로 하여 확장 발전되었다. 원래 정골의학에서는 근막이완이라는 말을 사용하지 않았고, 빠른 속도의 척추교정 및 연부조직 마사지를 다루면서 그중 관절이완 기법을 일부분으로 다루었다.

구전으로만 전해지는 Still의 업적 중, 3차원의 기능적 신체 대칭성을 회복하기 위해 간접적인 이완기법을 치료에 적용했다는 것이다. Andrew Still의 1, 2세대 많은 제자들은 Still의 개념을 공식화하기 위해 1930년대에 정규과정을 만들기 시작했고, 이들 그룹은 Boston의 Perrin T. Wilson과 Tacoma의 Lon Hoover 경의 주도적인 역할에 의해 진행되었다. 1930년대와 1940년대 동안, New England에 있는 임상가들이 기술적인 개념을 개발하기 위해 정규 연구소를 설립했다. 창의력이 풍부한 많은 간접 도수기법과 방법들이 이들의 연구에서 나왔다. 그러나 최근에 와서야 그들의 간접기법들이 일반화되기 시작하였다.

기능적인 간접기법들은 최초의 정골의학 학교가 있었던 Missouri주의 Kirksville과 Kansas city에 있는 Osteopathy and Surgery 대학에서 발전되었다. George Andrew Laughlin는 "Kirksville 시스템"을 정립하였다. 그는 정규 교육과정을 거의 받지 못하였지만, 자신의 접근법에 관심이 있는 학생들을 대상으로 주로 현장에서 임상적인 교육을 실시하였다. "Kansas city 시스템"은 Esther Smoot에 의해 발전되었고, 그녀도 거의 대부분 병원이나 임상시설에서 매우 효과적인 기법들을 가르쳐 왔다. Kansas 시스템에서는 "조직의 고유 운동성"과 "3차원 운동 장벽(barrier)의 이완"을 검증할 수 있는 능력을 포함한 잘 발달된 촉진기술을 필요로 하고 있다.

직접적인 근막이완술은 1920년대 William Neidner에 의해 유래되었으며 주로 비틀린 근막(myofascial twist)을 치료하는데 이용되었다. 그의 전신 체계(whole body system)는 수건을 비틀어 짜는 것과 비슷한 방법으로, 연부조직을 타이트하게 비틀 수 있는 여러 가지 방법들을 가지고 있다. 불행하게도 그는 이런 체계에 이름도 붙이지 않았고, 출간도 하지 않았다. 그의 업적은 구전으로만 전해지고 있다. 그리고 분명한 것은 그가 아주 괴짜여서 제자들을 양성하는데 많은 어려움을 겪었다는 사실이다. 그러나 그의 몇 가지 접근법들은 다른 치료 방법으로 좋아지지 않던 문제들을 해결하는데 종종 이용되었다. 오늘날의 근막이완술은 몇 가지 Neidner의 개념을 통해 발전되었다.

간접 근막이완술과 직접 근막이완술의 개념들은 둘 다 1981년에 소개되었지만, 직접 근막이완술은 느리게 발전되었다. 연부조직과 운동장벽에 가해지는 직접의 역학적 스트레스는 이런 접근법이 3차원적 기능해부학과 신경학에 대한 이해를 바탕으로 적용될 때 더 많이 이용된다. 근막이완술은 새롭지도, 최근에 개발되지도 않은, 연부조직의 도수치료 기법이다. 근막이완술의 역사는 19세기 후반 정골의학의 역사와 함께 시작되었으며 많은 임상가들이 널리 이용하는 연부조직 기법으로써 계속 발전되고 있다. 이런 연부조직 가동술의 발전은 치료사의 전문적 지식과 기술, 경험에 의해 현재도 계속 이루어지고 있다.

근막이완술에 대한 이해
Understanding Myofascial Release

근막이완술은 통증을 일으키는 원인 중의 하나인 연부조직 기능장애를 환자 스스로 교정할 수 있는 능력을 치료사가 촉진시킬 수 있다는 전제에 근거한다. 정골의학 문헌에서 처음 묘사된 근막의 모델은 1950년대를 시발점으로 활발한 연구가 이루어져 왔다. 결합조직 마사지, 롤핑 마사지(rolfing), 스트레인-카운터 스트레인 및 연부조직 가동술과 같은 최근에 개발된 도수치료기법들도 동일한 근막모델을 이용한 것이다.[2,9,25-27] 정골의학 문헌 이외에도 근막이완이나 다른 근막치료에 대한 연구논문들이 저널에 종종 발표되고 있다. 여러 논문들에서 근막이완술과 다른 도수치료기법들의 놀라운 효용성에 대해 언급하고 있다. 종래의 의학적 치료들로 더 이상 경감되지 않았던 만성통증의 환자들은 실제 통증경감에 도움이 된 치료사를 칭송하게 된다. *그렇지만 과학적인 방법을 무시하고 사람들의 칭찬만 받아들이는 태도는 치료접근에 있어서 그리 유효하지 않다는 점도 고려해 두어야 한다.*

근막이완술은 연부조직 기능장애의 치료, 관절 운동범위의 개선, 자세의 변화, 보행분석의 수행, 환자의 통증척도로 평가하게 되지만 다른 치료기법에 비해 연구가 그리 풍부하지 않다는 약점을 가지고 있다. 하지만 이런 MFR에 관한 소수의 논문들이 근막이완술을 보다 훌륭한 치료기법으로 자리잡게 하고 있다. 이러한 결과들은 도수치료방법의 하나로서 근막이완술을 훌륭하게 이용할 수 있음을 최신의 지식들인 근방추, 자율신경계의 도수치료 효과, 스트레스 호르몬의 분비, 근긴장의 신경물리학, 근막발통점의 적용효과 등을 통해 잘 입증하고 있다.

인체의 피절(dermatome)을 따르지 않는 통증은 신경근의 압박이나 손상으로 인한 통증이 아니다. 가끔 통증은 순수한 감각현상일 수 있으며, 통증부위를 자극해도 통증이 발생하지 않는 경우도 종종 있다. 활동성 근막발통점의 연관통(referred pain)은 피절, 경절(sclerotome), 근절(myotomes) 또는 내장기 연관통을 따르지 않는 경향이 있다.[28] 근막발통점의 패턴은 동일한 연관통 영역 또는 다른 연관통 부위 안에서 일어난다.[28] 근막의 타이트함이나 제한으로 발생하는 통증들은 근막발통점으로 발생하는 통증과 비슷하게, 예측가능하고 재생산할 수 있는 연관통이다. 통증의 원인과 통증의 결과를 연결시킬 수 있는 유일한 구조물이 근막계이다. 그러므로 피절, 근절 또는 경절에 따르지 않는 통증의 패턴은 근막계를 통해 치료되어야 한다.

두개-천골 기법, 롤핑 마사지 및 다른 연부조직 기법도 "근막"이라는 용어를 사용하고 있다. 본 책을 읽는 독자들은 몇 가지를 제외하고, 이 책에서 묘사되는 모든 기법들이 "근막이완술"임을 우선 이해하여야 한다. 그러나 상기 기술한 기법들은 엄격히 말해 근막이완술이 아니라는 사실을 인지할 필요가 있다.

근막이완술은 신장의 방향, 힘 및 기간을 설정하여, 타이트하거나 제한된 조직을 최대로 이완시키기 위해 *환자 신체의 피드백(feedback)*을 요구하는 고도의 상호적인 신장기법이라 말할 수 있다. 근막이완술은 근육을 신체의 다른 구조물로부터 따로 분리시키지 않는다. 근막은 근육과 개별 근원섬유(myofibrils)까지 포함한 모든 인체 구조물을 덮고 있기 때문이다. 그러므로 *모든 근육의 신장은 실제로 근막을 신장시키는 것이다*—무슨 기법을 이용하고 누가 신장을 적용할지는 문제가 되지 않는다.

근막이완술을 적용할 때 치료사들은 환자와의 도수접촉(touch)을 통해 운동감각을 발전시킴으로써 조직의 타이트함을 모니터한다. 치료사는 이런 운동감각을 통해 분명한 근긴장은 물론, 환자 조직의 고유한 움직임과 미묘한 신경생리학적인 조직 긴장까지 느낀다. 일단 치료사가 환자의 근긴장과 타이트함을 명확하게 느끼게 되면, 효율적인 움직임에 대한 개별 근막의 미묘한 제한까지도 간파할 수 있다. 이런 미묘한 제한은 도수접촉을 통해서만 간파되며, 숙달된 근막이완술을 통해 제거할 수 있다. 근막이완술은 제한된 근막성분에 직접 초점을 맞추는 도수치료기법이다. 일반적인 운동치료에서의 신장기법과 능동 근력강화운동은 상대적으로 대단위 운동을 이용하기 때문에 제한된 개별 근막을 세세히 신장시킬 수 없다. 근막이완술은 환자가 가지고 있는 현재의 문제뿐만 아니라, 앞으로 손상을 일으킬 수 있는 자세의 부정렬(malalignment)도 치료한다.

근막이완술을 적용하는 치료사는 환자를 ***치료하는 것이 아니라****, 환자와* ***함께*** *치료에 참여한다.* 근막이완술은 훌륭한 치료기법이라기 보다는 환자 스스로 치유할 수 있는 잠재치유능력을 촉진시키는 촉매 같은 기법이다. 근막이완술을 적용하는 치료사는 단계별로 치료계획을 수립하기 보다는 환자의 신체 반응을 기다리고 환자가 이끄는 대로 치료한다. 근막이완술은 환자를 치료사와 동등한 위치에 놓고, 매 치료단계마다 환자와의 동등한 참여를 허용한다. 즉, 근막이완술은 환자의 협동을 장려하고, 환자의 능동적인 참여를 이끌어 내는 기술인 것이다.

환자가 타이트하거나 제한된 근육을 능동적으로 수축할 수 없기 때문에, 그 근육 부위를 신장하기 위해 수동적으로 적용하는 신장기법이 바로 근막이완술이다. 환자는 치료를 이끄는 사람으로서 치료대 위에 누워 자신의 신체 감각에 집중하며 그 신체를 근막의 고유 운동성을 통해 치료사의 손을 유도한다. 환자는 자신의 신체 움직임을 억제하지 않고 편하게 움직이도록 허용해야 한다.

즉, 환자는 치료사를 의도적으로 이끌지 않고, 수동적이고 자기 관찰적인 자세를 취해야 한다. 환자가 이런 자세를 취할 때 누가 치료를 이끌고 있고, 누가 치료를 따르는지를 말하기 어려울 만큼 부드럽게 근막이완술을 적용한다. 신장이 일어날 때, 표적근육은 물론, 길항근도 크게 작용하지 않기 때문에 통증을 일으키는 신경섬유가 활성화 되지는 않는다. 근막 제한에 대한 신장은 일반적으로 아주 편안하여 치료하는 동안 잠을 자는 환자들도 많이 있다.

다른 치료기법과는 달리 근막이완술은 현재 환자가 가지고 있는 신체의 정렬성이 정상적인 정렬이라고 비판없이 일단 수용하도록 한다. 근막이완술은 환자의 정렬을 미리 최적으로 변화시키기 위해 조직을 이완시키라고 하거나, 신장되도록 명령 또는 요구하지 않는다. 근막이완술에서는 조직에게 운동을 제한하는 타이트함이나 제한을 신장시키거나, 이완시키는데 지금이 적절한 시기인지 그리고 적당한 위치인지를 느낌으로 물어본다. 조직의 반응이 "No"일 때, 조직의 고유한 움직임은 조직긴장이 떨어질 때의 이완 느낌(sensation of release)과는 달리, 조직 긴장에 더이상 영향을 주지 않으려고 움직임이 멈추게 된다. 이런 피드백을 이용해 치료사는 더 근본적인 치료를 위해 다른 타이트한 부위이나 제한된 부위로 이동한다. 이러한 비구두적 의사소통은 도수접촉(touch)이라는 의사소통 방법을 통해 대부분 일어난다.

연부조직에 불균등한 타이트함과 제한이 있을 때, 치료의 초기 목적은 비대칭적인 스트레스를 대칭적으로 우선 만드는 것이다. 연부조직 스트레스들은 뼈와 내장기관들을 올바르게 정렬시키는 "버팀줄" 역할을 한다. 건강을 달성하고 유지하기 위해 적당한 양의 스트레스가 조직에 가해져야 한다. 근막이완술은 연부조직의 피드백을 이용하여 연부조직에 가해지는 유해한 스트레스를 최소화시키거나 제거한다. 활동성 근막 발통점과 유착은 부드러운 근수축을 방해하는 연부조직의 제한을 유발시키기 때문에, 세부적인 국소적 MFR기법들을 이용하여 치료한다. 이들 제한은 유동성(fluidity)과 운동성을 회복하기 위해 완전히 제거되거나 최소화시켜야 한다.

치료사는 치료하는 동안 일어나는 환자의 근막반응을 치료의 주 목표로 삼는다. 환자의 체성반응(somatic responses)과 느낌(feelings)은 치료의 효율성을 나타내는 기준이 된다. 근막이완술의 최종 목표는 환자의 통증을 최소화하거나 제거는 물론, 최소의 노력으로 신체의 바른 정렬을 유지할 수 있는 가장 효율적인 운동패턴의 달성에 있다.

치료사는 타이트한 연부조직이나 제한된 부위를 찾을 때 손을 이용하는데, 이를 통해 치료사의 치유능력을 알 수 있다. 마사지사는 비교적 큰 타이트한 부위를 찾을 수 있지만, 보통의 촉진 능력을 가진 치료사는 근육에 있는 울혈(congestion), 무른 부위(crunchiness)나 결절(knots) 부위를 찾을 수 있을 것이다. 그러나 촉진기술이 매우 뛰어난 치료사는 근육은 물론 근원섬유에 있는 미세한 타이트한 부위나 제한된 부위까지도 찾아 낼 수 있다. 잘 발달된 촉진기술은 재발을 방지하는 열쇠일 뿐만 아니라, 연부조직의 불균형을 찾고 치료하는데 있어서 매우 중요한 역할을 한다. 치료사는 촉진기술을 통해 다른 조직의 비정상까지도 때로 발견할 수 있다. 예를 들어, 다발성 경화증 환자를 MFR로 치료할 때에, 딱딱한 제한이 뒷목근(후경근, posterior cervical musculature)의 신장을 방해하였는데 MFR 시술 후 몇 달이 지나 제한이 있었던 부위의 척수레벨에 경화된 플라그가 있었음을 환자의 MRI로 발견하게 되었다.

인체는 효율적인 자세를 유지하기 위해 많은 에너지를 흡수하려고 노력한다. 타이트한 부위나 제한된 부위를 제거함으로써 효율적인 자세가 얻어졌을 때, 환자는 과거보다 더 좋아졌음을 느낄 수 있지만, 무엇이 달라졌는지를 명확하게 말하지는 못한다. 주위 친구들 보기에도 무언가 달라졌거나 좋아진 것처럼 보인다. 이런 막연한 신호는 자세가 드라마틱하게 또는 미세하게 변화되었음을 의미한다. 이런 자세의 변화 때문에 움직임이 더 쉬워지고, 움직일 때 한결 좋은 느낌을 갖게 되는 것이다.

근막이완술로 근막을 치료하는데 있어서 근막에 대한 정확한 해부학적 지식은 필수적인 사항은 아니다. 사실 물리치료는 역사적으로 볼 때, 환자가 기능운동을 회복할 수 있도록 도와주는 경험적인 치료에 의해 많이 발전되어 왔다. 사실 의학도 다양한 질병에 대한 경험적인 또는 실험적인 시도를 통해 발전되어 온 것은 부인할 수 없는 사실이다.

서양의학은 대부분 질병에 대한 명확한 설명을 요구한다. 환자의 불평을 질병상태의 기준으로 정확하게 확인할 수 없을 때에는 의사가 환자에게 다음과 같이 말한다. "검사 결과가 모두 정상입니다", "신경을 많이 쓰시기 때문입니다". 그리고 항우울증 약을 처방을 하면서, "이 약을 먹으면 좋아질 것입니다" 이런 형식을 이용하여, 몇몇 의사들은 자신이 말한 내용을 환자가 어떻게 수용하는지 환자의 안색을 통해 판단하곤 한다. 그러나 근막이완술을 시행하는 치료사들은 종래의 이런 형식들을 배제한다.

신뢰감 (Trust Feelings)

치료사가 환자의 문제를 정확하게 확인하고 평가하기 위해서는 반드시 도수접촉(touch)을 실시해야 한다. *눈으로 보는 것과 손으로 느끼는 것이 다를 때, 치료사는 눈으로 본 것 보다는 손으로 느끼는 것이 더 옳을 수 있음을 명심해야 한다.* 심리학자에 따르면, 사람은 일반적으로 손으로 느낀 것 보다는 눈으로 확인하는 것을 더 믿는다. 하지만 손으로 느끼는 것이 더 옳고, 실제 문제에 더 가까운 것이다.

환자는 치료사에게 도움받기를 원하지만, 평가하는 동안 환자 자신의 느낌을 계속적으로 알려 주었는데도 불구하고 치유에 별 도움이 되지 않을까 하는 막연한 두려움을 가질 수 있다. 그러나 환자는 치료사가 어떤 치료를 하든지 간에 자기의 신체에서 일어나는 모든 감각반응을 치료사에게 그대로 세밀히 전달해야 한다. 그리고 환자는 자신의 느낌이 자신에게 무엇을 의미하는지도 해석한다. 이러한 해석은 전에 치료받았던 동일한 문제로부터 나올 수도 있다. 환자는 과거의 자신의 치료에서 문제를 찾으려 하거나, 이해할 수 없는 언어를 때로 구사하기도 하는데, 이는 치료사에게 큰 도움이 되지 못한다. 통증의 위치가 반드시 기능장애의 위치와 일치하는 것은 아니다. 그러므로 *신체 피드백과 언어 피드백 사이에 혼동이 발생한다면 반드시 신체 피드백을 믿어야 한다.* 예를 들어, 조깅을 하던 사람이 엉덩관절(고관절)의 통증 때문에 몇 주 동안 조깅을 하지 못하는 경우였다. 나의 피드백을 통해, 제한과 타이트함이 외회전 근육에 있음을 알 수 있었다. 치료를 끝내고 침대에서 일어나기 전 환자에게 "어떤 느낌이 듭니까?"라고 물어 보니, 엉덩관절의 느낌이 좋다고 말했으나, 아픈 엉덩관절이 치료되었는지에 대해 의문을 아직까지 가지고 있었다. 그에게 일어나서 한번 걸어보도록 주문하니 그는 깜짝 놀랐다. 아픈 엉덩관절에 손도 대지 않았는데, 엉덩관절의 통증이 감쪽같이 사라진 것이었다. 근막이완술을 적용하는 치료사는 환자의 말에 따라 치료해서는 안되며 *항상 피드백으로 느낀 상황을 토대로 하여 치료에 임해야 한다.*

근막이완술은 안전하고 효율적인 도수치료기법으로서, 소아마비나 다른 말초신경병변을 가진 사람들도 효과가 있다. 이런 질병을 가진 대부분의 환자들은 근력이 약하고 심한 타이트함을 가지고 있어 필요 이상으로 스트레스가 신체에 가해져 비효율적인 운동으로 발전하게 된다. 근막이완술은 이런 보상 패턴으로 발생한 비대칭적인 스트레스를 감소시킴으로써, 소아마비나 다른 말초신경병변에 의한 통증을 안전하게 최소화시킨다. 치료사가 신장을 멈출 때 일어나는 피드백을 무시한다면, 관절의 불안정과 기능장애가 재발하게 된다. 일부 신장기법들에서는 끝느낌을 초과할 수도 있겠지만, **근막이완술에서는 결코 끝느낌(end-feel)의 신호를 무시하면 안된다.** 예를 들어, 치료사가 심한 말초신경병변으로 인한 동결견(frozen shoulder) 환자를 치료할 때에 어깨관절(견관절)의 완전 수동관절가동범위를 만들 수는 있겠지만, 근육의 기능이 신경병리에 의해 비가역적으로 상실되어 있기 때문에 환자의 어깨는 불안정하다. 감각 피드백을 무시하고 무리하게 도수교정하거나 신장운동을 적용하면 과가동성 관절(hypermobile joint)을 초래할 수 있다. 반드시 기억해야 할 점은 ***근육이 타이트해지면 근약증이 발생한다는 사실이다.***

기본 원리 (Basic Principles)

근막이완술을 적용할 때 치료사는 아래 내용을 이해하고 있어야 한다:

- 근막은 모든 신체의 장기를 감싸고 있다.
- 근육과 근막을 분리시킬 수 없다.
- 모든 근육의 신장은 근막을 신장시키는 것이다.
- 신체 한 부위의 근막을 신장시키면 그 부위는 물론, 다른 부위까지 신장에 대한 느낌을 느낄 수 있고, 또 신장의 효과를 미칠 수 있다.
- 근막 제한의 이완은 근막계의 긴장완화를 통해 다른 신체기관에 영향을 줄 수 있다.
- 자세가 뼈 자체의 리모델링(bone remodeling)에 의해 고정되어 있지 않다면, 근막이완술로 자세 부정렬을 변화시킬 수 있다.
- 근막이완술에 의해 자세의 대칭성 개선, 통증감소 및 운동유동성이 개선될 수 있다.
- 근막이완술은 다른 신장기법에 비해 일반적으로 편안하고 효과적이다.
- **근막이완술은 피드백의 반응에 따라 계속 바뀔 수 있다.**

근막이완술을 적용할 때, 치료사들은 아래 사항을 반드시 해야만 한다:

- 치료사는 환자의 현 상태가 그 환자에게 있어서는 정상적인 상태임을 일단 수용해야 한다.
- 치료사는 환자와 그 신체에서 오는 촉각적 피드백에 모든 신경을 집중시켜야 한다.
- 치료사는 환자의 피드백을 치료에 이용한다.
- 치료사는 권위자가 아닌, 환자의 능력을 촉진시키는 촉진자임을 명심한다.
- 치료사는 환자를 치료하는 것이 아니라, 환자와 함께 치료해 나가는 것이다.
- 치료사는 치료의 이상적인 목표보다는 실제적인 목표를 설정해야 한다.

가정 (Assumptions)

근막이완술을 사용할 때, 치료사는 다음과 같은 가정들을 수용한다:

1. 근막이완술의 기전을 현재는 완전하게 이해할 수는 없지만, 치료효과는 분명하다.
2. 치료사는 환자 신체의 피드백을 이용하여 다른 치료법으로는 찾을 수도, 치료할 수도 없었던 타이트하거나 제한된 부위를 찾아내어 효율적으로 신장시킨다.
3. 비대칭의 연부조직에는 타이트함과 제한이 있어, 실제 기능장애가 존재하는 위치보다 근위 또는 원위부에 통증을 유발시킬 수 있다.
4. 근막이완술은 효율적인 운동을 방해하는 타이트함과 제한을 제거한다.
5. 치료사가 타이트한 부위나 제한된 부위를 찾고 치료하는 동안, 실제로 제한된 해부학적 구조물을 필수적으로 알아야 하는 것은 아니다.
6. 피절을 따르지 않는 통증패턴은 근막을 통하거나 근막계에 의해 전달될 수 있다.
7. 발통점의 방사통에서와 같이 근막통증패턴도 재생산될 수 있고 예측가능하다.
8. 눈으로 보는 것과 손으로 느낀 것에서 혼란이 있을 경우, 손으로 느낀 것이 더 정확하다.
9. 환자가 말한 것이 치료사가 느낀 것과 다를 때는 치료사의 느낌이 더 정확하다.
10. 근막이완술은 정확한 피드백을 통해 연부조직의 과신장을 방지하는 안전한 기법이다.
11. 장기 또는 단기적인 복잡한 통증패턴을 치료사는 근막이완술을 이용하여 치료할 수 있다.

변화과정 (Process of Change)

근막이완술은 환자의 생체 항상성(homeostasis)을 변화시킨다. 비대칭의 연부조직 스트레스가 MFR로 이완이 시작할 때에는 환자는 어색한 자세와 익숙하지 않는 운동패턴들을 일단 "정상"적인 것으로 받아들여야 한다. 근육이 친숙하지 않는 정렬 속에서 기능을 수행하게 되면 환자는 처음에는 어색함을 느끼고 "새로운" 통증을 경험하게 될 수도 있을 것이다. 낯선 힘의 자극에 의해 점액낭에 미세한 염증이 발생하기도 한다. 자세가 대칭으로 회복하는 과정에서 일시적인 균형결여가 일어날 수 있는데 이로 인해 환자는 서툴거나(clumsy) 협응이 잘 안된다(uncoordinated)는 느낌을 받게 된다. 이러한 새로운 신체감각들은 몇몇 환자에게서 정서적 불안정과 예민성으로 잘못 전달될 수도 있다. *이런 반응들은 환자가 신체적 변화를 잘 이겨내지 못하고 있다는 신호이기 때문에 치료사는 이런 반응들을 수용하지 않아야 한다.* 환자의 항상성 변화 내지 파괴는 일종의 중추신경계에 대한 근막이완술의 효과이다.

자세변화는 중추신경계에 의해 중재되기 때문에 중추신경계는 효율적인 자세를 수용하고 유지할 수 있도록 재교육되어야 한다. 중추신경계는 과거에 익숙해진 자세에 대해 편안해하고 친밀하다고 인식하는 반면, 새로운 자세에 대해서는 에너지 소모가 많아져 더 고통스러워하고 어색해한다. 새로운 자세가 차차 덜 고통스러워지면, 그 자세는 보다 일관성 있게 유지될 수 있다. 결국 중추신경계는 옛날 (비정렬) 자세가 비효율적이고 불편한 자세임을 알아차리게 되고 새로운 자세가 더욱 에너지에 효율적이고 편안하다는 사실을 인식하게 될 것이다.

그러므로 근막이완술에 대한 환자의 초기반응을 미리 예상하고 기대하지 않도록 한다. 각 치료 이후, 자세변화는 장기간 동안 지속될 것이고, 처음 몇 번의 치료 시도 이후에 간단한 자극-반응효과가 나타난다. 치료사는 중추신경계가 그동안 중재해 왔던 과도한 스트레스, 타이트함이나 제한으로부터 환자의 신체를 이완시키는 역할을 수행한다. 이런 방법으로 치료사는 다음 치료를 시작할 수 있다. 점진적으로 자극이 일반화 되고 환자의 자세에서 변화가 일어난다. 환자의 자세변화가 구조적으로 영구하지 않을 경우에는 자극-반응패턴이 잘 설정되며 자신의 자세를 향상시키는 치료에 정신을 집중할 수 있다. 정신훈련(mental exercise)은 근육의 새로운 유지패턴(holding pattern)을 강화시키면서 중추신경계에 의해 변화된 자세의 수용을 촉진시킬 수 있을 것이다.

이러한 자세수용이 빠르게 일어난다 할지라도 오랫동안 지속될 수는 없을 것이다. 즉, 신경학적 재교육과 재프로그램화는 장기간 많은 반복에 의해 이루어진다. **촉진의 법칙**(law of facilitation)에 따르면, 자극이 어떤 신경원을 통해 전달되었다면 다음 치료에도 같은 경로를 따르는 경향이 발생한다는 것이다. 이 경로를 횡단할 때마다 자극에 대한 저항성이 줄어든다. 자전거나 스케이트 타는 방법을 왜 잊어버리지 않는지, 그리고 습관적인 자세를 왜 변화시키기 어려운가를 촉진의 법칙으로 이해할 수 있을 것이다. 해링톤 척주고정술(Harrington rods)에 의해 자세가 구조적으로 바르게 변화되더라도 환자는 균형을 잡을 수 없다거나, 공간에서 자신의 위치를 정확하게 모니터할 수 없게 된다. 수술 후 어느 정도 중추신경계의 재교육이 완성될 때까지는 환자는 똑바로 걷기도 어렵고, 자꾸 넘어지려는 느낌을 가질 것이다.

말초신경이나 중추신경을 자극할 때, 자극은 **확산의 법칙**(law of diffusion)에 의해 신체 전반으로 확산된다. Harrington rod 수술로 척주가 변화되었을 때, 변화된 감각입력에 의해 환자의 신체 전반에서 감각 변화가 초래될 수 있다. 골절이나 고통스런 손상을 경험했던 사람들은 종종 신체 전반에서 일어나는 감각 변화들을 상세하게 묘사할 수 있다. 신체 전체에 영향을 주지 않으면서 신체 한 부위에만 영향을 줄 수 있는 방법은 존재하지 않는다.

쇄도의 법칙(law of avalanche)은 말초의 단순한 자극에 의해 뇌에서 복합적인 감각들이 일어나는 것을 말한다. 수많은 느낌과 반응들도 말초의 자극에 의해 발현될 수 있다. 예를 들어, 일단 유년기를 지나면 미국인들은 손 접촉을 거의 하지 않는 편이다. 제대로 양육을 받은 아동들은 위험한 시설물에서 안전하고, 보호적인 느낌으로 손을 자연스럽게 잡듯이, 환자와 치료사 사이의 좋은 관계는 유년기의 반응과 신뢰성을 촉진하는 남녀의 구별 없는 자연스런 접촉(non-sexual contact)을 허용한다. 그러므로 상지를 MFR로 신장하는 있는 동안 환자의 손을 받쳐 들고 있는 행동은 다양한 환자의 정서적 반응들을 유도할 수 있다. 의사소통 훈련에서 이러한 상황을 잘 설명해 주고 있다.

자극에 대한 환자의 반응을 변화시킬 수 있는 가장 효율적인 방법은 운동학습이론(motor learning theory)이다. 무엇보다도 매 시간마다 운동의 문제를 환자 스스로 해결하려고 노력할 때 새로운 운동패턴이 빠르게 학습될 것이다. 근막이완술을 받은 환자는 각 치료 회기마다 목표로 하는 운동문제들을 해결하도록 한다. 엎드린 자세나 누운 자세에서 일어나 앉는 동작은 치료 시작시점에 비해 치료 끝 시점에서 다른 감각 메시지를 보낸다. 이전의 운동과 달리, 일어서는 동작은 채 익숙하지 않는 각도에서 환자의 발이 체중 전체를 수용해야 하는 또 다른 도전인 것이다. 각각의 운동은 환자의 신체도해(body schema)로 해결되고 통합되어야 하는 새로운 문제이다.

Arndt-Schulz 법칙에 의하면 가벼운 자극은 생리적 활동을 촉진시키고, 반대로 강한 자극은 생리적 활동을 억제시킨다는 것이다. 근막이완술은 환자의 필요에 따라 두 가지 형태의 자극을 모두 사용할 수 있다. 가벼운 접촉과 가벼운 신장은 비대칭 연부조직의 스트레스를 이완시킬 뿐만 아니라, 치료 부위의 근위부와 원위부도 반사적으로 이완시킬 수 있다. 그리고 부드러운 신장은 치료사가 근방호(muscle guarding)를 일으키지 않으면서 타이트한 지점에 접근할 수 있도록 만들어 준다. 부드러운 신장에 의해 새로운 운동패턴이 촉진될 때에 중추신경계의 재교육이 일어난다. 발통점을 영구화시키는 미세한 근경련을 억제하기 위해 강한 압박으로 발통점을 이완시킨다. 발통점 주위의 과도한 긴장으로 발생하는 비효율적인 운동을 억제시키기 위해서도 강한 압박을 적용한다. 일단 근방추가 낮은 긴장레벨로 재설정되면 다시 가벼운 접촉을 이용해 촉진시켜 나간다.

근육생리, 운동학 및 운동학습의 이론과 지식을 통해 근막이완술에 대한 환자의 반응을 설명할 수 있다. 그리고 중추신경계의 재교육을 통해 가장 효율적이고 통증 없는 운동을 달성할 수 있을 것이다. 중추신경계의 재교육은 각 환자에 따라 다양한 속도로 진행한다. 근막이완술을 통해 새로운 생체 항상성이 형성될 수 있다. 일단 중추신경계에 의해 형성된 생체 항상성이 수용되면 새로운 자세와 운동패턴이 만들어져 변화의 과정이 완결된다.

근막이완술의 습득
Learning Myofascial Release

이 책의 목적은 처음에는 역학적인 치료기술(skill)의 입장에서 근막이완술을 알기 쉽게 가르치는 것이다. 본 책은 각 신장 기법마다 가장 많이 사용하는 손의 배치법과 대체 배치법(alternate placement)을 제시하겠지만, 신장될 근막계나 근육에 대한 해부학은 따로 언급하지 않겠다. 그러나 근막과 다른 연부조직 사이의 관계를 치료사가 이해할 수 있도록 간단한 해부학적 묘사는 제공할 것이다. 그 구조물에 대해 자세한 설명이 필요하다면, 신장기법을 배우기 전에 해부학을 공부하는 것이 좋을 것이다.

치료사는 치료사로서, 그리고 환자의 입장에서 "이완 느낌(sensation of release)"을 우선 인지하는 방법을 배워야 한다. 치료사는 "신장-이완"감각의 내적평가를 통해 환자에게 이완의 절차를 설명할 수 있을 것이다. 근막이완술을 배울 때, 치료사는 조직긴장의 정상적인 범위를 평가하기 위해서 많은 환자를 치료해야 한다. 그리고 가능하면 다른 치료사가 시술하는 근막이완술을 직접 경험해 보면서 서로 피드백을 주고받아 꼭 필요한 부분을 학습하는 것이 빨리 습득하는 요령이다.

근섬유 수평이완기법은 손을 근막계의 근위부와 원위부에 주로 배치하기 때문에 비교적 배우기가 쉬운 편이다. "이완의 느낌"이 팔과 다리의 긴 지렛대를 통해 증대될 수 있기 때문에, 상지 이완(release of the upper quarter)과 하지 이완(release of the lower quarter) 기법을 먼저 익히는 것도 한 방법이다. 그리고 복잡한 상체기법을 배우기에 앞서 촉각 피드백을 통한 이완의 느낌을 먼저 체험해야 한다.

수직 이완기법(vertical release)은 손의 배치를 결정하고 이완의 과정을 모니터하는 피드백에 전적으로 의존하기 때문에 나중에 익히는 것이 좋을 것이다. 발통점 이완술과 반흔조직 이완술에서 오는 피드백은 대부분 빠르게 변하는 색다른 느낌을 받게 된다. 경막관 이완술(dural tube release), 전방흉벽 이완술(anterior chest wall release), 횡격막 이완술(diaphragm release)과 골반저 이완술(pelvic floor release)은 본 책에 나오는 여러 기법 중 가장 미세한 피드백을 느껴야 하는 부분이다. 치료사가 숙달되면, 자동적으로 여러 이완술들을 복합시킬 수 있을 것이다. 본 책은 많이 사용하는 대표적인 몇 가지 복합기법들을 제시한다. 대부분의 치료사가 혼자서 치료하기 때문에, 어떤 자세가 환자에게 부가적인 신장을 더 제공할 수 있는지를 스스로 습득하여야 한다.

3차원 기법은 입체적 유체신장(fluid three-dimensional stretch)에 모든 기법을 섞어서 만든 통합적 치료기법이다. 여기에서는 3차원 유체 신장(fluid three-dimensional stretch)에 따른 치료사의 신체 역학과 여러 원인으로 생성되는 다발적인 피드백에 반응하는 치료사의 능력을 요구한다. 3차원 기법은 치료사가 피드백을 완전히 이용할 수 있기 전까지는 배울 수 없기 때문에, 맨 나중에 다룰 것이다.

치료사는 환자의 자세와 통증을 변화시킬 수 있는 근막이완술을 익힌 후, 필요한 평가의 형태를 결정한다(제4~5부를 참고). 초기 평가에 기록될 내용들은 환자마다 다를 것이고, 치료 기록지도 읽을 사람에 따라 달라질 수 있다.

환자가 가입한 보험회사 일률적으로 환자의 의무기록지를 요구한다면, 환자의 변화를 기록하기 위한 다양한 측정방법들이 필요하게 될 것이다. 주관적인 통증척도를 이용하여 환자의 치료 전과 후의 통증 정도를 정량화 할 수도 있다.

제한된 운동에서 미세한 변화를 정확하게 측정하는 ROM 측정법은 종종 본 책의 영역에서 벗어나는 측정방법을 요구하기도 한다. 그러나 의무기록이 환자와 치료사에게 있어 꼭 필요한 사항이라면, 치료 전 · 후 자세를 촬영한 사진이 가장 도움이 될 것이다. 모든 치료사는 자신의 클리닉에서 제시하는 지침에 따라 기록한다.

근막이완술이 역학적 기술에서 치료기술로 바뀌는 것은 모든 치료사가 희망하는 변화이다. 모든 치료사들은 학습성취 능력이 각기 다를 것이다. 학습능력이 촉각 피드백에 머물 수도 있고 신연을 무시할 수도 있겠지만, 실제 치료사의 근막이완술 사용에는 큰 영향을 미친다. 근막이완술이 어떤 치료사들에게는 바로 동화될 수 있지만, 일부 치료사들에게는 순응하는데 많은 시간이 소요될 수도 있다.

새로운 기술로서 근막이완술을 처음 배우는 치료사는 자신의 느낌에 충실해야 하고, 사람으로서 자신을 먼저 이해해야 한다. 근막이완술은 밀접한 신체적 도수접촉에 의해 치료사가 불편해져서도 안되며 치료 환경의 모든 면을 치료사 위주로 꾸며서도 안된다.

의료인이 아닌 일반인의 신분으로 환자를 접근하는 사람은 근막이완술이나 다른 도수치료를 함부로 사용하지 않도록 한다. 근막이완술을 즐기고 숙련된 전문도수치료사가 된다면, 상기에서 언급한 문제와 상관없이 밀접한 도수접촉을 유지할 수 있을 것이다. 숙련된 치료사는 "흐름에 따라 치료"하고, "치료를 이끄는 환자의 피드백"을 자연스럽게 이용한다. 그리고 치료하는 과정에서 환자와 혼연일체가 되는 자신감을 가지게 될 것이다.

근막이완술이 초기에는 익히기 힘들지만 일단 습득하고 나면 치료사에게 있어서 에너지 효율성이 뛰어난 도수치료의 강력한 무기가 된다. 근막이완술의 기술이 발전되면 치료사는 치료가 마치는 날, 환자에게 가해졌던 과도한 긴장과 스트레스가 떨어져 나가는 듯한 이완된 느낌을 느낄 것이다.

"긴장의 끈을 풀고,
편안하게 학습과정을 즐기자"

기본 단계 : 치료 개요
Basic Steps: An Overview of Treatment

양파 이론 (Onion Metaphor)

형태심리치료(gestalt psychotherapy)의 창시자인, Fritz Perls는 심리치료의 진전을 묘사하기 위해 양파 이론(onion metaphor)을 사용하였다. 장애의 핵심에 도달하기 위해서는 여러 개의 껍질을 벗겨야 하듯, 근막이완술의 진전을 이렇게 묘사하였다. 그러나 쉽게 납득할 수 없겠지만, 근막이완술로 다른 진전된 신체부위를 치료할 때, 이미 치료했던 표층 부위를 다시 치료할 수도 있다. 이러한 "이보 전진, 일보 후퇴"라는 지그재그형 치료진행은 일부 치료사에게 실망을 또는 큰 흥미도 줄 수도 있다.

상호 맞물림의 관계(interlocking reciprocal relationship)를 다른 책에서는 피스밀 방식(piecemeal manner)으로 설명하고 있다. 주관적 감각을 전달하는 근막 이외에 확인할 수 있는 별다른 신체 구조물이 없을 경우, 이들 상호관계를 어떻게 연구하고 기록할 수 있겠는가? 이런 상호 맞물림의 관계를 평가할 수 있는 유일한 방법은 치료하는 동안 치료사의 손을 통해 느껴지는 피드백에 대한 반응과 정신 집중뿐이다. 하지만 비교할 수 있는 이상(ideal)도, 어떤 기준(norm)도 없다. 치료사의 역할은 이들 상호 맞물림의 관계를 최적화함으로써 각 환자에게 가장 알맞은 대칭적이고도 에너지 효율적인 자세를 촉진시키는 것이다.

근막이완술은 장애의 핵심을 둘러싸고 있는 벗기기 쉬운 바깥쪽의 표층을 먼저 대단위 신장함으로써 출발한다. 이렇게 대단위 신장에서 오는 피드백을 이용하여 타이트하거나 제한된 다음 아래층으로 이동한다. 한 신체 영역의 이완은 동일 신체내의 다른 부위의 이완을 유도한다고 말한 바 있다. 심층의 발통점이 이완되지 않는 한, 완전한 장애(핵심)의 이완은 불가능할 것이다. 그래서 장애의 핵심 쪽으로 치료할 손을 더욱 깊숙이 집어넣어 발통점을 우선 찾고, 발통점을 이완시키고 원래 위치로 되돌아오기 위해 핵심 발통점을 다시 살짝 민다.

대개 치료는 근육층을 한층 한층 벗기듯이 점점 심층으로 진행하지만, 경우에 따라 피드백으로 다른 발통점과 제한을 발견할 때는 표층쪽으로도 치료를 진행할 수 있다. 환자는 계속 자세조절을 해야 하고, 동시에 고유수용성 감각과 균형의 변화로 일어나는 방향감각과 싸워야 한다.

치료할 때마다 새로운 신경통로가 형성되고, 중추신경계가 수정되면 보다 효율적인 운동패턴으로 재학습이 일어난다. 이 모든 것이 함께 일어나고 문제의 핵심에 도달하고 또 완전히 이완될 때, 환자는 운동, 균형 및 에너지에 대한 놀라운 새로운 감각을 가지게 된다.

근육의 대단위 이완 (Gross Release of Any Muscle)

신체 전체 또는 근육 그룹 전체의 이완을 대단위(집단)이완이라 하며 세밀한 주의가 요구되는 표층 부위의 타이트함이나 제한을 이완하는 것이다. 상지와 하지의 대단위 이완은 타이트함이나 제한의 감각을 증대하고, 사지의 긴 지렛대를 통해 이완시킨다. 그러므로 이러한 두 가지기법을 근위부 감각의 타이트함과 제한을 이완시키며 원위부 감각의 타이트함과 제한을 이완하고자 하는 사람들에게 처음으로 소개하고자 한다. 한 신체 영역 내에 있는 근육들의 상호관계는 종종 또 다른 상호적으로 맞물림 관계를 있는 다른 신체부위로 진행한다. 다음 구역으로 가는 진행하는 치료사의 손에 의한 이러한 가이드는 이어지는 MFR로 이완이 일어난다. 상호관계가 보다 뚜렷해질 때에는 치료사는 손의 접촉을 통해 근막이완의 특성을 느낄 수 있다. 치료사의 손은 종종 다른 도수기법으로 발견할 수 없던 독특한 상호관계를 느끼게 해주기도 한다.

크거나 작은 부위의 타이트함이나 제한을 두 손이나 두 손가락을 이용해 근육(또는 근막)의 신장을 적용함으로써 이완을 달성한다. 이때 한 손은 근육을 고정하고, 다른 손이나 손가락은 신장력을 제공한다. 체중이나 뼈의 부착점을 고정하면 두 손 사이에서 동시에 타이트함이나 제한이 인지되어 치료사의 두 손으로 같거나 다른 방향의 신장력을 목표로 하는 근육에 직접 적용할 수 있다.

일단 손과 신체의 배치는 치료사와 환자 모두에게 편안해야 한다. 척추세움근(척추기립근), 가운데등세모근(중승모근) 및 넙다리네갈래근(대퇴사두근)과 같은 큰 근육을 신장시킬 때에는 큰 지렛대를 얻기 위해 손을 교차시켜 밀기 동작을 실시한다. 가능하다면 신장력을 제대로 적용하기 위해 접촉면을 넓게 하도록 한다. 접촉면은 손바닥 전체, 손바닥의 자뼈면(척골면), 엄지의 전체면 또는 여러 손가락을 합쳐 접촉시킨다(그림 1-6). 깨물근(교근, masseter)과 어깨세모근(삼각근, deltoid) 전면 섬유와 같은 작은 근육의 경우는 각 손의 한 두 손가락만을 사용한다(그림 7-8).

처음 신장에서는 근섬유에 따라 적용한다. 치료사의 손이나 손가락이 미끄러지는 것을 방지하기 위해 적절한 압력의 조절이 필요하다. 치료사의 손과 환자의 신체는 건조해야 하며 필요에 따라 오일이 있어야 한다. 신장을 사용해 목표근육 또는 근섬유를 따라 이완시키면, 대각선 방향의 신장방향에 대한 피드백으로 더욱 큰 근섬유 신장의 변화를 일으킨다(그림 6). 치료사가 피드백 감각에 점점 민감해짐에 따라, 신장의 방향은 끝느낌에 도달하기 전에 다양한 방향으로 변화될 것이다.

근섬유의 방향 그리고 대각선 방향으로 신장을 적용하여 부드러운 끝느낌에 일단 도달하면 위팔두갈래근(상완이두근, biceps brachii), 위팔요골근(상완요골근, brachioradialis), 장딴지근(비복근, gastrocnemius)과 같은 두꺼운 근육에 근섬유의 수직 방향으로 수직-들기(vertical lifting)를 적용한다(그림 9-10). 엉덩근(장골근, iliacus)과 같은 근육은 근복에 수직-누르기(vertical press)를 이용하여 이완시킬 수 있다. 수직-이완은 근육의 더욱 큰 신장을 허용함으로써 타이트함과 제한을 더욱 이완시킨다.

수직-이완을 시작하기에 앞서, 치료사는 손톱을 짧게 깎고 다듬어 환자의 피부에 상처를 주지 않도록 한다.

근육의 국소 이완 (Focused Release of Any Muscle)

표적근육에 관계없이 작은 분절근육의 국소적 이완도 동일하게 적용된다. 양 손의 한 두 손가락 또는 한 손의 두 손가락을 이용하여, 작은 분절의 타이트함이나 제한을 신장시킨다(그림 11-15). 손가락 사이의 거리는 작으면 수 mm이고, 크면 수 inch이다. 이완을 위해 신장상태를 멈춘 후, 다시 신장을 시도한다. 끝느낌이 느껴질 때까지 이런 동작을 반복한다. 모든 타이트함이나 제한된 분절이 이완되면, 이어 대단위 이완을 반복한다. 끝느낌에 도달하기 까지는 치료사는 대단위 이완과 국소 이완의 수많은 교대 반복이 필요할 것이다. 국소 이완 역시 수직-들기나 수직-내리기로 수행할 수 있다.

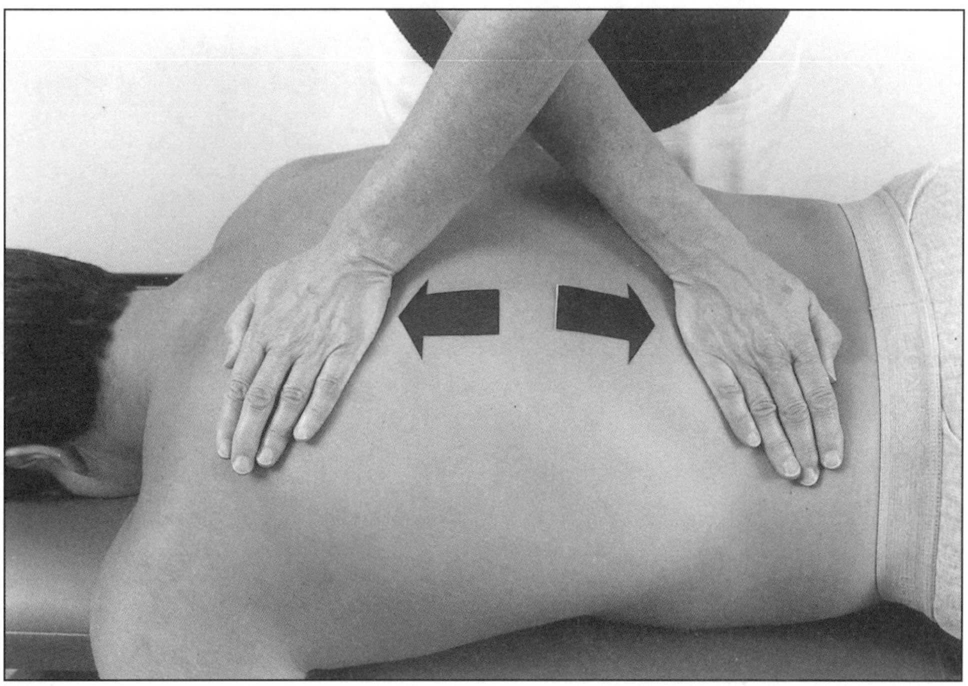

그림 1. 큰 근육 또는 근 그룹의 대단위 이완술(gross release). 손의 미끄러짐을 방지하기 위해 양 손을 교차한 상태에서 아래로 적절한 압력을 준다. 몇몇 타이트함이나 제한이 느껴질 때까지 근섬유의 방향에 따라 신장시킨다. 신장과 이완을 위해 잠시동안 기다리며 유지하기를 반복한다.

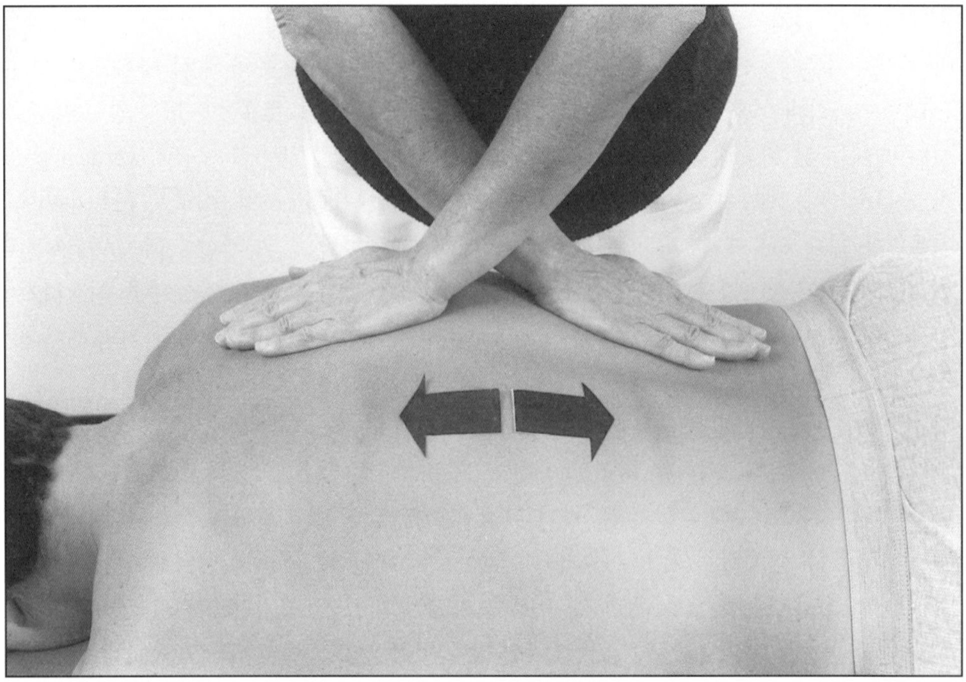

그림 2. 큰 근육 또는 근 그룹의 대단위 이완술. 손의 미끄러짐을 방지하기 위해 양 손을 교차 정렬시키고 근섬유의 방향에 따라 아래로 적절한 압력을 준다.

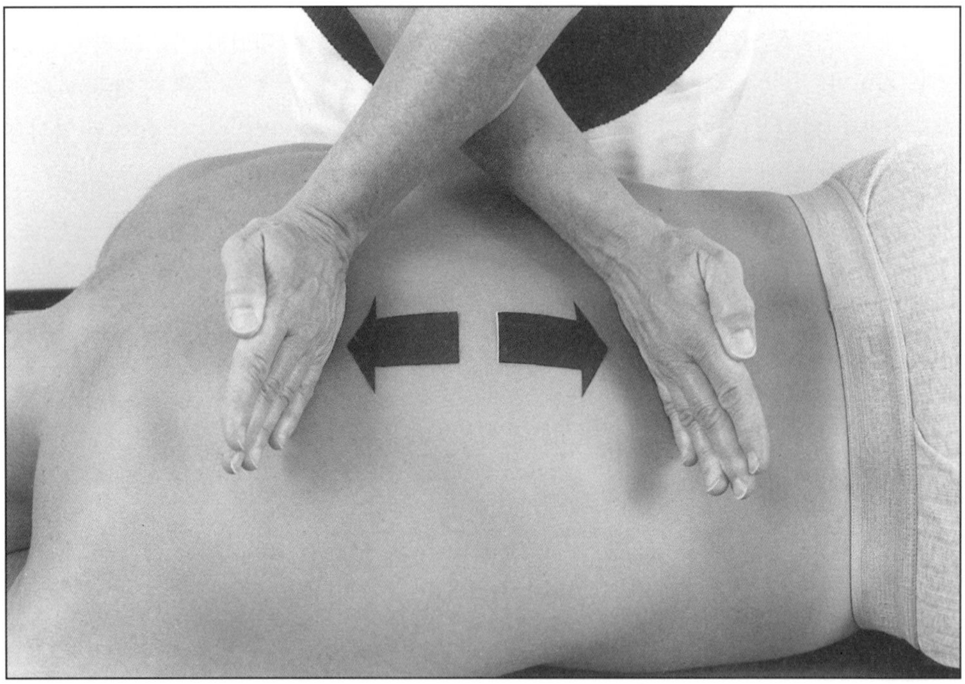

그림 3. 큰 근육 또는 근 그룹의 대단위 이완술을 실행할 때, 손의 미끄러짐을 방지하기 위해 양 팔꿈치의 경계면(ulnar borders)을 더 세밀한 압력이 필요한 근육 위에 근섬유를 따라 교차 정렬시켜 둔다.

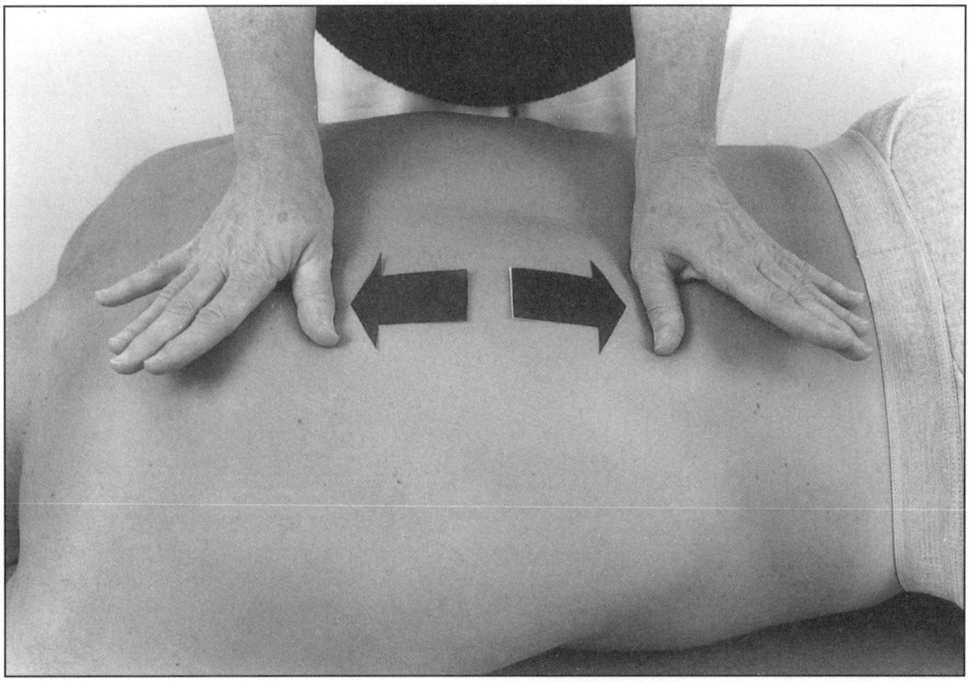

그림 4. 큰 근육 또는 근 그룹의 대단위 이완술. 손의 미끄러짐을 방지하기 위해 양 손의 엄지 측면으로 근섬유의 방향에 따라 아래쪽으로 적절한 압력을 준다.

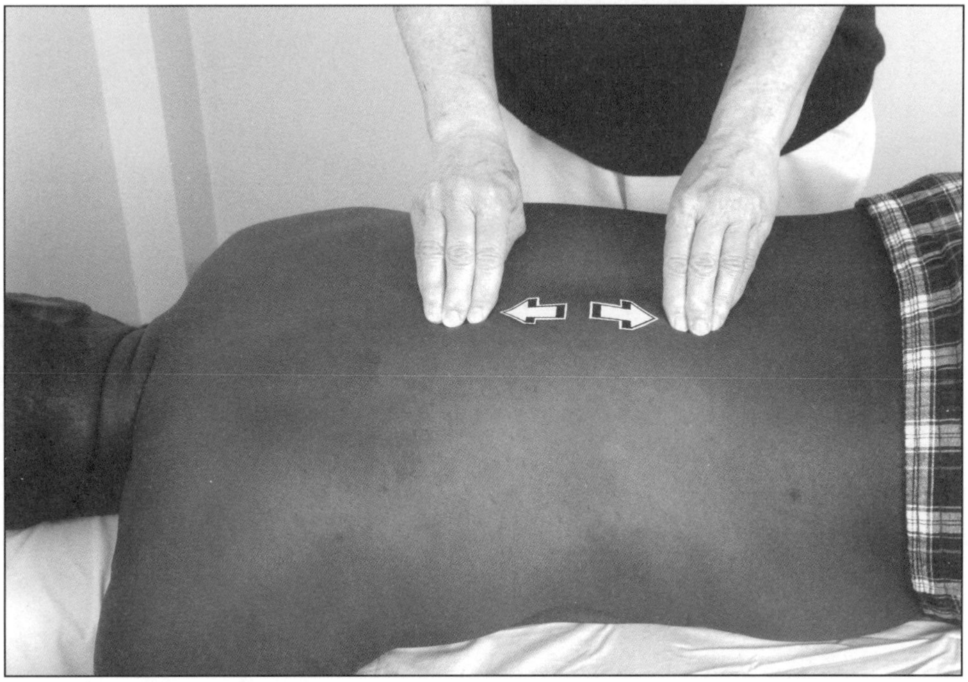

그림 5. 양 손가락을 단단하게 모아 근섬유의 방향에 따라 신장을 적용한다. 다음 번 신장의 지속시간, 강도, 방향을 알아내기 위해 피드백에 반응하며 이완을 위해 잠시동안 기다리며 유지한다.

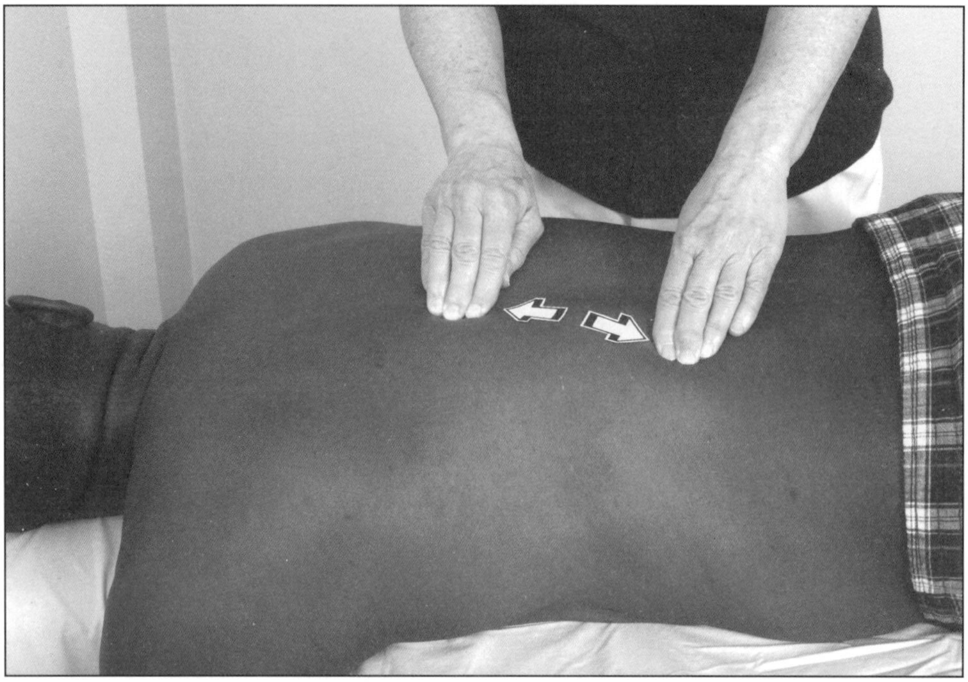

그림 6. 양 손을 떼지 말고 사선으로 신장하기. 근섬유의 방향에 따라 신장을 적용하여 해부학적 장벽(barrier)에 도달할 때, 추가적으로 이완시킨다.

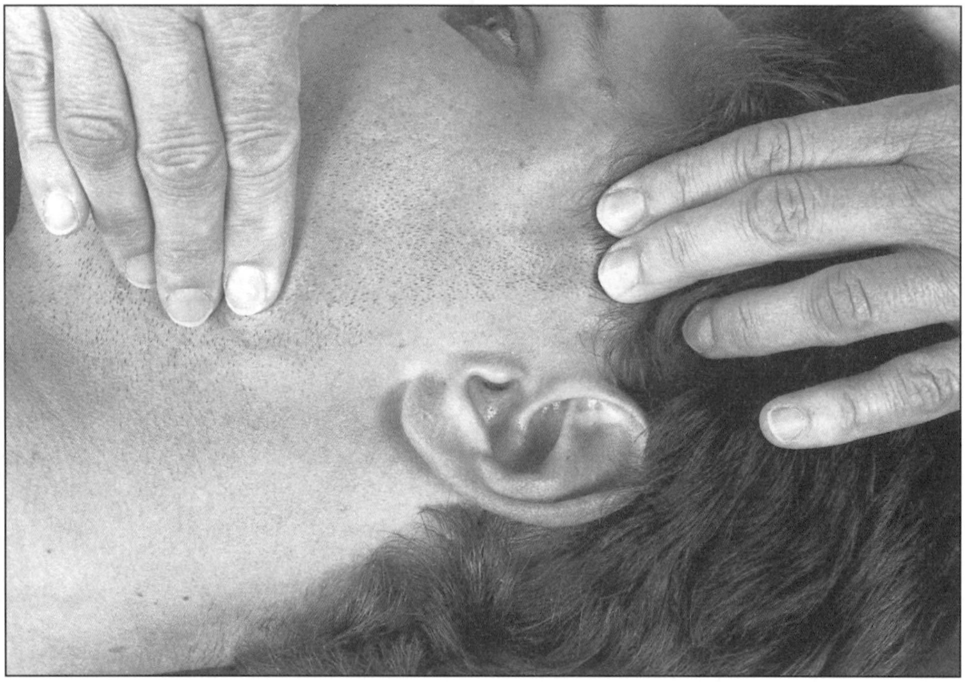

그림 7. 작은 근육에 대한 대단위 이완술. 양 손가락을 근섬유의 방향에 따라 위치시켜 아래로 적절한 압력을 준다. 몇몇 타이트함이나 제한이 느껴질 때까지 신장을 시작한다. 신장과 이완을 위해 잠시동안 기다리며 유지하기를 반복한다.

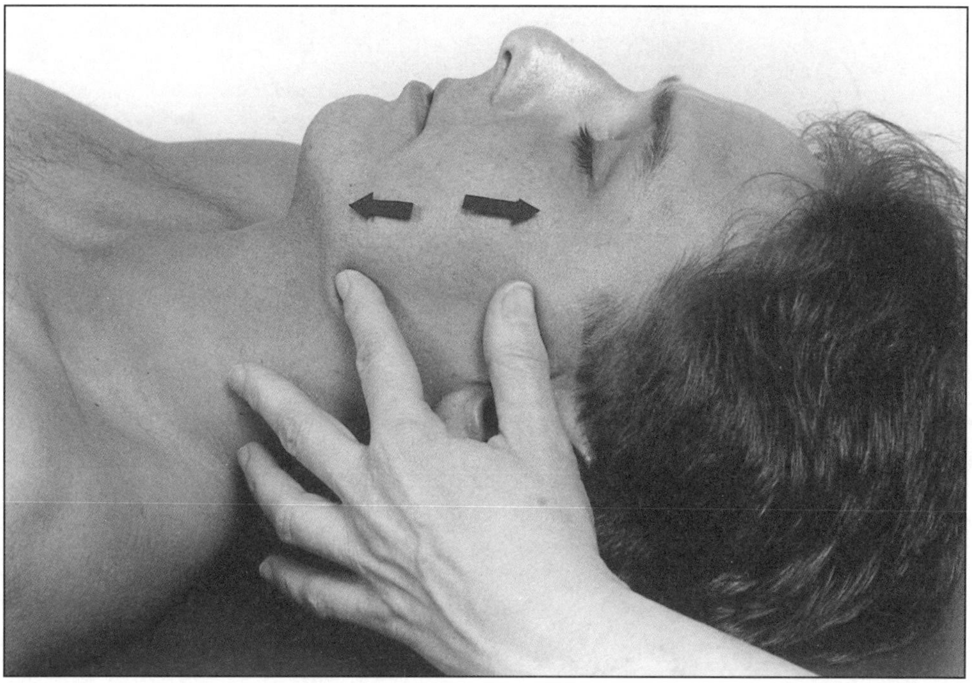

그림 8. 작은 근육에 대한 대단위 이완술. 엄지와 손가락을 근섬유의 방향에 따라 위치시킨다. 몇몇 타이트함이나 제한이 느껴질 때까지 손가락으로 신장을 시작한다. 신장과 이완을 위해 잠시동안 기다리며 유지하기를 반복한다.

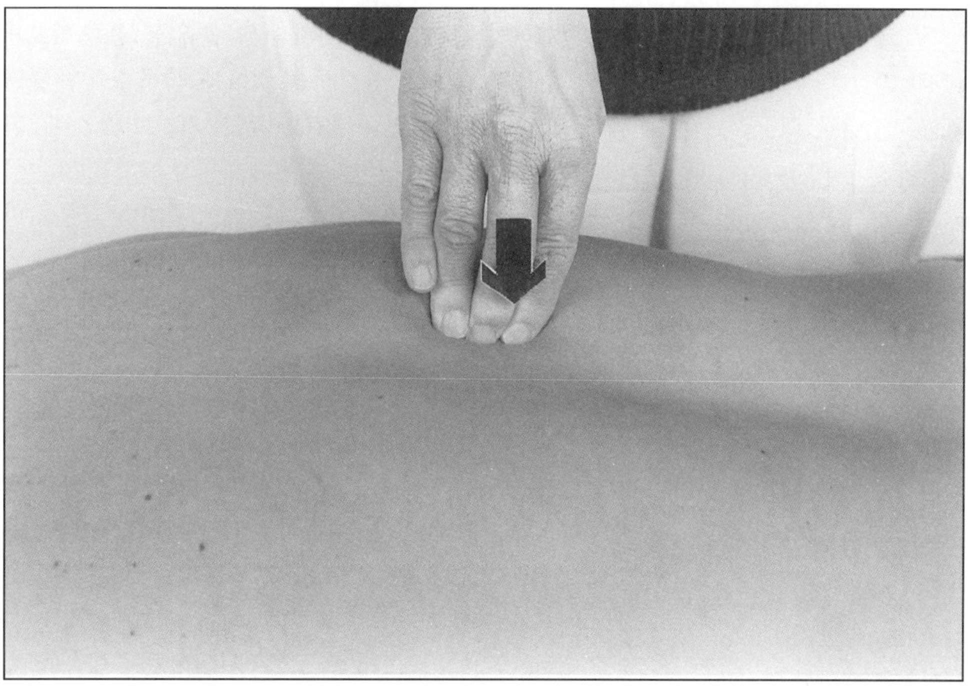

그림 9. 두꺼운 근육에 대한 대단위 이완술. 몇몇 타이트함이나 제한이 느껴지면, 손가락을 모아 근복(muscle belly) 쪽으로 수직 압박을 시작한다. 신장과 이완을 위해 근육 안쪽으로 압박을 증가시켜 잠시동안 기다리며 유지하기를 반복한다.

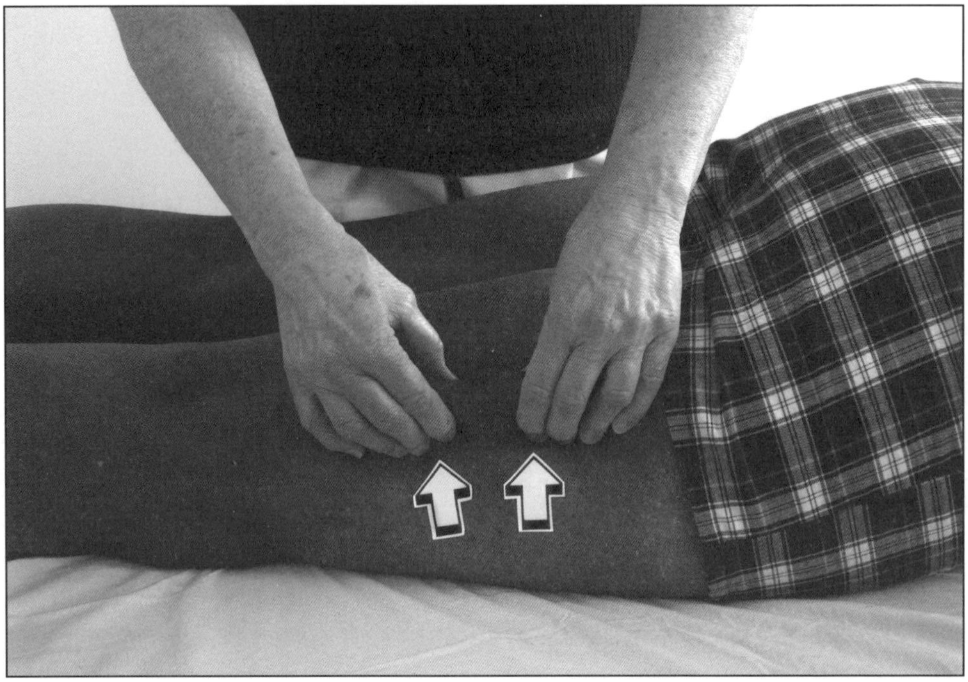

그림 10. 근복(muscle belly)에 대한 대단위 이완술. 엄지와 양 손가락을 모아 근복을 잡아당긴다. 몇몇 타이트함이나 제한이 느껴질 때까지 수직방향으로 들어 올린다. 수직 들어 올리기를 증가시키면서 신장과 이완을 위해 잠시동안 기다리며 유지하기를 반복한다.

대단위 이완과 국소 이완 (Gross Versus Focused Release)

환자의 치료는 항상 대단위 이완으로 시작하여 국소 이완으로 진행해 나간다. 앉아있는 환자의 3가지 방향의 치료(treatment in three dimensions)가 일련의 대단위 이완에 속하며, 이 기법이 환자의 첫 번째 치료로 이용될 수 있다. 환자가 누워서 또는 엎드려 MFR 치료를 받은 후, 3가지 방향의 치료(treatment in three dimensions)는 운동의 회전요소가 포함된 타이트함과 제한의 이완을 효과적으로 수행할 수 있다.

"대단위" 이완은 큰 신체영역이나 근육 전체에 사용된다. 국소 이완은 근육 작은 영역의 타이트함이나 제한에 사용된다. 수직-들기는 주로 대단위 이완에서 사용되지만, 작은 부위의 근육이 잡히거나 꼬집을 수 있을 정도라면, 국소 이완에서도 사용 가능하다. 수직-누르기 이완은 대단위 이완의 시작으로서 사용될 수도 있고, 작은 영역의 국소 이완에도 적용할 수 있다. 대단위 이완과 국소 이완의 구분은 작은 근육으로 논하게 된다.

치료사가 도수접촉을 통한 비언어적 피드백에 익숙해지면, 대단위신장에서 국소신장으로, 또는 국소신장에서 대단위신장으로 치료방법을 부드럽게 바꿀 수 있다. 근막이완술이 하나의 치료기술에서 보다는 치료예술의 경지에 이르면, 누가 치료사인지, 누가 환자인지를 알 수 없을 만큼 빠르게 환자의 신체피드백에 반응하게 될 것이다. 특히 운동이 불편하거나 또는 비정상적인 관절가동범위를 가지고 있을 때, 환자는 치료사를 완전히 신뢰하게 된다.

가끔 치료사는 신장기법을 선택할 때에 환자의 의견을 따르기도 한다. 예를 들어, "누군가가 나의 어깨뼈(견갑골) 밑으로 손을 넣어 주면 좋겠다."라고 환자가 말한다면, 이 말은 "어깨뼈를 흉곽과 평행하게 수직-상방으로 신장해 주길 원한다."는 의미이다.

그리고 "누가 하이힐을 신고 내 등을 밟아 주면 좋겠다."라고 말한다면, 이는 "척추세움근(척추기립근)을 수직-신장해 주길 바란다는 것이다". "내 피부를 뜯어내면 좋겠다."라고 표현한다면 그것은 상방-수직 신장을 원하는 것이고, "찌그러진 부위를 펴주기를 원한다."라고 말한다면 수평-신장을 원하는 것이다. 그리고 "누가 나의 머리와 발을 잡고 쭉 잡아 당겨 주면 좋겠다."라든지 "척추가 늘어나는 느낌을 갖고 싶다"라고 말한다면 "양팔과 상부체간 또는 양다리와 하부체간의 대단위 이완"을 원한다는 의미이다.

이완의 느낌 (Sensation of a Release)

근막이완술을 하거나 받는 사람들의 이완의 느낌은 다양하다. 그렇지만 이완의 느낌은 조직의 치료 느낌과는 분명히

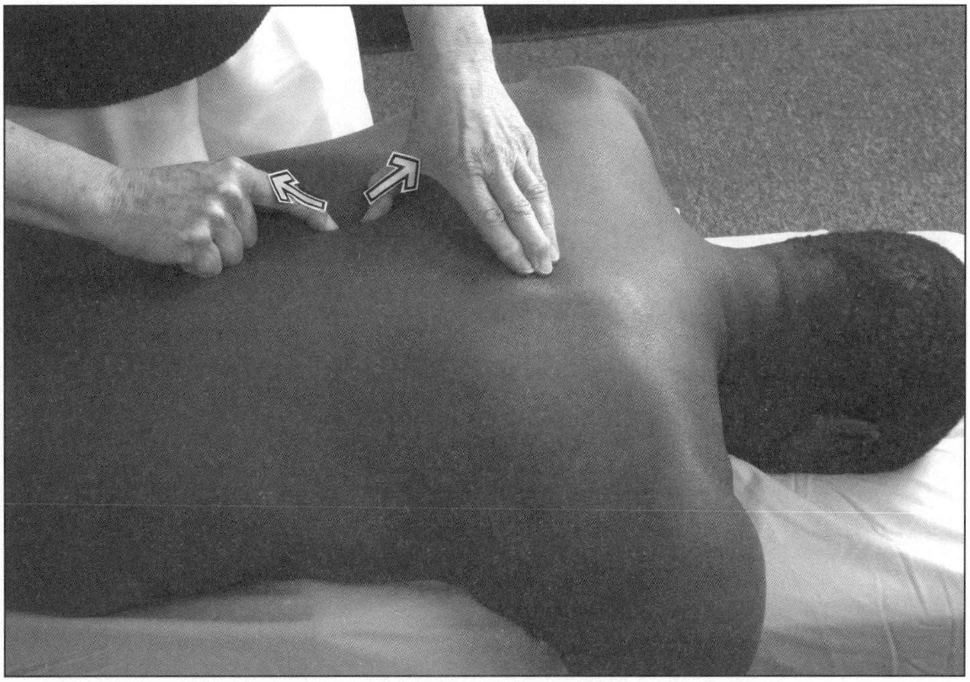

그림 11. 작은 근육 분절(muscle segment)에 대한 국소 이완술(focused release). 엄지와 다른 쪽 손가락을 근섬유 방향에 따라 위치한 후 아래로 적당한 압력을 가한다. 엄지와 검지가 벌어지기 시작하면 신장을 시작한다. 신장과 이완을 위해 잠시동안 기다리며 유지하기를 반복한다.

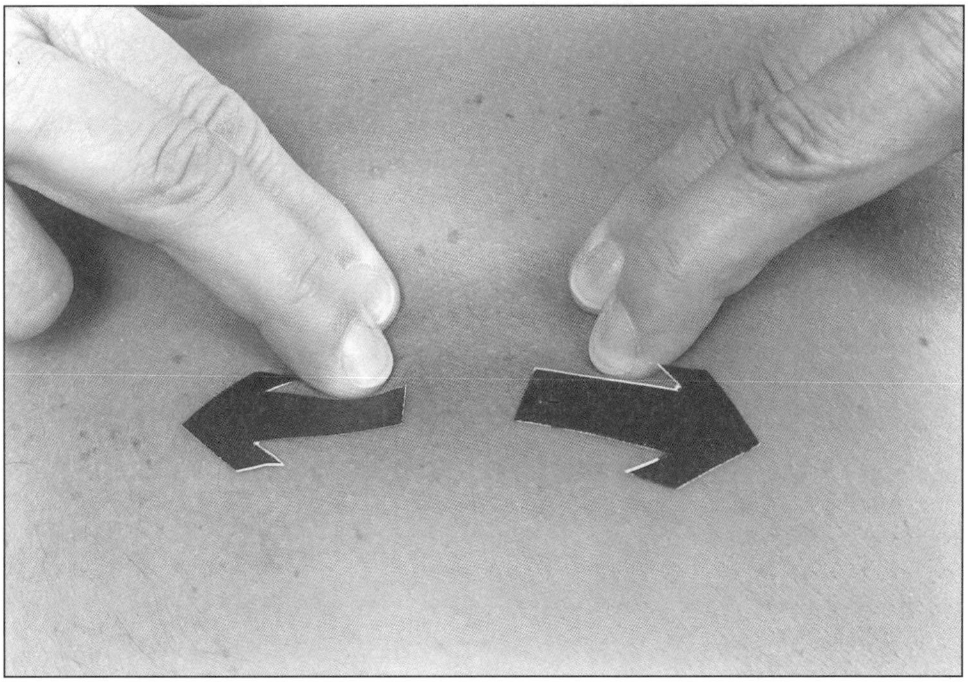

그림 12. 작고 타이트한 근육 분절(muscle segment)에 대한 국소 이완술(focused release). 양 손가락을 미끄러지지 않게 근섬유 방향에 따라 위치시킨 후 아래쪽으로 적당한 압력을 가한다. 양 손가락이 벌어지기 시작하면 신장시킨다. 신장과 이완을 위해 잠시동안 기다리며 유지하기를 반복한다.

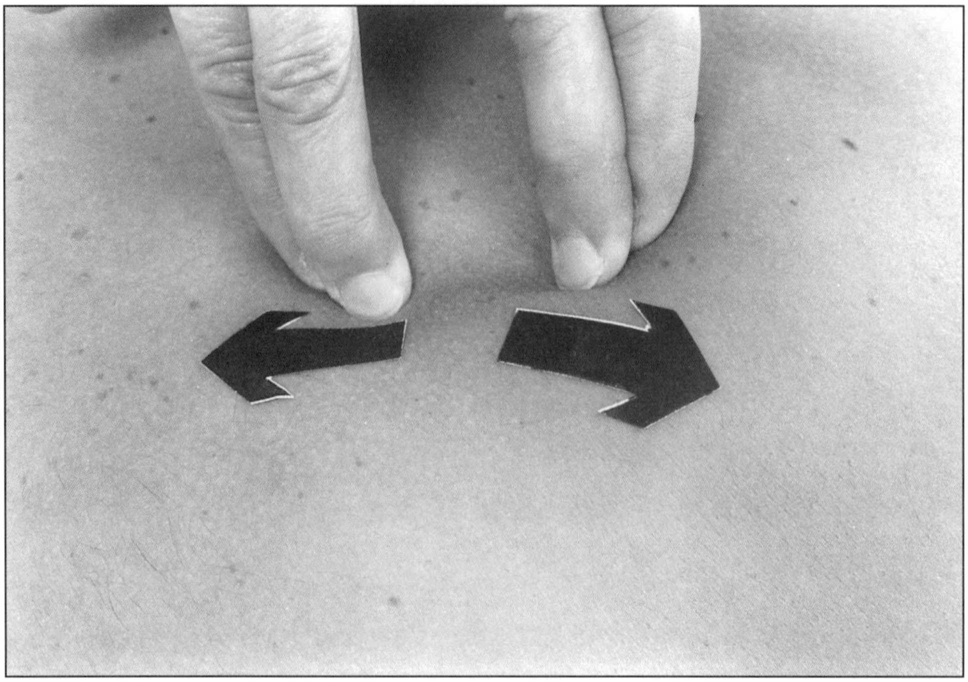

그림 13. 작고 제한된 근육 분절(muscle segment)에 대한 국소 이완술(focused release). 두 개의 손가락을 미끄러지지 않게 아래쪽으로 미끄러지는 것을 방지하면서 강하게 압박한다. 근섬유의 방향으로 양 손가락을 벌려 신장시킨다. 신장과 이완을 위해 잠시동안 기다리며 유지하기를 반복한다.

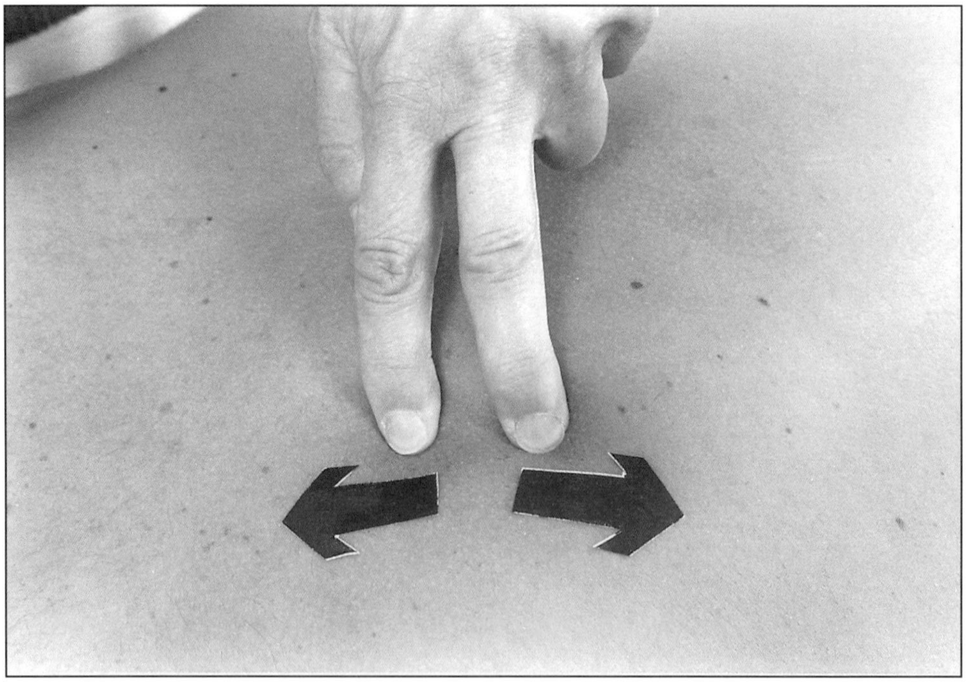

그림 14. 작고 타이트한 근육 분절(muscle segment)에 대한 국소 이완술(focused release). 두 손가락 또는 엄지와 한 손가락으로 미끄러지지 않게 아래쪽으로 미끄러지는 것을 방지하면서 적당한 압력을 가한다. 근섬유의 방향에 따라 신장시킨다.

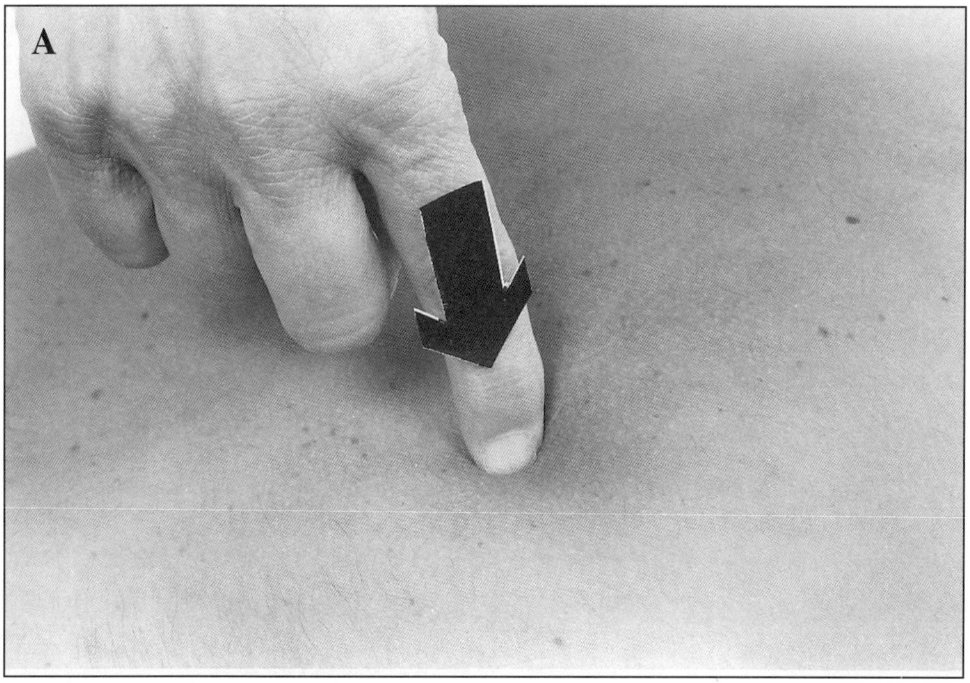

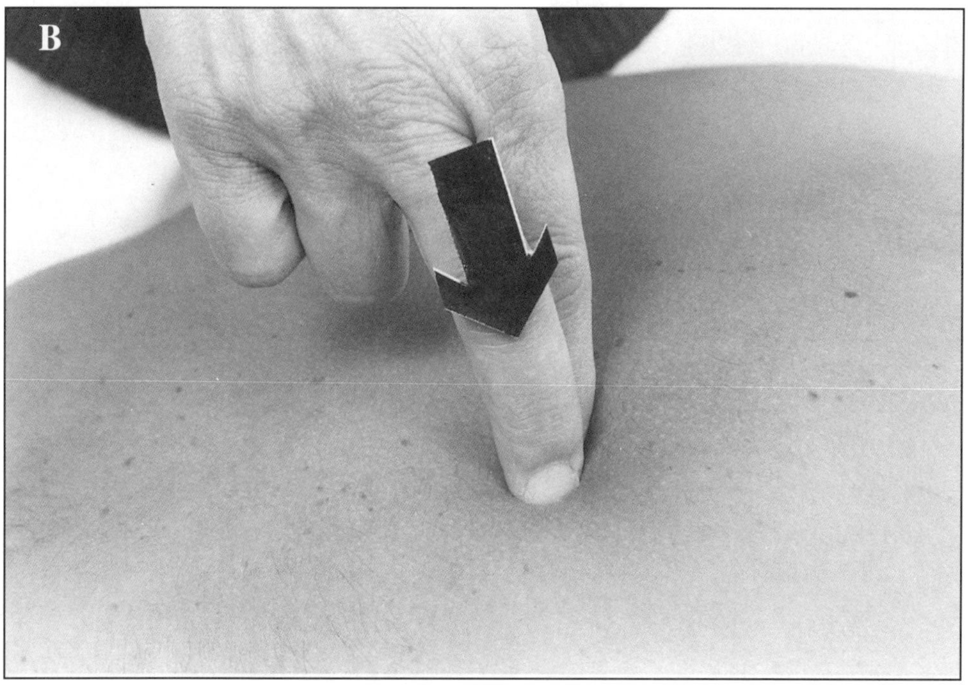

그림 15. 작은 근육 분절(muscle segment)에 대한 국소 이완술(focused release). 한 손가락(A)이나 두 손가락(B)을 사용하여 아래 쪽으로 적당한 압력을 가한다. 신장과 이완을 위해 잠시동안 기다리며 유지하기를 반복한다. 끝느낌에 도달할 때까지 과정을 반복한다.

다르다. 치료사는 이완의 느낌에 대해 이야기 할 때 환자에게 적절한 말과 언어를 선택해야 한다. 가능하다면 치료사는 가급적 자신의 주관적인 느낌을 "치료사의 언어"로 쓰지 않고 쉬운 말로 공유해야 한다. 치료사의 말에 피드백을 주는 환자는 치료사가 환자의 실제적인 느낌을 더 존중하고 있다고 생각하도록 하게 한다.

환자가 느낌의 인식을 돕기 위해, 치료사는 치료 시 이완이 이루어지는 과정에서 제약이 없는 특별하지 않은 질문을 던지도록 한다. "무슨 차이점이 느껴지나요?" "무언가 변화가 느껴지나요?" "이것이 느껴지나요?" 답이 "아니오."라면 치료사는 애매하고 불공평하지 않는 방법으로 응답하도록 한다. 몇 번의 반복 후에도 환자의 느낌이 없다면, 치료사는 손과 환자의 몸이 접촉된 것에 초점을 맞추어 질문을 집중하도록 한다. 환자가 지속적으로 이완을 느낀다면, 환자가 다른 부위에서도 어떠한 변화를 느끼는지 물어본다.

대부분의 이완 느낌은 치료사의 손아래에서 타이트한 부위나 제한된 부위가 부드럽게 풀리는 느낌이지만, 가끔 이완할 연부조직의 타이트한 부위가 치료사의 손을 끌어당겼다가 갑자기 풀어지는 느낌도 있을 것이다. 이완이 일어나기 직전에 표적조직에서 가볍게 날개짓하는 느낌이나 톱니바퀴가 거칠게 움직이는 느낌도 느낄 수 있다.

표적 조직이 이완을 허용할 수 있는 적절한 섬유의 각도를 찾았을 경우 사지는 미세한 진동이나 파동 같은 움직임을 보인다. 피드백을 통해 사지의 올바른 자세를 찾았을 때에는 특정 한 방향에서 팔 다리가 매우 가볍고 자유스럽게 느껴지는데, 이를 "최상의 흐름(in the groove)"이라 부르고, 모든 방향에서 완벽한 균형을 잡는다. 그리고 처음 이완 이후에, 부가적인 이완이 자발적으로 일어나며, 이는 파동운동처럼 느껴지거나 서서히 플어지는 느낌을 갖게 된다.

환자가 최고의 이완에 다다를 때 어떠한 신체적 신호나 이완이 일어났음을 감지할 수 없을지도 모르지만, 그럼에도 불구하고 환자는 어떤 심오한 느낌을 경험하게 되면서 이러한 느낌에 완전하게 빠지게 된다. 이완이 일어나기 직전 환자는 짧게 헐떡거리는 호흡을 빠르게 하다가 호흡을 순간 멈추기도 한다.

그리고 "조심스런 대기(watchful waiting)" 상태나 또는 "호흡중단(shutdown)"이 일어날 수 있기 때문에 치료사는 환자에게 숨을 완전히 내뱉지 말고 천천히 숨을 쉬도록 주문하고, 이완이 일어나기 전에 심호흡을 충분히 하도록 주문할 필요가 있다. 치료사는 이완 직전에 근육의 긴장(근수축이 아님)이 일시적으로 증가되는 것을 느낄 수 있다.

이완에 대한 자율신경계의 반응 (Autonomic Response to a Release)

반사적 혈관확장은 이완의 반응으로 일어나는 일종의 자율반응이다. 원위부의 혈관확장은 타이트함이나 제한이 이완되면서 일어난다. 그러나 반사적 혈관확장에 대한 다른 도수치료의 연구결과는 문헌적으로 아직 보고된 바가 없다. 반사적 혈관확장에 의한 열 손실이 아주 인상적으로 발생할 수 있고, 그 환자가 방사하는 열처럼 느껴질 수 있다. 가끔 환자의 핵심온도가 떨어져 체열이 소실되고, 심한 오한과 떨림이 일어날 수도 있다. 이때의 오한은 담요나 온습포로 갑자기 사라지지는 않지만, 시간의 경과에 따라 점차 회복된다. 각 환자는 이런 반응에 대한 자기만의 역치를 가지고 있다. 치료사는 과도한 열손실과 치료시간에 제한을 주는 역치가 일어나기 전까지 환자가 얼마나 오랫동안 치료를 받을 수 있는지 빠르게 습득해야 한다. 빈번하지는 않지만, 어떤 환자에게는 혈관수축 반응이 일어나기도 하여 그 부위의 온도가 떨어지기도 한다. 환자가 방출하는 이런 냉기는 열이 발생하는 것만큼 인상적이지는 않다.

치료에 대한 환자의 반응 (Patient Response to Treatment)

모든 환자들이 각자 이완을 표현하는 방법이 다른 것처럼, 각각의 환자는 치료에 고유한 나름대로의 반응들이 있다. 몇몇은 즉시 "좋다" 또는 "훌륭하다"라고 느끼고 그날이나, 그 다음날 통증이나 뻣뻣함을 다시 느끼기 시작할 것이다. 그렇지만 이 뻣뻣함과 통증은 환자의 움직임이 훨씬 더 쉬워지거나, "한결 좋다"라고 느낀 후 하루나 이틀 동안 지속된다. 일부 환자들은 치료 후 즉시 불편함이나 "나쁘다"라고 느낀 후, 그 다음날에서야 "더 좋아졌다"라고 말하기도 한다. 대부분은 치료 후 "괜찮다"라면서 느끼며 어떠한 불편함을 경험하지 않는다. 첫 내원 시, 치료사는 각 환자들에게 치료에 대한 여러 가지 반응의 가능성을 설명해 주어야 한다. 환자들은 그들의 반응이 근막이완술에 대한 "정상"반응임을 확신시켜준다.

근섬유통(fibromyalgia)을 앓고 있는 환자들은 근막이완술 치료를 받기 이전에는 장애정도에 따라 침대에서 소비하는 시간이 많았을 것이다. 하지만 MFR 치료 후 환자가 자신의 좋아진 상태에 대해 이야기하기를 선생님께 치료 받은 후로는 침대에 누워있는 시간이 "단지" 몇 시간뿐이라고 이야기한다. 그녀는 몇 년 만에 처음으로 가족들의 저녁식사를 준비할 수 있다는 사실에 매우 기뻐한다. 이 환자에게 그녀의 예후가 간단한 집안일을 할 수 있게 되었다고 기록하였다. MFR 치료 종료 후, 침대에서 많은 시간을 소비하던 그녀는 현재는 파트타임 일에 종사하는 것으로 발전되었다.

끝느낌 (End-Feel)

주로 끝느낌이란 용어는 관절도수교정(joint manipulaion)과 관절을 이루는 뼈들 사이의 운동량(amount of movement)과 관련되어 사용한다. 관절주머니(관절낭)의 움직임이 끝나는 느낌은 가죽 같은 단단한 느낌(firm)으로써 그 조직이 건강한 상태에 있음을 말해 준다. 그러나 운동이 갑자기 멈추고 짧게 떨리는 근경련과 같은 느낌은 병리적인 끝느낌인 것이다.[3,37,42]

근막이완의 끝느낌은 부드러운 고무 같은 느낌이어서 조용히 늘어나는 느낌이다.[3,42] 표적조직에서 타이트함이나 제한이 없을 때에는 조직의 고유 운동성을 위하여 굳이 근막을 이완시킬 필요가 없다. 근막이완의 끝느낌은 표적조직에서 불필요한 긴장이 더 이상 일어나지 않는 느낌이다. 사지를 신장하는 MFR이나 이완의 촉진을 위한 지렛대로 적용하는 MFR에서는 근막이완의 끝느낌은 더욱 명확해진다. 팔 다리는 무겁고 축 처지게 된다. 환자의 말에 따르면 팔 다리가 무거우면서도 동시에 가볍다든지 또는 사지가 몸에서 떨어져 있는 듯한 느낌이 든다고 말한다.

근막이완의 끝느낌이 조용한 느낌이지만, 표적조직에서 약간의 긴장이 여전히 느껴질 경우가 있다. 이렇듯 직접적인 신장기법으로는 표적조직을 완벽하게 이완시키기에 약간의 어려움이 있다. 표적조직에서 마치 그대로 보고 있는 듯한 느낌(watchful waiting)이 일어나도록 기다린다. 그러면 치료사의 손은 조직의 고유한 움직임을 통해 표적조직에서 다음에 이완될 타이트하고 제한된 부위로 차차 이동하게 된다.

근막이완술과 도수치료기법에서의 심리적 효과 (Psychological Effects of Myofascial Release and Other Manual Therapies)

치료사는 환자와의 비언어적 의사소통을 통해 육체적인 문제는 물론, 심리적인 문제도 치료한다. 근막이완술의 심리적 효과가 너무 과소평가되거나 현실과 너무 동떨어져서도 안된다. Bevis Nathan은 "Touch and Emotion in Manual Therapy"에서 도수치료의 심리적 효과를 개괄적으로 잘 소개하고 있다. 최근에 근막이완술과 기타 도수치료의 심리적 효과에 관한 많은 연구들이 이루어지고 있다. 이런 연구가 없었다면 도수치료의 영향을 적절하게 설명할 수 없었을 것이다. 근막이완술을 이용했을 때 환자에 의해 보고된 주관적인 심리 변화는 신체적 변화에 비해 매우 작은 편이었다. 이런 심리적 효과는 위약효과가 아니며 접촉의 비언어적 의사소통에 대한 심오한 반응이다. 본 교재는 근막이완술의 심리적 영향과 효과를 완전하게 설명한다고는 말할 수 없다.

신체적 도수접촉 행위와 더불어 환자의 심리적 문제를 다루는데 있어서 적절한 훈련없이 치료를 한다는 것은 비도덕적이고 부정한 의료행위가 되므로, 모든 치료사들은 어디까지나 전문적인 영역과 도덕적 범위 내에서 MFR 치료를 수행하여야 한다.

근막이완술의 핵심 (Essence of Myofascial Release)

근막이완술의 기초는 신장의 방향, 힘 및 기간을 이끌 수 있는 피드백에 대한 믿음이다. 2차원적으로 또는 3차원적으로 치료를 수행하든지 간에, 신장의 절차는 항상 동일하다. 하나의 근육이나 근막, 또는 상지 전체를 치료하더라도 신장의 절차는 같다. 신장이 국소신장이든지 또는 대단위신장이든지 간에도 신장의 절차는 항상 동일해야 한다. 환자가 조용히 치료대에 누워 있든지 또는 움직이든지 간에 신장의 절차는 동일하다. 초기 신장은 구조물이 갖고 있는 원래 길이만큼 늘어난다. 이완이 느낀 후 신장하는 손에서 새로운 느슨함(slack)이 느껴진 때 초기 신장을 멈춘다. 그리고 그 느슨한 부위에서 새로운 팽팽함이 느껴질 때까지 신장력을 다시 증가시켜 새로운 이완이 일어나면 신장을 멈춘다. 끝느낌이 느껴지고 더 이상 새로운 느슨함을 느낄 수 없을 때까지 이런 과정을 반복한다. 피드백의 반응을 통해 다른 부위의 타이트함이나 제한도 치료한다.

근막이완술의 기본단계

- 피드백(feedback)
- 신장(stretch)
- 정지(hold)
- 이완(release)
- 반복(repeat)
- 끝느낌(end-feel)

특별한 고려사항
Special Considerations

"상쾌한 통증"의 수수께끼 (Enigma of the "Good Hurt")

심층 근막신장과 대부분의 수직-이완술은 불편하고 통증을 일으킬 경우가 종종 있다. 발통점 이완술(trigger point release)과 반흔조직 이완술(scar release)은 약간의 통증을 유발시킨다. 특히 반흔조직의 신장에서는 마취하지 않고 수술할 때와 같은 정도의 통증을 일으킬 수도 있다. 그러나 이러한 통증은 좋은 의미의 느낌이다. 이런 이완은 조직에 자극을 일으키는 동시에 좋은 효과를 제공한다.

이런 고통스런 이완 때문에 환자는 피드백을 통해 치료사의 손의 배치에 적절하도록 자신의 몸을 비틀거나 돌리게 된다. 치료사가 표적조직의 심부를 깊숙이 그리고 강하게 수직-신장할 때에는 환자는 치료사의 손을 밀어낸다. 흔히 환자들은 아파하면서도 "계속 치료해 주세요! 아프지만, 느낌은 좋아요."라고 말한다.

이런 일이 있을 수 있는가? 통증을 심오한 육체적 변화로 바꿀 수 있는 선천적인 신체 감각이 존재하는가? 만약 존재한다면 그 정체는 무엇인가? 이완될 때까지 환자를 견디내게 하는 내적 원천은 무엇인가? 이것이 바로 "상쾌한 통증(good hurt)" 현상인 것이다.

치료사는 환자의 육체적/정서적 통증을 "상쾌한 통증"과 결코 혼동해서는 안된다. 이에 대한 표현으로 몇몇 환자들은 몇 가지 방법으로 소리내거나(말, 저주, 푸념 및 울음), 또는 치료사에게 신장이 너무 아프다고 직접적 말하기도 한다. 그렇지만 환자가 참을 수 없을 정도의 통증을 호소할 때에는 신장을 중단해야 한다. 환자로 하여금 간단한 단어나 몸짓을 사용하여 신장을 멈추도록 치료사에게 신호를 보내게 한다.

환자의 통증한계를 절대로 초과해서는 안된다.

치료의 경계 (Boundaries)

개인의 건전한 경계는 건강한 사람들 사이의 관계에서 형성되며 치료사의 전문적인 경계는 모든 치료적 관계로 분명히 한정하여야 한다. 치료적 경계는 일에 있어 안전한 환경을 만든다. 경계의 사전적 의미는 주로 제한 또는 테두리로 정의하고 있다. 심리학에서 경계는 "나는 나" 그리고 "너는 너"를 스스로 표현하는 감각이라고 말한다. 근막이완술과 같은 도수치료를 사용할 때 치료사와 환자는 "개인화(personalization)"나 치료적 도수접촉에 대한 오해를 예방하기 위해 서로의 경계(울타리)를 존중해 주어야 한다.

"개인"과 "공공(public information)"을 분리시키는 경계를 통해 환자 개인의 은밀한 사생활을 지켜주어야 한다. 그리고 치료사의 사생활을 직업환경과 분리시키는 것도 경계에 속한다. 경계를 통하여 또 다른 개인의 공간을 존중해 주어야 한다. 그리고 치료사 자신이 통증을 가지고 있지 않더라도 경계의 범위 안에서 그 사람의 통증을 이해하도록 한다.

경계를 인식하지 못하는 사람, 즉 경계를 침해하는 사람들은 근막이완술로 접근하기 곤란하다. 이런 사람들은 도수치료의 접촉을 애정의 표현으로 잘못 해석할뿐더러, 치료사의 의료적 전문영역을 부정하기도 한다.

도수접촉과 비언어적 의사소통의 중요성
Significance of Touch and Nonverbal Communication

사람들이 살아가면서 부딪히는 중요한 과제 중의 하나는 늘 다른 사람과의 만족스럽고 적절한 관계를 맺고 사는 것이다. 관계는 출생에서부터 시작한다. 신생아가 다른 사람의 도움을 받지 못하면 굶어 죽게 된다. 그러나 사람과의 접촉 관계를 갖지 않으면서 신생아가 어느 정도 생물학적 욕구를 충족할 수 있다 할지라도, 그 아동은 정서적 문제나 사회적 문제를 지닐 수 있다. 아동은 스스로를 책임질 수 있을 만큼 성장하기 전까지는 수년 동안 성인의 도움을 필요로 한다. 사람들이 성적(sexual)이든 또는 비성적(nonsexual)이든 간에, 만족스럽고 적절한 관계를 찾으려고 다른 사람들과 상호작용하는 것과 마찬가지로, 삶의 진행단계와 관계없이 다른 사람과의 접촉(관계)에 대한 욕구는 아동과 성인에게 동기를 계속하여 부여한다. 실제로 이런 관계의 성립에 대한 추구는 끝이 없이 이루어진다. 단순한 진리이겠지만 사람들이 만족스런 관계를 형성한다면 행복할 것이고, 반대로 그 사람들이 만족스런 관계를 얻지 못했다면 불행해질 것이다.

중요한 모든 관계는 *선택(choice), 생성(beginning), 심화(deepening) 및 사멸(ending)의 4과정을 갖는다.*[44] 이 과정 중 어느 단계에서도 문제가 발생할 수 있다. 대개 문제가 초기단계에서 일어날수록, 그 사람에 대한 부정적인 효과는 더 심각해진다. 예를 들어, 다른 사람과 사귀는데 꼭 필요한 기본적인 대화와 의식적 행위를 통제하지 않는 사람은 관계의 생성 단계에서 심화 단계로 거의 발전할 수 없는 것이다.

관계 과정의 각 단계들은 언어와 비언어적으로 다른 사람들과 적절한 의사소통 의해 좌우된다.[45] 언어적 의사소통은 가장 분명한 의사소통이고, 관계 현상에 대해 가장 많은 관심을 받고 있는 부분이다. 그러나 비언어적 의사소통[얼굴 표정, 자세, 몸짓, 목소리의 톤, 개인적인 영역(personal space) 및 도수접촉]도 이에 못지않게 많은 주목을 받기 시작하였다. 심지어 사람들 사이에서 통용되는 정서적 정보의 93%가 비언어적인 의사소통에 의해 이루어지고 있다는 연구결과가 있다.[46] 그러므로 언어적 의사전달과 비언어적 의사전달의 의미가 다를 때에는 비언어적인 의사전달이 더 신뢰감을 준다는 것은 당연한 것이다. 예를 들어, "당신을 사랑합니다."라고 말하면서 비언어적인 얼굴 표정, 목소리나 자세 등이 그렇지 않을 경우, 말보다 비언어적 표현을 더 믿게 되는데, 왜 이러한 현상이 일어나는가? 인간 상호작용과 관계 발달에 있어서 비언어적 의사소통의 중요성은 아래와 같이 언어적 의사소통과 어떻게 다른가에서 설명할 수 있다.

첫 번째, 비언어적 의사소통은 언어적 의사소통보다 오래 지속된다. 즉, 사람은 말하는 도중 의식적으로 말은 중단할 수 있지만, 얼굴 표정, 자세, 개인적 영역 및 취향(like) 등으로부터 나오는 비언어적 의사는 의식적으로 중단할 수 없는 것이다. "치료사는 비언어적으로 의사소통할 수 있다"는 말에서 이런 차이점을 간파할 수 있다.[47]

두 번째로, 비언어적 의사소통은 언어적 의사소통 보다 인지(awareness)가 빠르다. 비록 어떤 비언어적 의사소통으로 일단 인지를 하였더라도, 그 인지는 오랫동안 유지되지 않는다. 많은 비언어적 의사소통들이 사람의 인지 밖에서 일어나기 때문에 사람들은 언어적 의사소통 기술과는 달리, 상대적으로 비언어적인 의사소통의 능력과 약점에 대해 익숙하지 못하다.

세 번째, 비언어적 의사소통의 실수는 언어적 의사소통 실수보다 부정적인 정서적 효과를 더 많이 남기게 된다. 어떤 진술에 대해 잘못 말하거나 말실수와 같은 언어적 실수를 범했을 때, 교육을 제대로 받지 않은 사람 또는 지성이 부족한 사람처럼 여겨지지만, 심하게 불쾌하지는 않다. 그러나 사람이 비언어적 의사소통의 규칙을 어겼을 때 즉, 상대방에게 너무 가까이 접근했거나 부적절하게 접촉했을 때에는 상대방이 두려워지고 부정적인 정서적 반응과 불쾌감을 나타낼 것이다.

네 번째, 비언어적 의사소통은 다른 사람의 비언어적 행동을 관찰함으로써 간접적으로 또는 비공식적으로 학습된다. 반대로 언어적 의사소통의 기술은 지속적인 테스트나 평가를 통해 이루어지고 종종 피드백도 제공하지만, 비언어적 의사소통의 기술은 이런 과정을 거치지 않는다. 즉 공식적인 훈련방법이 따로 없고, 평가 기준도 애매하다. 비언어적 의사소통에 대한 이런 간접적이고 비공식적인 교육은 잘못된 의사소통을 일으킬 가능성이 높다. 게다가 사람들은 비언어적 의사소통으로 발생할 수 있는 단점들을 깨닫지 못할 수도 있다.

모든 비언어적 실마리가 관계를 결정할 때 중요한 역할을 하는 것은 사실이지만, 도수접촉(touch)과 개인적 영역(personal space) 보다는 덜 의미적이고 효과도 적은 편이다. 개인적 영역이란 우리 주위의 특정한 공간범위로 제한되고, 각 개인을 둘러싸고 있는 비누거품으로 개념화될 수 있는데, 이 공간은 상호작용하는 사람과 주위 환경에 의해 좁아지기도 하고 넓어지기도 한다. 개인적인 영역은 의사소통이 일어나는 범위 내에서 4영역으로 분류된다.[48] 먼저, 공공의 영역(public space)은 개인으로부터 가장 멀리 떨어진 영역(12피트 이상)으로써, 의사소통은 주로 언어, 자세 및 몸짓으로 이루어진다. 언어와 다른 비언어적 의사소통은 대개 사회적 영역(social space)으로 불리우는 다음 영역에서 더욱 중요한 의미를 갖는다(4-12 피트). 이 영역은 목표로 하는 상대방과 큰 소리로 대화할 수 있는 영역이다. 표적이 되는 상대방 이외의 사람들에게는 너무 큰 소리로 들리기 때문에 사회영역에서는 대부분 친밀한 이야기나 사적인 이야기를 제대로 할 수 없다. 개인적인 이야기는 사적 영역(personal zone)에서 행하는 것이 더 적합하기 때문이다(18인치-4피트).

상호작용에 있어서 가장 가까운 개인적 영역을 친밀영역(intimate zone)이라 부르고, 여기서 도수접촉(touch)이 중요한 역할을 한다. 친밀영역은 신체의 접촉에서부터 18인치 이내이다. 이 영역은 가까운 친구나 가족과 대화하기 좋은 영역이다. 이 영역에서는 접촉(touch)이 가장 중요한 비언어적 의사소통 방법이다. 개인적 영역 중에서, 친밀영역이 가장 적게 이용되지만 중요한 관계 형성에 있어서는 가장 많이 이용되기도 한다. 인간 발달과정 중에서 보면, 친밀영역에서의 상호작용은 초기에서 많이 일어나다가 점차 감소하여 사춘기 직전까지 가장 떨어진다. 친밀영역에서의 상호작용은 이성에 대한 갈망이 있는 청소년기와 성인기에서 다시 증가하기 시작한다.

도수접촉(touch)이 얼마나 중요한가? 피부는 가장 오래되고 민감한 기관이며, 의사소통의 첫번째 매개체이다. 영아와 유아의 경우, 다른 사람과의 접촉은 그들의 건강한 발달에 꼭 필요한 요소이며, 삶과 죽음의 경계이기도 하다.[49] 19세기와 20세기 초, 매년 출생한 아동의 많은 사망은 그리스어에서 유래된 "유아 쇠약증(marasmus)"으로 불리는 질병에 의해 대부분 발생하였다. 거기에 희귀병이 더해진 경우에는 사망률이 거의 100%에 달했다. 많은 아동들이 이런 질병에 의해 죽어갔다.[50]

접촉의 중요성에도 불구하고, 미국에서는 4세에서 12세 아동에게 따뜻하게 도수접촉하는 빈도가 급격히 감소하였다. 연구에 따르면, 개인적 영역의 거리와 도수접촉의 빈도에 있어 문화적 차이가 크다는 점이다. 일반적으로 미국사람들은 다른 나라의 사람들에 비해 큰 개인적 영역을 지니고 있어서 도수접촉의 빈도가 상대적으로 적다는 사실이다. 그들은 자신의 큰 개인적 영역을 지키기 위해, 접촉 횟수를 일부러 줄이는지도 모른다. 도수접촉 경험이 부족하면 매우 엄격한 사고를 지니게 된다. 즉, 언제 접촉해야 할지, 얼마나 자주해야 할지, 또는 언제 접촉을 해서는 안되는지, 그리고 접촉이 필요하다면 어느 신체 부위까지 접촉해야 하는지 등을 결정하는데 매우 곤란을 겪게 된다. 미국 사람들은 개인적 영역이 크고 도수접촉 경험이 부족한 편이기 때문에 접촉의 복잡하고 다양한 의미를 제대로 습득하지 못하는 경향이 있다.

특히 비성적 의사소통으로부터 분화되는 성적 의사소통의 의미를 배우지 못한다. 사람의 그림자를 이용한 미국의 한 연구에 따르면 접촉을 허용할 때 사람들은 신체 바깥쪽 부위(다리, 상지 등의 외측면)의 접촉은 쉽게 허용하는 편이었다. 반대로, 신체 안쪽 부위의 접촉은 괴로운 상황이고 피해야 할 접촉이기도 하지만, 한편 가장 친밀한 표현이기도 하다는 것이다.

앞서 말한 접촉하는 부위도 중요하지만, 접촉하는 방법도 중요하다. 많은 접촉방법〔가볍게 두드리기(patting), 스트로킹(stroking), 먼지를 털어내듯 만지기(brushing), 압박하기(squeezing), 꼬집기(pinching) 및 꼭꼭 찌르기(poking)〕들이 있다. 이런 도수접촉의 의미는 빈도, 강도 및 기간에 따라 달라진다. 미국문화에서는 다른 사람과 어떻게 접촉하고, 접촉을 어떻게 해석해야 하는지를 배우기가 매우 어렵다. "나를 만지지 마세요."라는 것 이외에 비언어적 의사소통에 대한 특별한 방법도 없는 편이다. 보다 밀접하고 친밀한 관계를 추구하려는 시도는 많은 시행착오를 거친다. 비언어적 의사소통의 중요성, 특히 비언어적 기술의 부족과 관계 과정에서의 접촉을 고려하여 볼 때, 인간 관계가 성립된다는 그 자체가 놀라운 것이다.

문제들은 많은 요소에 의해 달라질 수 있는데 이 중 하나가 바로 성별이다. 여성은 남성들 보다 서로에 대해 더 많이 접촉하고 강도도 크게 받아들이는 편이다. 그리고 여성들은 어릴 적에 남성들보다 더 많은 접촉을 받으면서 커 왔는데, 아마 그 이유는 여성이 남성보다 더 많은 사랑을 받기 때문이거나, 아니면 사회적으로 지위가 낮았기 때문이다. 어떤 연구에 따르면 여성은 남성보다 도수접촉(특히, 다른 여성에 의한)을 더 편안하게 생각한다는 것이다.

성공적인 근막이완술을 적용하려면 비언어적 의사소통과 특별한 도수접촉이 매우 중요한 역할을 해야 한다. 환자와 의사소통하는 치료사의 주된 의사소통 방법은 일반인이 이해하기도 어렵고 사용하기도 어려운 비언어적 의사소통인 도수접촉 방법인 것이다. 치료사는 치료적 접촉이 사회적 접촉과 어떻게 다른지를 스스로 깨달을 필요도 있고, 또 환자가 깨달을 수 있도록 도와주어야 한다. 비언어적 의사소통으로 일어날 수 있는 잠재적인 문제들은 관계 과정의 각 단계에서 좌우되며, 이는 치료사나 환자가 과거에 가졌던 어려움으로 인해 발생할 수도 있는 부분이다. 또 다른 비언어적 의사소통의 문제는 치료사와 환자의 관계형성 단계에서 일어날 수 있다. 비언어적 의사소통이 가지는 몇 가지의 고유한 문제들을 이해하고 예상하게 된다면, 도수접촉을 포함한 성공적인 치료적 관계를 달성시킬 수 있다.

피드백에 초점을 둔 의사소통 훈련
Focusing of Feedback: Communication Exercises

근막이완술은 치료사의 손을 통해 얻어진 환자의 피드백에 맞춰 수행된다. 환자의 신체에 손을 놓을 때, 치료사의 마음은 치료하려는 생각으로부터 일단 자유로워야 한다. 만약 어떻게 치료해야 할지를 계획하거나, 이전에 나누었던 대화를 일부러 회상한다면 치료사는 환자에게 집중하지 못할 것이다. 이런 주위산만은 치료사의 손을 통해 환자에게 직접 전달될 것이다. 의사소통 훈련은 당신이 편하고 믿을 수 있는 사람과 해야 한다.

훈련 1 : 감정 소통 훈련
(Exercise 1: Communicating Emotion)

다음의 심리상태를 한 카드에 하나씩 작성해 보자:

1. 다른 사람과 싸워서 몹시 화난 상태
2. 기분 좋은 날이어서 행복한 상태
3. 싫증나고 지루한 상태
4. 많은 일이 쌓여 있지만, 빨리 끝내야 하는 상태
5. 매우 피곤한 상태
6. 신경질이 날 때

카드를 섞어서 얼굴 아래로 내려놓는다. 치료사의 한 손은 파트너의 손바닥이나 팔 또는 어깨, 다리를 잡고 다른 손으로 카드를 한 개 집은 후, 그 카드의 내용대로 파트너가 (실지 일어났던 일을) 상상하게 한다. 그런 다음, 치료사가 느꼈던 파트너의 손에서의 움직임을 적어 본다. 다시 다른 카드를 이용해 똑같이 반복해 본다. 그리고 서로의 역할을 바꾸어 다시 연습한 후, 서로의 느낌과 반응을 비교하여 대화해 본다.

의사소통으로서의 도수 접촉
(Touch as Communication)

도수접촉(touch)은 강력한 비언어적 의사소통의 도구 중에 하나이다. 앞에서 연습한 양방향의 감각 소통 훈련은 근막이완술의 기본이다. 치료사의 느낌은 접촉을 통해 환자에게 전달된다. 만약 치료사가 육체적으로나 정서적으로 좋지 않는 느낌을 가지고 있다면, 환자는 불쾌감을 느끼게 될 것이다. 치료사는 환자에게 접촉을 하면 자신의 느낌을 숨길 수 없다. 만약 당신의 하루가 나쁘다면 환자에게 양해를 구하여야 한다. 반면 환자는 치료사의 도수접촉을 환자에게 화나게 하였다고 느낄 수도 있을 것이다. 필요하다면 환자에게 다른 유형의 치료를 선택하게 한다.

그리고 치료사가 환자에게 완전히 집중하지 않고 있다면, 환자는 치료사의 손을 통해 "비어 있는 치료사의 마음"을 느끼게 될 것이다. 환자는 이런 느낌을 여러 가지로 해석할 수 있으며, 치료하는 동안 늘 부정적인 느낌을 갖게 만들 것이다. 근막이완술을 하는 치료사는 항상 환자의 감각 피드백에 정신을 집중해야 한다.

도수접촉은 이렇게 만들 수 있다:

편안함(comforting)	무관심(disinterested)
관심(caring)	협박(threatening)
간호(nurturing)	무의미(demeaning)
따뜻함-물리적 (warm-physically)	차가움-물리적 (cold-physically)
따뜻함-감정적 (warm-emotionally)	차가움-감정적 (cold-emotionally)
치료적(therapeutic)	상처(hurtful)
사랑-비성적인(loving-nonsexual)	조작(manipulative)
사랑-성적인(loving-sexual)	학대(abusive)
안전(safe)	공격적(invasive)
동정(sympathetic)	혐오(disgusted)

몸짓도 비언어적 의사소통의 하나이다. 그러나 치료사의 몸짓이 치료사가 말하고자 하는 것과 반대의 의미로 다른 사람에게 전달될 수도 있다. 사회생활을 잘 하는 사람들은 대개 신체적 신호를 정확하게 읽고, 또 전달할 수도 있다. 부주의한 신체적 신호는 무심코 다른 사람의 개인적 영역 안으로 들어가 성적이든 비성적이든지 간에, 상대방에게 불쾌감이나 위협을 줄 수가 있다. 근막이완술이나 도수치료를 하는 치료사들은 환자의 친밀영역에서 치료하기 때문에, 환자의 개인적 영역으로 들어가기 전에 환자의 동의를 미리 구해야 한다.

훈련 2 : 사람과의 거리 훈련 (Exercise 2: Personal Space)

다음 지시사항을 이용해 다른 카드를 만들어 보자:

1. 12~18인치 정도 떨어져서 파트너와 이야기를 나눈다. 만약 파트너가 더 멀어지려고 하면, 위의 간격을 유지하기 위해 한발 앞으로 다가선다.
2. 4피트 정도 떨어져서 파트너와 대화를 한다. 만약 파트너가 더 접근한다면, 같은 간격을 유지하기 위해 한 발 뒤로 물러난다.
3. 중요한 내용을 이야기하는 동안, 파트너의 시선을 응시하면서 이야기한다.
4. 중요한 내용을 이야기하는 동안, 파트너의 시선을 피하면서 이야기한다.
5. 중요한 내용을 이야기하는 동안, 고개를 계속 숙이면서 이야기한다.
6. 매우 흥분될 내용을 이야기하는 동안, 팔짱을 끼고 거만한 자세를 취하면서 대화한다.

카드를 섞어서 얼굴 아래 내려놓는다. 한 개의 카드를 집어 들고, 1분 동안 이야기 나눈다. 그런 다음, 파트너의 행동에 대한 치료사의 반응을 적어 본다. 모든 카드를 다 이용할 때까지 계속 반복해 본다. 서로의 역할을 바꾸어 다시 연습한 후, 서로의 느낌과 반응을 비교해 본다.

근막이완술의 프로토콜 Protocols for Myofascial Release

적응증 (Indications)

다음과 같은 경우에 근막이완술을 적용한다:

1. 기존의 물리치료 방법에 의해 환자의 통증이 감소되지 않는 경우
2. 내장기 통증패턴, 피절과 근절을 따르지 않는 매우 복잡하고 특이한 통증의 경우
3. 연부조직의 타이트함이나 제한으로 발생한 만성적 통증(예, 당뇨, 근막통과 후소아마비 통증)
4. 자세 부정렬로 인한 복잡한 통증
5. 급성 또는 만성의 말초신경 또는 중추신경 병리로 인한 비대칭적 근 약증을 가진 경우
6. 만성 호흡질환, 중추신경계 손상, 또는 연부조직과 골격계의 잘못된 역학적 관계 등에 기인한 호흡 및 늑곽의 문제
7. 후경부 근육의 발통점, TMJ의 기능장애 및 비대칭적으로 타이트한 근육에 의해 유발되는 두통 환자.
8. 목뿔근(설근, hyoid) 및 씹기근(저작근)의 타이트함과 제한으로 인해 입을 다물거나, 삼키거나, 말하기가 어려운 환자
9. 전정계 질환이 아닌, 활동성 근막발통점으로 초래된 현훈과 어지러움
10. 경기력을 향상하고 손상을 예방하기 위해 스트레칭이 반드시 필요한 운동선수나 신체 예술가들이 환자로 올 경우.

금기증 (Contraindications)

다음과 같은 경우에는 근막이완술을 적용하지 않는다:

1. 환자가 의학적 경계를 이해하지 못하거나 존중하지 않을 때
2. 환자가 밀접한 신체적 접촉을 싫어할 때
3. 환자가 불안정한 의학적 질환(예, 불안정한 협심증)을 가지고 있을 때
4. 환자가 심한 피부염을 가지고 있을 때
5. 상기도나 피부의 직접적인 접촉을 통해 전파할 수 있는 감염성 질환을 가지고 있을 때
6. 환자가 "상쾌한 통증(good hurt)"의 의미를 설명해도 잘 이해하지 못할 때
7. 환자가 치료사를 신뢰하지 않을 때
8. 환자가 약물이나 알콜을 섭취했을 때
9. 환자의 정신상태 때문에 치료에 대한 정보를 제공할 수 없을 때
10. 치료사가 환자에게서 편안한 느낌을 받지 못할 때 (즉, 초기 면담이나 평가 후, 치료사가 이런 환자를 치료할 수 없다고 판단될 때)

주의사항 (Precautions)

1. 근막이완술은 대부분 혈압을 지속적으로 낮춘다. 모든 환자는 치료가 끝나서도 10~15분 정도 치료대에서 그대로 수평자세를 취한 후에 일어나게 해야 한다. 그리고 환자는 천천히 일어나며 만약 어지러움이 있으면 진정될 때까지 치료대 위에서 휴식을 취하게 한다.

2. 근막이완술 특히, 심부 발통점이완술을 수행할 때 혈당을 낮출 수 있다. 당뇨병 환자를 치료할 때는 치료 전에 미리 혈당을 체크하도록 한다. 그리고 저혈당이 일어나기 쉬운 환자는 치료 전에 가벼운 식사를 하게 한다. 타입 I 당뇨가 있는 환자는 치료 후 혈당수준을 다시 체크해야 한다.
3. 치유 중인 골절이나 개방창이 있는 경우 직접적인 부위의 치료를 삼간다.
4. 순환장애 환자에게 순환장애가 없는 부위나 또는 있는 부위라도 세밀한 주의를 통해 근막이완술을 적용하면 좋은 효과를 볼 수 있다("혈관 이상 유무 검사" 참고).
5. 쉽게 타박을 입거나, 혈액 응고제를 복용하고 있는 환자는 주의한다.
6. 아동이나 정신이상자를 치료할 때는 항상 보호자를 동반하도록 한다. 치료사는 보호자에게 치료에 대한 내용을 자세히 설명해야 한다.

치료전 프로토콜 (Pretreatment Protocols)

치료환경 조성하기 (Establishing the Therapeutic Environment)

근막이완술의 적절한 치료환경은 환자로 하여금 편안하고 충분히 이완될 수 있도록, 그리고 치료사가 효율적으로 치료할 수 있도록 설계되어야 한다. 치료실은 치료사와 환자가 치료에 집중할 수 있도록 소음이 거의 없거나 조용해야 좋다. 치료사와 환자는 치료에 도움을 주는 미세한 감각에 집중할 수 있는 주위 환경이 중요하다. 가족이나 친구를 치료실에 들어오지 못하게 한다. 치료대에 누워 있는 환자에게 치료실의 조명이 너무 밝으면 환자가 치료에 집중할 수 없다. 비록 은은한 조명이나 간접 조명방식이 치료실 환경에 가장 적합하지만, 실제 조명 수준은 환자의 편안한 느낌에 의해 결정되어야 한다.

치료사는 치료하는 동안 편안한 자세를 유지할 수 있어야 하고, 신장력을 적용하는데 있어 근력보다 체중을 이용할 수 있는 효율적인 신체 역학적 구조를 갖추어야 한다. 높이조절이 가능한 치료대는 치료사가 다른 기법으로 치료하고자 할 때 환자의 위치를 쉽게 조정할 수 있고, 환자의 자세를 수정할 때마다 받침대나 베개를 더하거나 빼야 할 수고를 없애 줄 수 있다. 환자의 자세는 치료사의 에너지를 잘 보존할 수 있도록 역학적 이득을 활용해야 한다.

치료사는 환자 신체의 피드백에 초점을 잘 맞추도록 많은 노력을 해야 한다. 나쁜 자세와 올바르지 못한 신체역학은 치료사로 하여금 조직의 고유 운동에 너무 강한 압력을 적용하게 하거나, 환자의 자유로운 피드백을 방해할 수 있다. 치료사의 최상의 편안함, 효율적인 운동 및 좋은 신체 역학을 가지려면 높이 조절이 가능한 치료대, 이동성이 좋은 의자, 높이 조절이 가능한 의자를 준비하는 것이 바람직하다.

근막이완술을 처음 시도하는 치료사들은 환자의 피부 위에 놓은 자신의 손을 통해 직접 피드백을 얻을 수 밖에 없지만 보다 능숙해지면, 피부가 아니라 가벼운 옷을 통해서도 환자의 피드백을 느낄 수 있게 될 것이다. 처음 치료는 환자에게 최소한의 옷 착용을 하게 한 후 치료하는 것이 이상적이다. 남성 환자는 반바지만 입게 하고, 여성 환자는 반바지와 스포츠 브라(sports bra)와 같은 가벼운 옷을 입게 한다.

만약 치료실 온도나 환경에 따라 환자가 어떤 종류의 옷을 좋아한다면, 환자의 편안함을 무시하지 않기 위해 옷을 직접 선택하게 한다. 만일 치료과정에서 더 많은 피부의 노출이 필요하다면(심부 발통점 이완을 위해), 다른 부위를 가리고 치료 부위만 노출시킨다. 환자가 치료동안 셔츠를 입기 원한다면 환자의 목을 노출시키기 위해 셔츠를 당길 필요가 없는 목 부위가 둥근 셔츠나 느슨한 셔츠를 입도록 한다.

치료하기 전, 환자가 가지고 있는 모든 악세사리, 보석, 시계, 벨트, 휴대폰, 지갑, 열쇠, 동전 및 기타 물건들을 제거한다. 이런 물체들은 치료사의 적절한 손 배치를 방해하거나, 환자의 피부에 상처를 줄 수 있다. 물론 근막이완술을 적용한 치료사도 치료하는 동안에 반지, 팔찌 및 시계 등을 벗어 놓아야 한다.

환자와 치료사가 적절한 자세를 취한 이후에 치료를 시작하도록 한다. 처음 치료를 위해 환자는 치료대 위에 바로 누운 자세를 취한다. 환자의 어깨 쪽에 손을 배치할 때에는 치료사의 아래팔(전완, forearm)과 팔꿈치는 치료대 위에 편안하게 놓도록 한다. 치료용 바퀴 달린 의자를 적절한 높이로 조절하면 치료사의 어깨가 이완되고 상지가 잘 지지될 수 있다.

근막이완술을 사용하는 치료사는 운동의 효율, 에너지 보존 및 피드백에 대한 집중을 할 수 있는 치료 영역을 제공해야 한다. 환자에게 이완과 안락함을 제공할 수 있도록 치료실의 온도와 조명을 적절하게 조절한다. 치료 환경의 모든 물리적 변화가 치료사와 환자 모두에게 최적의 쾌적한 환경일 때, 치료적 관계가 보다 쉽게 설정되고 유지될 수 있다.

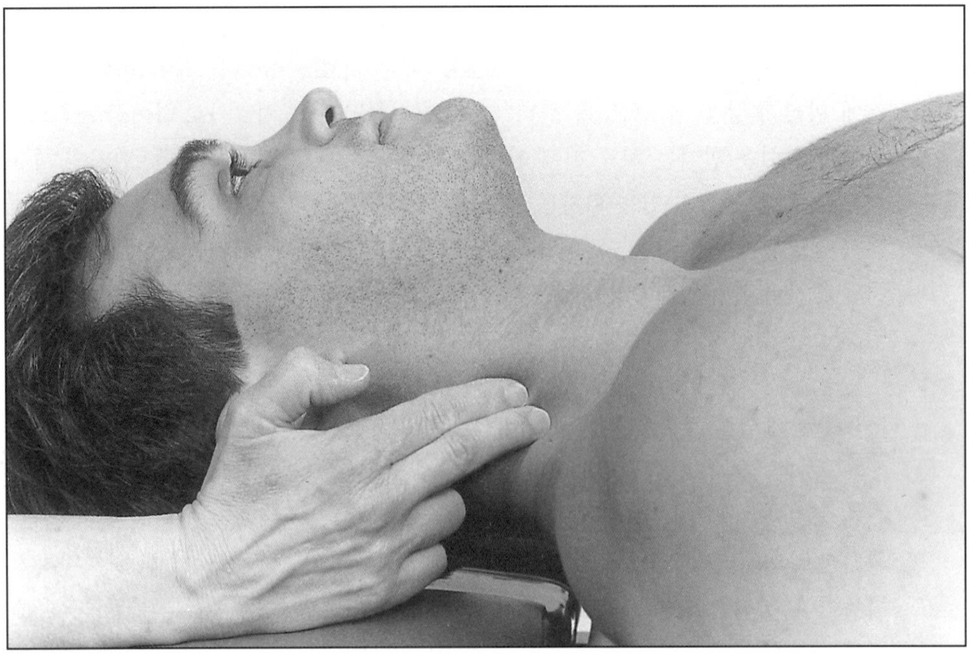

그림 16. 환자의 머리를 중앙에 위치시켜 한쪽 목동맥(경동맥)의 맥박(carotid pulses)을 부드럽게 촉진한다. 촉진 자체가 목동맥(경동맥) 반사(carotid reflex)와 심박동을 완화시킬 수도 있고, 실신(syncope) 시킬 수도 있다.

혈관 이상 유무 검사(Testing for Vascular Integrity)

초기 평가의 일부로써, 환자의 머리부터 혈관 상태를 평가한다(그림 16). 경동맥은 일정한 강도로 뛰어야 하는데, 맥박이 뛰는 강도에서 큰 차이가 난다면, 의사의 진료를 일단 받도록 환자에게 권한다. 연부조직의 제한과 앞으로 빠진 머리자세도 목동맥(경동맥, carotid artery)의 맥박에 영향을 줄 수 있기 때문에, 근막이완술로 *목 근육을 치료할 때 주의를 요해야 하고, 환측의 목동맥을 주의 깊게 관찰해야 한다.* 만약 운동이 목동맥에 어떤 영향을 주고 있다면, 치료하는 동안 머리와 목의 움직임을 최소화해야 할 것이다. 연부조직의 제한이 이완되고 머리의 위치가 좋아지면, 목동맥의 맥박도 일정하게 뛸 것이다.

척추동맥(추골동맥, vertebral artery) 검사는 환자의 머리가 치료대 위에 지지된 상태에서 치료사가 수동적으로 천천히 환자의 머리를 돌린다(그림 17). 환자가 완전한 가동범위를 수행할 수 없다면, 음성검사를 굳이 실시하지 않는다. 그러므로 치료사는 머리를 완전히 회전시키는 치료방법에서, 척추동맥의 압박으로 일어나는 증상이나 현상들을 정확히 알고 있어야 한다. 회전검사가 음성으로 나타났다면 머리를 치료대 밖으로 나오게 한 후, 치료대 아래로 젖히는 척추동맥 압박검사를 해 본다. 이때 환자의 동공을 주의 깊게 살핀다(그림 18). 동공의 확장도 척추동맥의 압박을 의미한다. 환자가 완전한 가동범위를 수행할 수 없다면, 음성 검사를 실시하지 않는다. 그러므로 치료사는 환자의 목을 치료할 때 척추동맥 압박의 적응증을 사전에 알아야 한다.

위팔동맥(상완동맥, brachial artery)의 압박은 양쪽 상지의 노동맥(요골동맥, radial artery)을 촉진함으로써 알 수 있다(그림 19).[54] 노동맥이 약하지만 손의 색깔이 정상이라면, 그 손은 주로 자동맥(척골동맥, ulnar artery)으로부터 혈액공급을 받는 경우이다(그림 20). 노동맥의 맥박이 없거나 약하며, 자동맥의 맥박이 강하면, 자동맥을 압박할 수 있는 강한 악수를 피해야 한다. 치료사는 치료동안 노뼈맥박과 자뼈맥박 둘 다 또는 최소한 둘 중 하나는 모니터 할 수 있다. 연부조직 압박도 노동맥과 자동맥의 맥박에 영향을 미칠 수 있기 때문에, 연부조직의 제한을 제대로 이완시킨다면 손으로 가는 혈액공급이 좋아질 것이다.

하지로 가는 혈액순환장애는 넙다리동맥(대퇴동맥)(그림 21-22), 오금동맥(슬와동맥)(그림 23-24)과 발등동맥(족배동맥)(그림 25) 및 뒤정강동맥(후경골동맥)(그림 26)을 촉진함으로써 알 수 있다. 먼저 다리를 중립위로 놓고 넙다리동맥을 촉진해 본다. 이 자세에서 맥박이 잡히지 않는다면, 넙다리동맥 위를 달리는 근육을 피하기 위해 환자의 다리를 굽힘(굴곡), 벌림(외전)과 바깥돌림(외회전)시킨다. **넙다리동맥(대퇴동맥)을 촉진할 수 없는 경우에는 하지 근막이완술의 금기증의 하나가 된다.** 치료사가 찾기 힘든 넙다리동맥을

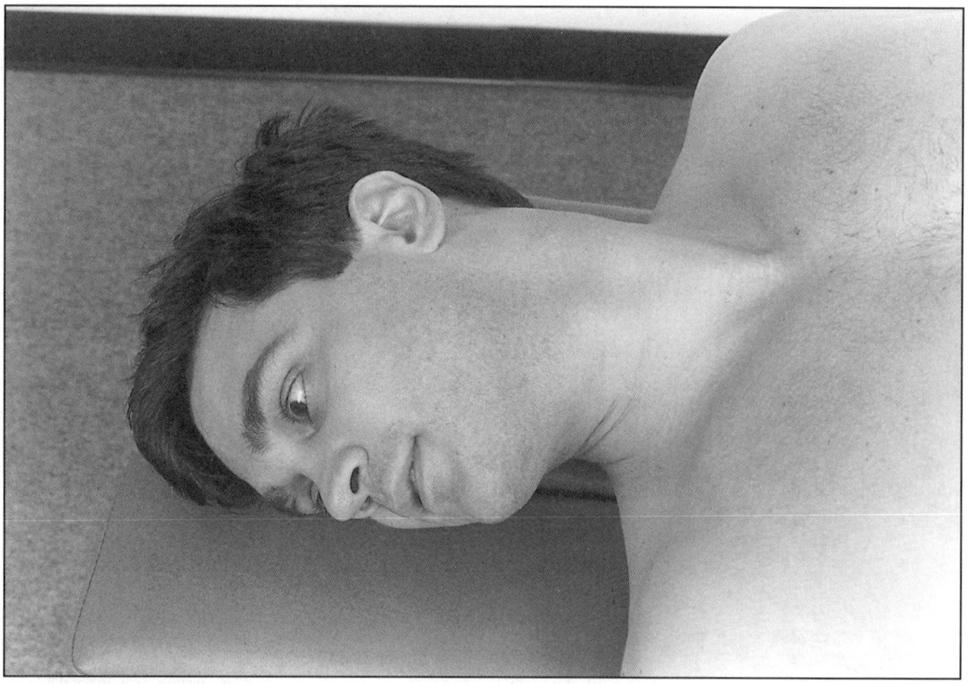

그림 17. 척추동맥(추골동맥) 압박검사(vertebral artery compression test). 환자의 목에서 측방굴곡을 일으키지 않으면서 머리를 치료사가 회전시킨다. 회전의 끝 지점에서 잠시 몇 초간 멈춘다. 다시 머리를 반대방향으로 돌린다. 이 검사에서 환자의 시야가 순간적으로 흐려지거나 어지러움을 호소하면 양성반응이다.

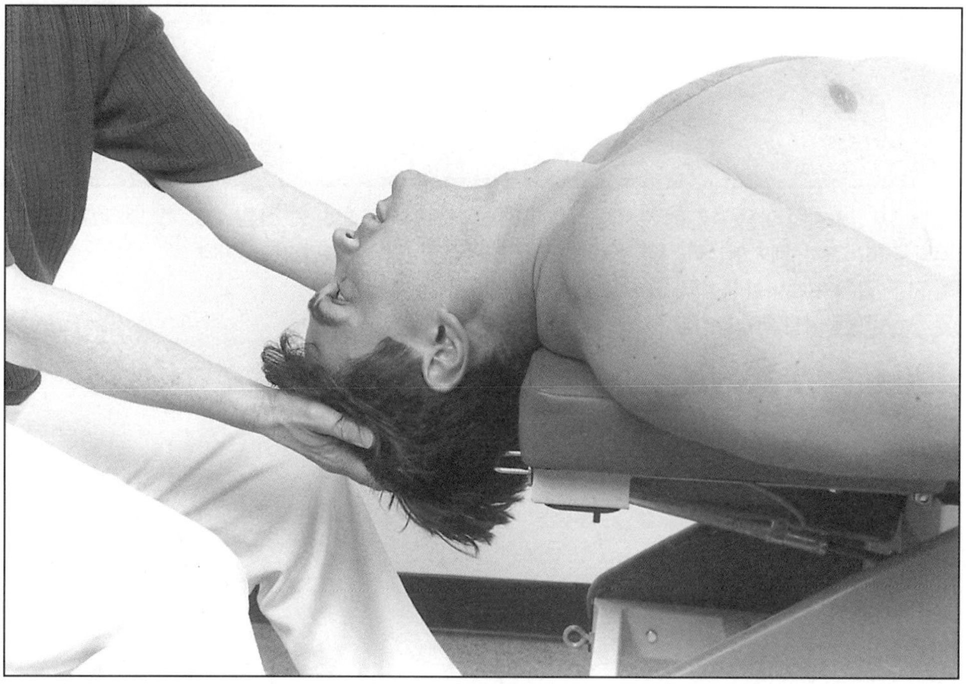

그림 18. 환자의 머리를 잡고 치료대 끝으로 떨어트린 후 손의 지지를 서서히 푼다. 환자의 목이 젖힘(과신전, hyperextension) 할 때에 눈동자를 관찰한다. 이때 환자의 눈동자가 커지거나 어지러움 또는 시야가 흐려지면, 척추동맥 압박검사의 양성으로 판정한다.

세밀하게 평가하기 위해 환자를 의사에게 의뢰한다(그림 26). 하지 근육이 발달한 사람의 경우는 오금동맥을 찾기 어려울 경우가 있다. 그리고 발등동맥(족배동맥)은 선천적으로 맥박을 촉진할 수 없거나 연령의 증가에 따라 감소할 수 있어, 촉진하기가 매우 어렵다. 부가적인 혈관의 불충분성이 없는데도 오금동맥(슬와동맥), 발등동맥 및 뒤정강동맥(후경골동맥)의 맥박을 촉진할 수 없으면, 혈관성 질환과 비슷한 양상을 가지는 연부조직의 압박을 의심할 수 있다. 하지의 근막이완술 이후에도 이들 맥박을 촉진한다.

치료사는 치료의 전과정 동안 환자의 맥박을 계속 주시한다. 만약 환자가 진단받지 않은 혈관성 질환을 가지고 있는 것으로 판단된다면 의사에게 진료받도록 권한다.

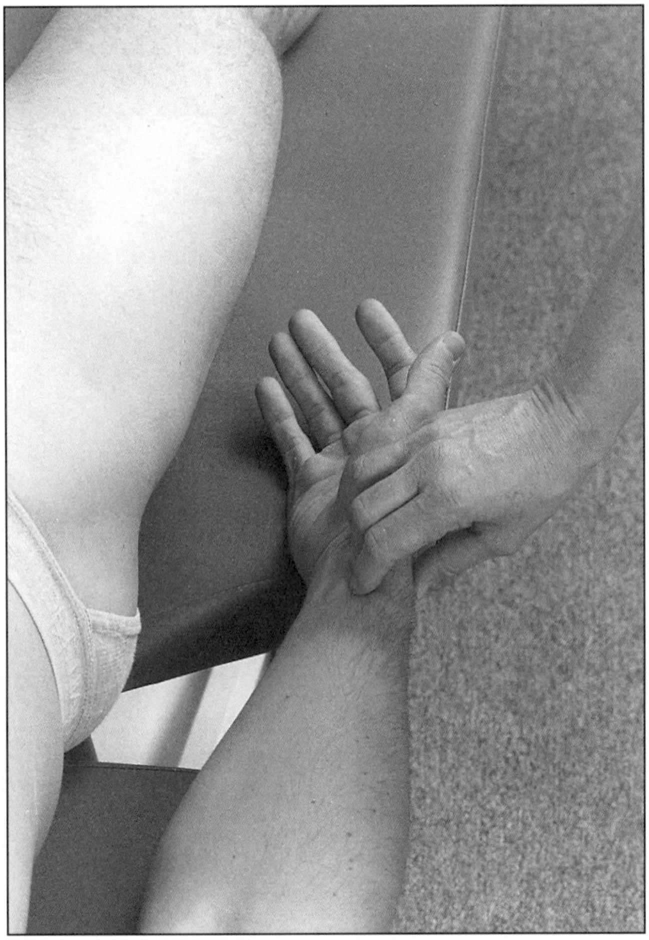

그림 19. 환자의 팔을 충분히 지지한 상태에서 노동맥(요골동맥)의 맥박을 촉진한다. 맥박이 약하다면, 팔을 약간 굽힘(굴곡)시켜 다시 촉진한다. 팔의 위치변화에 따라 맥박이 심하게 변한다면, 어깨관절에 있는 신경혈관다발들이 압박받고 있는 증거이므로 치료가 필요하다.

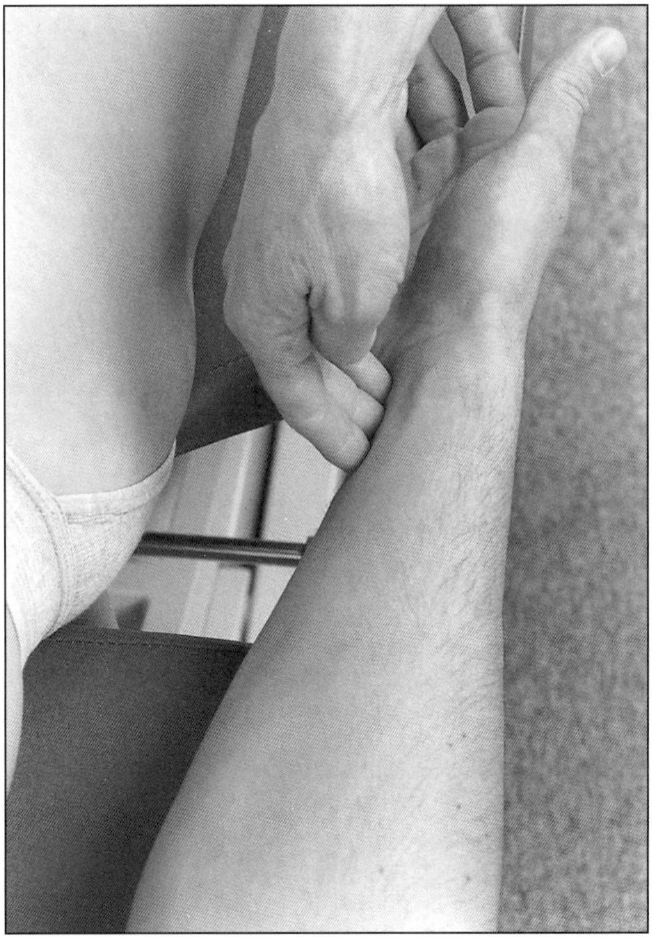

그림 20. 노맥박(요골맥박)이 너무 약하다면, 자동맥(척골동맥)을 촉진한다.

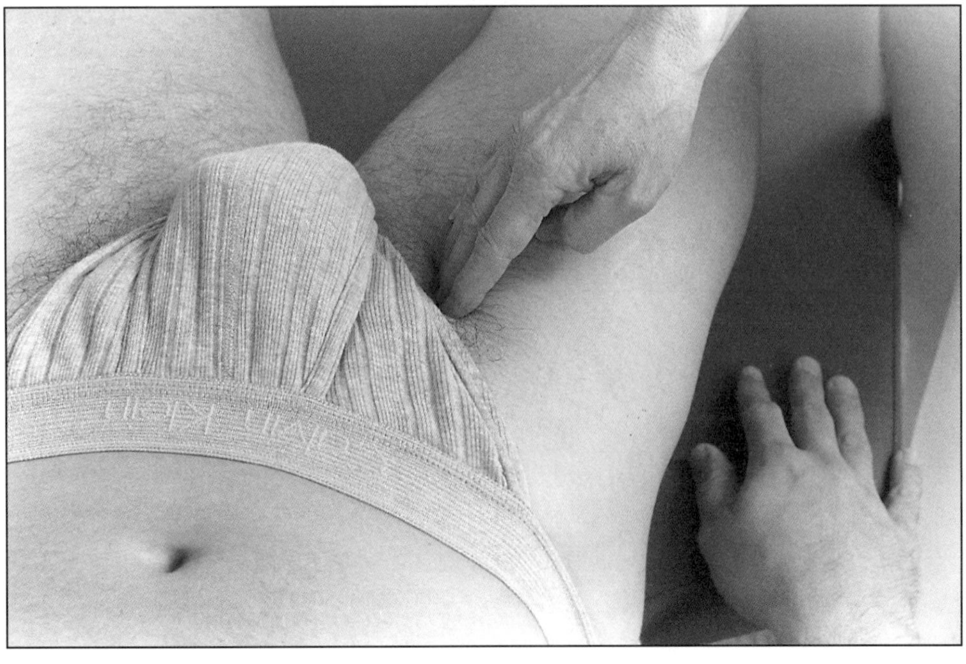

그림 21. 환자의 다리를 약간 모음(내전)시키거나 중립위치를 취하게 한 후, 넙다리 삼각(femoral triangle)을 촉진한다. 약간 내측으로 압박하여 넙다리동맥(대퇴동맥)의 맥박(femoral pulse)을 촉진한다.

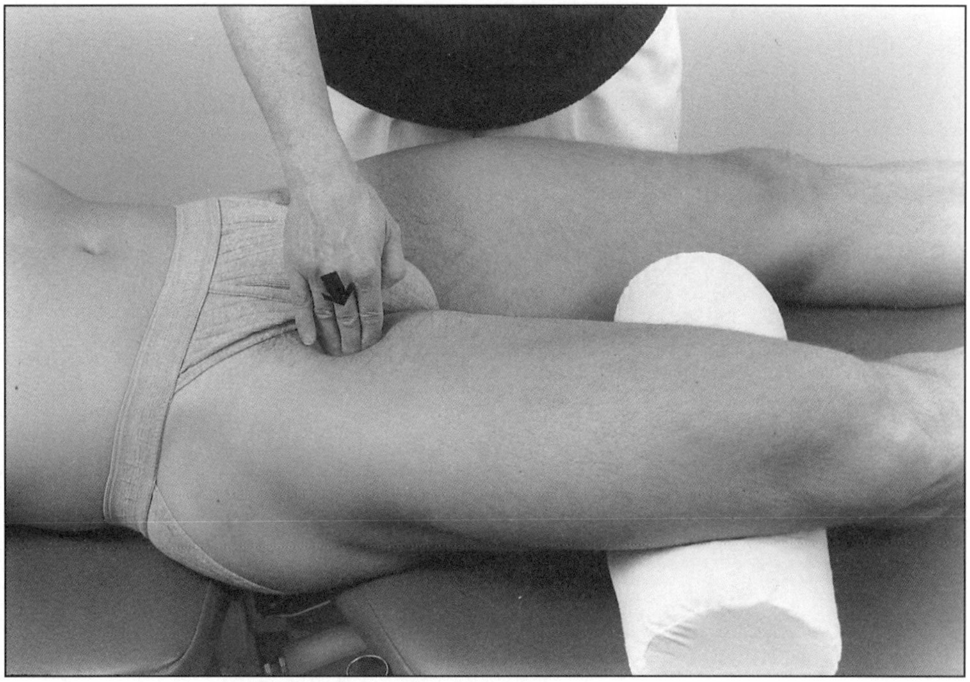

그림 22. 다리의 중립, 굽힘(굴곡), 벌림(외전), 외측회전에서도 넙다리 동맥(대퇴동맥)의 맥박이 느껴지지 않는다면, MFR 치료를 하기 전에 확실한 검진을 위해 의사에게 의뢰한다.

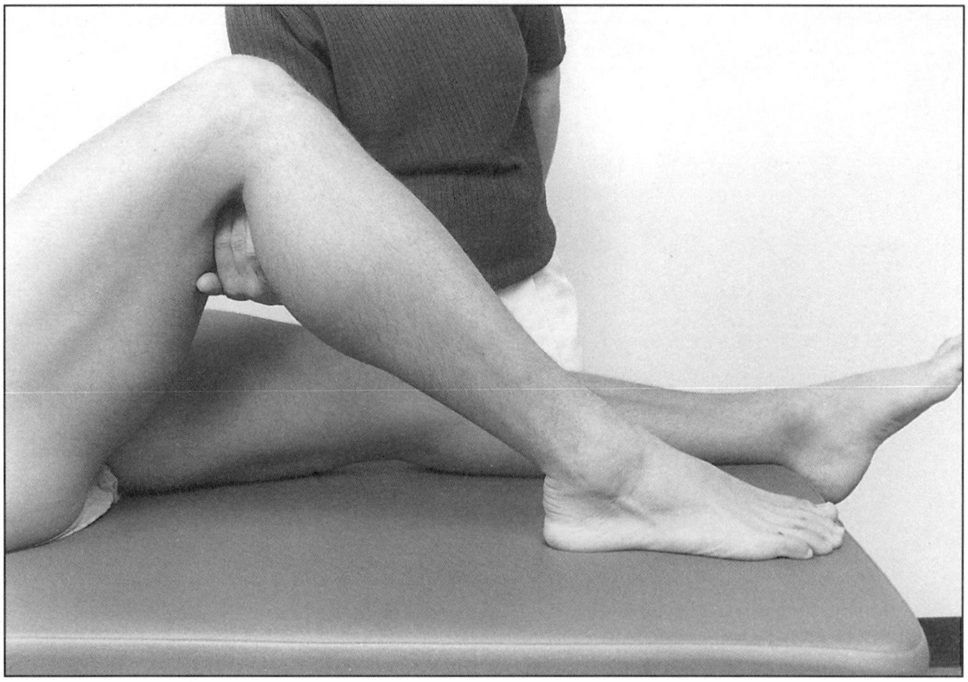

그림 23 환자의 갈고리 누운 자세에서 양쪽 오금동맥(슬와동맥)의 맥박(popliteal pulse)을 촉진한다. 무릎을 구부린 환자의 편한 자세에서 치료사의 손가락들을 모아 위쪽으로 살짝 압박하여 맥박을 촉진한다.

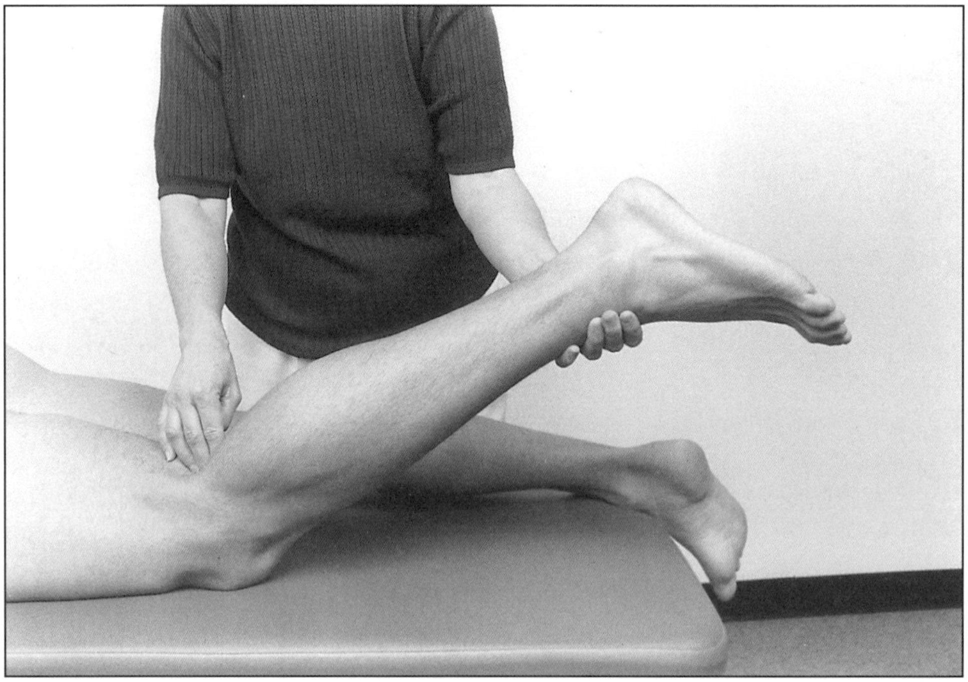

그림 24. 환자가 바로 누운 자세를 취하기가 곤란하다면, 엎드리게 한 자세에서 무릎을 약간 구부려 발목을 붙든다. 손가락을 모아 슬와부 중앙를 가볍게 압박하여 맥박을 감지한다.

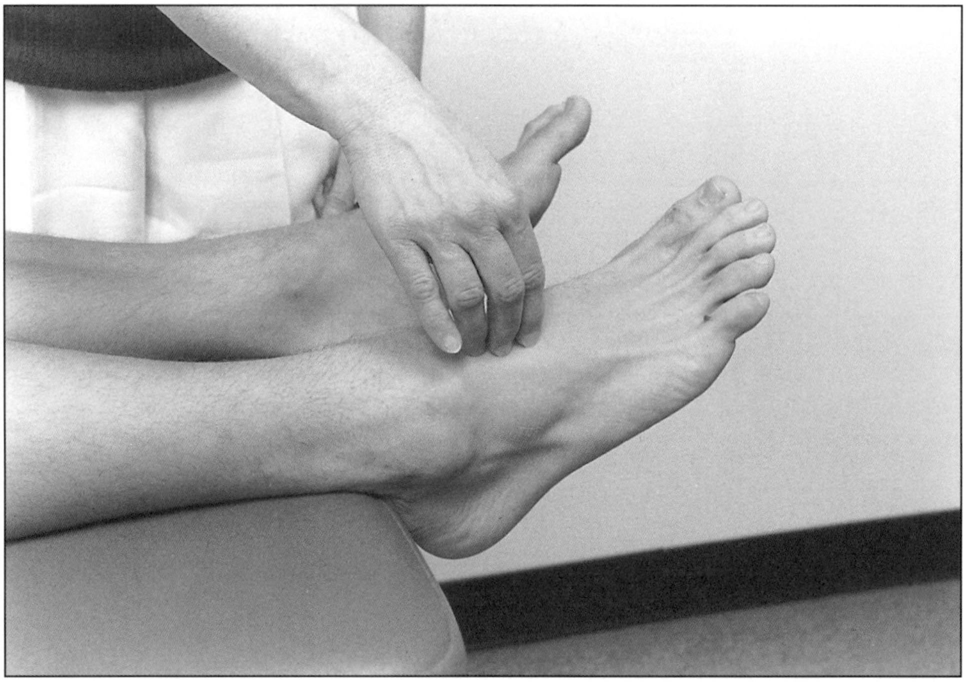

그림 25. 각 발의 발등동맥(족배동맥) 맥박(dorsal pedis pulse)을 촉진하기 위해 긴엄지폄근(장무지신전근)의 힘줄(tendon of extensor hallucis longus) 측면에 손가락을 모아 올린다. 이 맥박은 선천적으로 잘 촉진되지 않거나, 노인에게는 아주 약하게 느껴질 수 있다.

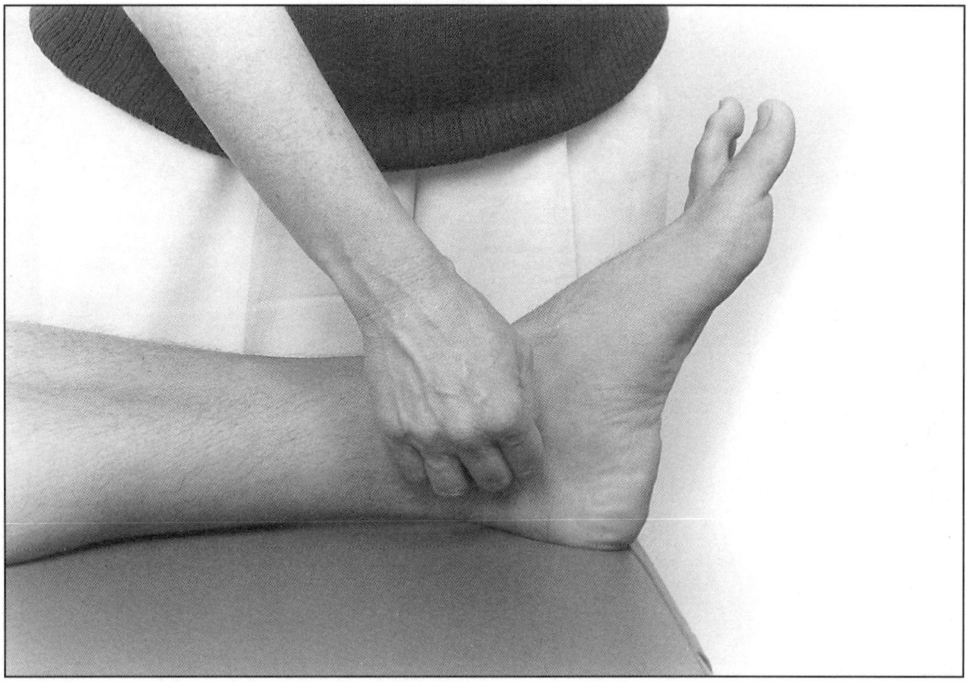

그림 26. 뒤정강동맥(후경골동맥) 맥박의 촉진. 긴엄지굽힘근(장무지굴근) 뒤쪽 내측 복숭아뼈 밑을 촉진한다.

치료후 프로토콜 (Post-Treatment Protocols)

마시자... 마시자... 또 마시자! (Drink... Drink... Drink)

근막이완술은 긴장된 근육에서 유리되는 신진대사물을 흡수한다. 그러므로 수분의 섭취는 환자의 신체로부터 소진된 대사물을 빠르게 제거하는데 도움이 된다. 많은 연구자들이 치료의 결과로서 변화된 대사물과 유해한 물질의 유리성에 관심을 갖고는 있지만, 정작 이들 물질을 확인하는데 이용될 수 있는 연구자료들은 거의 없는 편이다.[24,26,55-59] 현재에도 환자에게 수분을 섭취하도록 권장하는 타당한 이유는 단순히 수분이 효과가 있을 것이라는 것뿐이다.

근막이완치료 후, 과도한 근육통을 방지하기 위해 정상 섭취범위 내에서 환자에게 소량의 물을 마시도록 권한다. 외부에서 섭취하는 수분의 양은 치료 당일이나, 치료 1~2일 후에 소비되도록 한다. 모든 환자에게 자신에게 알맞은 수분의 섭취량을 결정하게 한다. 환자의 자연스런 갈증이 스스로 적절한 수분을 섭취하게 할 것이라고 단정지어서는 곤란하다. 수분 섭취에는 깨끗한 물이 가장 좋고, 이뇨효과를 지니지 않는 음료가 권할 만한 음료이다. 커피, 홍차, 기타 카페인을 함유한 음료, 탄산음료 및 알콜 등은 가급적 피하도록 한다.

수분을 충분히 섭취하지 못한 사람은 심부 통증, 근육통, 통증 증가, 오심 및 구토를 경험할 수 있다. 그리고 인플루엔자를 가진 사람들은 수분 섭취가 부족하기 때문에, 인플루엔자와 같은 증상을 치료하는 주된 방법 중 하나가 적절한 수분의 섭취이며, 통증 제거를 위해 진통제를 복용하거나 비스테로이드제인 항염제를 복용하는 사람들도 있다.

근막이완술을 처음 배워 사용할 때, 치료사는 환자와 유사한 증상을 경험하게 될 것이다. 왜 이런 일이 일어나는가? 치료사는 감각 피드백이 환자와 잘 연결되어 있을 때 과도하게 타이트한 부위를 이완시킬 수 있기 때문이다. 이러한 가설이 맞는다면, 치료사도 근육대사물을 유리하고 있다는 증거이다. 그러므로 근막이완술을 하는 동안, 치료사는 매일 1 갤론의 수분을 섭취하도록 한다. 수분 요구량은 치료사의 신체가 수분평형에 접근할수록 감소할 것이다. 수분 섭취의 적절한 양은 사람마다 각기 다르다.

나의 손에 친절하자! (Be Kind To Your Hands)

대부분의 근막이완술 기법들은 치료사의 손가락 관절들을 과도하게 압박시킨다. 치료 회기 동안 치료사의 손가락을 주기적으로 감압시키고, 치료가 끝난 후에도 감압술과 이완을 실시한다(그림 27). 손 근육의 피로는 손 흔들기와 손가락 신장 또는 마사지로 해결할 수 있다(그림 28). 심할 경우, 파라핀욕이나 회전욕을 이용한 표층열도 적용할 수 있을 것이다.

근막이완술을 계속 연습하면, 손의 근력이 점차 증가되어 상대적으로 피로에 대한 걱정은 줄어들 것이다. 드물지만 명

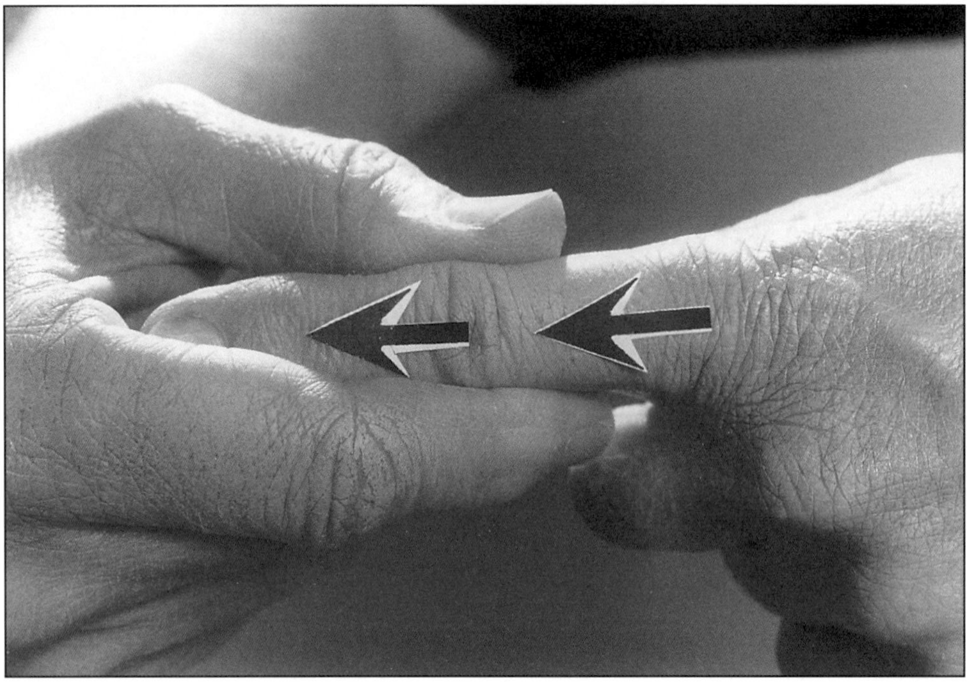

그림 27. 관절 감압술(joint decompression). 엄지와 검지로 치료한 손의 손허리손가락관절(중수지절관절, MCP joint)의 근위부를 단단하게 손허리손가락관절에서 손가락 끝까지 여러 번 길고 천천히 잡아당긴다.

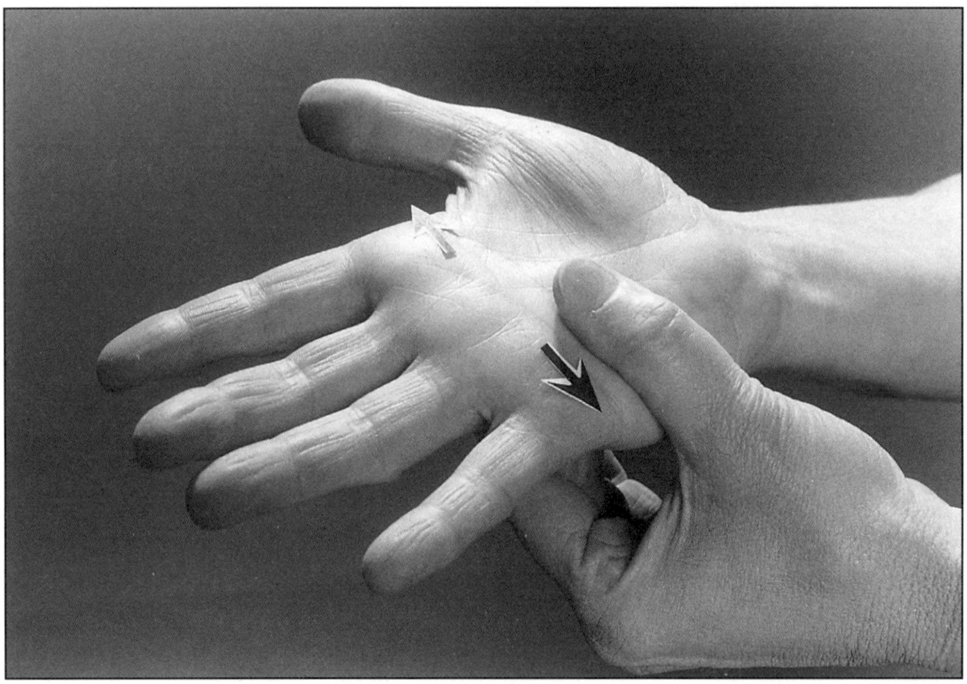

그림 28. 치료할 손등 위에 지렛점으로 남아있는 손가락으로 고정하면서 다른 손의 엄지를 사용하여 외측, 아래쪽으로 손바닥을 신장한다.

백한 근육 불균형이 있는 치료사들은 손 근력강화운동을 필요로 한다.

과가동성 관절을 가진 치료사는 의식적으로 손가락 관절을 젖힘(과신전, hyperextension)하지 않도록 주의한다. 특히 하방 수직-이완을 적용할 때에는 모든 관절들을 약간 굽힘(굴곡)시킨 위치를 유지한다. 조직의 피드백을 모니터하는 치료사의 능력을 방해하지 않는 범위 내에서 손목의 과도한 젖힘(과신전)을 방지하기 위해 배측부목(dorsal splint)을 별도로 이용할 수도 있다.

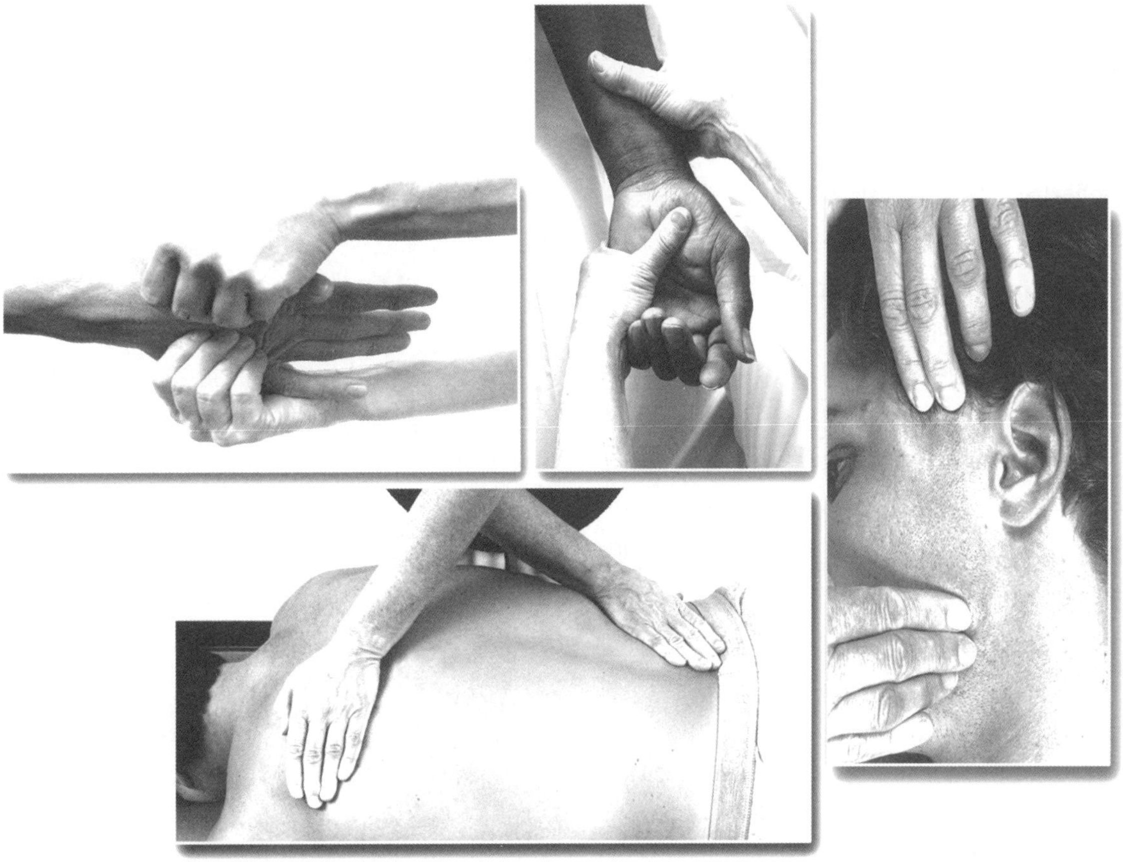

제 Ⅱ 부

근막이완술의 기본 기법

BASIC MYOFASCIAL RELEASE TECHNIQUES

상지 이완술
Upper Quarter Release

상지 이완술(그림 29-68)은 앞뒤 흉벽, 견갑주위 근육, 목(전,중,후) 근육, 어깨관절, 팔 전체의 타이트함이나 제한을 찾아내어 평가 및 신장시키는 대단위 이완술이다. 어깨관절의 관절 가동범위에 특별한 제한이 없다면, 상지 대부분의 근육들은 타이트함이나 제한을 이완시키기에 적합한 정렬 상태를 이루고 있다. 팔이 이완을 위한 최적의 위치에 정렬되어 있을 때 어깨관절의 회전이 보다 쉽게 일어난다. 어깨돌림근(회전근)의 이완술은 상지의 이완 흐름을 피하는 별개의 기법이다. 치료사의 손이 환자로부터 오는 신체피드백에 더욱 민감해짐에 따라 대각선의 움직임 제한이 수월하게 관찰될 것이다. 근막이완술의 더 많은 기법을 배우게 되면 환자의 어깨에 일차적인 문제를 가지고 있더라도 왜 **MFR의 치료가 목에서 대부분 시작**하는지를 이해하게 될 것이다.

상지를 이완하는 동안 특별한 부위의 타이트함이나 제한이 느껴지면, 그 부위를 약간의 압력과 함께 가볍게 두드리면 이완이 촉진될 것이다. 이것이 적절하지 않을 경우에는 치료사는 팔의 이완을 계속하며 상지 이완술이 끝난 뒤 제한이 있는 곳에 되돌아가기 위해 이곳을 기억하도록 한다. 반대로, 상지 이완과 함께 특별한 부위에 타이트함이나 제한이 관절 가동범위를 제한하고 있다면, 상지 이완술을 시행하기 전에 치료사는 그 부위를 다른 물리치료 방법으로 먼저 치료해야 한다. 신체의 다른 부위에서 발견되는 타이트함과 제한은 나중을 위해 기록해 두도록 한다. 상지 이완을 성공적으로 수행하여 달성된 이완은 환자의 다른 부위에서 연속되는 반응을 일으킬 것이다. 이는 신체 한 부위의 타이트함이나 제한이 원인부위로부터 다른 근위부나 원위부에 영향을 미칠 수 있음을 보여주는 한 예이다. 치료사가 대단위이완을 적용할 때 이완의 연속반응을 미리 예상할 수 있는 방법은 없다. 그러므로 대단위이완이 타이트함이나 제한을 방해받지 않으려면, 국소 이완을 수행하기 전에 대단위이완을 먼저 수행하여야 한다.

뼈의 재구성이나 관절의 비정렬로 인해 움직임의 제한이 강요받을 때에는 연부조직의 치료는 더이상 의미가 없다. 그러나 관절의 비정렬이 연부조직의 비대칭성 타이트함에 의한 것이라면, 그 부위에 국소 이완을 적용한다. 비대칭성 타이트함을 MFR로 이완시키면, 미세한 관절 가동술이 자발적으로 일어나게 된다. **관절주머니(관절낭) 파열을 막기 위해 관절 주위 연부조직의 이완이 먼저 이루어진 후, 관절 가동술이 수행되어야 할 것이다.** 일반적으로 연부조직의 이완술로 관절 가동범위가 최대 또는 최적의 위치에 도달하면, MFR은 종료한다. 팔꿈치나 다른 관절의 비정상적인 젖힘(과신전, hyperextension)이 환자가 불편해 하지 않는 관절 가동범위라 하더라도 허용되어서는 안된다.

상지에 대단위 이완이 적용되어 타이트함이나 제한이 더 이상 느껴지지 않아 운동이 최적에 도달하게 되면, 그 관절의 운동이 보다 쉽게 그리고 크게 느껴질 것이다. 이것이 균형의 느낌이다. 이러한 최적 지점(in the groove)이란 환자가 최소의 에너지 소비로 가장 효율적으로 편안하게 움직일 수 있는 상태를 말한다. 근막이완술의 목표는 전 가동범위에 걸쳐 이러한 느낌을 쉽게 느끼게 하는데 있다.

일단 최적의 지점에 도달하면 환자의 팔은 앞뒤로 작은 원을 그리듯 천천히 움직이기 시작할 것이다. 원의 폭은 MFR 진행에 따라 증가할 것이다. 상지는 점점 큰 폭으로 움직여 작은 원이나 타원형을 그리게 된다. 이런 진동과 원에서 어떠한 균형감각을 느끼게 된다. 진동이나 원이 점점 증가할 때 최고의 운동범위도 커지게 된다. 진동이나 원의 크기가 더 이상 증가하지 않을 때까지 그 운동을 계속한다. 마지막으로 자발적인 운동이 일어나기 전의 원래 위치로 팔을 다시 옮긴 후 이어지는 자발적인 운동을 진행시킨다.

환자의 자발적인 팔의 움직임은 대부분 직접적인 타이트함이나 제한 또는 통증호(painful arc)를 피하기 위해 시작될 것이다. 자발적인 움직임이 방해받지 않도록 환자 팔의 각도를 적절히 조정하라. 천천히 움직임이 일어나면 이를 유지하기 위해 환자의 팔에 적당한 저항을 주거나 잡아당기기를 사용한다. 자발적인 움직임이 멈춘다면, 당황하지 말고 기다렸다가 같은 동작을 다시 반복한다. 자발적인 움직임이 운동면(plane)을 급격히 변화시켰다면 움직임을 일단 멈추고, 이전의 운동면으로 되돌린 후 더 낮은 강도의 신장력을 적용한다. 운동면을 유지하면서 천천히 팔을 움직인다. 장벽(barrier)이 느껴지면 이완을 잠시 멈추고, 운동면을 유지할 때까지 팔을 천천히 움직인다. 현재의 운동면에서 더 이상 장벽이 느껴지지 않을 때까지 이완의 과정을 반복한다.

계속되는 느린 자발적 움직임은 제한이 없는 관절가동범위 상태라는 것을 의미한다. 반면에 빠른 자발적 움직임은 통증호나 타이트함 또는 장벽을 피하려는 일종의 신체적 신호이다.

특정한 가동범위에서 뚜렷한 기능장애가 있다면 모든 제

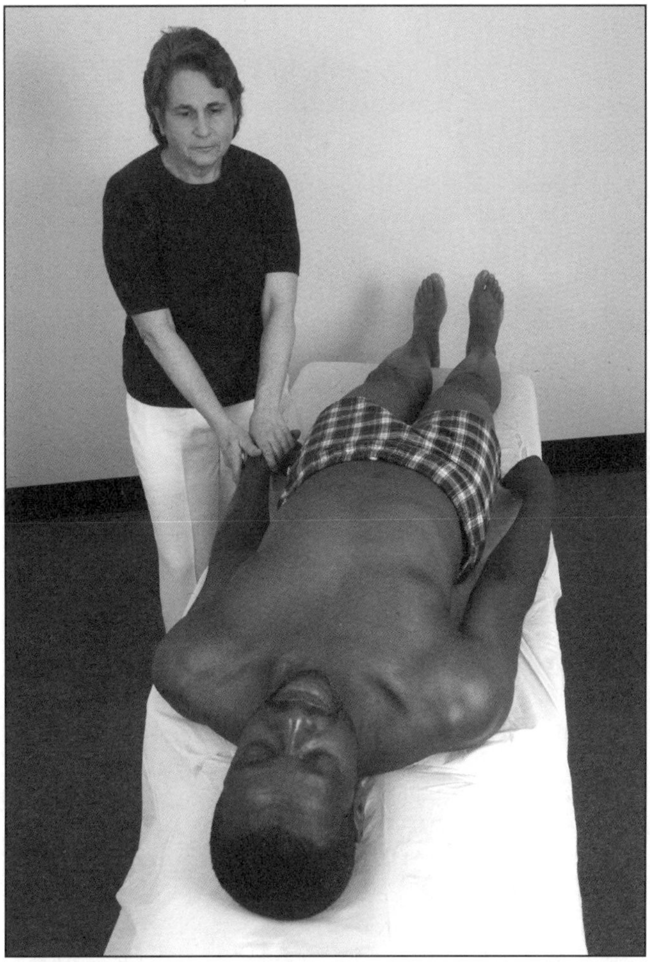

그림 29. 환자의 바로 누운 자세에서 상지 이완술. 치료대의 높이는 환자의 위팔(상완) 중립위치에서 치료사의 어깨가 충분히 이완되고 팔꿈치가 완전 폄(신전)되어 신장하기에 편한 높이가 되도록 조절한다.

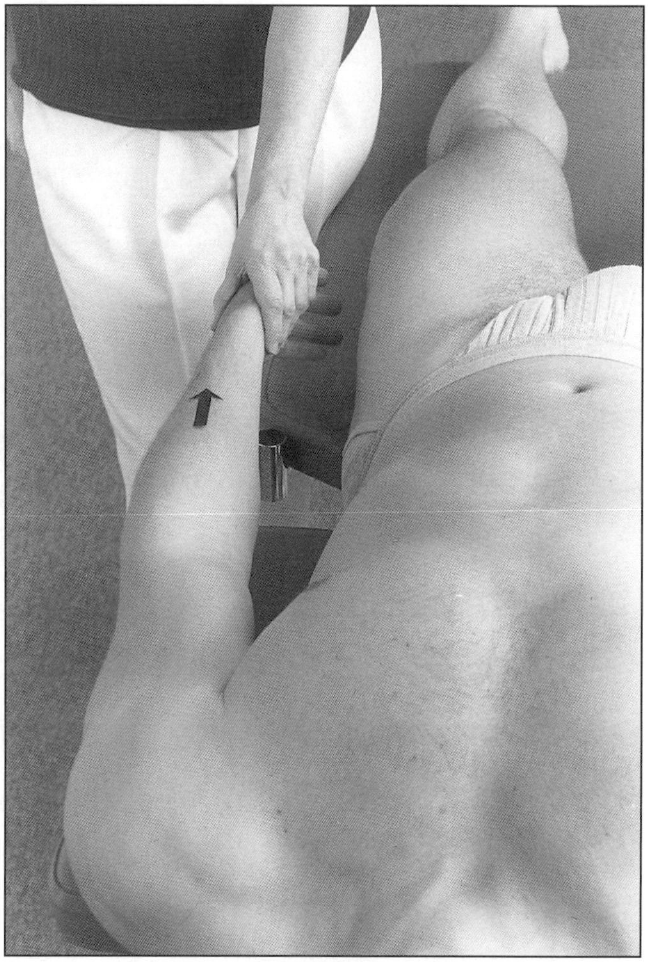

그림 30. 손잡는 시작 위치는 환자나 치료사 모두에게 편안하여야 한다. 환자의 아래팔(전완, forearm)은 아래팔쪽 근육이 타이트함이나 제한을 쉽게 향하도록 중립이나 약간 뒤침(회외, supination) 상태에 둔다.

한이 이완되기 전에 여러 가지 치료방법들을 동원한다. 성공적인 경우 부드러운 끝느낌이 느껴지는데, 이는 곧 통증에 대한 관절가동범위의 제한이 줄어들었다는 증거이다.

환자가 어깨관절(견관절) 주위, 전방 흉벽 또는 어깨뼈(견갑골, scapula) 주위에 병리적 상태를 가지고 있다면, 완전한 해부학적 자세를 취할 수 없을 것이다. 치료사는 환자 신체에서 전달되는 피드백을 통해 더이상 운동시킬 수 없는 지점까지 도달했다는 것을 느낄 수 있다. 이런 지점에 도달하면 일단 움직임을 약간 뒤로 후퇴한 후, 신장을 유지한 상태에서 이완이 이루어질 때까지 기다린다. 그러나 이완이 더 이상 일어나지 않는다면, 다른 신체영역을 간접적으로 치료함으로써 이런 제한을 완화시킬 수 있다.

팔의 일부분이 이완되는 동안 근막단위의 만성적인 비정렬성, 타이트함 또는 제한에 의해 적절한 치료의 타이밍을 놓치게 되면, 근육에서 완전한 이완이 일어나지 않을 수 있다. 그 장벽(barrier)들은 언제 이완될지를 알 수 없어 장벽이 속한 근육군은 일정한 긴장상태에 놓여 있게 되지만, 이 상태가 달갑지 않는 상태인지를 환자가 잘 인식하지 못할 것이다. 그래서 장벽이 있는 근육이나 근육군이 온전하게 이완될 수 있도록 가볍게 접촉하거나 그 근육을 아랫방향으로 부드럽게 누른다. 즉각적인 피드백 반응은 대부분 표적근육에서 나타난다.

근막발통점이 근육이나 근육군을 완전히 이완시키는데 방해한다면, 발통점 위치에서 MFR을 중단해야 할 것이다. 발통점 이완술에 대해선 다음 장에서 설명할 것이다. 발통점 이완술을 배우기에 앞서 근막이완술의 기본기법들을 먼저 익혀야 하기 때문이다. 발통점의 이완이 대단위 신장 뿐만

그림 31. 치료사의 손이 환자의 손에 비하여 너무 작다면, 환자의 엄지두덩(무지구, thenar)나 새끼두덩(소지구, hypothenar)을 잡아 환자의 아래팔(전완, forearm)을 돌려 뒤침(회외, supination) 상태에서 신장을 시작한다.

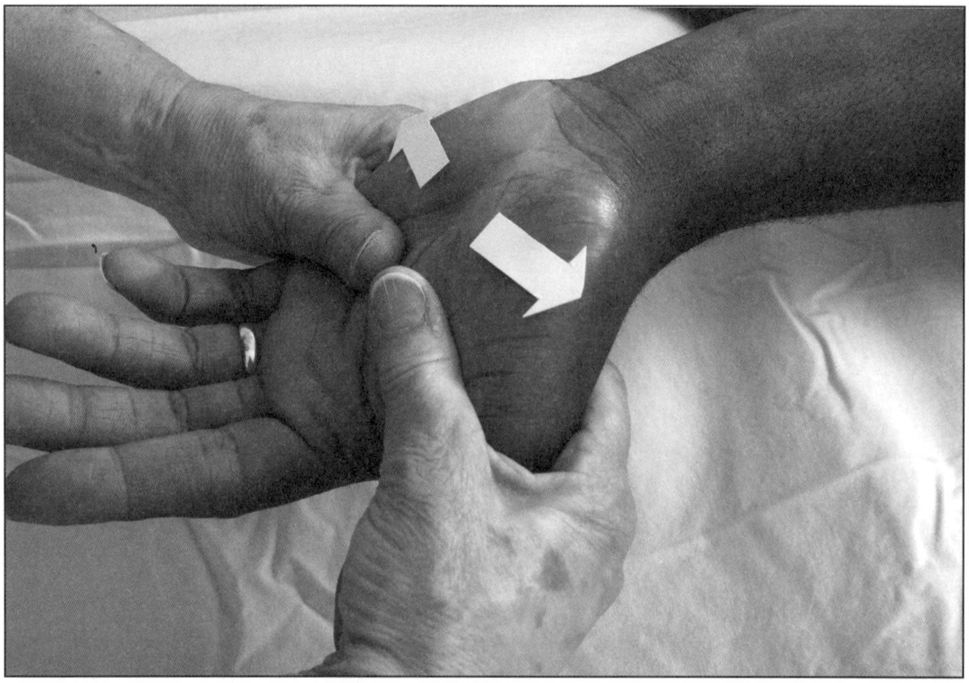

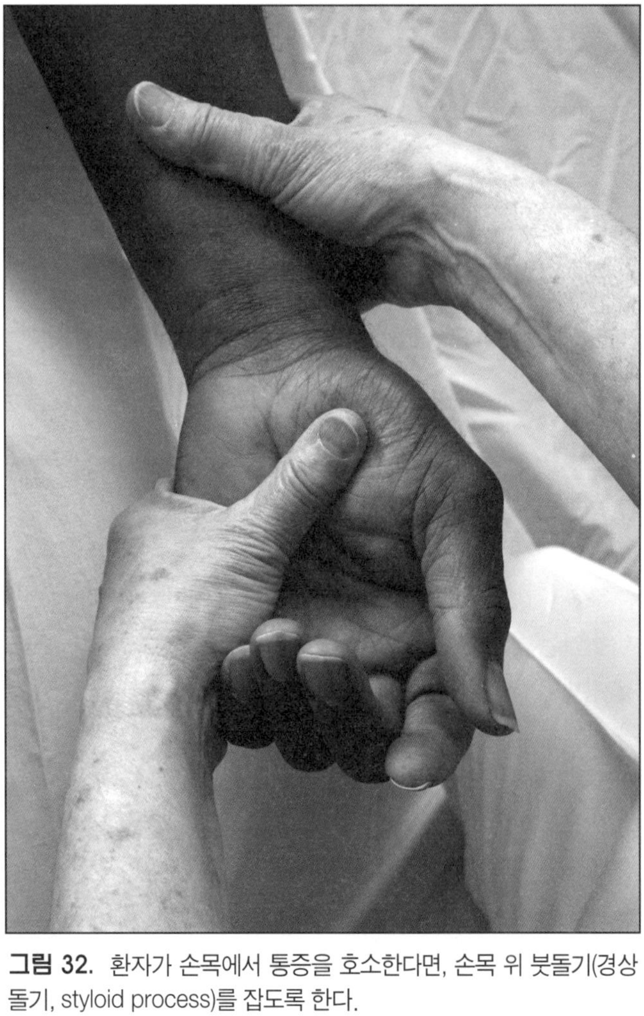

그림 32. 환자가 손목에서 통증을 호소한다면, 손목 위 붓돌기(경상돌기, styloid process)를 잡도록 한다.

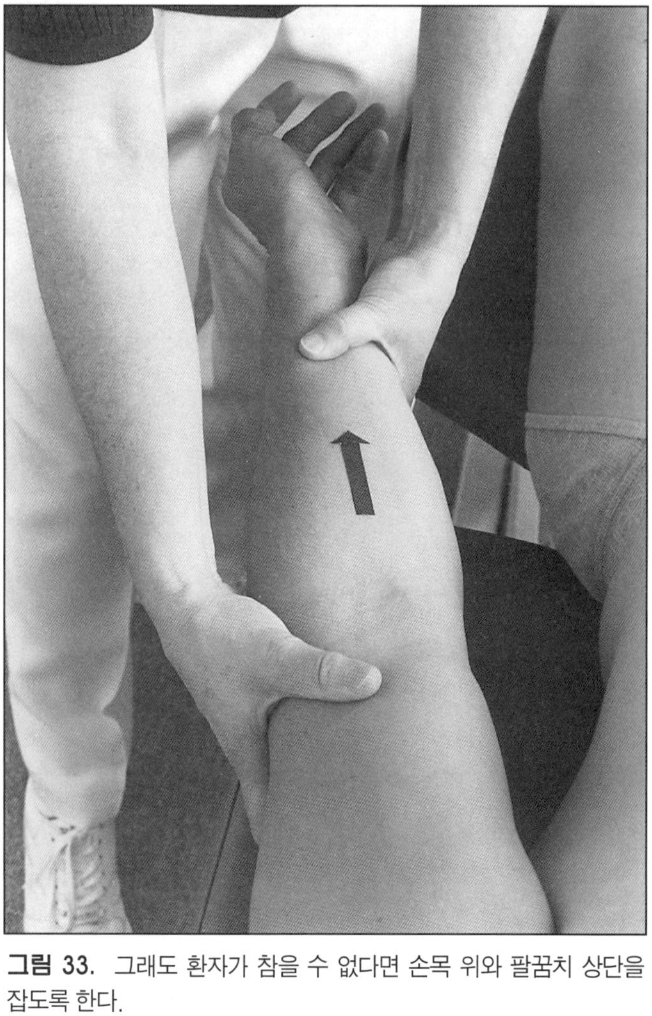

그림 33. 그래도 환자가 참을 수 없다면 손목 위와 팔꿈치 상단을 잡도록 한다.

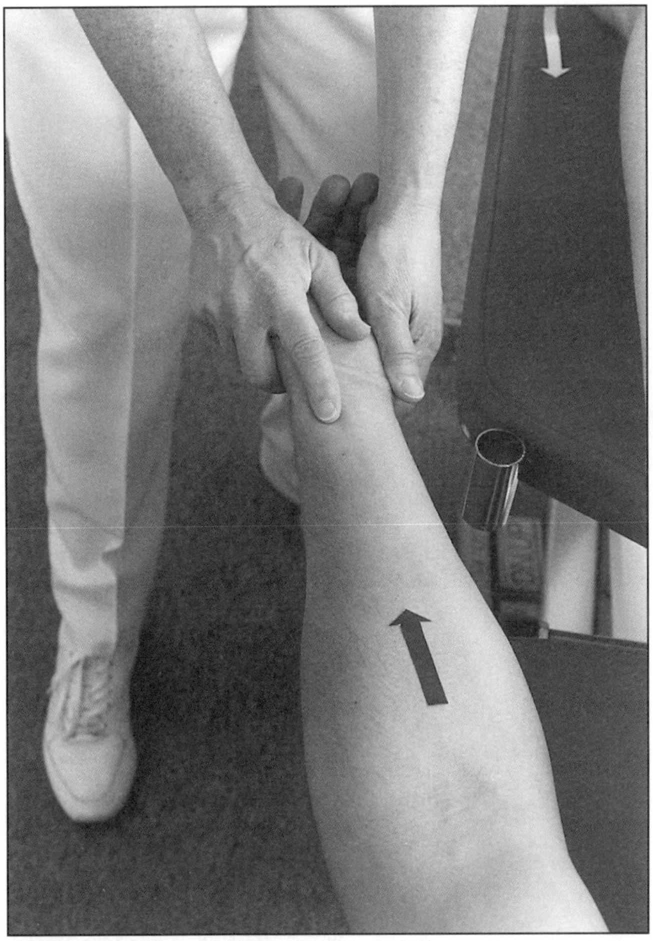

그림 34. 환자의 손을 효율적으로 잡고 있는 상태에서 노뼈(자뼈)[요골(척골)]동맥의 맥박을 촉진한다.

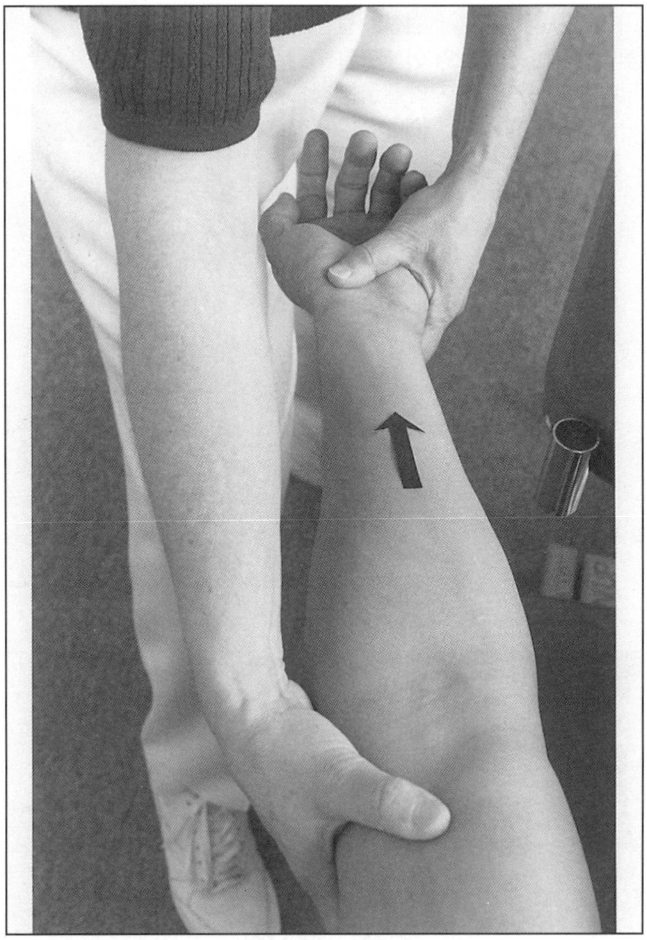

그림 35. 팔의 뒤침(회외, supination) 상태에서 어떠한 타이트함이 느껴진다면, 뒤침에 대한 팔의 모음(내전, adduction) 보상작용이 일어나지 않도록 위팔(상완)을 단단히 고정시킨다.

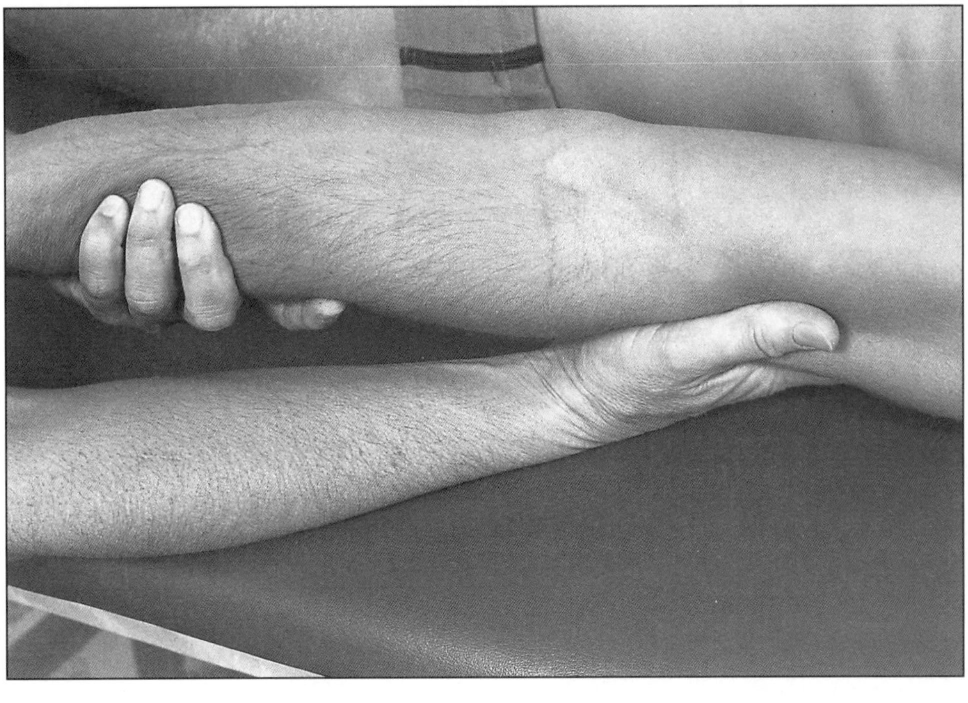

그림 36. 환자의 팔꿉관절(주관절)에서 과가동성(hypermobile)이 있거나 외반주(valgus deformity)가 심하다면, 팔꿉관절 위와 아래를 잡도록 한다.

그림 37. 환자가 팔꿉관절(주관절)에 적용되는 신장을 더 이상 견딜 수 없다면 양 손으로 환자의 팔꿈치 상단을 쥐도록 한다. 이 때에는 신장의 효과가 어느 정도 제한받게 되어 치료사의 신체 역학적 최적화에 저항을 받게 될 것이다.

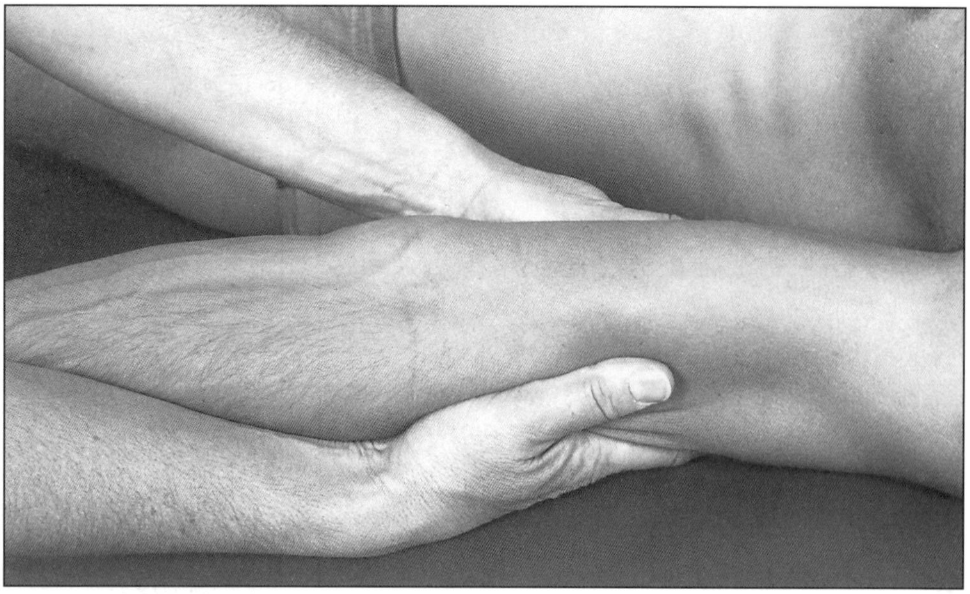

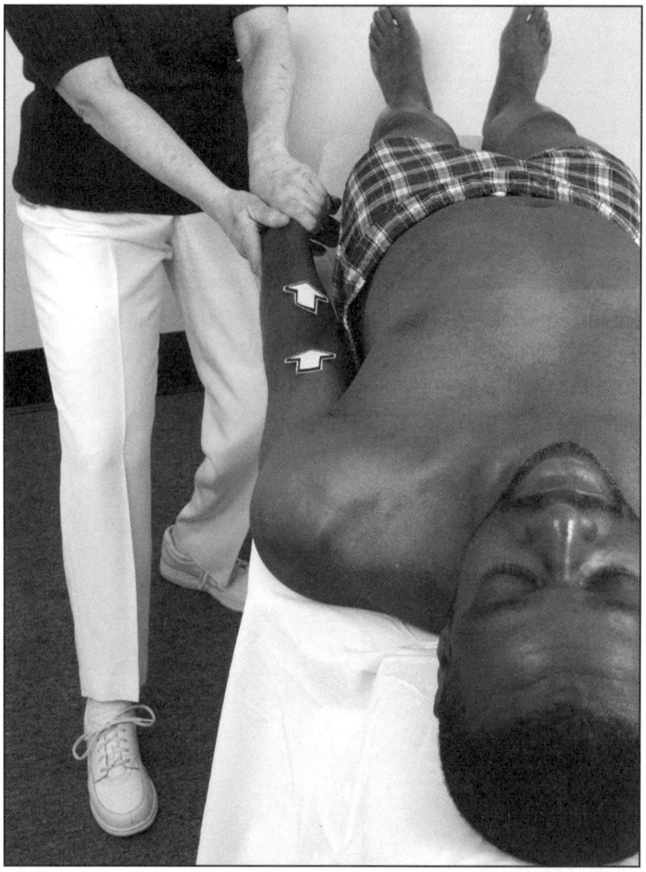

그림 38. 팔꿉관절(주관절)을 편 상태에서 상지 이완술의 시작 자세. 환자의 어깨관절 열린 위치(open-pack position) 촉진과 상체에 대항하기 위하여 치료사의 몸을 약간 뒤로 기울인다. 세모근(삼각근, deltoid)의 주행방향과 나란하게 환자의 발쪽으로 잡아당긴다. 잠깐 기다렸다가 뒤로 기울인 자세를 이용하여 이완과 신장을 반복한다. 끝느낌에 도달할 때까지 반복한다. 이러한 대단위 이완술 과정에서 손목과 팔꿉관절의 자발적인 운동이 일어날 것이다.

아니라, 국소 신장을 하는 과정에서도 이루어질 수 있기 때문에 여기서는 따로 발통점 이완술을 언급하지 않겠다. 명심할 것은 발통점 이완술을 수행하기 전에, 일단 대단위 이완과 국소 이완을 마쳐야 한다는 점이다.

상지 이완술에서는 특별한 손 쥐기(handgrip)를 요구하지 않는다. 이 기법의 핵심은 치료사의 손을 통해 느껴지는 환자의 피드백이다. 손잡기는 치료사와 환자 모두에게 편안해야 한다(그림 31-33 참조). 치료사나 환자에게 불편을 줄 수 있는 손 쥐기를 한다면, 치료의 효과가 반감되거나 원하지 않는 결과를 초래할 수 있다. 도수접촉을 통한 의사소통이란 상호적인 것이다. 치료사가 긴장을 했다면, 환자도 연부조직의 긴장을 제대로 완화시킬 수 없을 것이다. 치료사는 이 책에서 제시한 예와 근막이완술 기법들을 연습하여 연부조직의 긴장을 유도해 내어야 한다.

한편 피로를 방지하기 위해 치료사는 근막이완술의 가장 효율적인 에너지 사용을 할 수 있는 신체적 역학을 이용해야 한다. 즉, 치료사의 피로와 긴장은 곧바로 환자와 의사소통한다는 것이다. 좋은 신체적 역학은 치료사의 자세를 편하게 변화시키고, 손 쥐기를 부드럽게 만들며 과도한 피드백을 유발시키지 않는다.

상지가 최대 이완이 되면 환자는 자신의 팔이 공기 중에 살짝 떠있는 것 같거나, 팔이 완전히 늘어져 움직이기 위한 힘을 제대로 주기 어렵다고 말할 것이다. 동시에 치료사는 환자의 팔이 마치 잠든 아이의 머리무게만큼 무겁다고 느껴질 것이다.

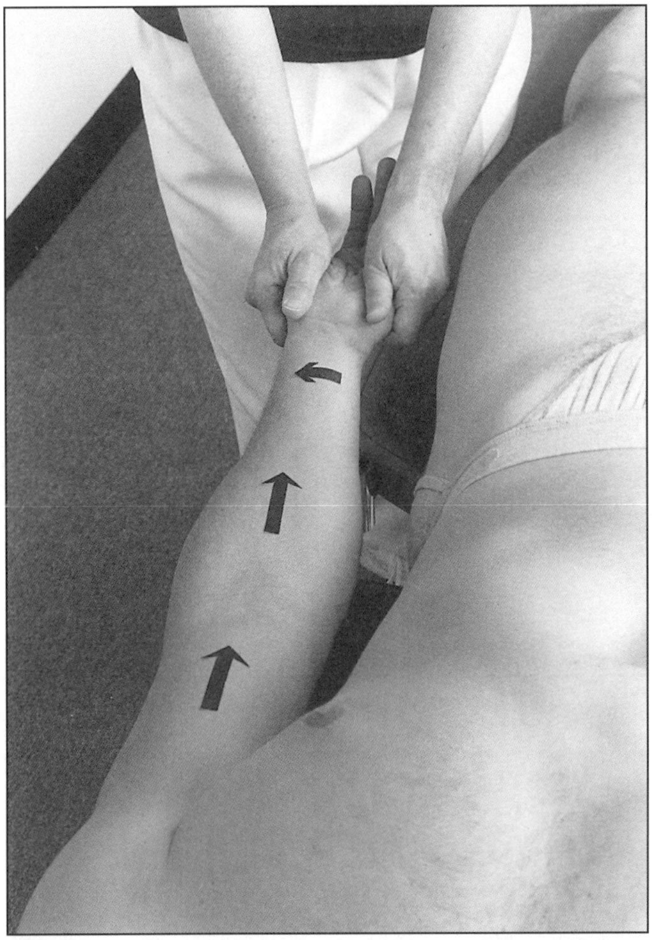

그림 39. 가능하다면 장벽이 느껴질 때까지 팔을 천천히 돌려 뒤침(회외, supination)시킨다. 팔의 뒤침이 증가하면 이완과 신장을 반복한다. 끝느낌에 도달할 때까지 완전히 뒤침시킨다.

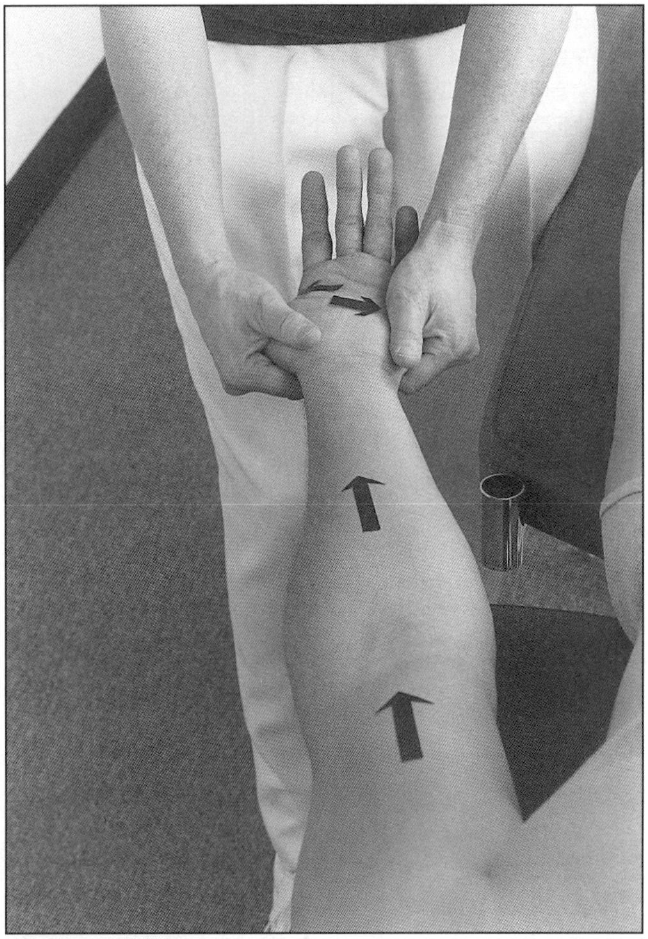

그림 40. 완전한 아래팔(전완)의 뒤침이나 끝느낌에 도달하면, 팔의 신장을 유지한 상태에서 손바닥의 신장을 다시 시작한다. 필요하면 엄지두덩(무지구, thenar)과 새끼두덩(소지구, hypothenar)을 잡은 당신의 손을 바꾸어 줄 수도 있다.

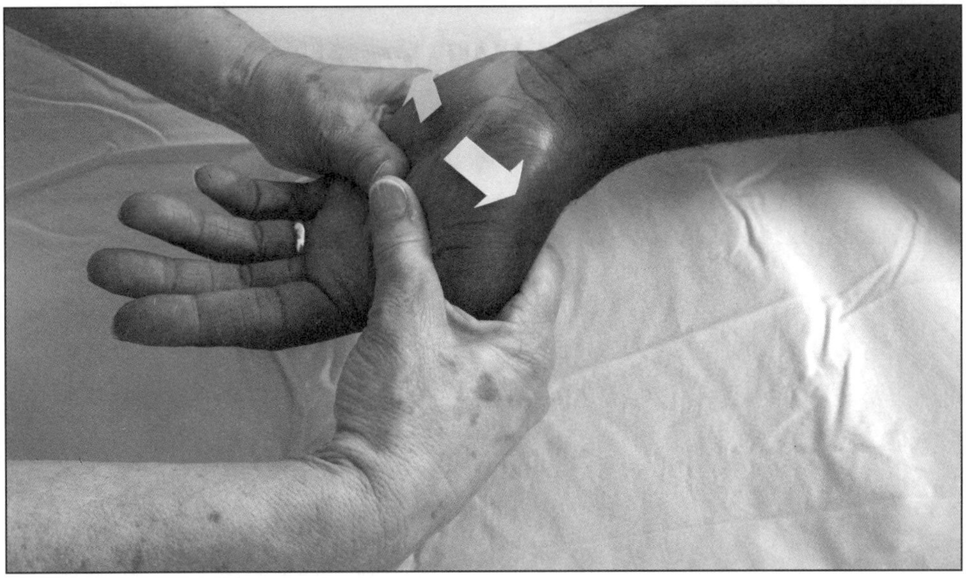

그림 41. 치료사의 엄지두덩(무지구)을 이용한 손 이완술. 어떠한 타이트함이나 제한이 느껴질 때까지 환자의 손바닥을 옆으로 벌린다. 신장과 이완을 위해 잠시동안 기다리며 유지하기를 반복한다.

그림 42. 손바닥 가쪽(외측)신장을 더 이상 수행할 수 없다면, 당신의 손가락들을 손등에 지렛점으로 고정하면서 손바닥이 움푹 들어간 반대방행으로 신장을 실시한다. 신장과 이완을 위해 잠시 동안 기다리며 유지하기를 반복한다. 끝느낌에 도달할 때까지 반복하면 손바닥이 약간 펴질 것이다. 손바닥의 초기 이완이 환자의 팔을 통해 느껴질 것이며 때론 환자의 어깨가 늘어날 것이다.

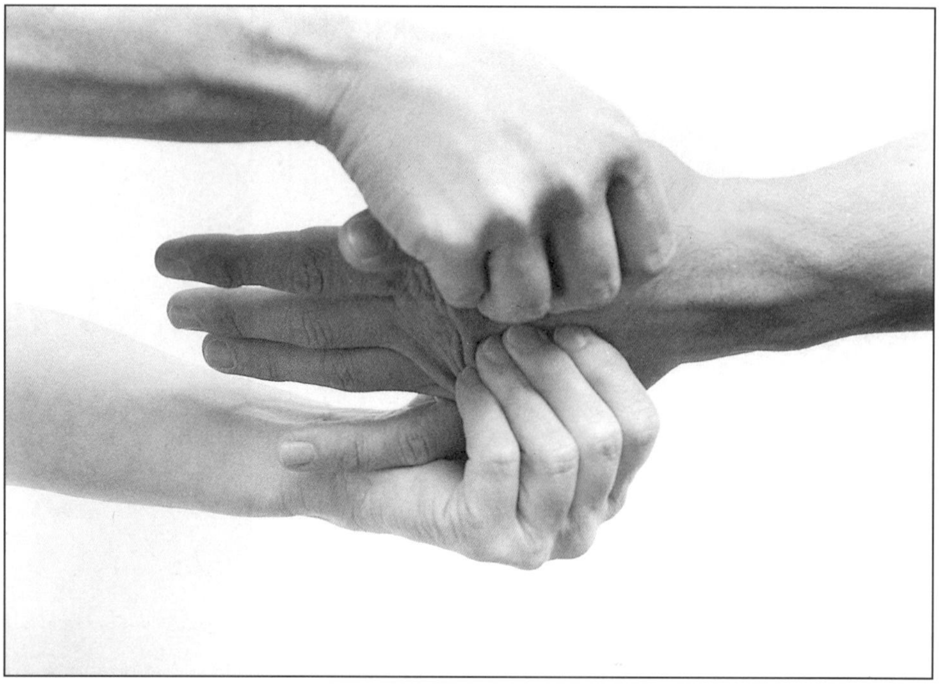

그림 43. 손의 이완 중 자발적인 운동들은 환자의 손이 노측(요측, radial), 자측편위(척측편위, ulnar deviation)되거나 되지 않으면서 발등굽힘(배측굴곡, dorsiflexion) 될 것이다.

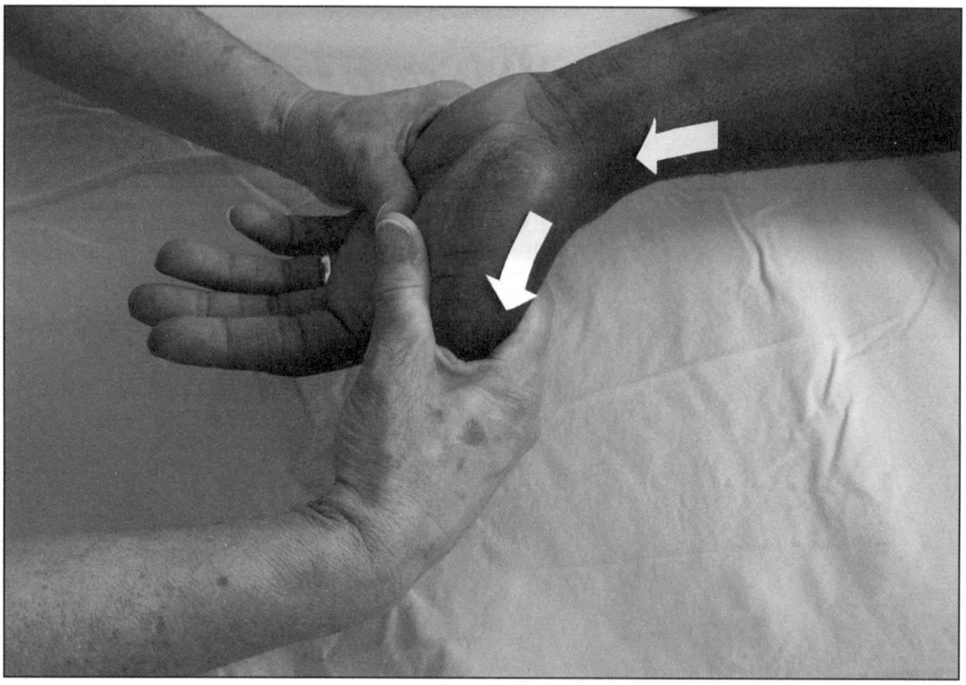

상지 이완을 한 쪽에만 집중적으로 적용하여 신체의 불균형이 일어난 환자는 치료받은 한쪽 팔이 다른 쪽 팔에 비해 길어졌다고 느낄 것이다. 너무 과도하게 이렇게 되면, 환자는 예민해지고 협응성이 떨어질 수 있기 때문에 양쪽 팔 모두에 상지 이완술을 같은 정도로 적용하는 것이 바람직하다.

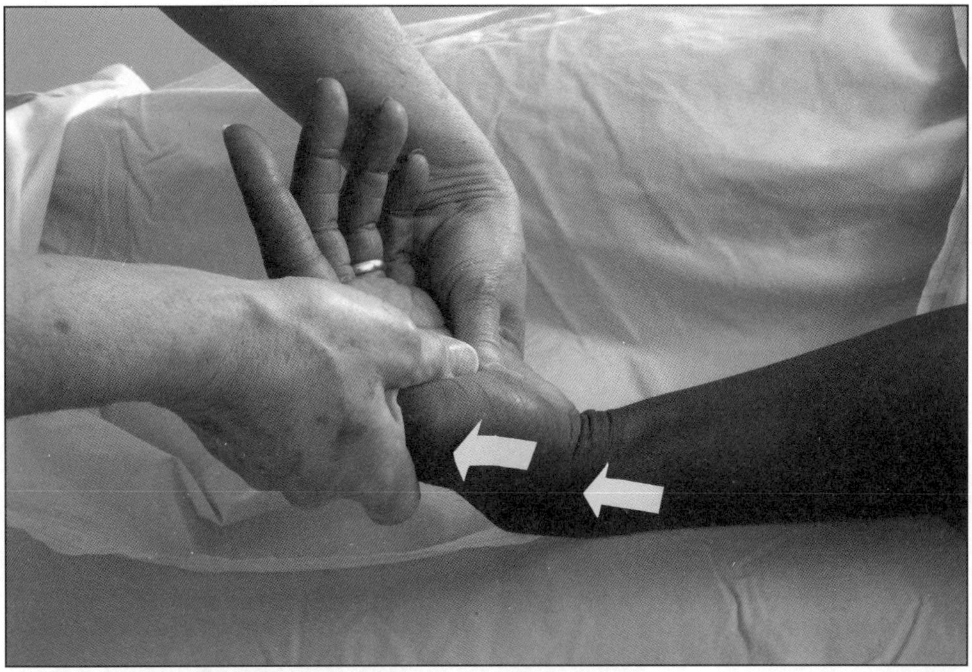

그림 44. 드물지만, 손의 이완 중 일어나는 자발적인 움직임은 노측(요측), 자측편위(척측편위)되거나 되지 않으면서 손목 굽힘(굴곡, flexion)을 일으킬 수 있다.

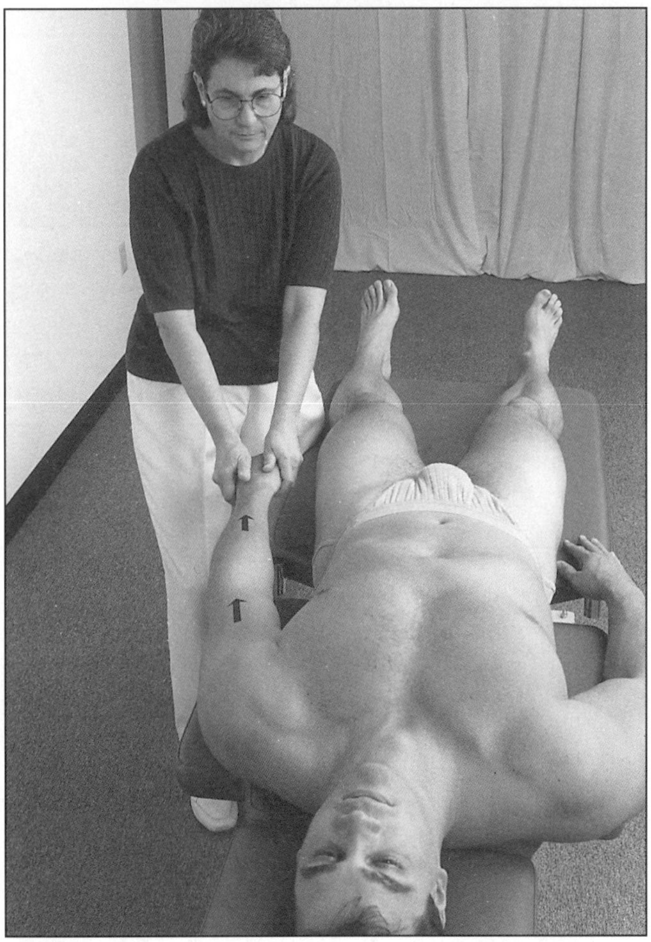

그림 45. 상지의 이완술 과정에서 환자의 가장 편안한 위치로 되돌아가려는 약간의 저항감이 느껴질 것이다. 신장과 이완을 위해 잠시동안 기다리며 유지하기를 반복한다. 끝느낌에 도달할 때까지 반복하라.

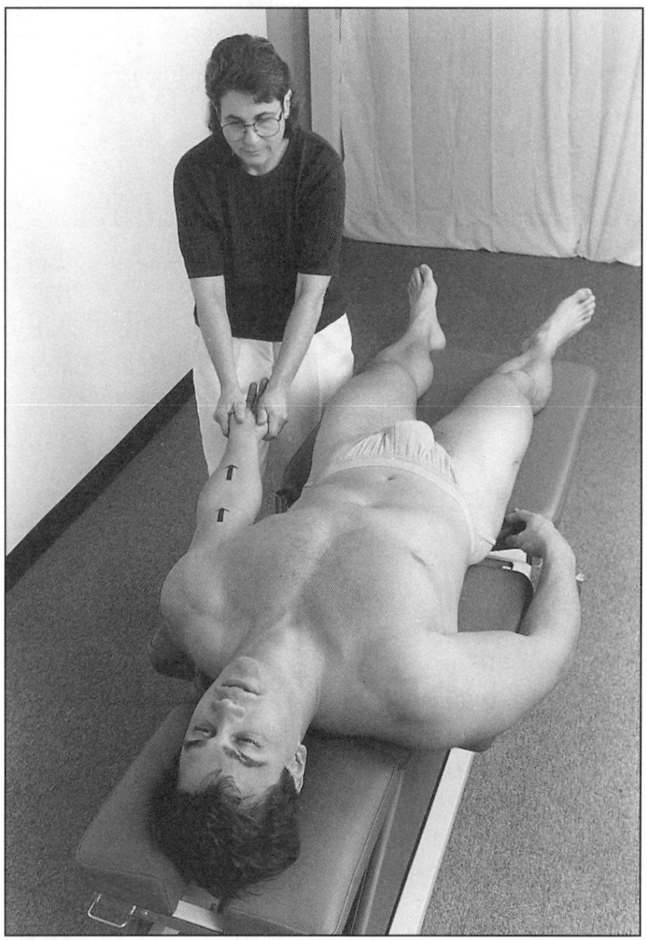

그림 46. 더 이상 자발적인 벌림(외전)이 일어나지 않는다면 어깨관절(견관절)의 열린 위치를 유지한 상태에서 잡아당겨 서서히 벌림을 시작한다.

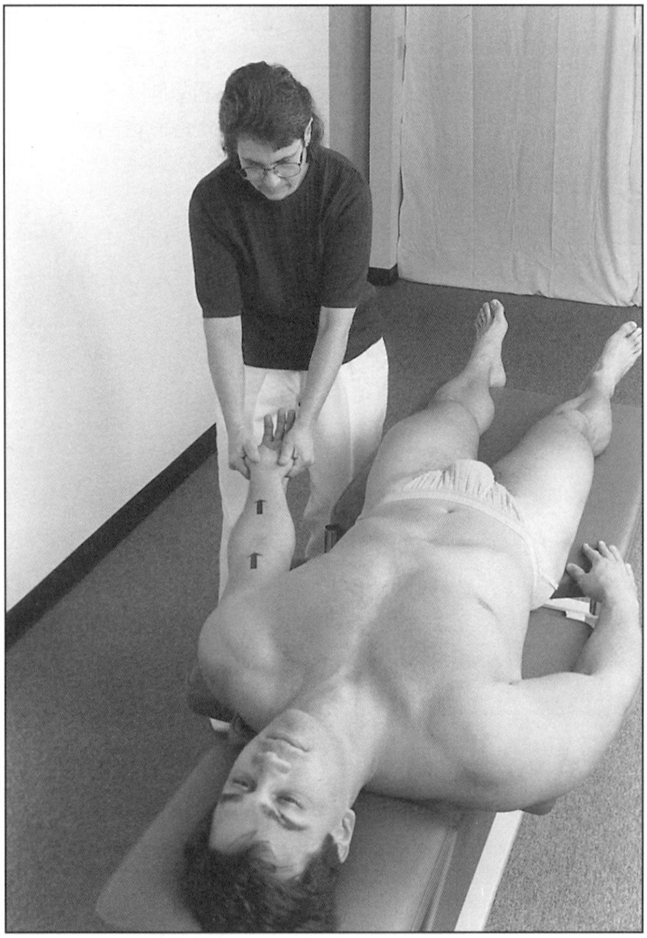

그림 47. 어떠한 타이트함이나 제한이 있으면, 신장하고 있는 동안 벌림(외전, abduction)이 약간 감소할 것이다. 이완을 잠시 기다렸다가 천천히 벌림을 시작하라. 더 이상 벌림의 감소가 발생하지 않는다면, 연부조직의 긴장성이 떨어질 때까지 서서히 회전시킨다. 잠시 멈추어 기다렸다가 다시 벌림시킨다. 완전 가동범위나 끝느낌에 도달할 때까지 반복한다.

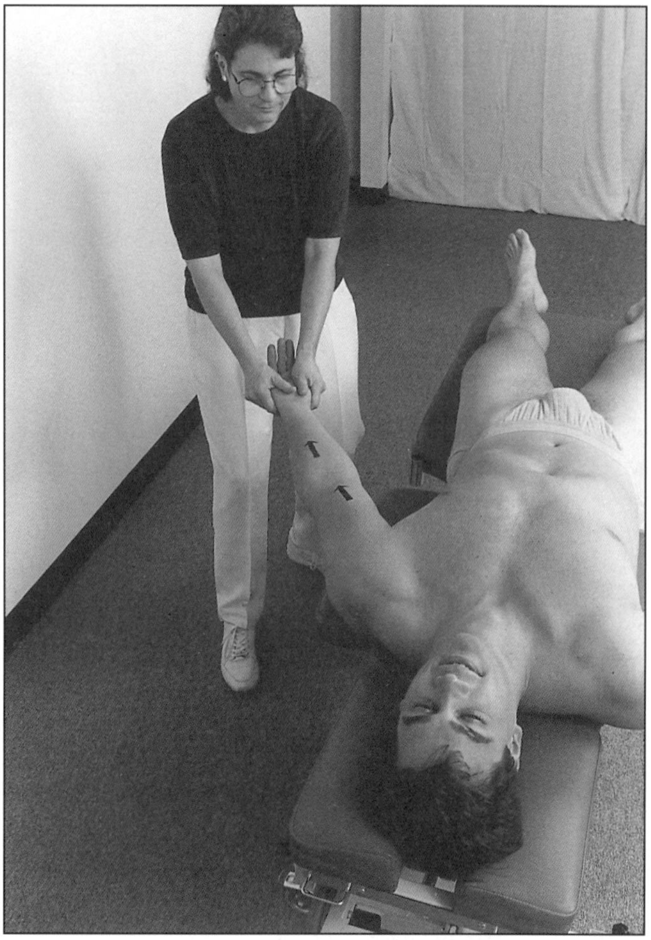

그림 48. 타이트함이나 제한이 느껴지면, 환자 팔의 어깨관절(견관절) 굽힘(굴곡)이나 젖힘(과신전, hyperextension)을 시작할 수 있다. 신장을 유지한 상태에서 환자의 팔을 뒤로 하여 시작 움직임의 위치로 이동시키며 움직임 중에 팔을 천천히 이동하게 한다. 이때 어떠한 장벽이 느껴지면 잠시 멈추어 이완을 기다린 후, 지속되는 자발적인 운동을 하게 한다. 끝느낌에 도달할 때까지 이 과정을 반복한다. 환자 팔의 중립위치로 되돌아 갔다가 벌림(외전)시 시작될 것이다.

그림 49. 환자의 팔에서 젖힘(과신전)이 일어난다면, 그 동작이 방해받지 않도록 환자의 위치를 치료대 옆 끝에 눕게 한다. 환자의 팔을 젖힘 신장시킨다. 이때 어떠한 장벽이 느껴지면 잠시 멈추어 이완을 기다린 후, 지속되는 자발적인 운동을 하게 한다. 끝느낌에 도달할 때까지 이 과정을 반복한다. 환자의 팔이 중립상태로 갔다가 벌림(외전)을 하려 할 것이다.

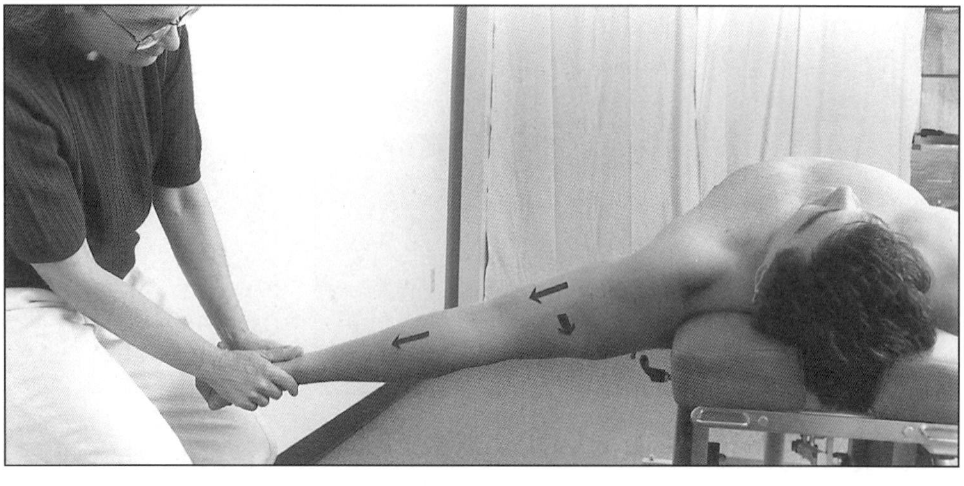

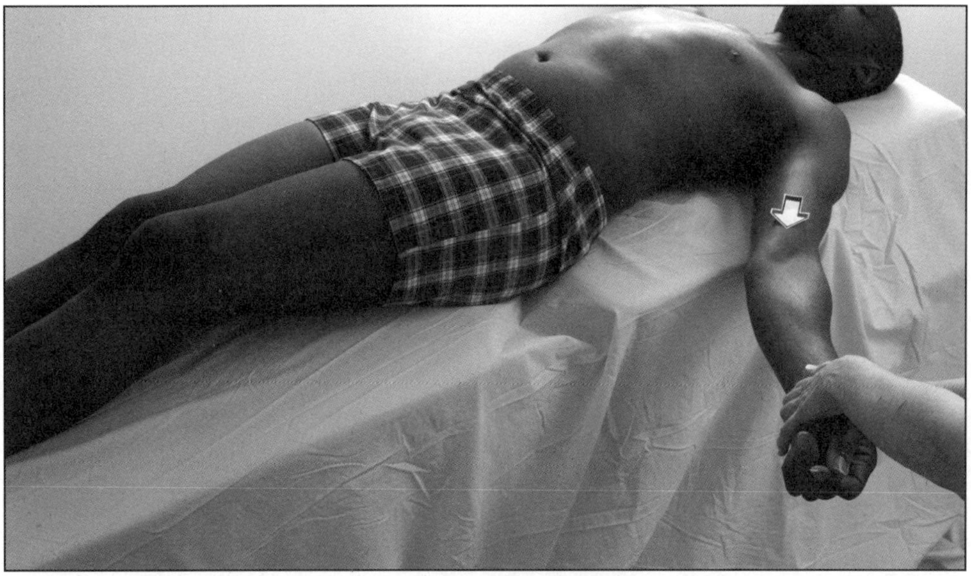

그림 50. 매우 크고 빠른 자발적인 운동은 환자로 하여금 허리가 휘어지게 하거나 다리를 구부러지게 할 것이다. 환자의 허리와 다리에서 이완이 이루어질 때까지 신장을 유지한 상태에서 운동의 범위를 서서히 줄여 나가라. 장벽이 느껴질 때까지 천천히 벌림(외전)시킨다. 이완을 위해 잠시 멈추었다가 다시 벌림시킨다. 다음 장벽에서 나타나는 자발적인 운동은 매우 작을 것이다. 모든 제한에서 통증호(painful arc) 또는 타이트함의 호(tight arc)가 충분히 완화될 때까지 반복한다.

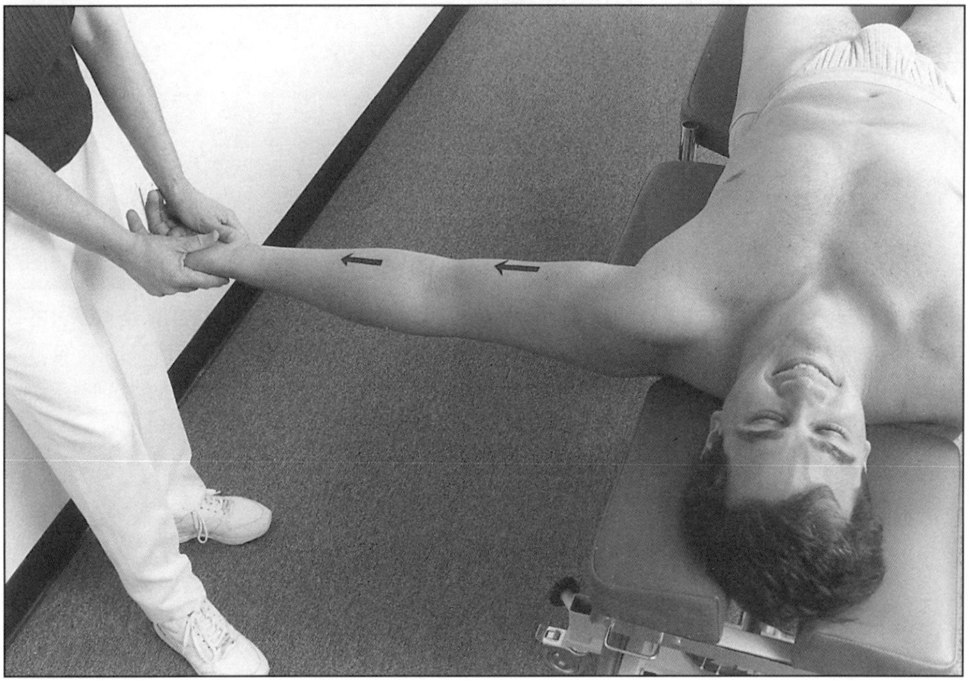

그림 51. 환자의 팔이 90° 될 때까지 팔을 벌림(외전)하여 이완을 반복한다.

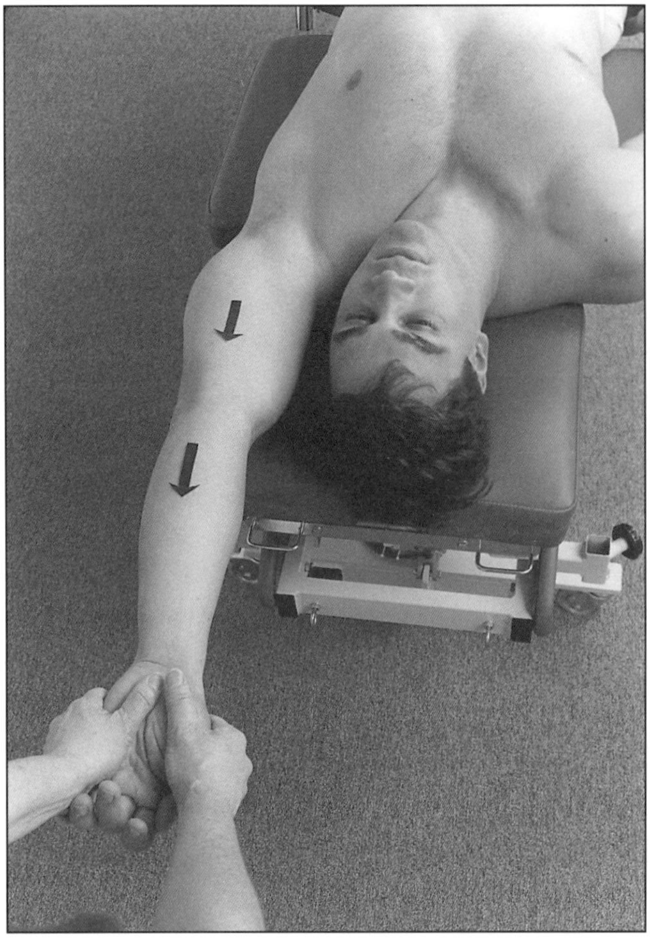

그림 52. 신장을 유지한 채 환자의 팔을 돌린다. 필요하면 환자의 팔꿈치가 귀에 닿을 때까지 어깨관절(견관절)을 굽힘(굴곡)시킬 수 있도록 당신의 손을 바꾸어 잡는다. 장벽 또는 제한이 느껴질 때까지 몇몇 각도에서 이완술을 수행한다.

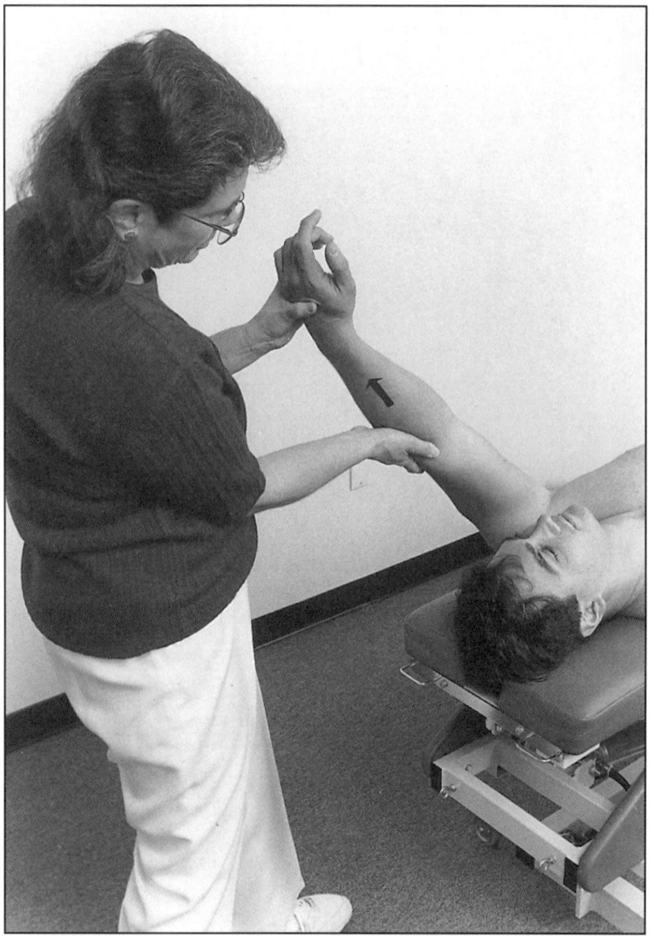

그림 53. 환자의 팔을 어깨관절(견관절) 굽힘(굴곡)과 어깨뼈(견갑골, scapular) 내밈(전인, protraction) 방향으로 천천히 움직이는 동안 어깨관절의 열린 위치(open pack position)를 유지한 상태에서 어깨뼈 주위 근육의 MFR을 시작한다.

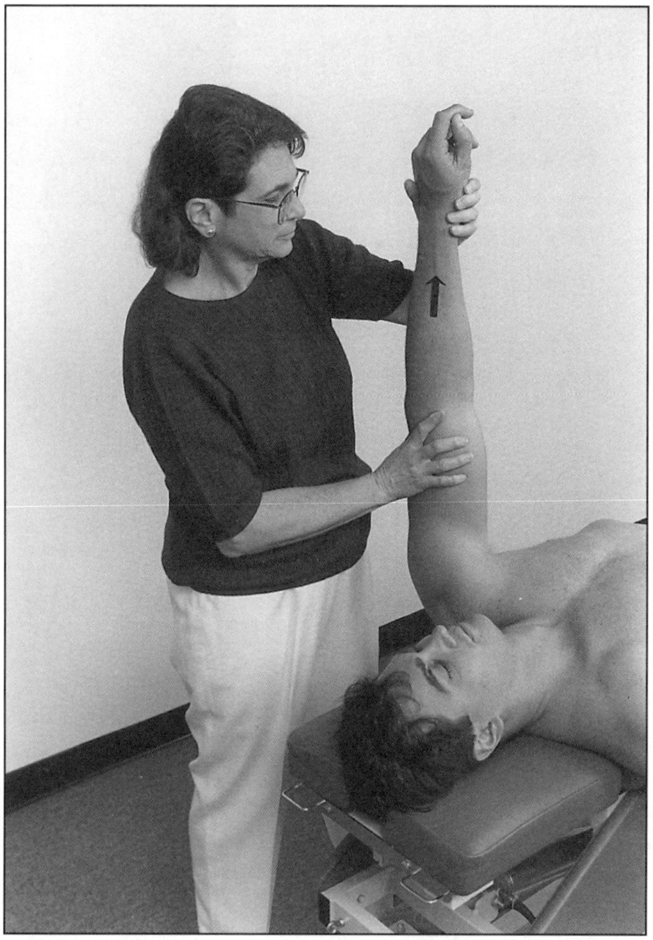

그림 54. 환자의 어깨가 90° 굽힘(굴곡)에 도달하면, 환자의 신체에 대한 수직 신장을 수행한다. 어깨뼈(견갑골, scapular)의 들임(후인, retractors)의 이완을 잠시 동안 기다리며 유지한 후, 위쪽으로 신장을 시작한다. 더 이상 어깨뼈 내밈(전인)이 일어나지 않거나, 끝느낌을 느낄 수 있을 때까지 이완을 반복한다.

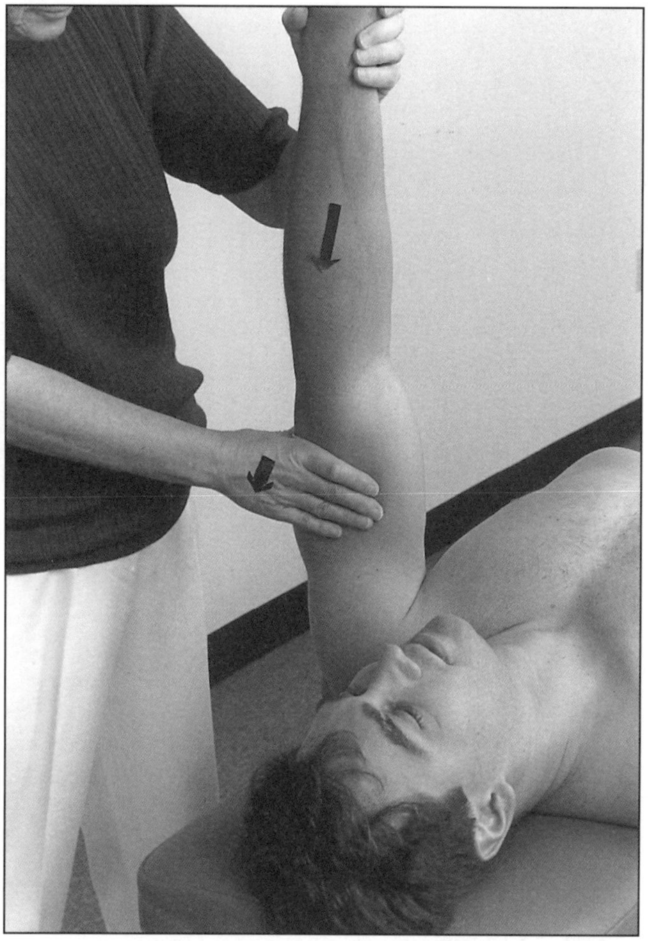

그림 55. 어깨뼈(견갑골) 들임근의 수축이 시작되면, 관절의 최적 정열상태를 유지한 상태에서 어깨뼈의 들임(후인) 움직임에 따라간다. 이어 관절의 닫힌 위치(closed pack position)를 향하여 신장을 증가시킨다. 이완을 위해 잠시동안 기다리며 유지한 후, 관절의 압박을 증가시켜 후 위쪽으로 신장을 반복한다. 끝느낌에 도달할 때까지 어깨뼈(견갑골)의 내밈(전인)과 들임 방향을 바꾸어 실시한다.

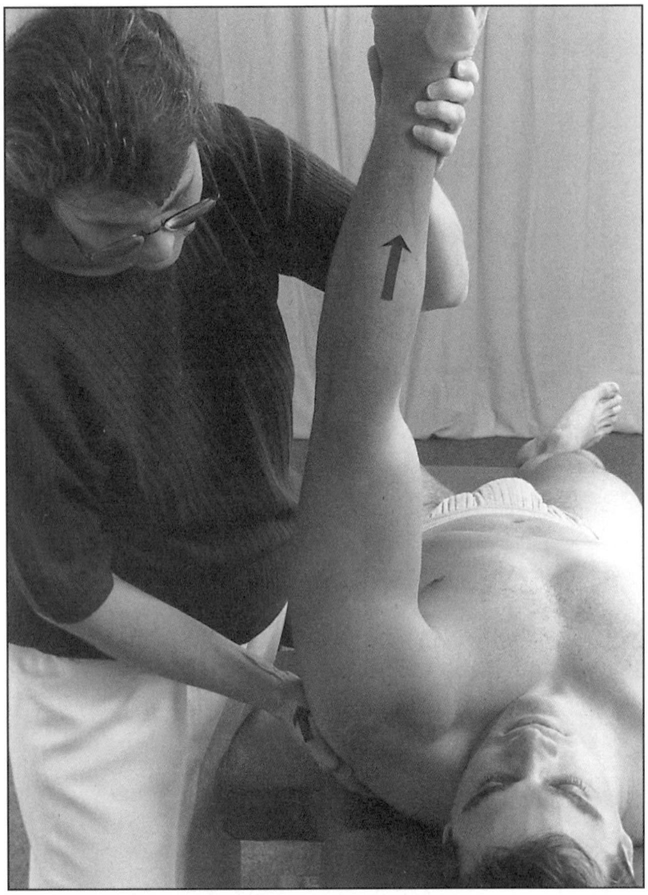

그림 56. 어깨뼈(견갑골) 들임(후인)의 끝느낌에 도달하면, 어깨뼈 내밈(전인) 신장을 다시 시작한다. 이 때 늑곽(rib cage)을 가로 지르는 어깨뼈의 운동에서 어떠한 제한이 감지된다면, 당신의 아래 손이 환자의 어깨뼈의 움직임에 따라가는 동안 잡고 있는 위 손으로 새로운 장벽이 느껴질 때까지 위쪽으로 신장시킨다. 끝느낌에 도달할 때까지 이완과정을 반복한다.

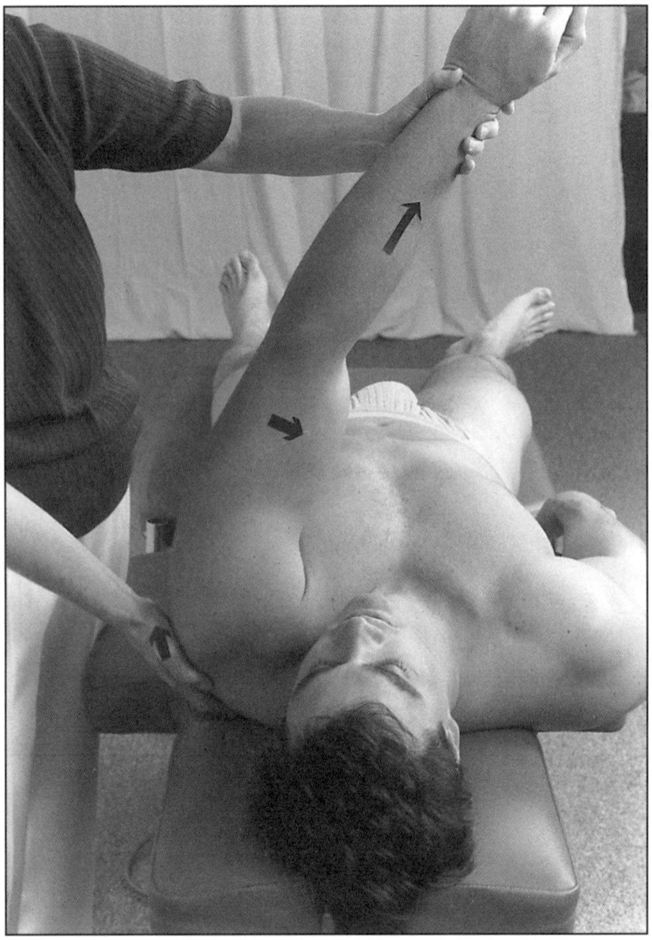

그림 57. 90° 굽힘(굴곡)의 끝느낌에 도달하였다면, 당신의 아래 손으로 환자의 어깨뼈 운동을 계속하면서 위 손으로 새로운 장벽이 느껴질 때까지 수평 벌림(외전)을 시작한다. 끝느낌에 도달할 때까지 이완과정을 반복한다.

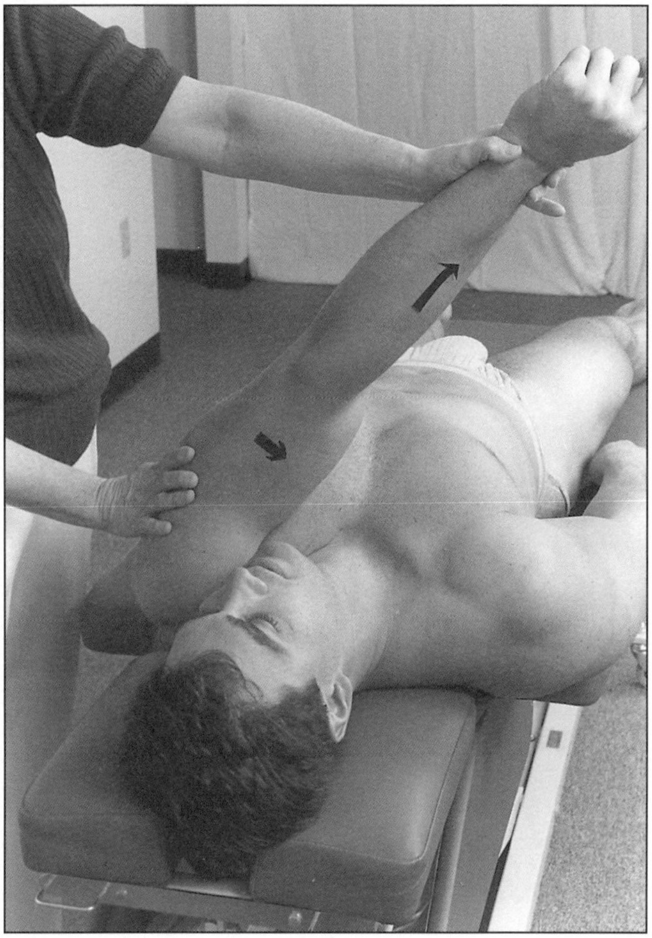

그림 58. 어깨뼈가 최적 위치에 도달하였으면, 어깨관절(견관절)의 원위부에 추가적인 신장을 실시한다.

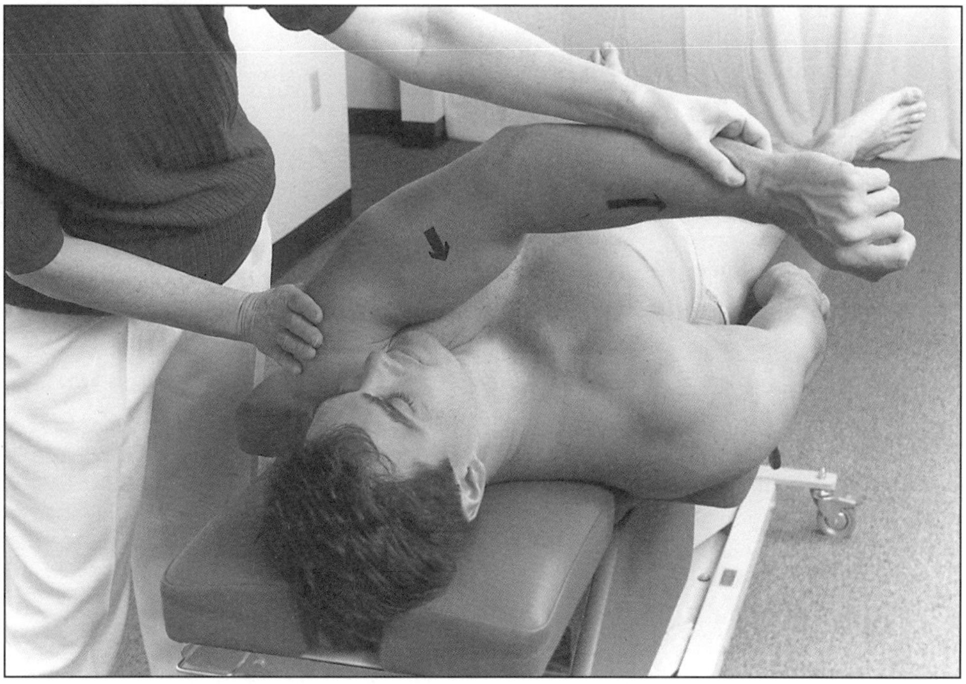

그림 59. 위팔뼈(상완골, humerus)의 수평외전이 최대로 달성되면, 어깨관절(견관절)의 열린 위치에서 환자의 치료 팔을 반대쪽 어깨방향으로 새로운 제한이 느껴질 때까지 천천히 끌어당긴다. 팔에서 완전한 이완과 끝느낌에 도달할 때까지 이완술을 반복하라.

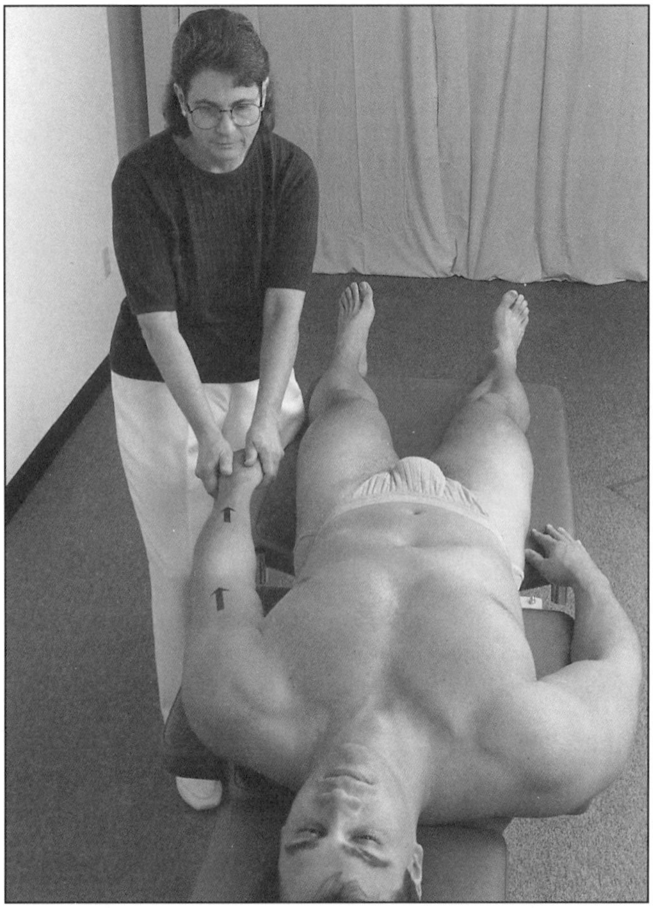

그림 60. 환자에게 어떠한 장벽이 남아 있는지 파악하기 위해 환자의 팔 신장을 유지한 상태에서 원위치 시킨다. 필요하면, 마지막 끝느낌을 느낄 때까지 몇 번 반복한다.

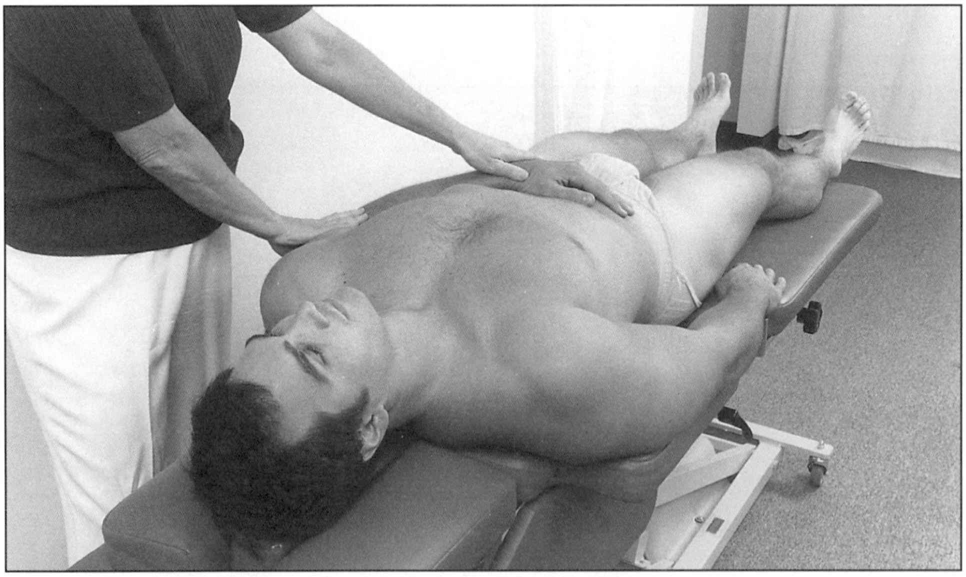

그림 61. 마지막 끝느낌에 도달하면, 환자의 팔꿈치를 부드럽게 구부려서 환자의 팔을 구부려 자신의 배 위에 올려놓는다. 충분한 팔의 이완이 이루어졌다면, 환자는 자신의 팔이 무겁게 느껴지면서 긴장성이 낮아지거나 "흐느적(floppy)" 거릴 것이다. 환자는 마치 자신의 팔이 연결되어 있지 않거나 붕 떠 있다고 느낄 것이다. 배 위에 자신의 팔을 올려놓음으로써 차차 자신의 팔이 "다시 연결(reconnect)" 되는 느낌을 갖게 될 것이다.

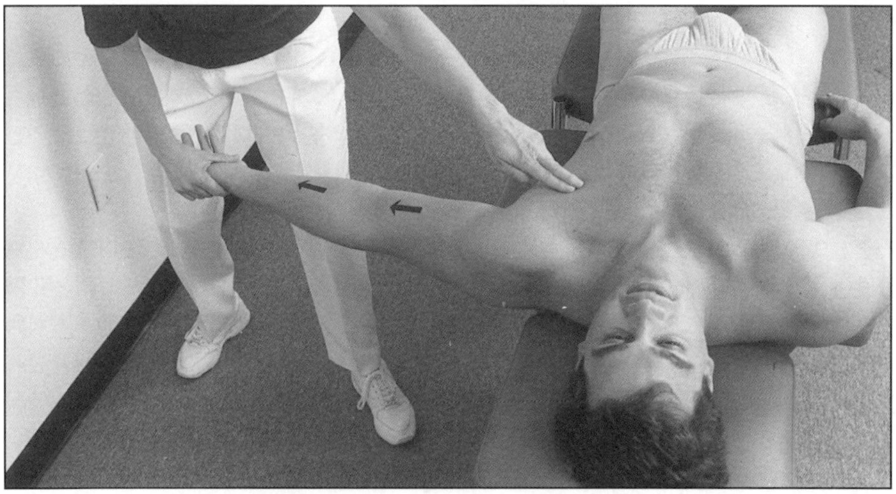

그림 62. 근섬유의 최적 정렬에서 벌림(외전)할 때, 가벼운 압박으로 양 손가락을 큰가슴근(대흉근, pectoralis major)의 수평적인 근섬유를 이완하기 위해 시작 신호를 준다.

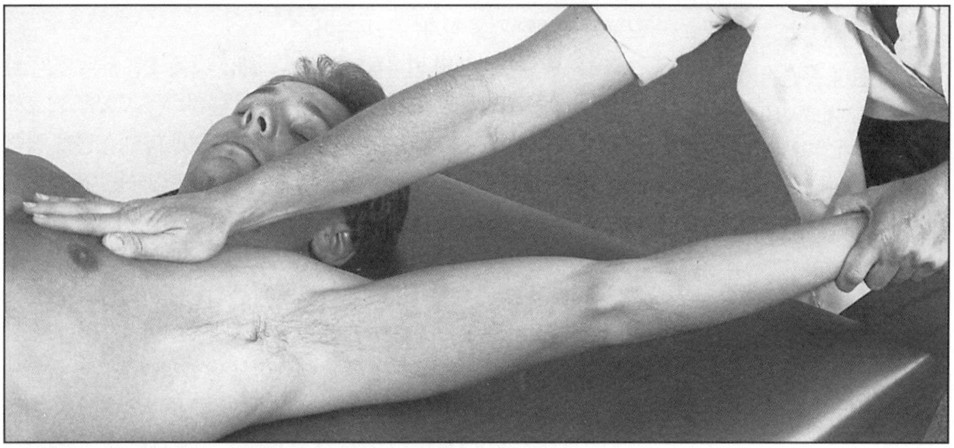

그림 63. 근섬유의 최적 정렬에서 벌림(외전)할 때, 손 전체로 큰가슴근(대흉근)의 사선방향 근섬유를 이완하기 위해 시작 신호를 준다.

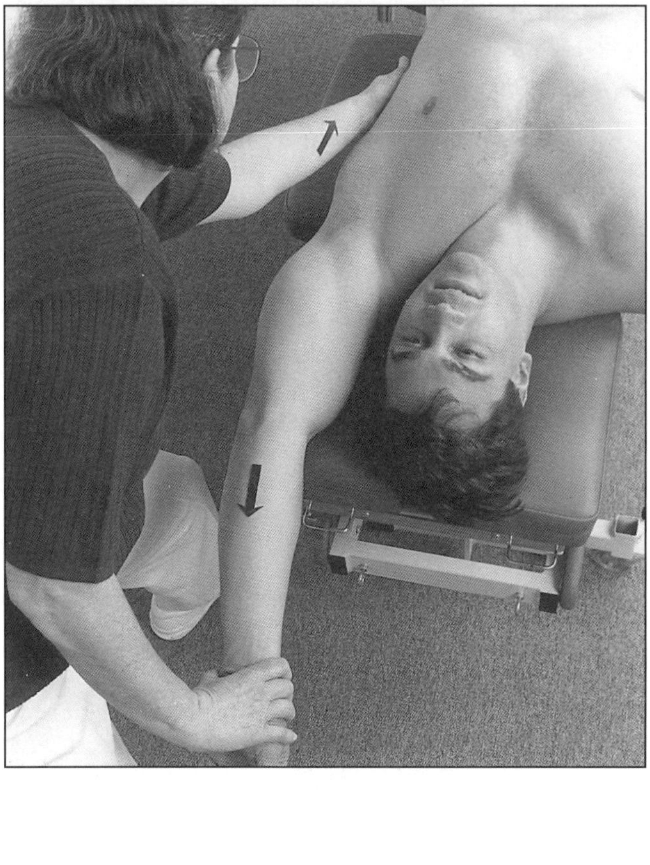

그림 64. 다른 손으로 상지 이완술을 시행하는 동안 한손으로 넓은등근(광배근, latissimus dorsi)의 일정 부위에 초점을 맞춘 국소 신장술.

학습훈련: 피드백에 집중하기

치료사의 어깨관절과 팔에 힘을 빼고 견인을 유지한 채, 환자 몸통(체간, trunk)의 장축과 90°가 되도록 상지를 벌림(외전)시켜 손바닥을 신장시켜본다. 만약 치료사의 팔에 힘이 들어간다면 의식적으로 이완한다. 치료사 자신의 이완으로 신장에 대한 환자의 반응을 유도할 수 있는가? 치료사는 여전히 끝 느낌을 느끼고 있는가? 만약 그렇지 못하다면 환자의 팔을 약간 더 견인해 보아 끝느낌을 얻을 수 있을 때까지 이런 절차를 반복해보라.

이제 치료사가 끝느낌을 느꼈다면 환자에게 양 다리를 서로 교차하도록 주문한다. 무슨 일이 일어나는가? 치료사가 얻었던 피드백을 잃어버렸는가? 더 많은 긴장이나 교차성을 느끼는가? 환자는 이것을 어떻게 느끼고 있는가? 가끔은 하지의 이러한 동작에 의해 이완이 일어날 수도 있다. 그러나 이완은 하지의 교차에 의해 일어나는 것은 아니고, 오히려 운동을 수행과정에서 환자가 취하는 집중과 심호흡에 의해 주로 일어난다.

환자는 교차된 자신의 다리에서 긴장을 느끼게 된다. 무슨 일이 일어날 것인가? 치료사는 환자의 다리 교차를 느끼는가? 치료사의 손을 통한 모든 피드백을 잃어버리지는 않았는가? 거부하거나 밀어내는 느낌이 드는가? 치료사도 긴장되는가? 환자는 이를 어떻게 느끼는가?

이번에는 치료사의 어깨와 팔에 힘이 들어가게 하고 환자에게 이완하여 교차된 하지를 똑바로 펴도록 주문한다. 무슨 일이 일어나는가? 치료사는 자신의 손으로부터 오는 피드백을 잃어버렸는가? 치료사가 환자를 거부하고 있는 것처럼 느껴지는가? 환자는 이것을 어떻게 느끼고 있는가? 이제 다시 의식적으로 이완해 본다. 무슨 일이 일어나는가? 피드백을 다시 느끼는가? 환자는 이것을 어떻게 느끼는가?

긴장은 환자로부터 치료사가 느낄 수 있는 것을 느끼지 못하게 만든다. 즉, 긴장은 치료사와 환자 사이에 생기는 운동감각 사슬의 형성을 방해한다. 치료사는 환자로부터 오는 피드백을 잘 모니터할 수 있도록 치료사의 어깨와 팔에 긴장을 완전히 풀어야 한다. 치료사 자신의 근육이 긴장되어 있으면, 환자의 근육을 제대로 촉진할 수 없을 것이다.

사실 위의 이런 상황에 대한 옳고 그른 답이 없다. 환자가 하지를 교차하고 있을 때, 치료사가 환자의 교차된 느낌을 느끼지 못한다고 해서 크게 걱정할 필요는 없다. 치료사의 손이 보다 예민해지면 눈으로 확인하지 않아도 교차된 느낌을 도수접촉으로 알 수 있을 것이고, 치료사 자신의 긴장도 정확하게 모니터할 수 있을 것이다.

환자로부터 받아들이는 피드백에 치료사의 신경을 좀 더 집중시켜 보자. 도수접촉을 한 상태에서 다음 식사를 위해 무엇을 해야 하는지 환자에게 신경을 집중하도록 주문한다. 무슨 일이 일어나는가? 치료사의 피드백이 사라지는가? 빈 공간에 남겨진 환자처럼 느껴지는가? 이번에는 자신의 몸에 치료사의 손 접촉에 신경을 온통 집중하도록 환자에게 주문한다. 무슨 일이 일어나는가? 치료사의 피드백이 되돌아오는가? 치료사는 환자와 함께 이것을 반복해 본 후, 이번에는 치료사의 집중을(엉뚱한 생각을 하여) 딴 곳으로 돌린다. 무슨 일이 일어나는가? 치료사로부터 거절된 것을 환자는 느끼는가?

치료사의 손으로부터 받아들이는 피드백에 신경을 집중하는 것은 처음에는 매우 어려운 작업이다. 신경 집중이 산만하다는 사실을 치료사가 깨달을 때에는 환자에게 접촉하는 치료사의 손에 다시 신경을 집중시켜 보자. 결론적으로 부단한 훈련을 하면 신경의 집중은 어느 순간 자동적으로 될 것이다.

치료에 열정적인 일부 환자들은 자신의 신체 감각에 집중할 수 있다. 치료사의 피드백이 상실되는지, 자신의 몸에 접촉하는 치료사의 손에 신경을 집중하고 있는지를 환자에게 가끔 물어 볼 필요가 있다. 한편 MFR 치료 시 환자가 잠들어 버리면, 이는 좋은 현상이다. 다만 환자가 잠들어 있는 동안 치료사가 촉각 피드백을 잃어버리지 않도록 주의해야 한다.

환자가 자신의 신체를 잘 깨닫지 못하다면 치료사의 손이 정확히 어디에 있는지, 손의 크기가 어떠한지, 적용하는 압박의 정도는 어떤지 알아 맞추는 훈련을 한다.

학습훈련 끝.

그림 65. 환자의 어깨뼈(견갑골)와 어깨가 신체의 무게에 의해 고정되어 있을 때, 환자의 팔을 바깥돌림시켜 내측 회전근을 어떠한 제한이 느껴질 때까지 신장시킨다. 신장과 이완을 위해 잠시동안 기다리며 유지한 후, 다시 바깥돌림시킨다. 끝느낌에 도달하거나 바깥돌림 90°가 될 때까지 이완술을 반복한다.

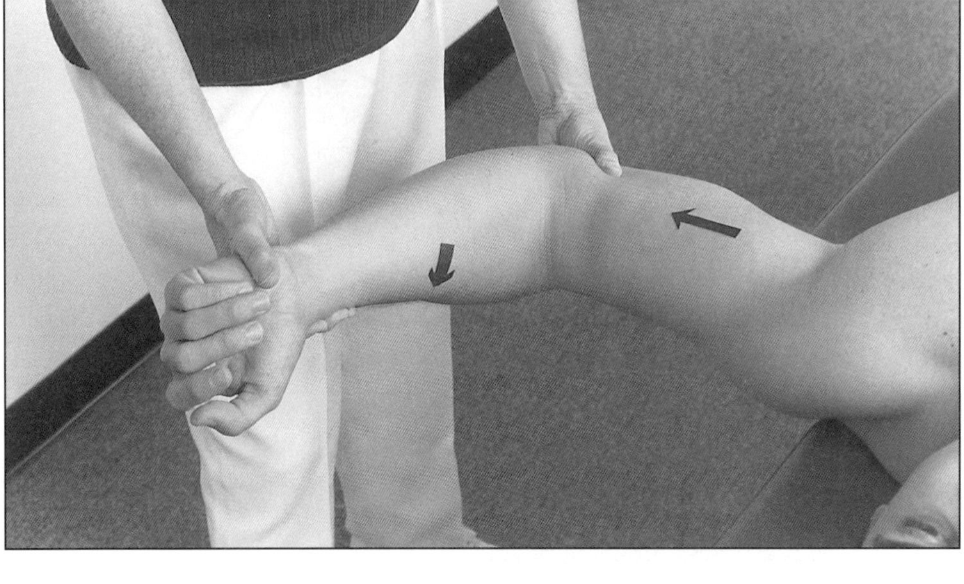

어깨 돌림근(회전근)의 이완술
Release of the Shoulder Rotators

어깨 돌림근 이완에 앞서 항상 상지의 이완을 먼저 수행하도록 한다. 그러나 어깨 돌림근 이완은 상지 이완 후에 반드시 수행하여야 하는 것은 아니다. 다른 대단위 기법과는 달리, 치료사는 돌림근의 끝느낌에 도달했을 때 신체의 다른 부위의 움직임으로 이끌린다. 이런 어깨뼈(견갑골) 주위 근육의 연속되는 반응들은 주로 돌림근의 이완에 의해 유발된다.

어깨 돌림근 이완(그림 65-68)을 수행하기 위해 치료사는 환자의 위팔(상완)을 90° 벌림(외전), 팔꿉관절(주관절) 90° 굽힘(굴곡) 상태로 위치시킨다. 어깨관절은 돌림근에 신장이 적용되는 동안 열린위치(open pack position)를 유지해야 한다. 이것은 환자의 위팔(상완)이 치료대나 옆 테이블에 지지하고 있을 때 더욱 쉽다. 더욱이 바깥돌림(외회전, external rotator)이 신장될 때에는 어깨에서 안쪽돌림(내회전, medial rotation)이 내밈(전인)으로 대체되는 것을 막아 안정화시키도록 한다.

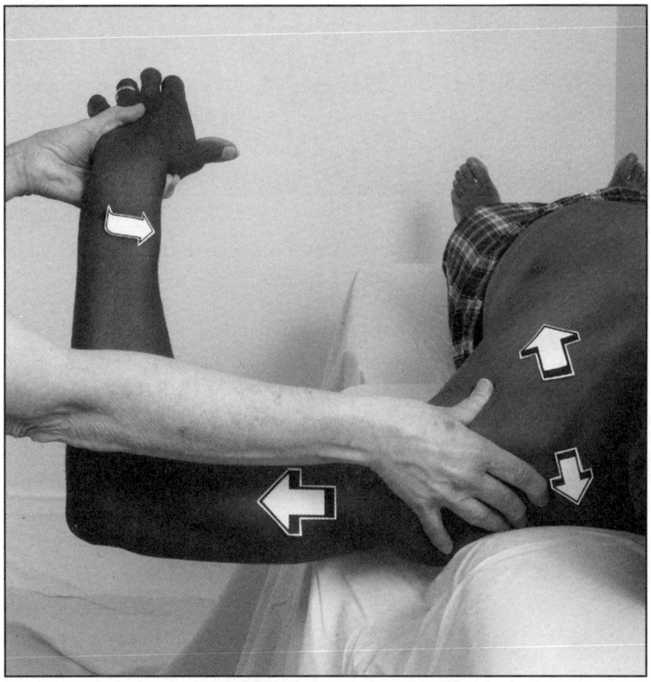

그림 66. 환자의 어깨뼈(견갑골)와 어깨가 신체의 무게에 의해 고정되어 있을 때, 환자의 팔을 안쪽돌림(내회전)시켜 외측 회전근을 제한이 느껴질 때까지 신장시킨다. 바깥돌림(외회전)을 증가시켜 신장과 이완을 위하여 잠시동안 기다리며 유지하기를 반복한다. 끝느낌에 도달하거나 안쪽돌림 90°가 될 때까지 이완술을 반복한다.

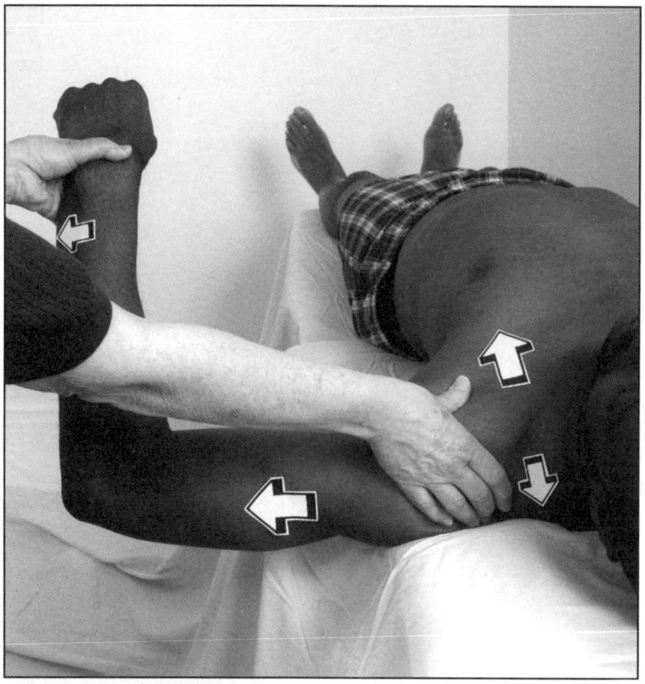

그림 67. 안쪽돌림에 의한 어깨관절(견관절)이 내밈(전인, protraction)되는 보상작용을 방지하기 위해 환자의 어깨를 환자의 발과 치료대를 향하여 압박을 가한다. 끝느낌에 도달할 때까지 이완술을 반복한다.

그림 68. 안쪽돌림(내회전) 시 어깨뼈(견갑골)의 간섭과 어깨관절(견관절)의 내밈(전인)이 일어나기 시작할 때, 치료사의 엄지와 손바닥으로 환자의 어깨를 치료대 쪽 아래로 밀어 어깨뼈를 하방으로 누르면서 치료사의 손가락으로 어깨뼈의 회전을 촉진시킨다.

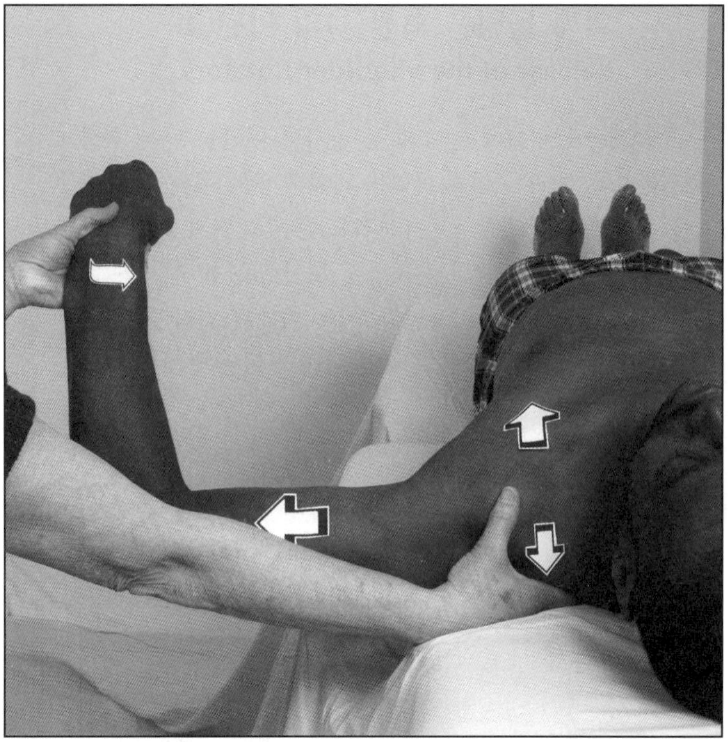

그림 69. 한쪽으로 돌아누우라고 이야기한다. 한쪽으로 돌아누울 때 머리에 베개받침과 베개로 받쳐 머리를 가운데 오게 한다. 어깨는 치료대와 평행하게 하고, 엉덩관절(고관절)과 무릎관절(슬관절)은 최대한 편하게 구부리게 한다.

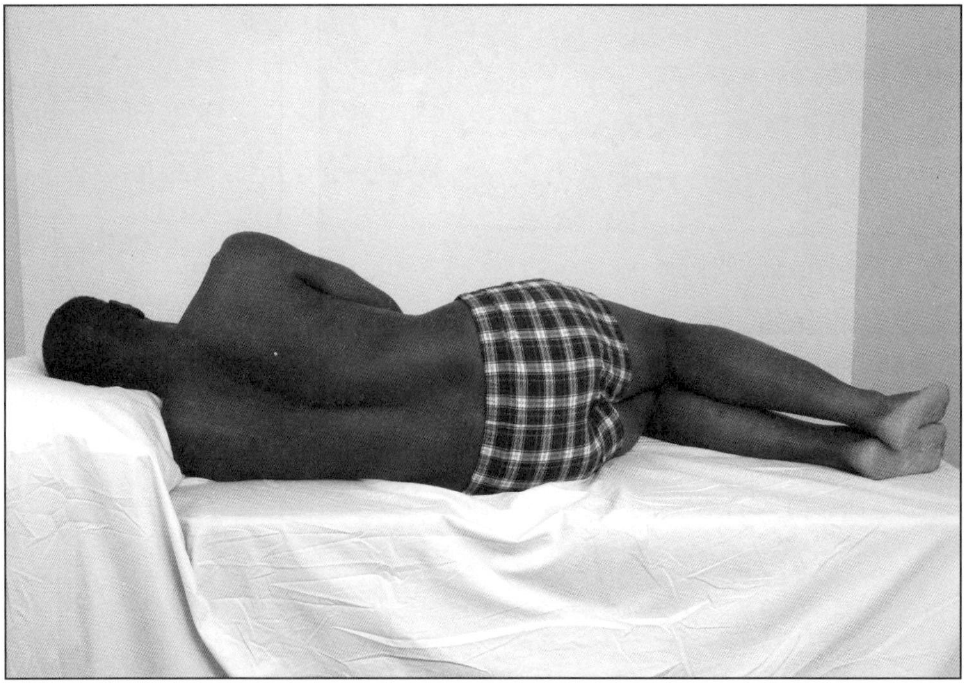

옆으로 누운 자세에서 어깨뼈(견갑골) 주위 근육의 이완술
Sidelying Release of the Parascapular Muscles

환자를 바로 눕혀 상지 이완술을 통해 어깨뼈 주위 근육의 대단위 이완을 적용할 수 있다. 어깨뼈 주위 근육의 대단위 이완은 옆으로 누운 자세에서 반복한다. 환자를 바로 눕혔을 때에는 환자의 체중으로 상부 몸통(체간)이 고정되기 때문에, 치료사는 상지의 연부조직을 가동시키는데 신경을 집중할 수 있다. 그러나 환자를 옆으로 눕혔을 때에는 가동성을 증가시키는 연부조직의 신장과 더불어 환자의 고정에도 신경을 써야 한다.

상지 이완의 부드러운 자발적인 운동이 일어나는 동안 자세의 변화가 운동의 흐름을 깨트릴 수 있다. 피드백이나 어깨뼈(견갑골, scapula) 주위 근육에 치료를 계속 진행하는 것에 대해 환자의 불편함 없이, 대단위 이완이 치료 순서에 맞게 수행되어야 한다. 치료의 순서는 환자 신체의 피드백에 의해 전체적으로 이행된다. 그러나 근막이완술을 처음 배울 때에는 이러한 대단위 기법들의 제한을 익히기 위해 옆으로 누운 상태에서 어깨뼈 주위 근육의 이완을 시행한다.

옆으로 누운 자세에서 어깨뼈 주위 근육을 치료하는 과정에서 상지 이완술로 해결되지 않았던 어깨 관절가동범위의 제한이 어깨뼈 가동성의 증가로 개선된다.

통증이나 관절 가동범위 제한으로 쉽게 옆으로 누운 자세

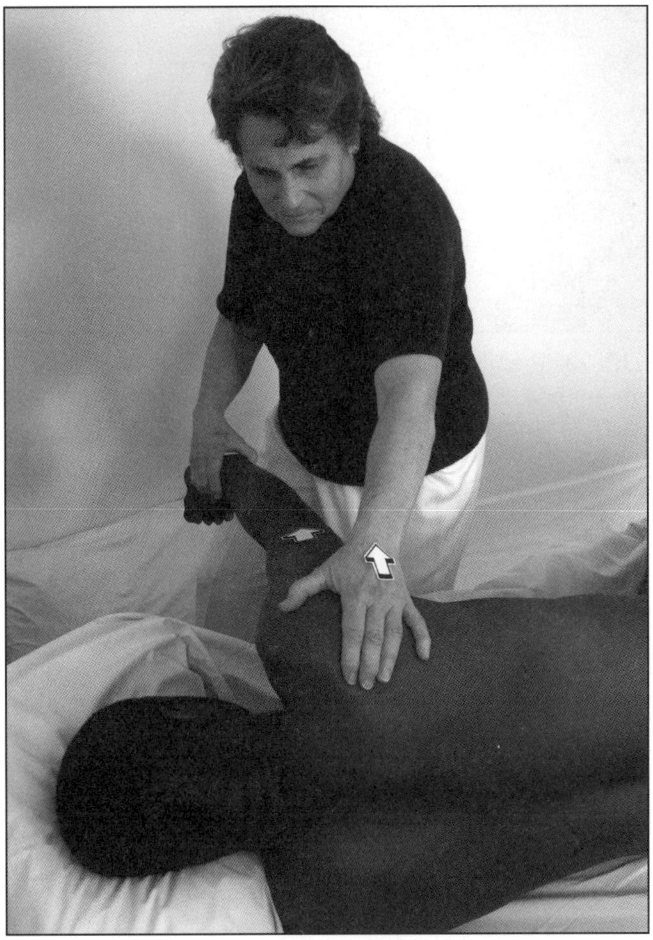

그림 70. 환자의 팔을 90° 굽힘(굴곡)시켜 치료대와 나란하게 옆으로 누운 자세에서 한 손으로 환자의 몸무게에 대항한 신장을 실시한다. 다른 손은 환자의 어깨 근위부나 어깨뼈(견갑골)의 외측을 잡고, 환자의 몸을 고정시킨 상태에서 어깨뼈의 신장에 초점을 맞춘다. 이완과 신장을 위해 잠시 멈춰 유지하는 것을 반복한다. 끝느낌에 도달할 때까지 몇 번 반복한다.

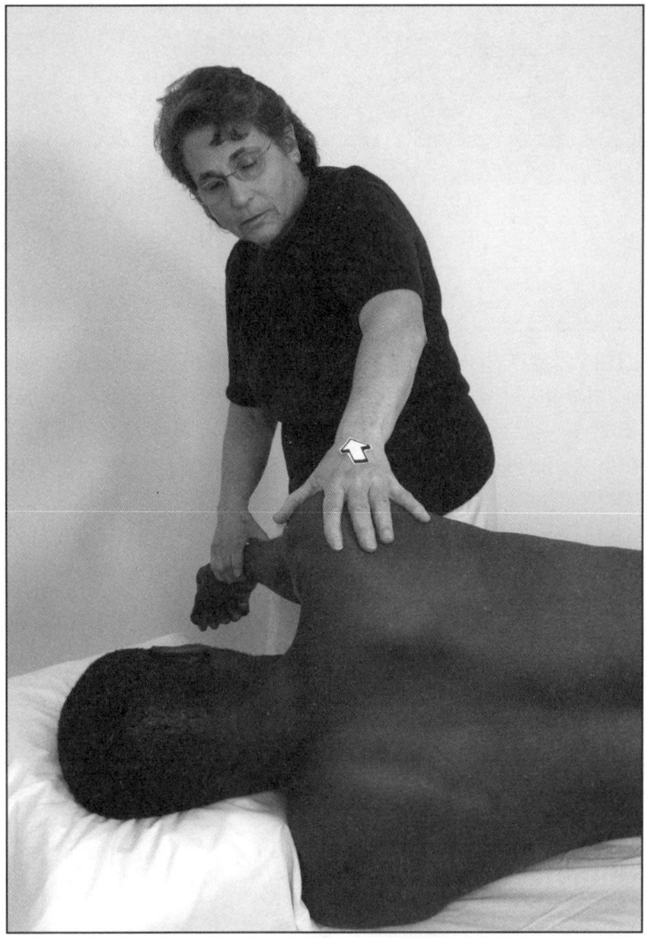

그림 71. 수평외전이 시작되면 환자 어깨관절(견관절)의 신장을 유지한 상태에서 몇몇 장벽 또는 제한이 느껴질 때까지 천천히 잡아끈다. 이때 팔이 모음(내전, adduction)되는 작용을 방지하기 위해 치료사의 다른 손으로 어깨뼈의 외측을 고정한다. 이완과 신장을 위해 잠시 멈춰 유지하는 것을 반복한다. 끝느낌에 도달할 때까지 몇 번 반복한다.

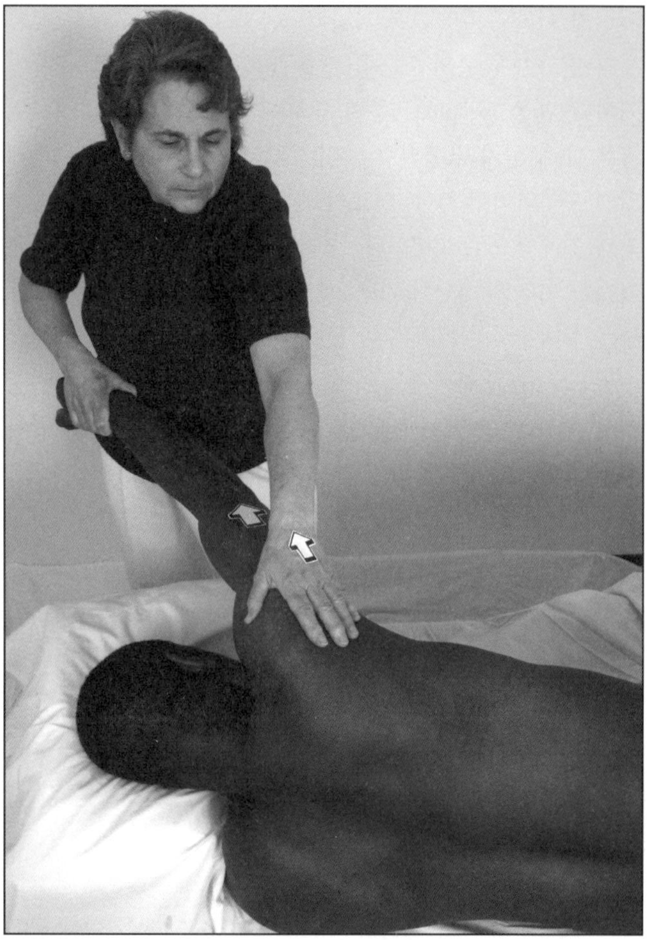

그림 72. 환자의 자발적인 운동은 앞톱니근(전거근, serratus anterior) 하부섬유가 늘어나는 반대방향으로 어깨관절(견관절)에서 굽힘(굴곡)이 일어날 것이다. 이완은 각 근섬유의 해부학적 위치에 따라 이루어질 것이다. 끝느낌에 도달할 때까지 각각 자발적인 운동의 반응에 따라 반복하라.

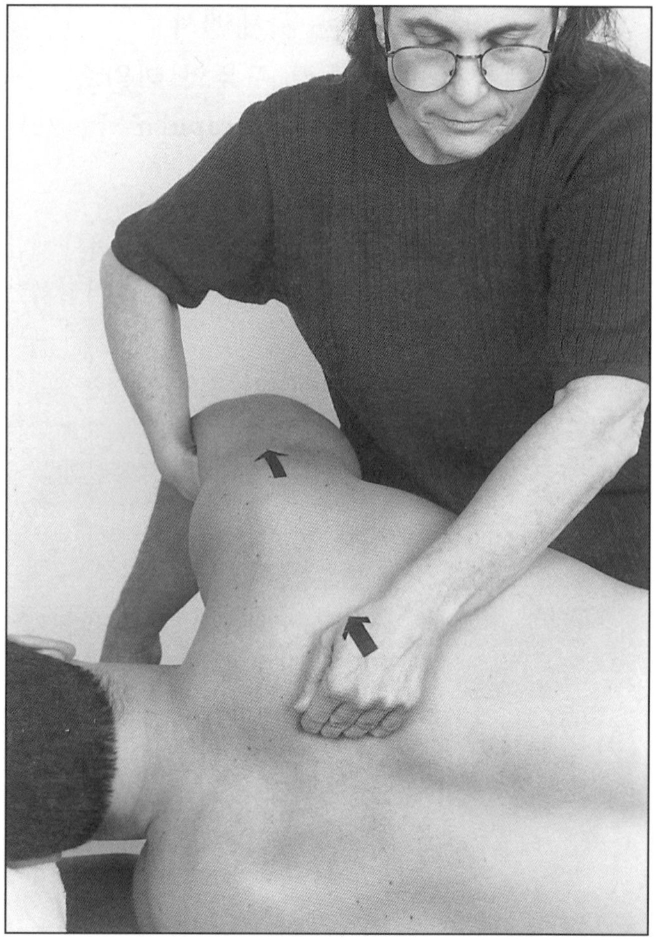

그림 73. 손목이나 손으로 처음 신장을 적용할 때에는 팔꿉관절(주관절) 근위부를 잡고 팔꿉관절의 자연스런 굽힘을 허용하면 보다 쉽게 이루어질 것이다.

를 취할 수 없는 환자에게는 베개나 옆 테이블을 이용하여 환자의 팔을 지지하도록 한다. 치료사의 몸으로 환자가 옆으로 구르거나 치료대에서 떨어지는 것을 방지하기 위해 방어 역할을 하도록 한다.

옆으로 누운 자세에서 어깨뼈 주위 근육의 이완술을 마쳤을 때 환자는 그의 팔이 매우 가볍다고 느끼고, 동시에 움직이기에는 너무 무겁다고 이야기할 것이다. 환자는 그들의 팔이 마치 신체에서 동떨어져 있는 느낌이 든다고 말할 것이다. 상지 이완술을 마쳤을 때와 유사하게 환자의 팔이 치료사에게는 더 무겁거나 저긴장 상태라고 느껴질 것이다.

상지 이완술처럼 옆으로 누운 자세에서 어깨뼈 주위 근육의 이완술을 한쪽에만 적용한 후, 환자가 같은 느낌이 아닌 불균형적 느낌이 있다면 반대측에도 시행한다. 최대 대단위 이완이 시간에 쪼기지 않는다면, 최소 강도의 치료를 반대쪽 어깨뼈 주위에도 시행한다.

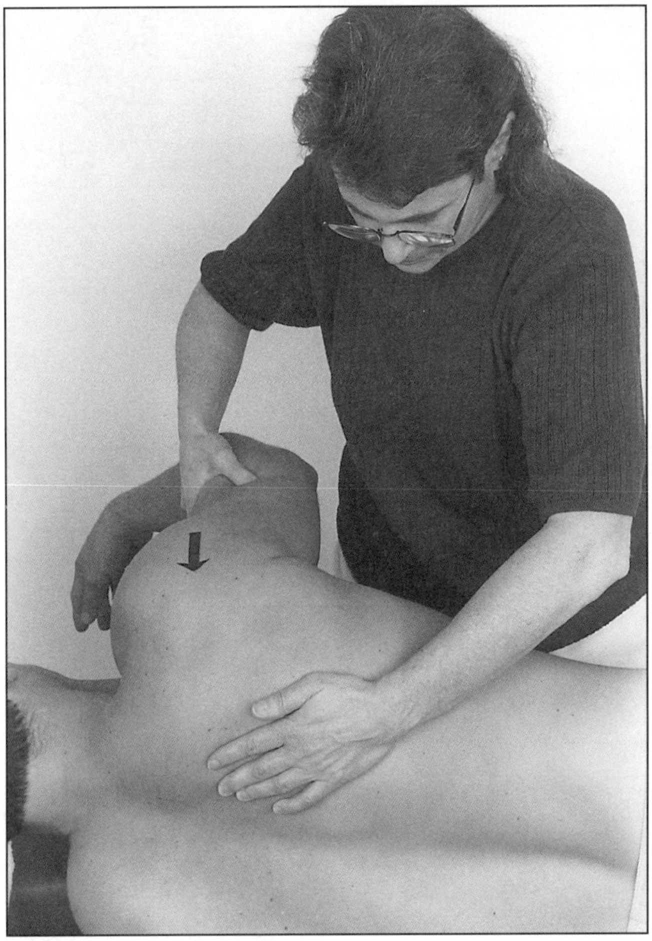

그림 74. 환자가 어깨뼈(견갑골)의 들임(후인)을 시작하지 못한다면, 환자의 팔을 90° 굽힘(굴곡)시켜 치료대와 나란히 한 후, 어깨관절(견관절)의 닫힌 위치에서 신장을 실시하도록 한다. 다른 손으로는 환자의 몸을 고정시킨다. 잠시 멈추었다가 어깨뼈의 들임 쪽으로 다시 신장시킨다. 끝느낌에 도달할 때까지 반복한다.

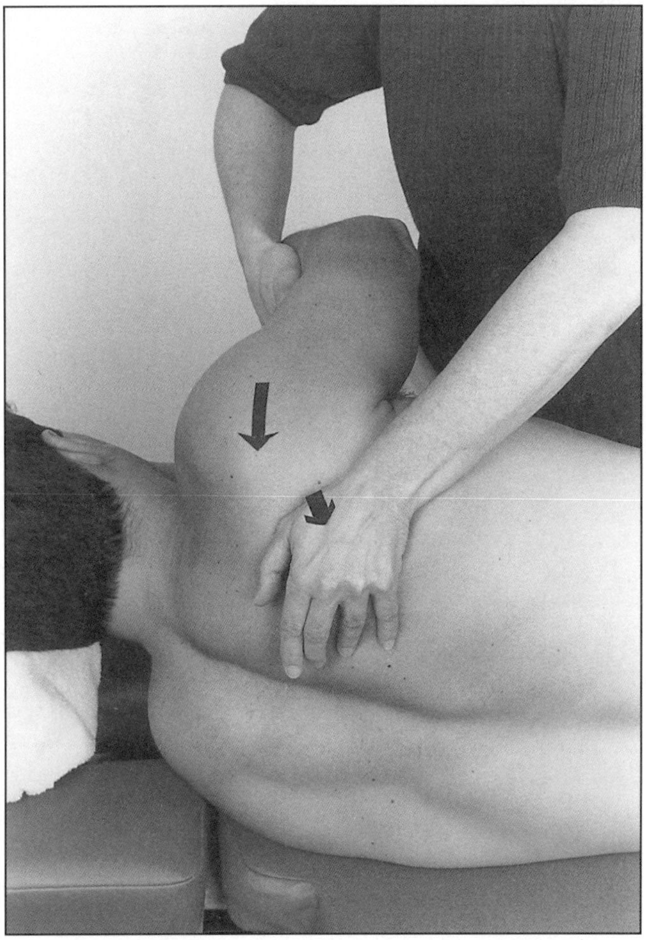

그림 75. 치료사의 손 엄지두덩(무지구, thenar) 모서리로 어깨뼈를 내측하방으로 밀어 내밈근(전인근)을 신장시킨다. 잠시 멈추었다가 어깨뼈의 들임(후인) 신장을 다시 시도한다. 끝느낌에 도달할 때까지 반복한다.

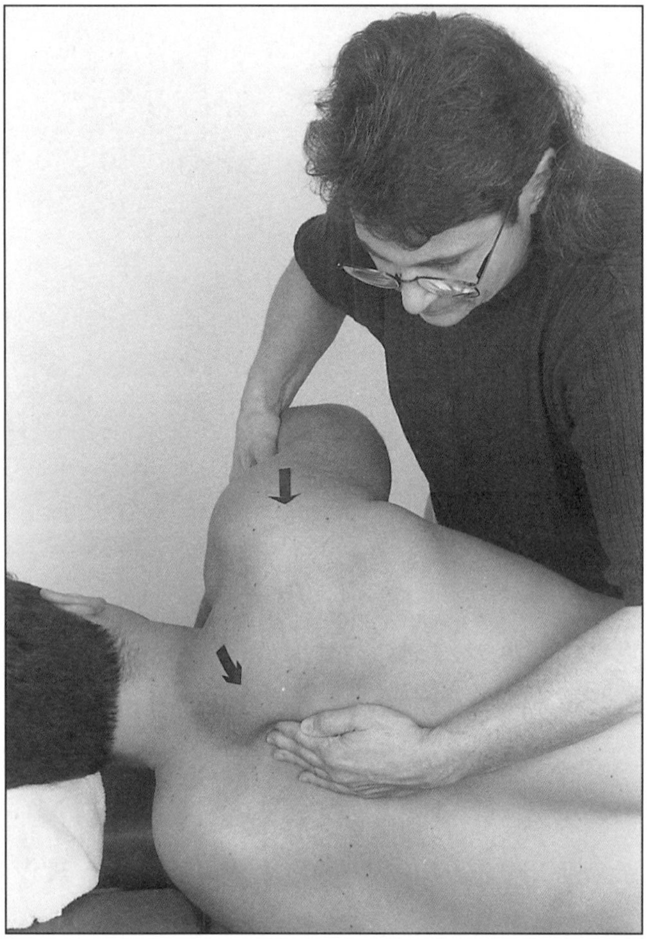

그림 76. 한 손을 축으로 삼아 어깨관절(견관절)의 각도를 변화시켜 늑곽에서 분리된 어깨뼈(견갑골)의 들임(후인)과 회전 신장을 실시한다. 잠시 멈추었다가 이완과 신장을 반복한다. 끝느낌에 도달할 때까지 반복한다.

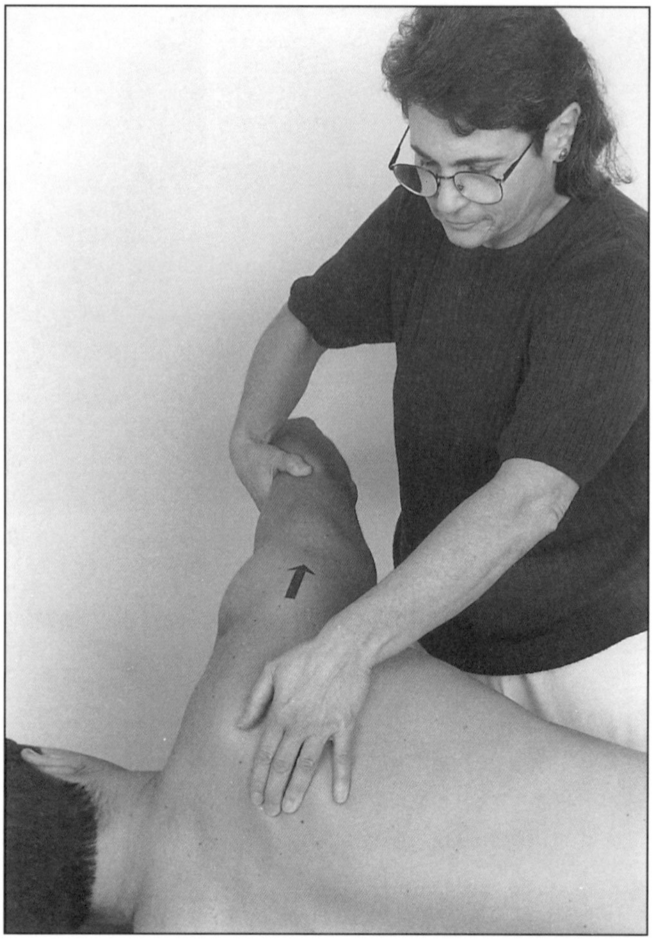

그림 77. 어깨뼈의 최대 들임이 달성되면, 어깨관절의 열린 위치에서 어깨뼈의 내밈(전인)을 시도한다.

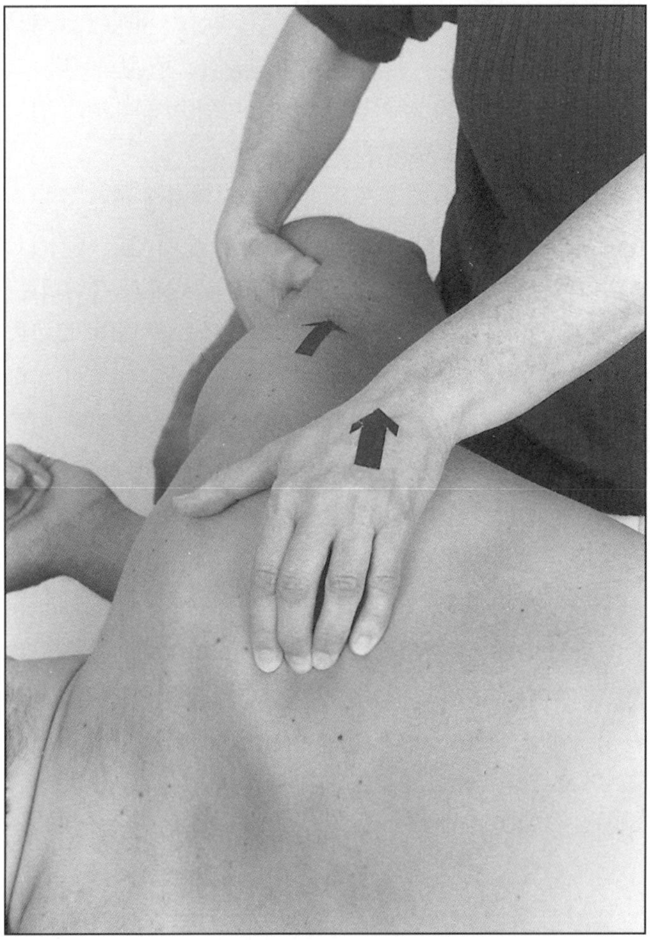

그림 78. 어깨뼈의 내측연을 따라 손가락 끝으로 가볍게 압력을 주면, 어깨뼈 하부의 움직임에 따라 어깨뼈를 원활하게 내밈(전인)시키는데 도움이 된다.

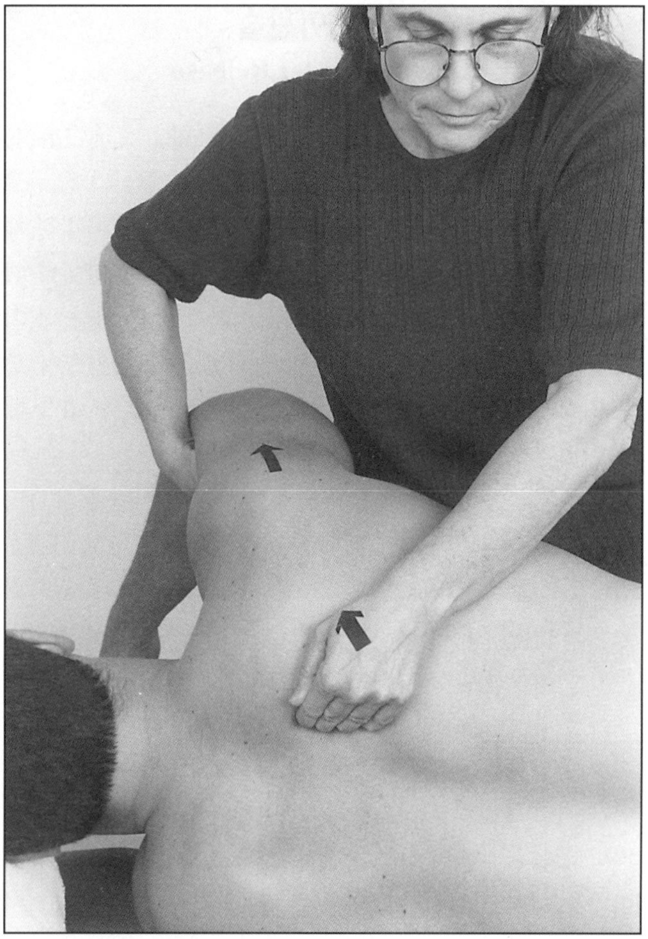

그림 79. 손가락 끝으로 마름근(능형근, rhomboid)의 부착부에 심부 압박을 가하거나 어깨뼈를 늑곽으로부터 들어 올리면, 어깨뼈의 내밈을 유도할 수 있다.

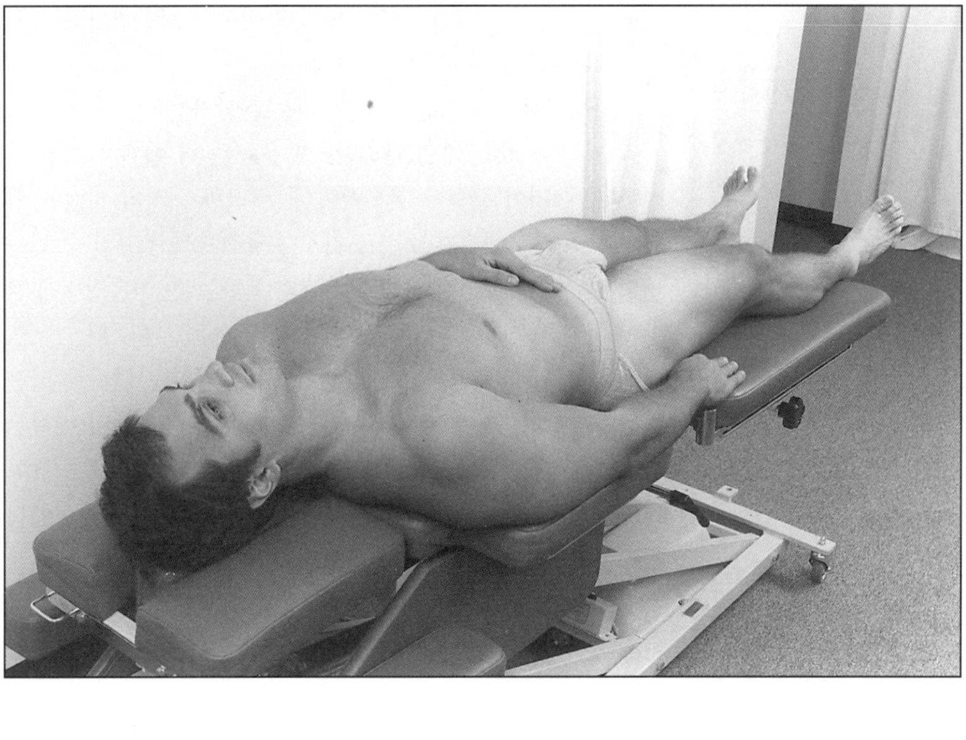

그림 80. 옆으로 누운 자세에서 어깨뼈 주위 근들에 대한 이완술이 끝나면, 환자에게 바로 누우라고 주문한다. 치료한 손은 배위에 얹혀 놓는다. 서서히 손의 압력을 줄여 치료사의 손을 뗀다.

하지 이완술
Lower Quarter Release

하지 이완술로 요부, 볼기근(둔근, gluteal), 배근육(복근), 엉덩관절(고관절), 다리 전체의 타이트함이나 제한을 치료사가 찾아낼 수 있다. 엉덩관절의 가동범위에 특별한 제한이 없을 때에는 다리의 대부분 근육들은 타이트함이나 제한에서 벗어나 최적의 정렬 상태로 이완시킬 수 있다. 상지 이완술과는 달리, 엉덩관절 돌림근(회전근)의 이완술이 종종 하지 이완술과 함께 적용된다. 동시에 적용할 수 없을 때에는 엉덩관절 돌림근 이완술을 분리된 기법으로 수행한다.

특별한 부위의 타이트함이나 제한은 하지 이완을 해나가는 동안 공식적인 순서에 의해 이완이 일어나지 않고 가벼운 압력으로 살짝 건드렸을 때 대부분 이완이 촉진된다. 건드렸을 때 이완이 되지 않을 경우, 치료사는 하지 이완을 마쳤던 부위로 되돌아가 하지 이완술을 지속하고 그 부위를 기억하도록 한다. 한편 특별한 부위에 타이트함이나 제한이 엉덩관절 가동범위를 제한한다면, 하지 이완술을 하기 전에 그 부위를 직접 물리치료 하도록 한다. 신체의 어디서든 발견되는 타이트함과 제한은 나중을 위해 기록해 놓도록 한다. 하지 이완을 마침으로써 달성되는 이완은 환자의 신체를 통하여 연속 반응을 일으킬 것이다. 이완이 일어날 때 어떠한 연속 반응이 일어날 것인가 치료사가 예상할 수 있는 방법은 없다. 그러므로 하지 이완이 타이트함이나 제한을 방해하지 않는다면, 국소 이완을 수행하기에 앞서 대단위 이완을 먼저 마치도록 한다.

뼈의 재구성이나 엉덩관절의 비정렬로 인한 선천적 변형은 하지 이완술 시 관절 가동범위에 제한을 줄 수 있다. 신체 피드백은 관절의 제한에 적용되는 하지 이완술로 수정한다. 근력약화가 있지만, 타이트함에 의해 가려져 있을 경우에는 신장의 마지막 단계에서 부드러운 끝느낌으로 치료사에게 신호를 보낸다. 연부조직 비대칭성의 개선은 최적의 조직모양에 따른 근 기능의 작용에 의해 자동적으로 강화된다. 그렇게 되지 않는다면, 추가적인 타이트함의 이완을 위해 별도의 근력강화훈련이 필요할 것이다.

타이트함 아래서는 항상 근력약화가 뒤따르기 마련이다. 근력 향상을 위한 타이트함의 제거는 기능적이긴 하지만, 근 에너지 효율성이 적은 편이다. 근력강화가 불가능하다면 타이트함의 제거에는 치료의 한계가 있다. 근력강화가 어느 정도 성공적일 때까지는 타이트함의 제거에 너무 초점을 두어서는 안된다.

치료사는 하지 이완 과정에서 다양한 변화에 따른 수많은 결정들을 내려야 한다. 다리 전체에 대한 초기 신장 후, 치료사는 발등굽힘(배측굴곡, dorsiflexion)을 이용한 종아리 근육의 신장을 적용한다. 이곳의 신장과 함께 달성되는 다리의 이완은 종종 연속 반응이 이어진다. 발의 작은 관절의 자발적 가동화 역시 일어난다. 발등굽힘이 매우 제한되어 있다면, 종아리 근육에 대한 직접적인 신장은 나중에 적용하도록 한다. 발의 위치에 따른 MFR은 나머지 하지 이완과정에서 일어나는 신체 피드백으로 수행하도록 한다.

환자가 넙다리뼈(대퇴골, femur)의 인대 느슨함(ligamentous laxity)에 의해 발이 떨어지거나(drop) 바깥돌림(외회전)이 일어난다면, 무릎까지 발전한 엉덩관절(고관절) 바깥돌림 이완술은 금기이다. 환자가 과도한 Q각, 인대의 느슨함, 무릎넙다리부(슬개대퇴부)의 기능부전을 갖고 있다면, 엉덩관절 바깥돌림근 이완술은 환자의 다리를 굽힘(굴곡)한 상태에서 과도한 동작이 일어나지 않도록 보호하여 수행하도록 한다.

환자가 뒤넙다리근(슬괵근, hamstring)의 과도한 타이트함이나 엉덩관절의 병적인 상태가 있다면, 해부학적인 최대 관절 가동범위의 성취는 불가능할 것이다. 환자의 안전한 운동범위 안에서 치료사가 피드백에 적절히 반응한다면 과도한 ROM은 초과하지 않을 것이다.

타이트함이나 제한이 느껴지지 않아 자발적인 운동이 최적 지점(groove)에 도달하면, 그 운동은 더 쉽게 느껴질 것이다. 이것이 균형의 피드백이다. 이러한 최적의 지점이 환자가 최소의 에너지 소비로 가장 효율적으로 움직일 수 있는 범위가 되는 것이다. 근막이완술의 목표는 전 가동범위에 걸쳐 이런 느낌을 보다 수월하게 느끼게 하는 기술이다.

일단 최적 지점에 도달하면 환자의 다리는 앞뒤로 작은 원을 그리듯 천천히 움직이기 시작할 것이다. 원의 진폭은 진행에 따라 증가할 것이다. 다리는 점점 큰 폭으로 움직여 큰 원형이나 타원형을 그린다. 이런 원과 진동의 운동에서 균형의 느낌을 가진다. 진동이나 원이 점점 증가할 때, 최적 지점도 더 넓게 증가하게 된다. 진동이나 원의 크기가 더 이상 증가하지 않을 때까지 그 운동을 계속한다. 자발적인 운

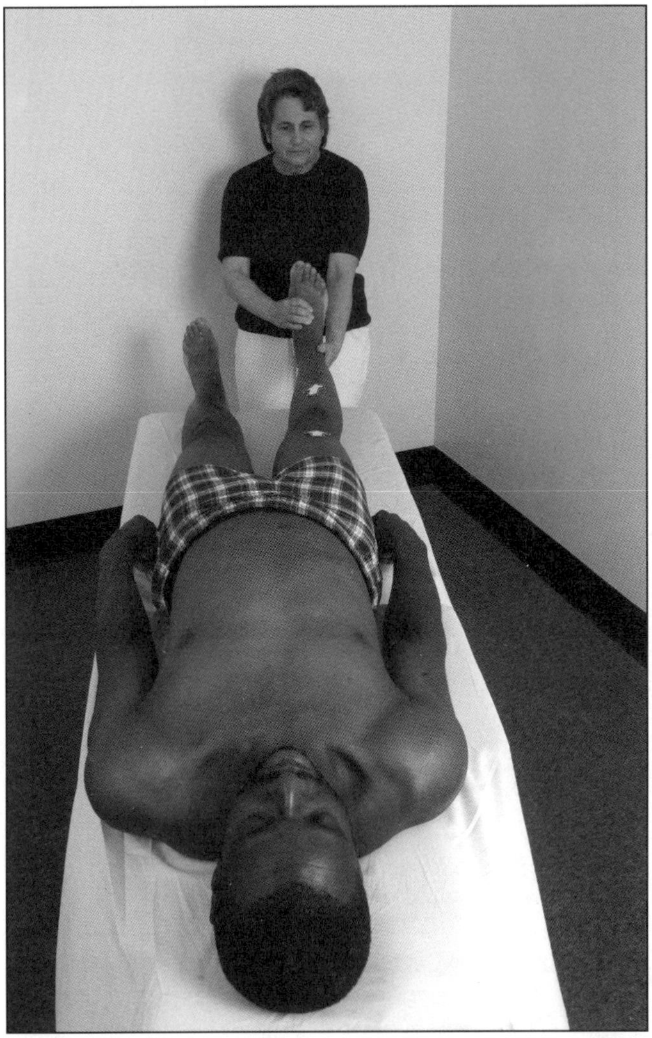

그림 81. 하지 이완술의 시작자세. 치료대의 높이는 환자의 엉덩관절(고관절)이 중립위치에서 MFR 시 치료사의 팔꿉관절(주관절)이 완전 폄(신전)과 어깨관절(견관절)이 충분히 이완할 수 있도록 높낮이를 조절한다.

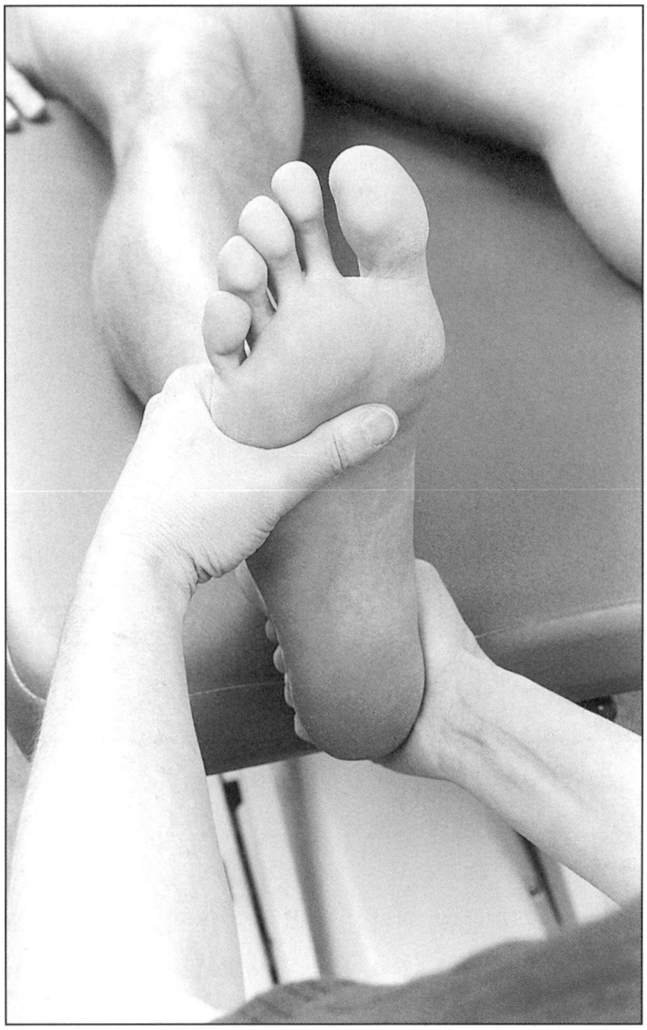

그림 82. 아킬레스힘줄 신장에 초점을 둔 치료사의 주도(dominant) 손은 엄지를 사용하지 말고, 환자의 발뒤꿈치를 컵 모양으로 감싸 쥔다. 다른 손의 엄지는 손허리뼈(중수골, metacarpal) 근위부 발바닥 위에 올려놓는다. 환자의 복숭아 뼈가 치료대 끝으로 나오게 하고 넙다리뼈(대퇴골)은 중립상태에 둔다.

동이 일어나기 전의 위치로 하지를 다시 옮긴 후, 원래의 운동을 반복한다.

통증호나 타이트함, 장벽을 피하려는 빠른 자발적인 움직임은 하지 이완술 과정에서 많이 일어난다. 너무 급격히 일어난다면, 치료사는 부상을 피하기 위해 환자의 다리에서 손을 떼야 할 경우까지 생긴다. 희귀하게도, 빠른 자발적 움직임은 우선 주목을 해야 할 치료부위로 치료사를 이끈다. 환자의 직업, 여가활동과 병력을 아는 것은 이러한 가능성을 대비할 수 있게 해준다. 치료의 반복 시 치료사와 환자가 다치지 않도록 치료환경을 사전에 셋팅하여야 한다. 다리의 위치를 빠른 자발적 움직임이 일어나기 전으로 되돌리고 느린 움직임을 유지하기 위해 다리를 지그시 잡아당기며, 끝느낌에 도달할 때까지 이완과정을 반복한다.

주어진 관절 가동범위 내에서 눈에 띄는 기능장애가 있을 경우에는 한 번의 치료로 전체 하지의 과도한 타이트함을 이완시킬 가능성은 적다. 추가적인 변화가 일어나기 전에 다른 신체 부위의 타이트함이나 제한의 이완이 필요하다. 이때 부드러운 끝느낌은 현재로서는 더이상 이완이 될 수 없음을 의미한다. 일단 다른 신체 부위의 치료를 마친 후, 더 진행할 치료를 위해 저항하는 관절가동범위로 되돌아가는 것이 필요하다.

하지 이완술 과정에서 근막발통점이 다리의 근육이나 근

그룹의 최대 이완을 저해한다면, 이어지는 이완이 발통점에서 멈출 것이다. 배(복부)의 근막발통점은 다리의 움직임에 영향을 미친다. 근막이완술을 처음 배울 때에는 치료사가 하지의 배(복부) 발통점에 대한 영향을 제대로 인지하기 어려울 것이다. 발통점 이완술에 대한 세부적인 내용은 216-220쪽을 참조하라. 근막발통점 이완술 전에 MFR의 기본적인 기법을 우선 배워야 한다. 대단위 신장이나 국소 신장을 하는 동안 발통점이 이완이 이루어진다면 굳이 발통점 이완술이 필요하지 않을 것이다. 따라서 발통점 이완술을 고려하기 전에 관절가동범위를 통한 최대 신장을 달성해야 할 것이다.

배(복부)의 상처나 유착은 골반 부위와 하지의 이완을 방해하고, 엉덩관절(고관절)의 가동범위를 제한시킬 수 있다. 반흔조직 이완술은 223-239쪽에 기술하였다. 상처나 발통점이 근육이나 근 그룹의 완전한 이완을 막는다면, 치료사는 그 지점에서 치료를 멈추도록 한다. 그 각도가 유용한 범위라고 할지라도, 더 이상의 이완술을 멈춘다.

하지의 완전한 이완이 이루어졌을 때에는 환자는 자신의 다리가 마치 치료대 위에 떠 있는 것 같다고 말하는 반면에 움직이기에는 무겁다고 표현할 것이다. 치료사는 마지막 이완이 이루어졌을 때 환자의 다리가 무거워질 것을 예상하고 대비해야 한다. 그렇지 않으면 환자 스스로 자신의 다리를 원래 위치로 조절하기 어려울 것이다. 환자는 치료 받은 다

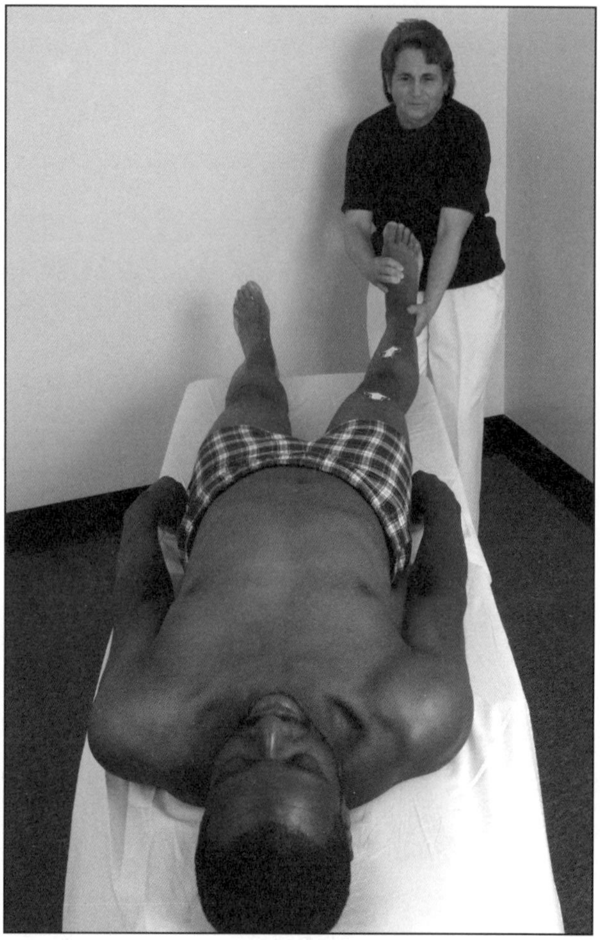

그림 83. 팔을 완전히 펴서 환자의 다리 무게에 대한 균형을 유지시킬 수 있도록 치료사의 몸을 뒤로 기울인다. 너무 강한 힘을 주면, 환자의 근육이 긴장하게 되고 허리가 휘어지게 된다.

그림 84. 치료사가 대항 힘을 적용할 때 환자의 다리가 치료대에 너무 밀착되지 않도록 하고 엉덩관절의 열린 위치가 되도록 한다.
뒤쪽으로 기울임으로써 이완과 신장을 잠깐 기다리며 유지하라. 끝느낌에 도달할 때까지 이완과정을 반복하라.

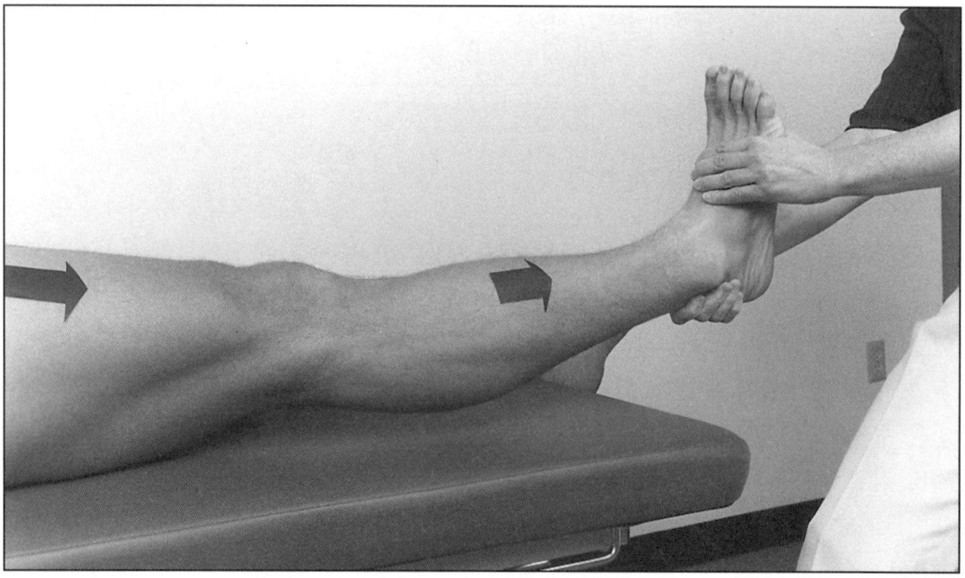

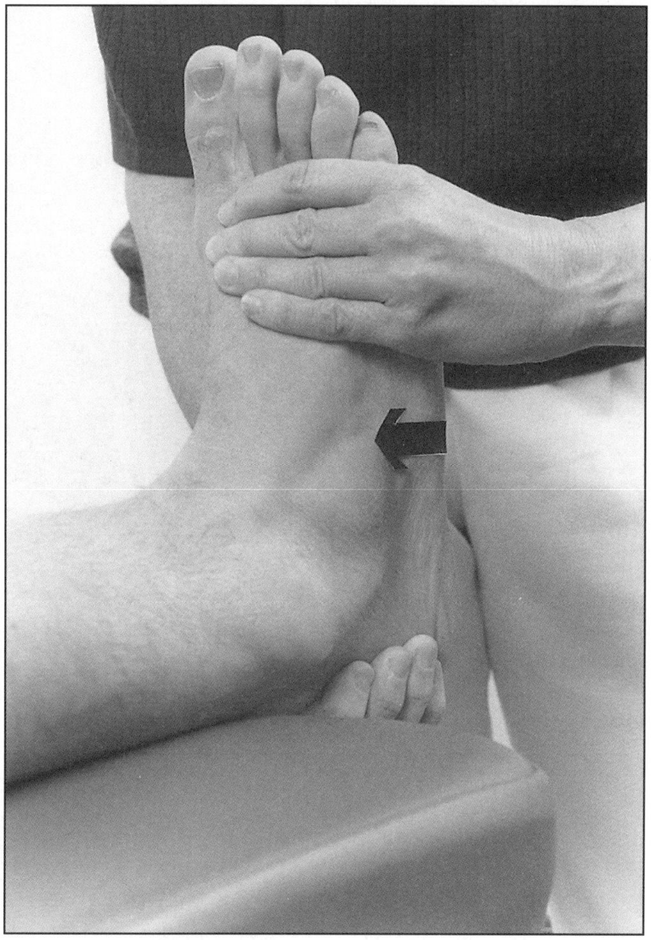

그림 85. 엉덩관절(고관절)의 열린 위치에서 환자의 발목을 발등굽힘(배측굴곡, dorsiflexion)시켜 제한이 느껴질 때까지 서서히 잡아당긴다. 잠시 멈추어 기다렸다가 다시 발등굽힘을 시켜 신장시킨다. 끝느낌에 도달할 때까지 이완과정을 반복한다.

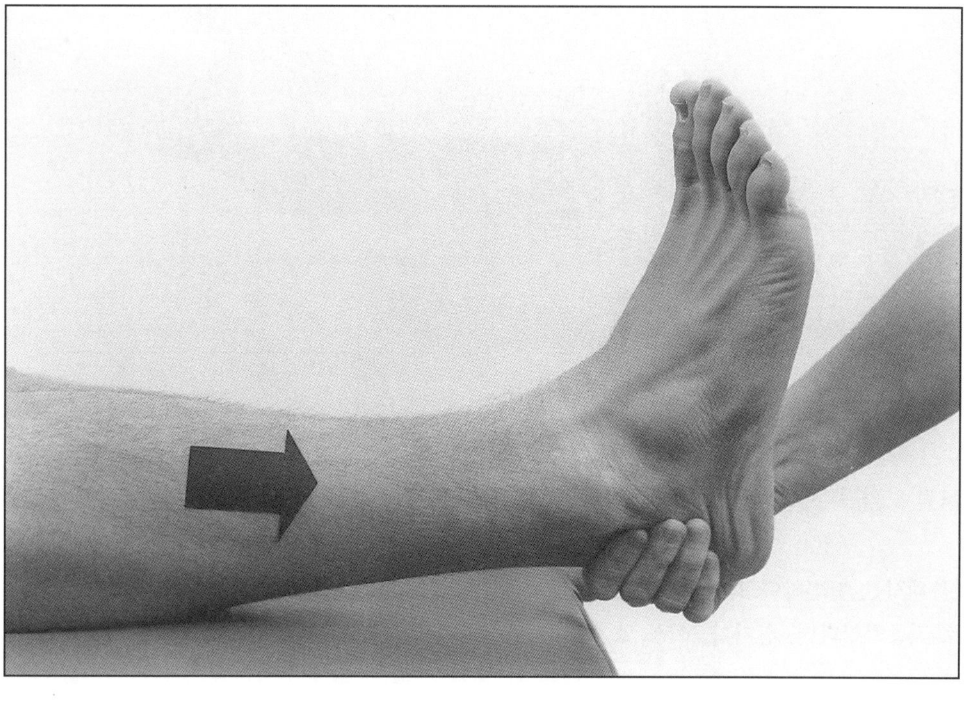

그림 86. 발목의 발등굽힘(배측굴곡) 없이 하지 이완술을 시행할 경우에는 한 손으로 아킬레스힘줄 부착부를 잡아 신장을 적용할 수도 있다.

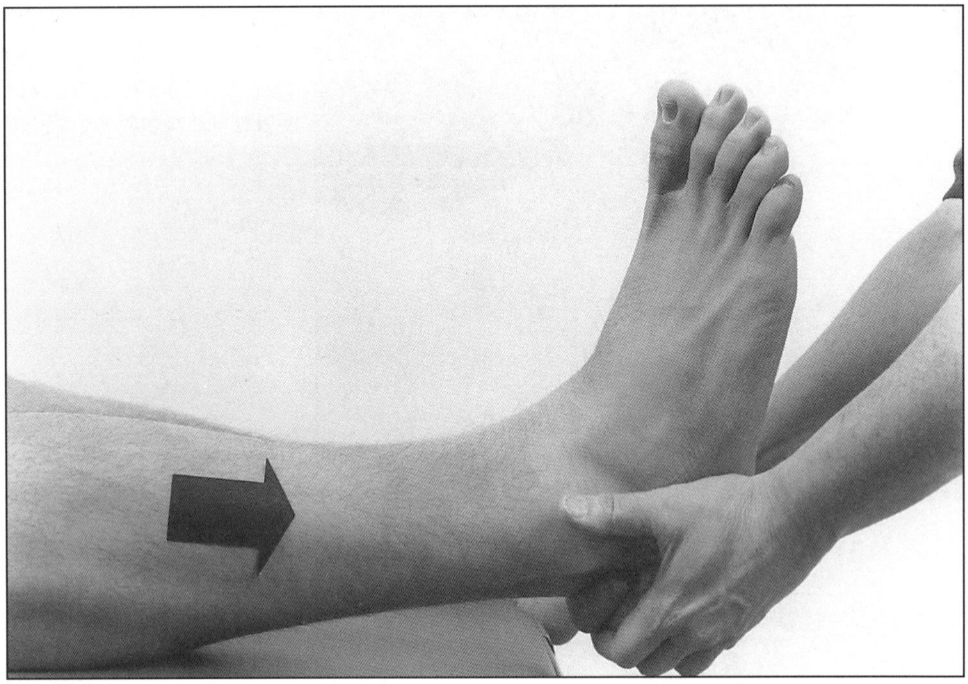

그림 87. 환자의 발뒤꿈치(heel)를 양 손으로 잡으면 대칭적인 신장력을 증가시킬 수 있다.

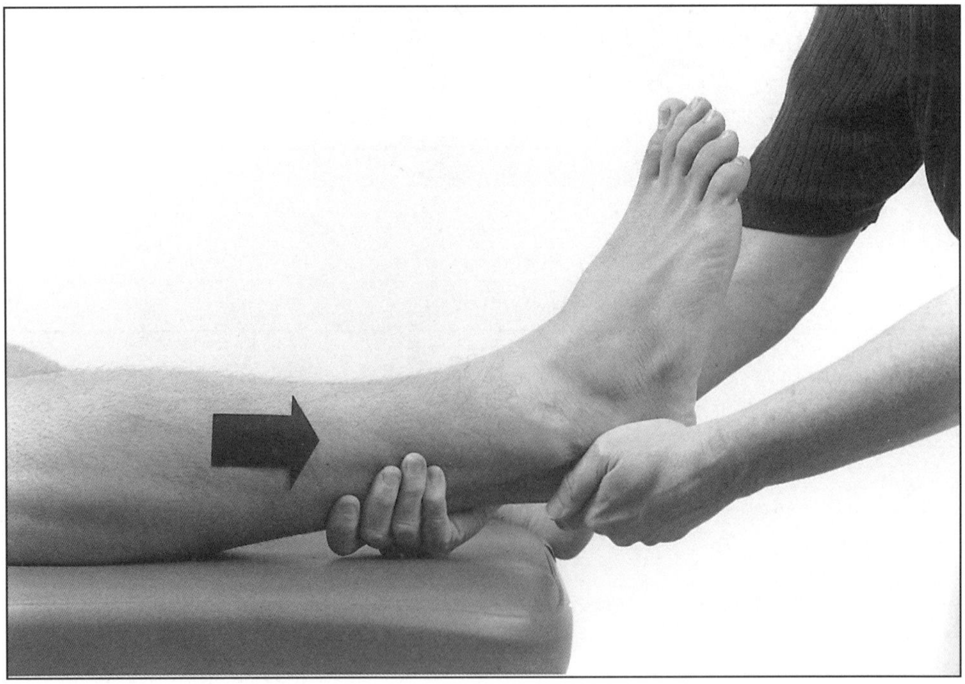

그림 88. 환자가 발목이나 발뒤꿈치에서 통증을 호소한다면, 한 손은 발뒤꿈치를, 다른 한 손은 아킬레스 힘줄 근위부를 잡고 신장시킨다.

리가 다른 다리에 비해 길어진 것처럼 느껴진다고 말할 것이다.

하지 이완을 한 쪽 하지에만 적용해서는 완전하다고 말할 수 없다. 한 쪽 하지에만 집중적으로 적용하였다면, 환자가 서 있거나 보행 시에 불균형과 불안정을 느낄 것이다. 마치 신발 굽의 높이가 다른 신발을 신고 걷는 느낌이 들 것이다. 치료사는 동일한 시간이 소요되는 MFR을 적용하지 못한다 할지라도, 하지 이완술을 양쪽 하지에 적용하도록 한다.

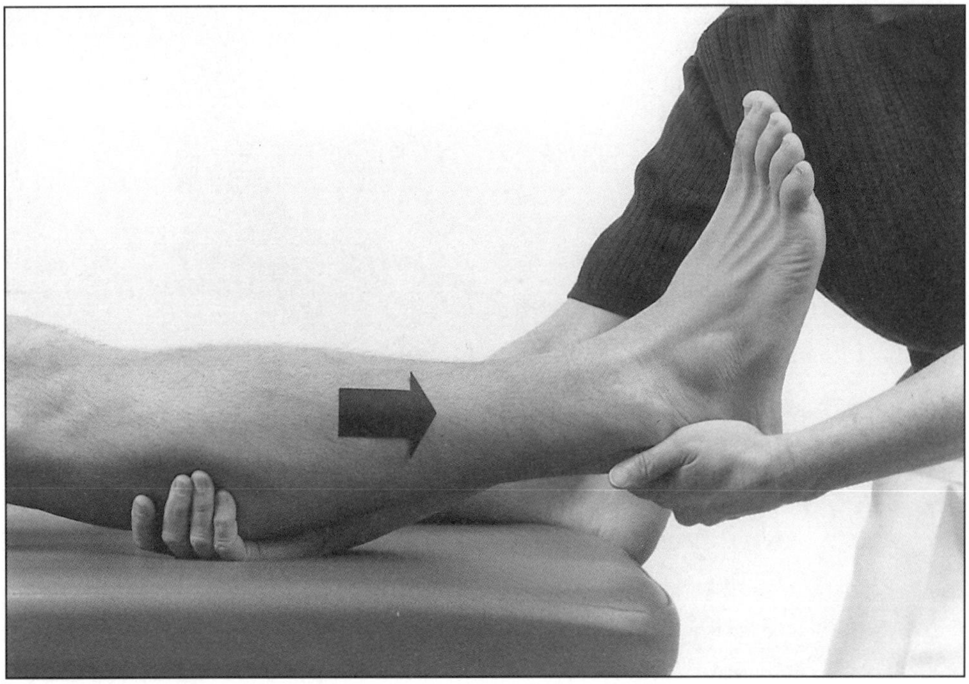

그림 89. 한 손을 종아리세갈래근(하퇴삼두근, triceps surae)의 근복에 위치시키면, 발뒤꿈치와 정강이에 신장을 줄 수 있다.

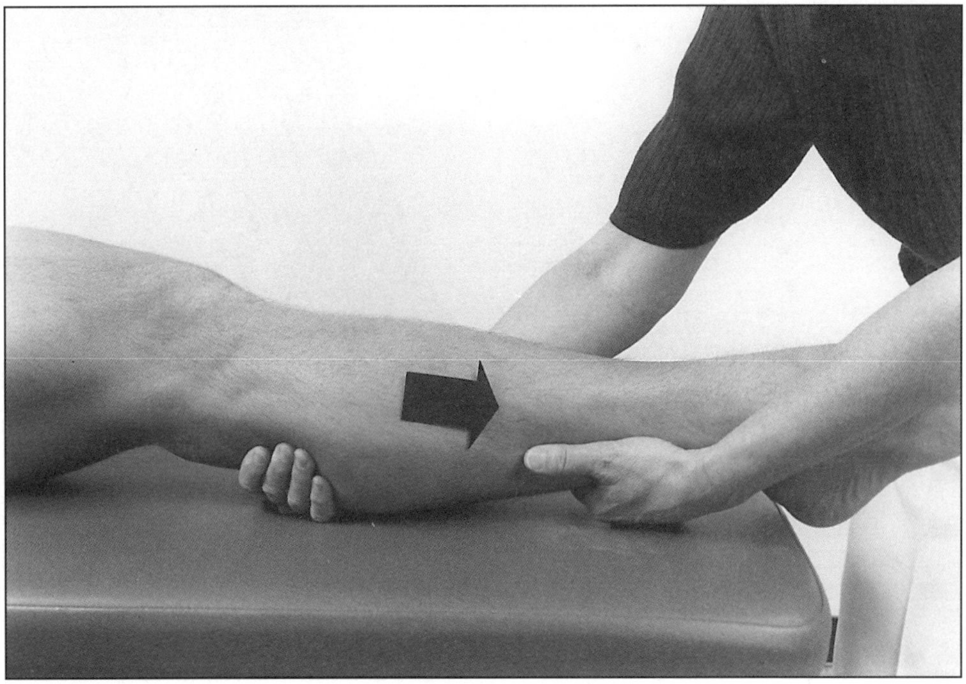

그림 90. 환자가 발목의 신장을 견딜 수 없다면 한 손을 종아리세갈래근(하퇴삼두근, triceps surae)의 근복에, 다른 손을 아킬레스힘줄의 근위부에 각각 위치시켜 신장시킨다.

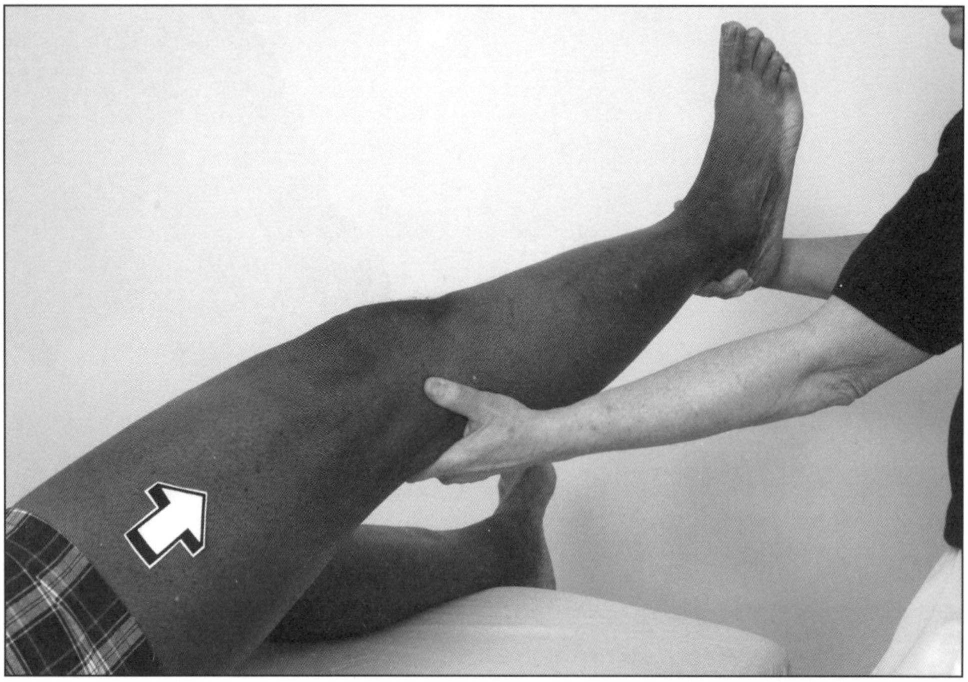

그림 91. 한 손으로 무릎을 잡고 뒤넙다리근(슬괵근, hamstring) 원위부에 압박을 가하면서 종아리세갈래근(하퇴삼두근, triceps surae)의 원위부와 발뒤꿈치에 신장을 적용한다.

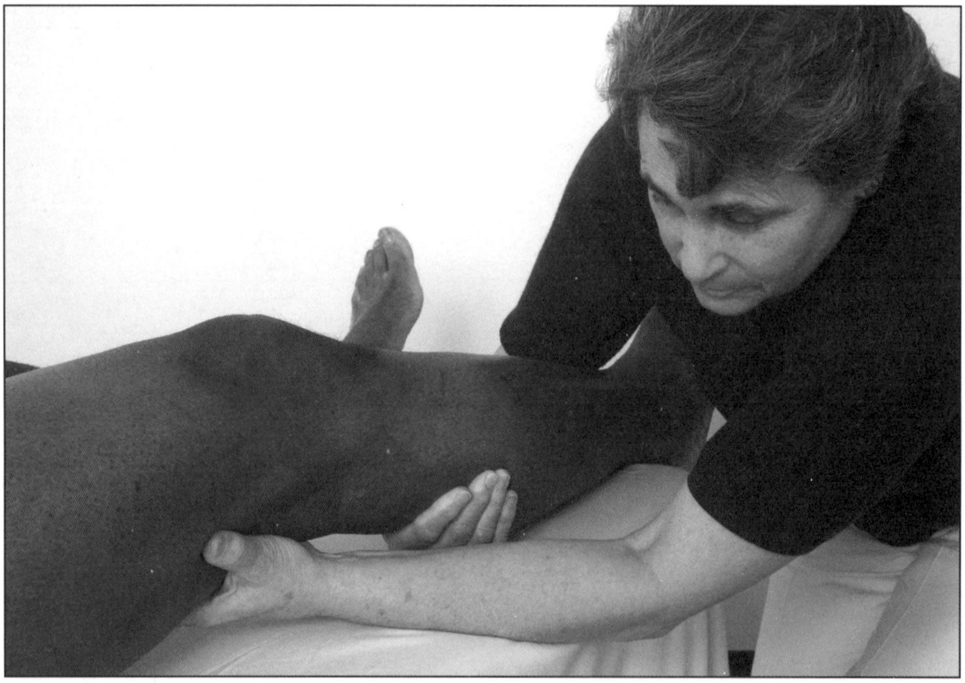

그림 92. 무릎을 이용할 때 뒤넙다리근(슬괵근)과 종아리세갈래근(하퇴삼두근) 위에 압력을 조절한다.

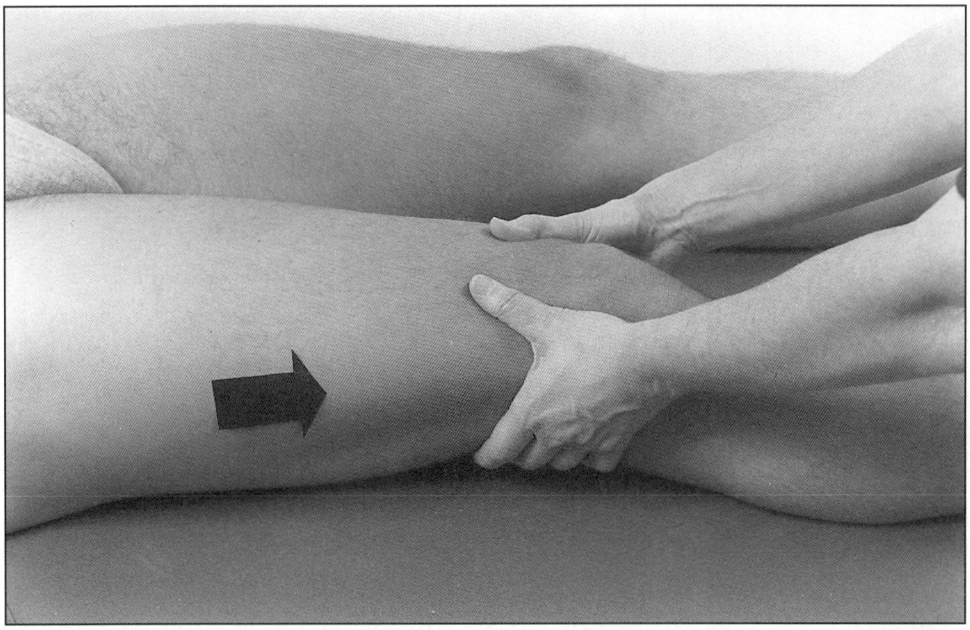

그림 93. 환자가 무릎이나 뒤넙다리근(슬괵근, hamstring)의 신장을 견딜 수 없다면, 무릎 위에 양 손을 잡고 신장을 실시한다.

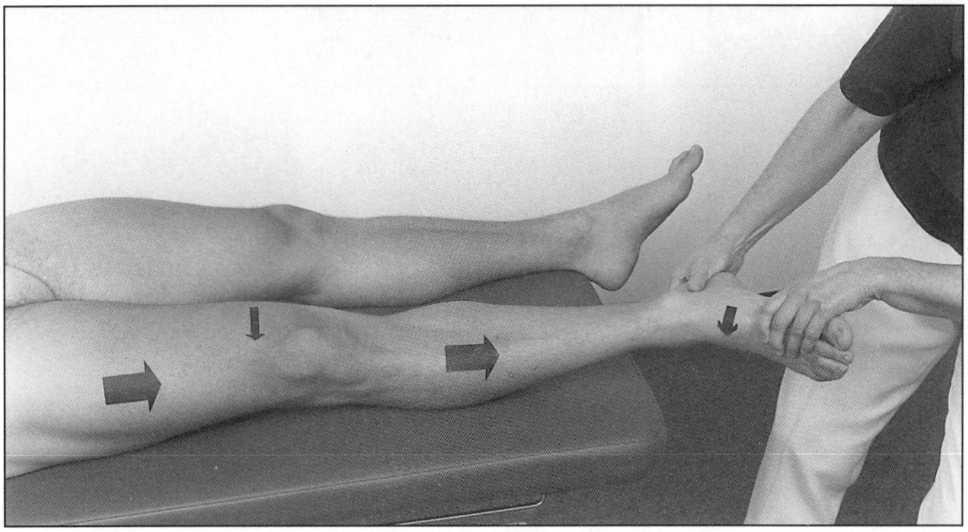

그림 94. 무릎의 신장이 가능하다면, 다리를 바쪽돌림(외회전)시켜 어떠한 제한이나 타이트함이 존재하는지 찾는다. 잠시 멈추어 이완을 기다렸다가 회전력을 증가시킨다. 끝느낌에 도달할 때까지 반복한다.

주의: 모델의 무릎이 완전하게 이완된 상태는 아니지만, 사진에서 치료사의 정확한 손 위치를 보여주고 있다.

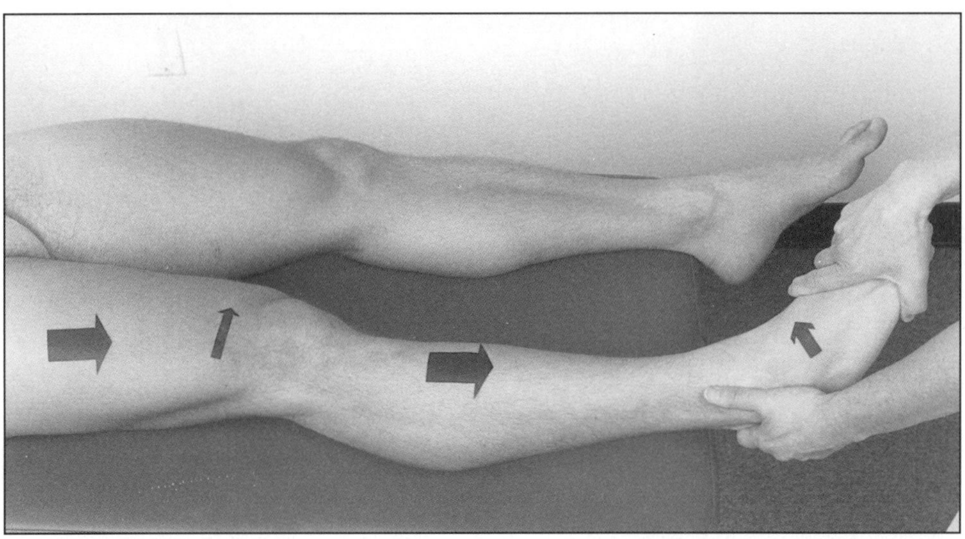

그림 95. 무릎에서 신장이 가능하다면, 다리를 안쪽돌림(내회전)시켜 어떠한 제한이나 타이트함이 존재하는지 찾는다. 잠시 멈추어 이완을 기다렸다가 회전력을 증가시킨다. 끝느낌에 도달할 때까지 반복한다.

주의: 모델의 무릎이 완전하게 이완된 상태는 아니지만, 사진에서 치료사의 정확한 손 위치를 보여주고 있다.

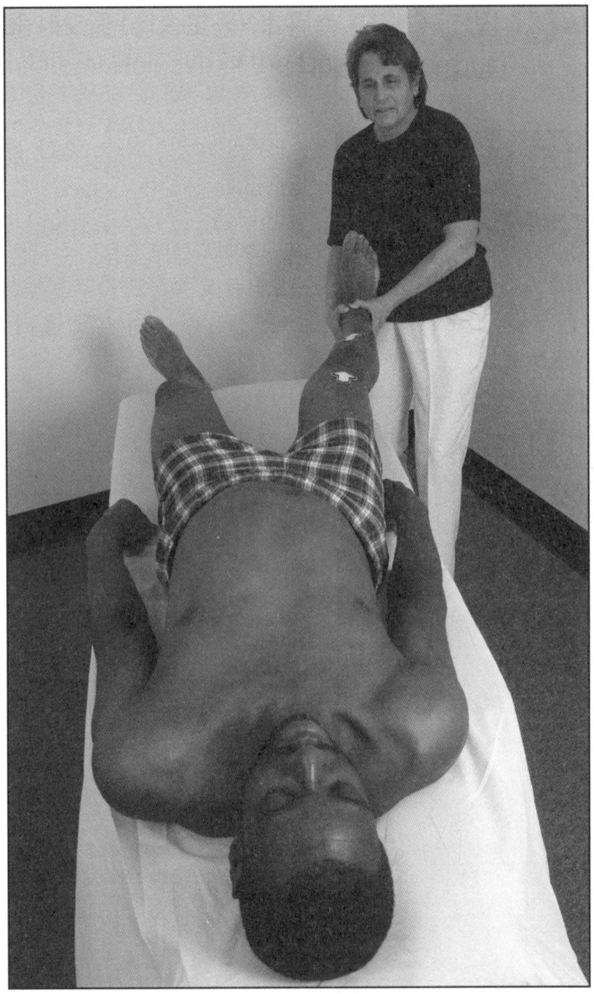

그림 96. 환자에게 어떠한 다리의 자발적인 운동이 일어나지 않는다면, 장벽이 느껴질 때까지 다리의 신장을 유지한 채 벌림(외전, abduction) 시킨다. 이완을 기다렸다가 다시 벌림시킨다. 끝느낌에 도달할 때까지 반복한다.

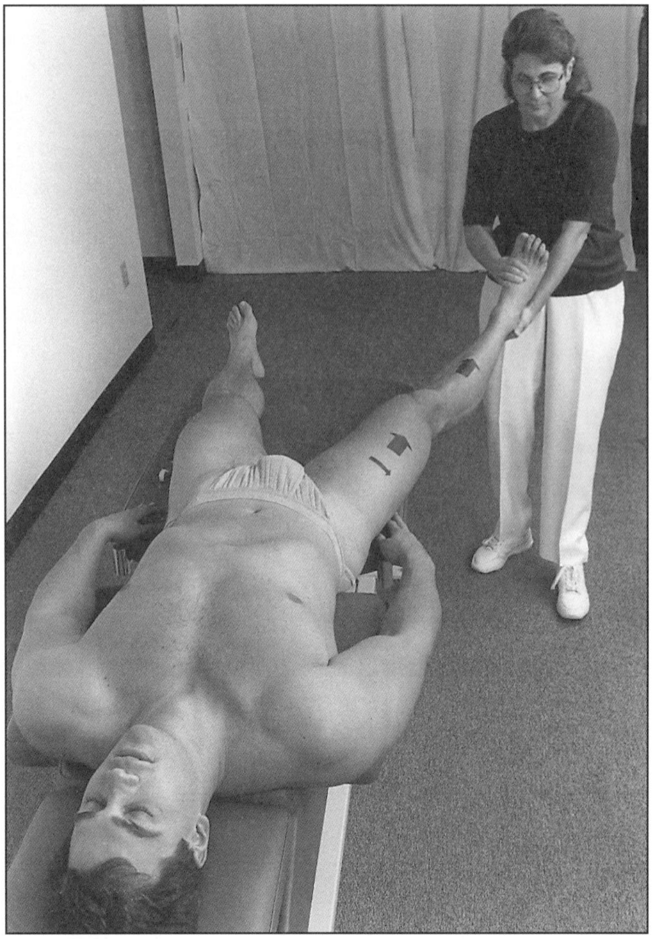

그림 97. 더 이상의 자발적인 운동이 정지되어 장벽이 느껴지지 않으면, 다음 이완을 유도하기 위해 다리를 부드럽게 회전시킨다. 무릎을 보호할 필요가 있으면, 당신의 손잡는 위치를 바꾸도록 한다. 당신의 도수 피드백으로 하지 회전의 계속 유무나 원위치로의 이동을 결정하게 될 것이다.

그림 98. 다리에서 벌림(외전)이 빠르게 일어난다면, 환자는 엉덩관절(고관절)과 무릎관절(슬관절)에서 굽힘(굴곡)과 허리의 휨이 시작될 것이다. 환자의 전만이 원래 상태로 되돌아가도록 하지 벌림의 각도를 약간 후퇴시킨다.

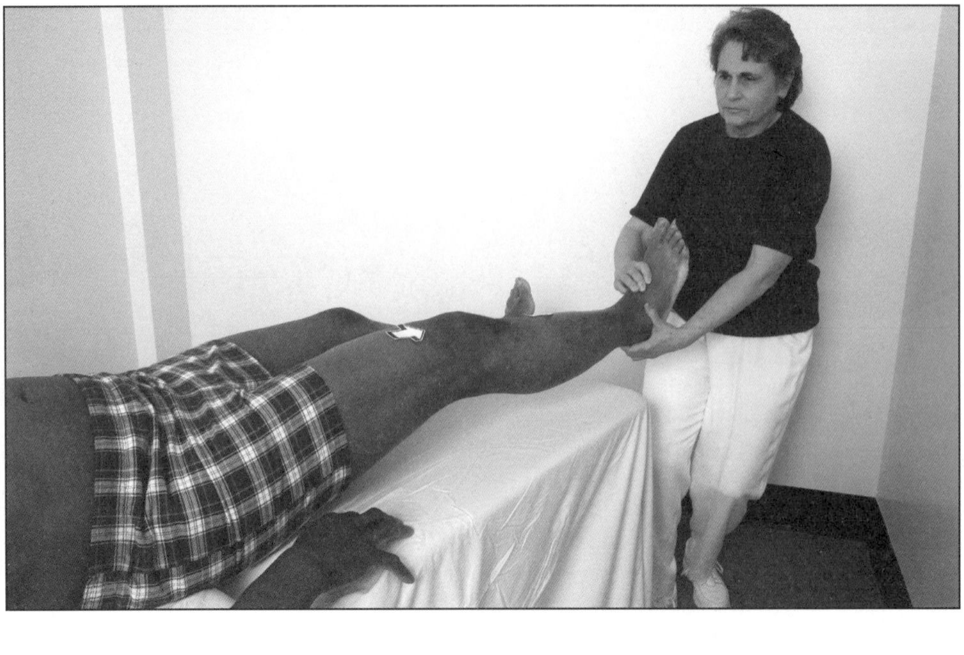

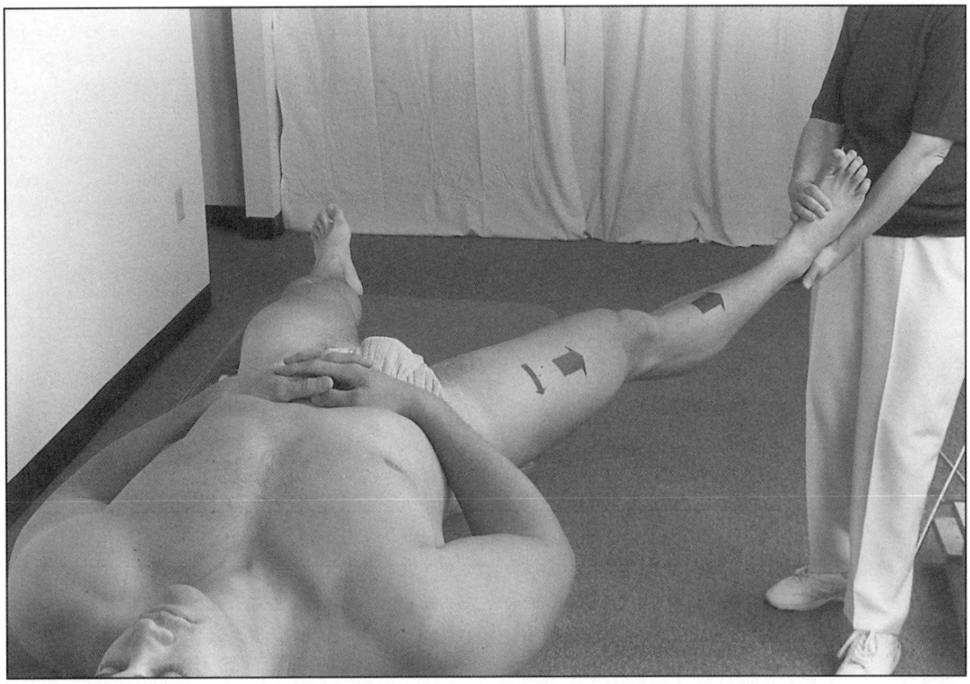

그림 99. 최대 벌림(외전)이나 끝느낌에 도달할 때까지 이완술을 반복한다.

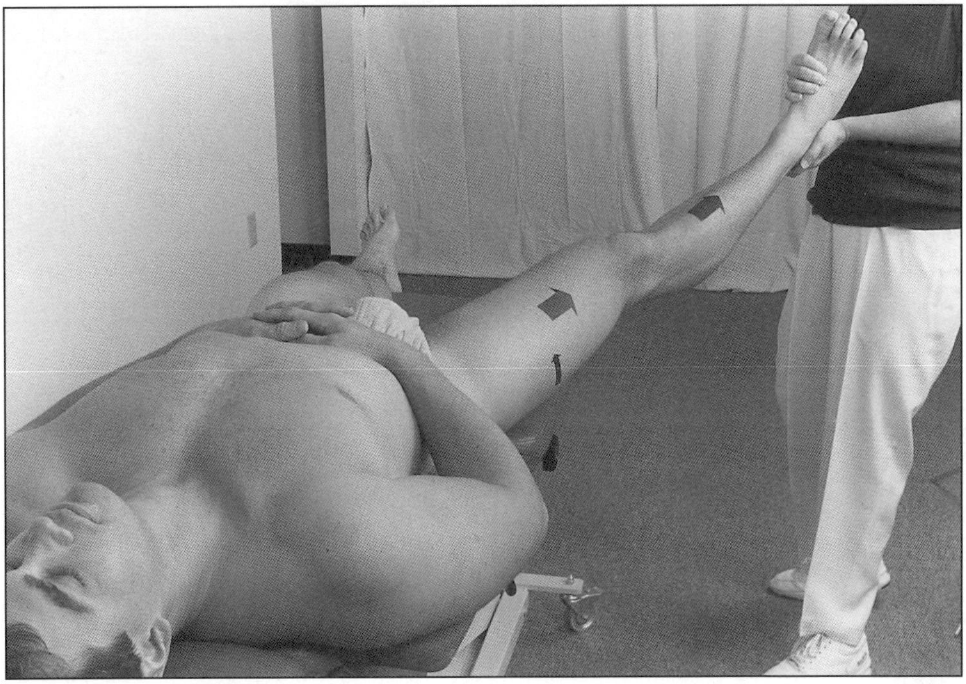

그림 100. 벌림(외전)이 일어나는 동안 어느 지점에서 자발적인 엉덩관절(고관절)의 굽힘(굴곡)으로 이러한 벌림을 방해할 수 있다. 이때에는 약간의 저항을 주면서 장벽이 느껴질 때까지 엉덩관절 굽힘의 운동에 순응한다. 이완을 위해 잠시 멈추어 기다렸다가 천천히 엉덩관절을 굽힘시킨다. 최대 가동범위나 끝느낌에 도달할 때까지 반복한다. 엉덩관절 굽힘이 일어나기 전에 환자의 다리를 치료대와 나란히 벌림 시킨다.

그림 101. 벌림(외전)하는 동안 엉덩관절의 젖힘(과신전, hyperextension) 운동이 방해받지 않기 위하여 환자를 사전에 치료대 끝에 위치시켜야 한다. 최대 가동범위나 끝느낌에 도달할 때까지 이완술을 반복한다.

주의: 들고 있는 다리의 충분한 이완을 위해 치료대에서 균형 잡히게 들 수 있도록 환자의 자세를 적절하게 조정한다.

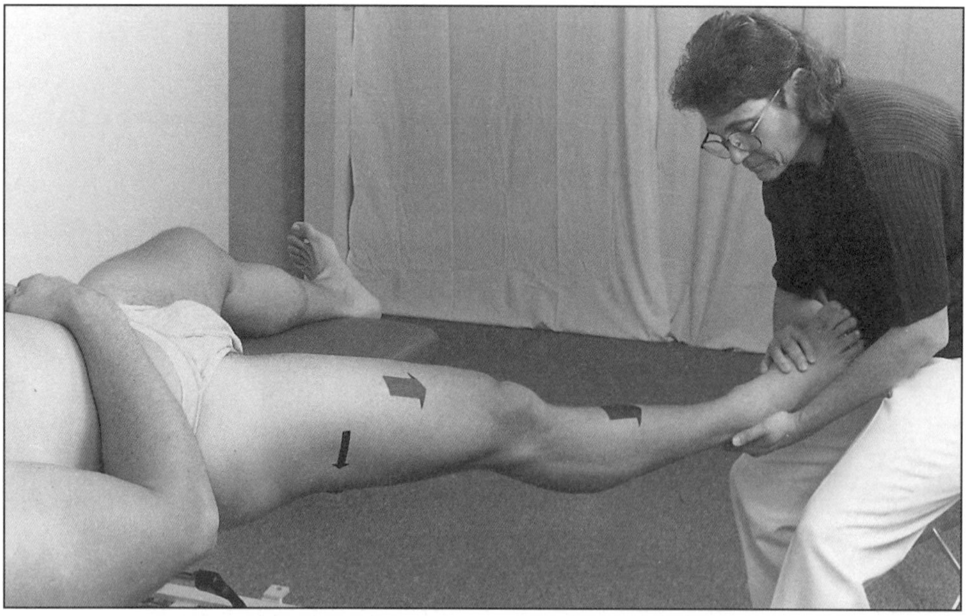

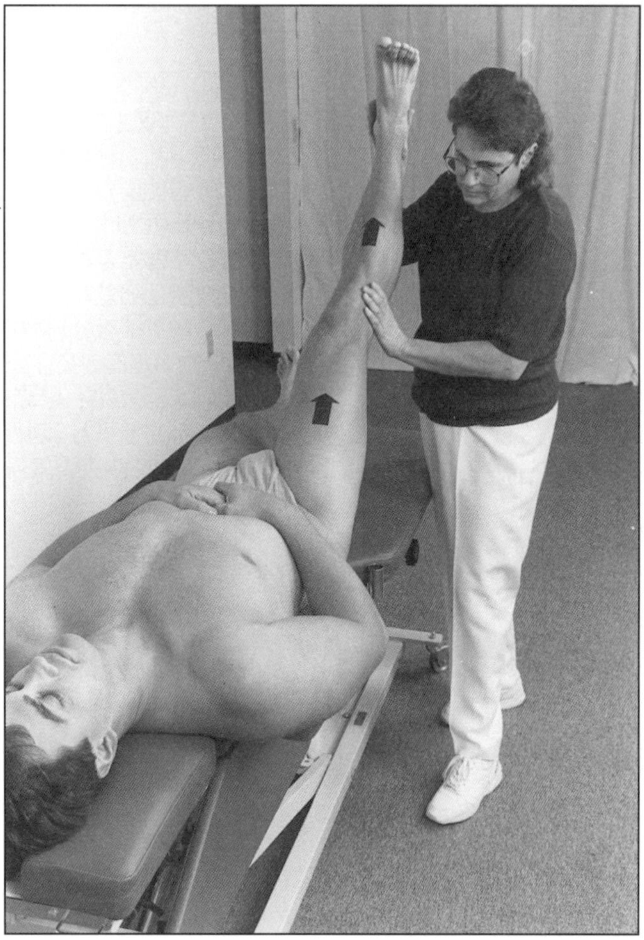

그림 102. 완전한 벌림(외전)이 달성되면, 치료사의 손을 바꾸어 환자의 엉덩관절(고관절) 굽힘(굴곡)과 모음(내전, adduction)을 시작한다. 이때 어떠한 장벽이 느껴지면 약간 후퇴한다. 잠시 기다렸다가 움직임을 다시 재개한다. 엉덩관절 굽힘이 90°가 되거나 끝느낌에 도달할 때까지 반복하라.

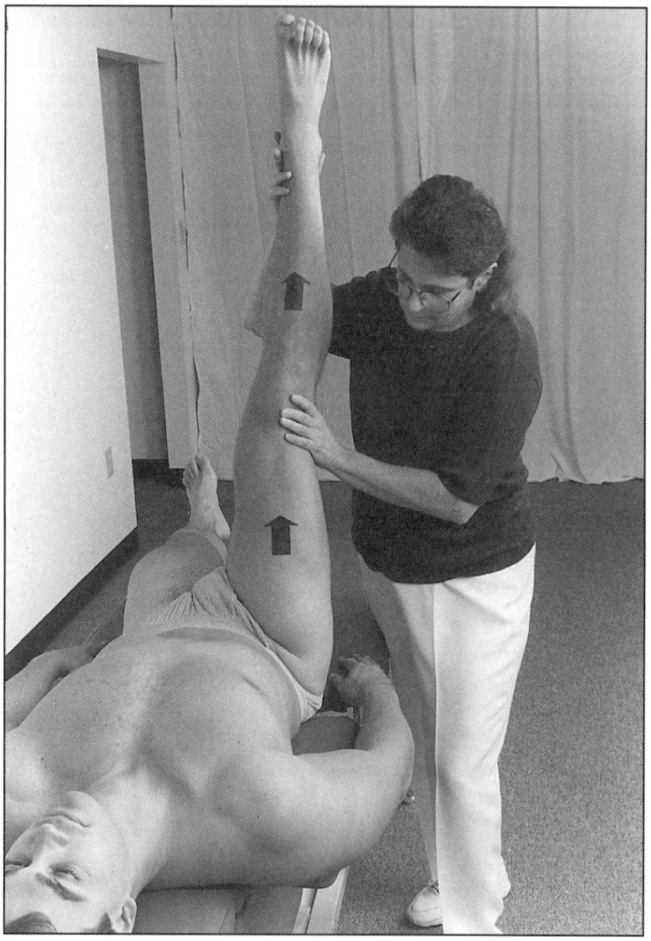

그림 103. 하지의 굽힘운동이 일어나는 과정에서 골반의 자발적인 내밈(전인, protraction)이 일어날 것이다. 신장을 하는 동안 엉덩관절 굽힘에 대한 보상작용으로 골반에서 회전이 일어나지 않도록 조절하라. 어떠한 장벽이 느껴지면 이완을 위해 잠시 멈추어 기다렸다가 이어지는 자발적인 운동에 순응하라.

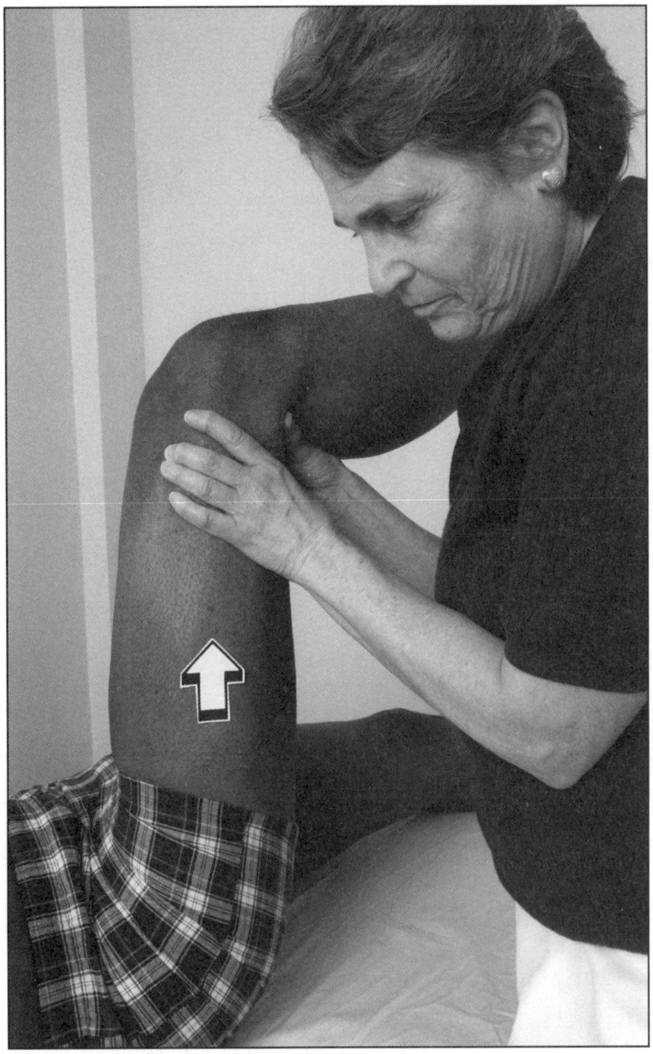

그림 104. 엉덩관절(고관절) 굽힘(굴곡) 90° 상태에서 환자의 무릎을 구부려 무릎관절(슬관절) 근위부를 잡으면 치료사로 하여금 환자의 골반 내밈(전인) 움직임에 대한 조절을 보다 편하게 수행할 수 있다.

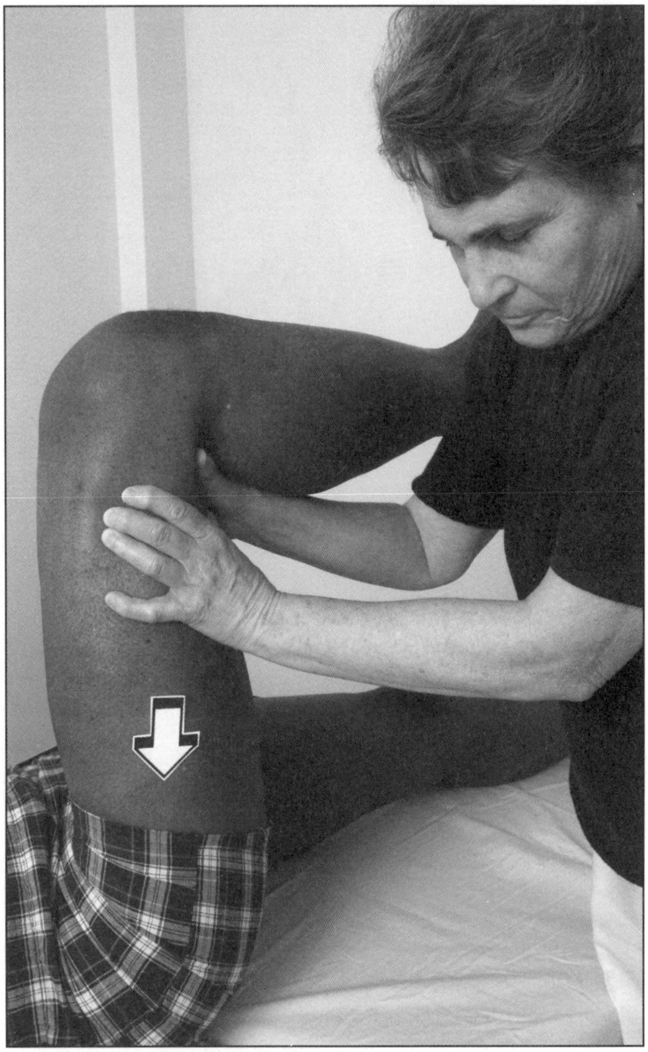

그림 105. 수행과정에서 어느 순간 자발적인 엉덩관절 들임(후인, retraction) 움직임이 일어날 것이다. 조심스럽게 더 들임시켜 엉덩관절의 닫힌 위치가 되게 한다. 잠시 기다렸다가 들임과 내밈(전인)에 대한 신장을 반복한다.

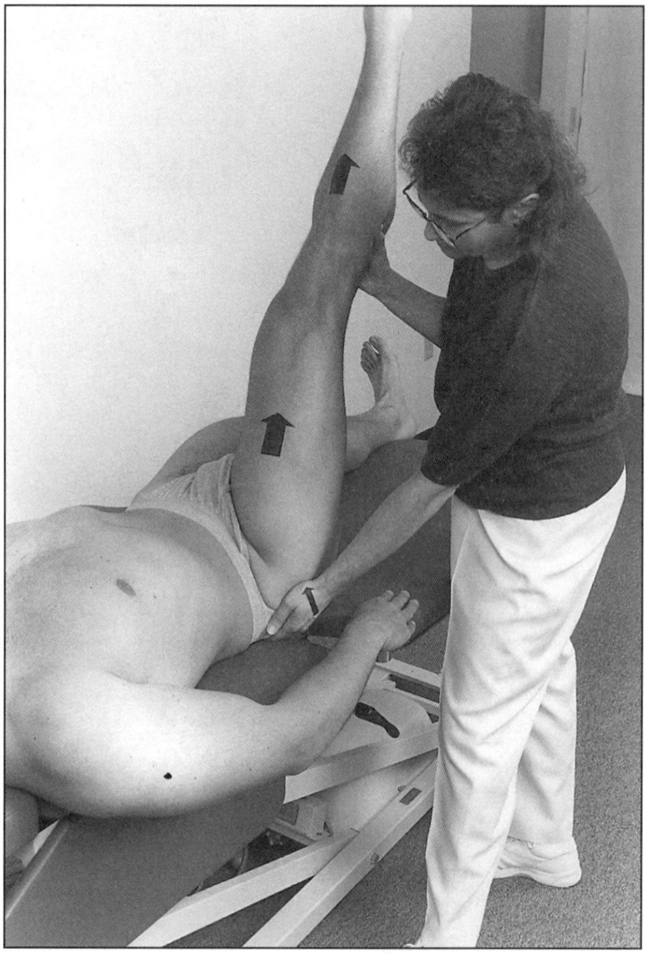

그림 106. 어깨뼈(견갑골)가 환자의 볼기근(둔근, gluteal) 쪽으로 이동하면 골반의 치료를 시작한다. 끝느낌에 도달할 때까지 내밈(전인)과 들임(후인)의 치료를 교대로 반복한다. 한 손을 엉덩이 아래에 두고 볼기근에 초점을 맞추어 외측과 전방에 놓인 어깨뼈가 내밈되는 움직임에 따르라.

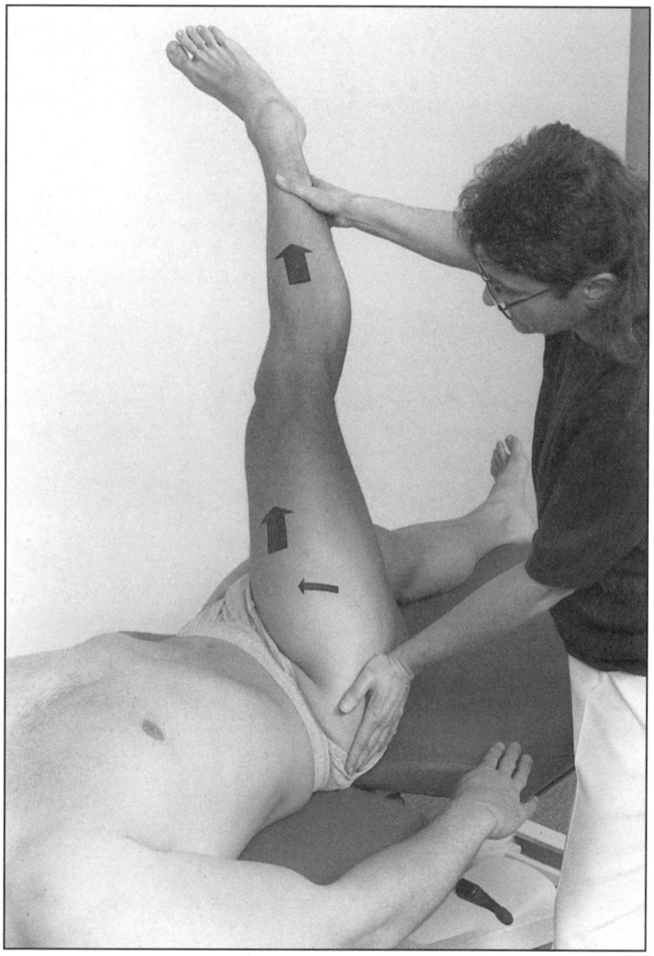

그림 107. 신장을 유지하면서 환자의 다리를 수평 모음(내전)하여 벌림근(외전근, abductor)들을 이완시킨다. 잠시 멈추었다가 모음을 다시 시작한다. 끝느낌에 도달할 때까지 반복한다. 환자의 무릎이 펴져 있을 경우, 모음의 보상작용으로 골반에서 회전이 발생되지 않도록 주의한다.

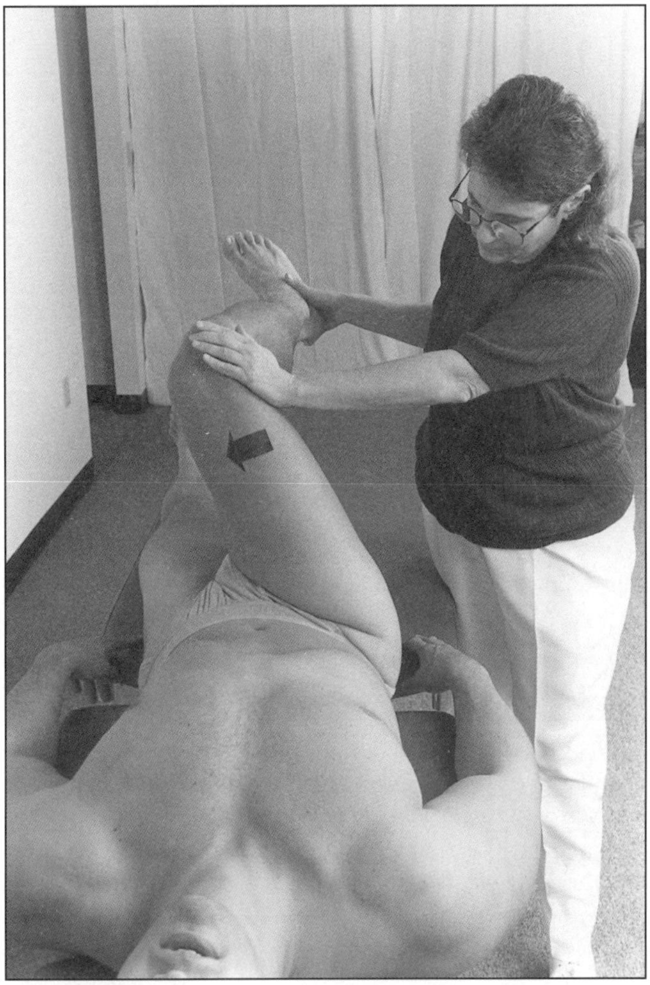

그림 108. 환자의 무릎관절(슬관절)을 굽힘(굴곡)시키면 하지의 모음(내전)과 골반의 회전을 수월하게 조정할 수 있다. 엉덩관절(고관절)의 열린 위치를 유지한 상태에서 어떠한 장벽이 느껴질 때까지 모음 신장을 수행한다. 잠시 멈추었다가 이완과 신장을 다시 시작한다. 마지막 가동범위나 끝느낌에 도달할 때까지 이를 반복한다.

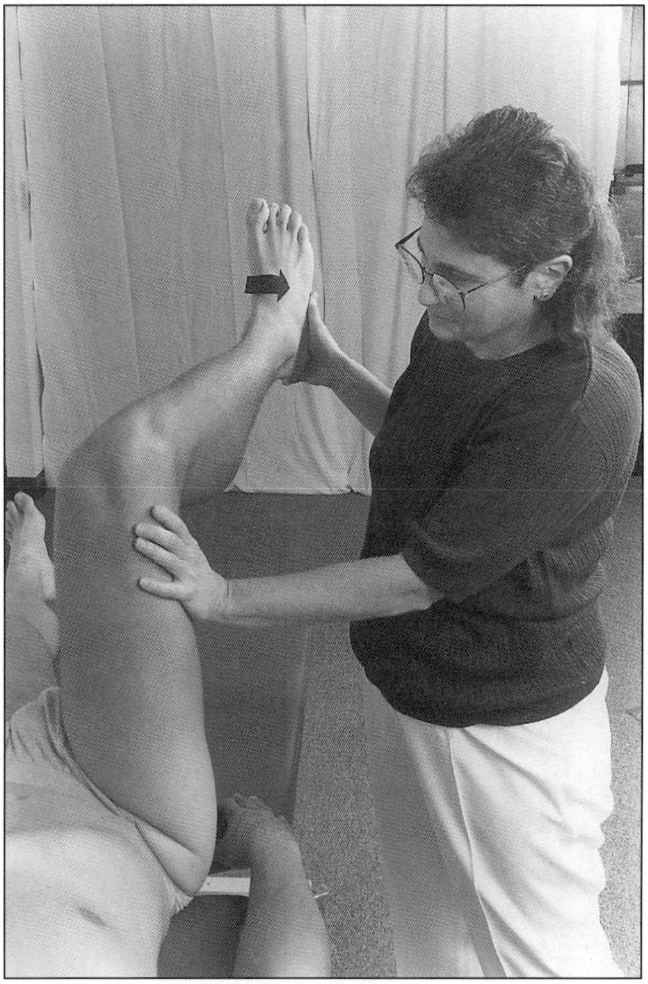

그림 109. 엉덩관절(고관절) 굽힘(굴곡) 90° 원위치로 되돌아온다. 엉덩관절의 열린 위치에서 신장을 유지한다. 아래다리(하퇴)를 지렛대로 삼아 어떠한 장벽이 느껴질 때까지 안쪽돌림(내회전)을 천천히 시행한다. 잠시 멈추었다가 안쪽돌림을 다시 시작한다. 마지막 가동범위나 끝느낌에 도달할 때까지 이를 반복한다.

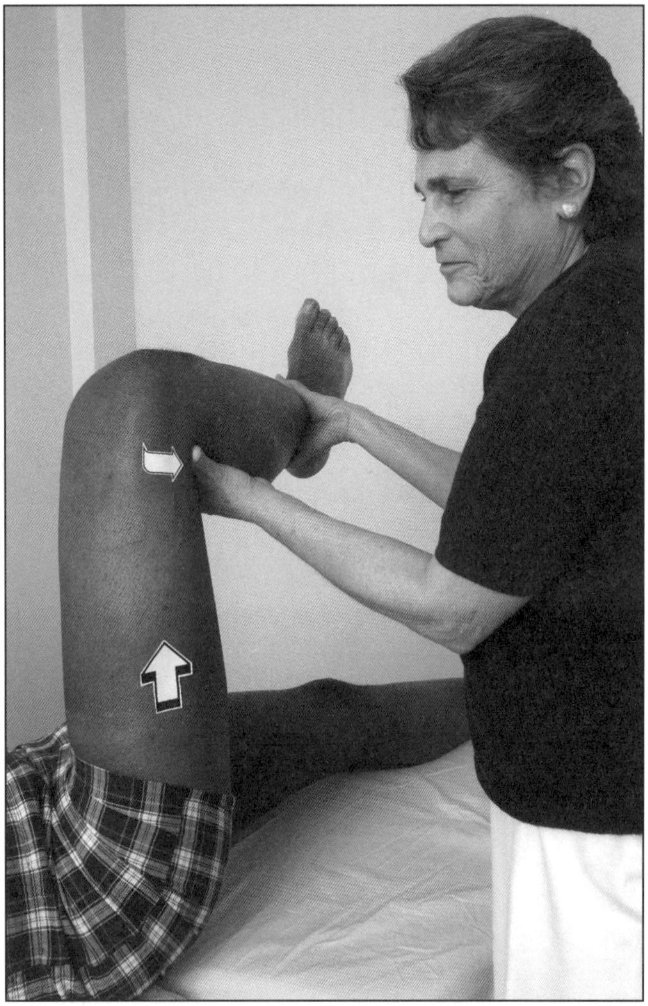

그림 110. 엉덩관절(고관절) 굽힘(굴곡) 90° 원위치로 돌아온다. 엉덩관절의 열린 위치에서 신장을 유지한다. 아래다리(하퇴)를 지렛대로 삼아 어떠한 장벽이 느껴질 때까지 바쪽돌림(외회전)을 천천히 시행한다. 잠시 멈추었다가 바쪽돌림(외회전)을 다시 시작한다. 마지막 가동범위나 끝느낌에 도달할 때까지 이를 반복한다.

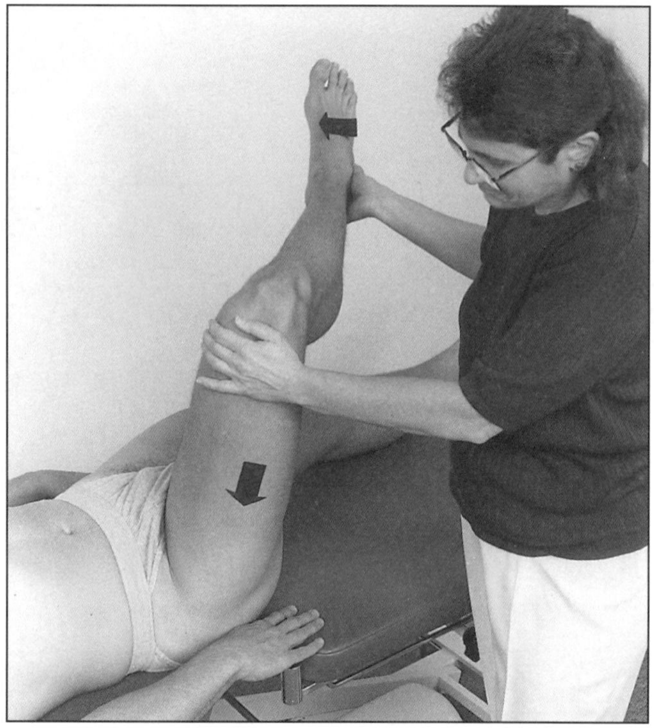

그림 111. 엉덩관절 회전의 이완술을 수행하는 과정에서 골반의 자발적인 들임(후인, retraction)이 일어날 것이다. 이 운동에 따라 가다가 엉덩관절의 잠긴 위치에서 신장을 약간 증가시킨다. 잠시 기다렸다가 이완과 신장을 다시 시작한다. 끝느낌에 도달할 때까지 이를 반복한다.

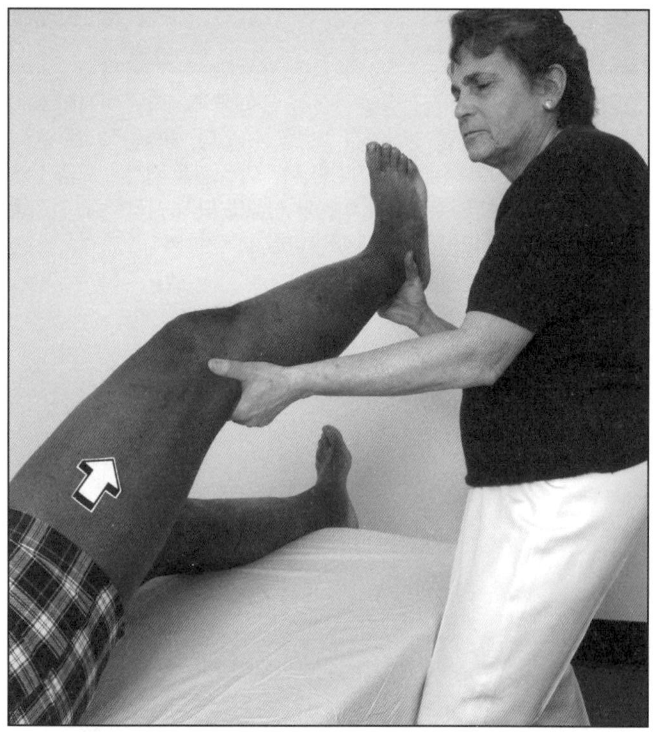

그림 112. 엉덩관절(고관절)의 열린 위치에서 다리를 가운데 두고 엉덩관절을 90° 굽힘(굴곡)시킨다. 무릎을 서서히 피면서 어떠한 제한이나 타이트함을 감지한다. 환자가 다리를 치료대 위에 편안히 펼 수 있을 때까지 몇 번 반복한다.

옆으로 누운 자세에서 볼기근(둔근) 이완술
Sidelying Release of the Gluteal Muscles

환자가 바로 누운 자세에서의 하지 이완술은 볼기근(둔근, gluteal)의 대단위 이완에 속한다. 이완 과정은 옆으로 누운 자세에서 반복한다. 환자가 바로 누웠을 때에 신체는 골반과 요부의 안정화를 돕기 때문에 치료사는 골반부위 연부조직의 가동성에 초점을 맞출 수 있다. 한편 치료사는 환자의 다리 길이에서 오는 역학적인 문제에 주목하면서 엉덩관절(고관절)의 열린 위치에서 손으로 잡는 힘의 양을 계속 조정하도록 한다. 환자가 옆으로 누웠을 때에는 치료사는 신체에 편안함을 주어 환자에게 안정성과 무거운 다리의 조절, 피드백에 초점을 맞춘 연부조직의 신장을 구분하면서 치료하여야 한다.

하지 이완은 바로 누운 자세에서 환자가 불편해 하거나, 볼기근의 치료 시 환자의 신체피드백을 강하게 받을 때 옆으로 누운 자세에서 볼기근의 신장을 수행한다. 옆으로 누운 자세로 변경하는 것은 하지 이완이 시작할 때 부드러운 움직임을 방해받을 수 있다. 옆으로 누운 자세의 볼기근 이완술은 스포츠 의학에서 자주 사용하는 편이다. 그러나 근막이완술을 처음 배우는 치료사는 이러한 기법들의 습득을 위해 옆으로 누운 자세의 둔부근 이완술도 익히도록 한다.

볼기근(둔근)이 최대 이완되었을 때에는 환자는 자신의 다리가 마치 치료대 위에 떠 있는 것 같다고 말하는 반면, 다리를 움직이기에는 무겁다고 말할 것이다. 치료사는 마지막 이완이 이루어졌을 때 환자의 다리가 무거워질 것을 예상하고 이에 대비해야 한다. 그렇지 않으면 환자의 다리를 치료대로 원위치시키는 과정에서 자신의 다리를 제대로 조절하기 어려울 것이다.

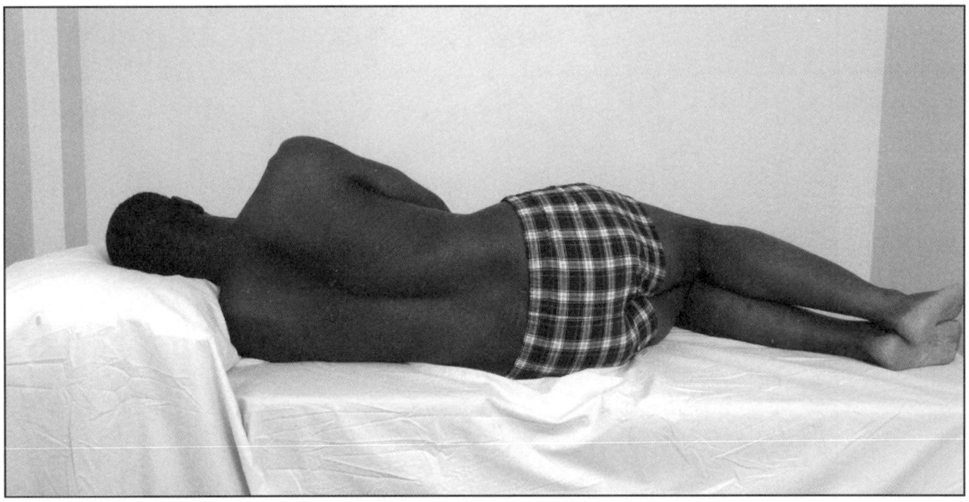

그림 113. 머리의 중앙 위치를 위해 머리 밑에 베개를 두고 옆으로 눕게 한다. 환자의 어깨와 골반은 치료대와 수평이 되어야 한다. 엉덩관절(고관절)과 무릎관절(슬관절)은 편하게 구부린다.

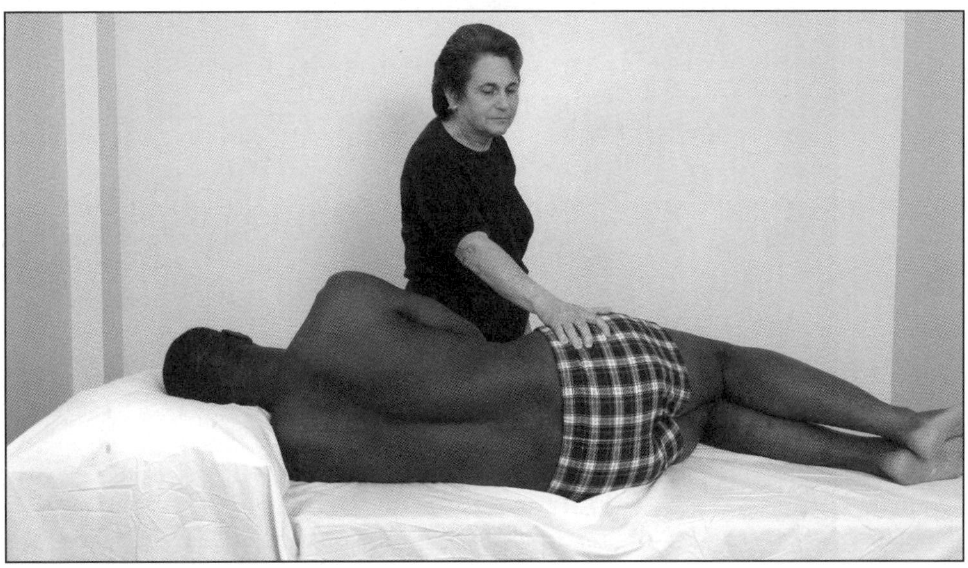

그림 114. 치료사는 환자의 다리 앞 골반 상연에 위치한다. 가능하면 치료사 쪽 치료대 가장자리에 환자를 눕게 한다. 치료사의 손바닥은 골반의 전면에 두고 그 손의 손가락을 볼기근(둔근, gluteal) 외측섬유에 올려놓아 골반을 고정시킨다.

그림 115. 환자의 무릎을 구부리게 한 후 엉덩관절(고관절)의 열린 위치에서 적절한 신장을 시행한다. 잠시 기다렸다가 이완과 신장을 반복한다. 끝느낌에 도달할 때까지 반복한다.

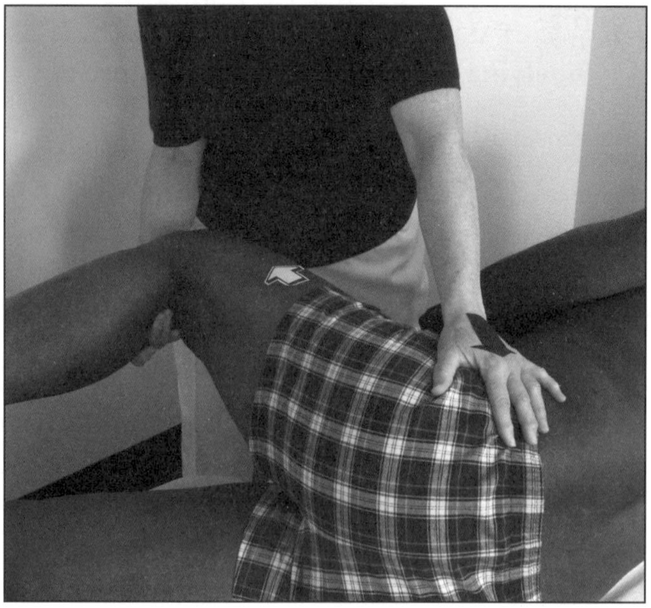

그림 116A-B. 환자의 골반에서 들임(후인)이 일어나지 않으면, 엉덩관절(고관절)의 닫힌 위치 방향으로 움직여 환자의 골반을 고정시켜라. 잠시 멈추었다가 이완과 신장을 반복한다. 끝느낌에 도달할 때까지 반복한다. 이때 피드백은 내밈(전인)과 들임(후인)이 교대로 일어나는 자발적인 운동을 느끼게 될 것이다. 신장의 방향을 약간 바꾸거나 운동의 크기를 증가시키면, 이러한 느낌을 더 쉽게 느낄 수 있다. 이완술 시 필요에 따라 치료사의 손 위치를 변경시킨다.

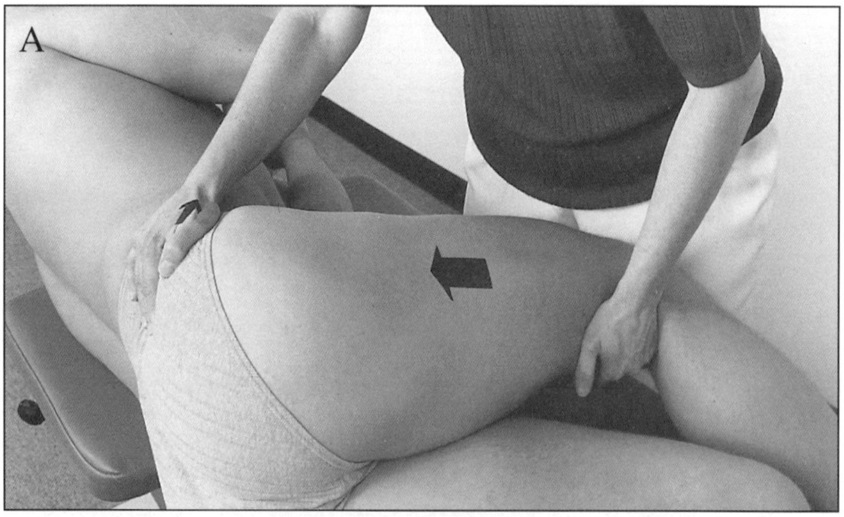

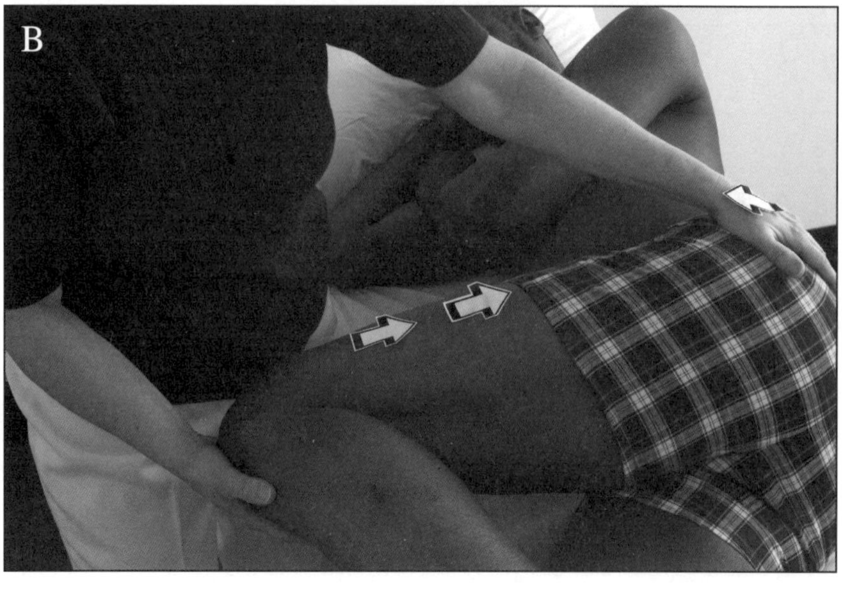

A

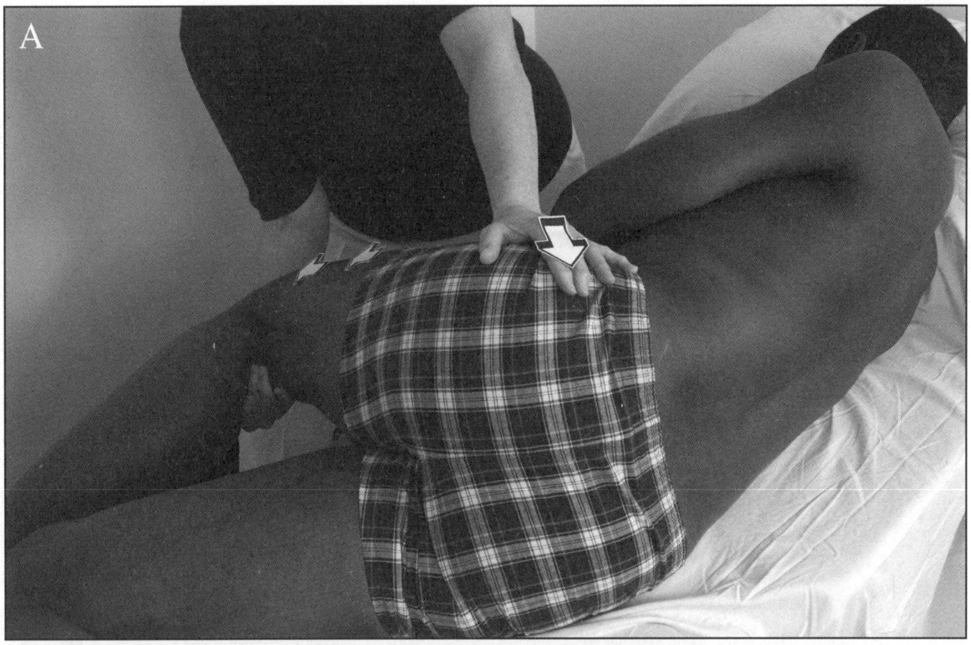

B

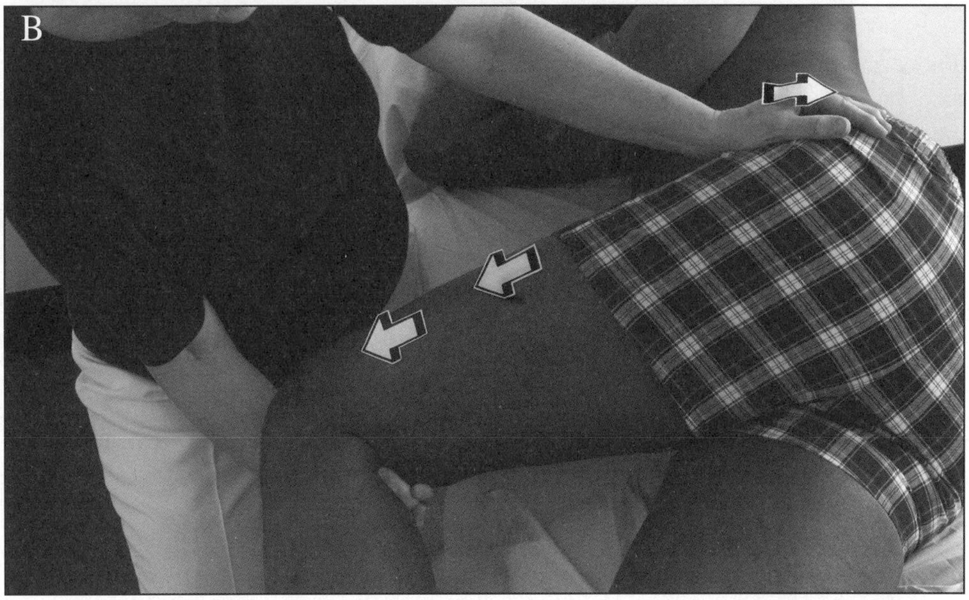

그림 117A–B. 하지에서 모음(내전, adduction)되는 자발적인 운동이 시작하면, 치료대와 평행한 방향으로 환자의 골반을 잡는다. 저항을 준 상태에서 엉덩관절(고관절) 모음을 천천히 허용하여 어떠한 장벽을 감지한다. 잠시 멈추었다가 모음을 증가시켜 반복한다. 끝느낌에 도달할 때까지 반복한다.

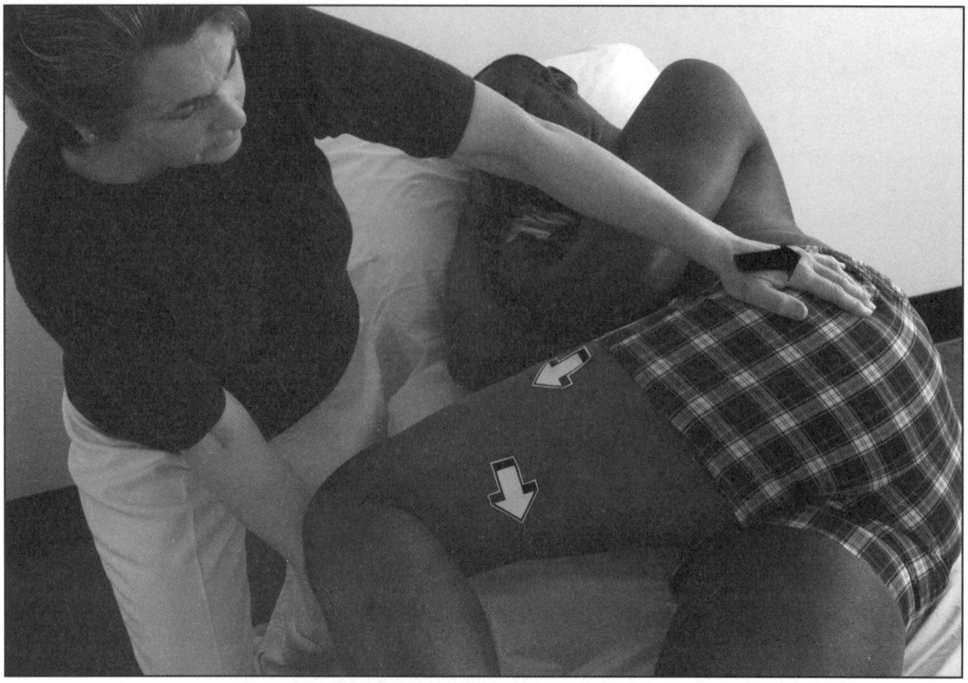

그림 118. 하지의 모음(내전)이 일어나지 않는다면, 환자의 넙다리(대퇴)부를 아래로 내리면서 볼기근(둔근, gluteal)이나 벌림근(외전근)에 타이트함 또는 제한이 존재하는지 감지한다. 최대 가동범위나 끝느낌에 도달할 때까지 반복한다.

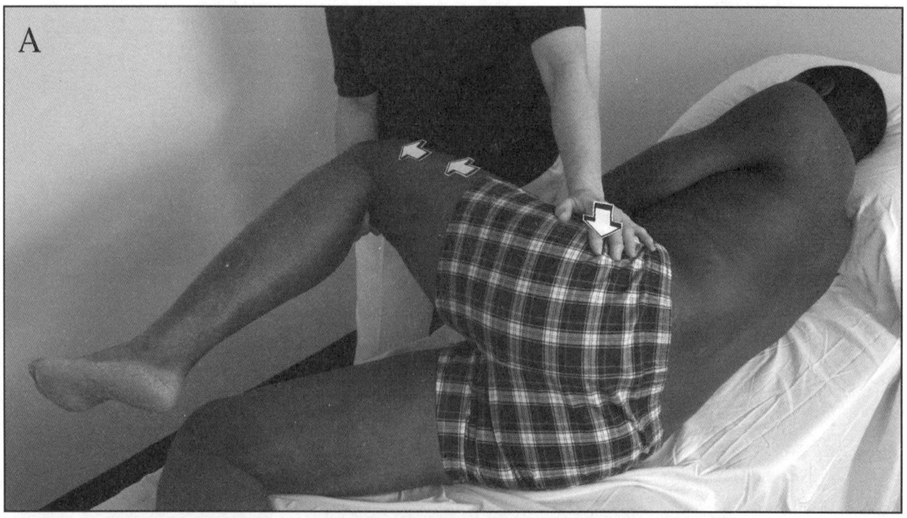

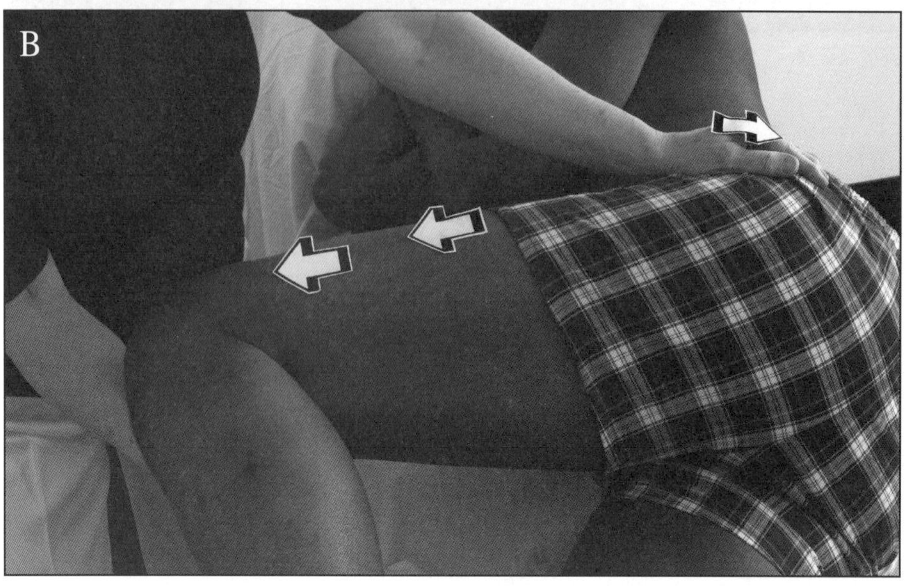

그림 119A–B. 엉덩관절(고관절)의 열린 위치에서 환자의 다리를 치료대와 평행하게 세운다. 잠시 멈추어 끝느낌에 도달하였는지 치료가 더 요구되는지를 피드백으로 판단한다. 필요하다면 끝느낌에 도달할 때까지 몇 번 반복한다.

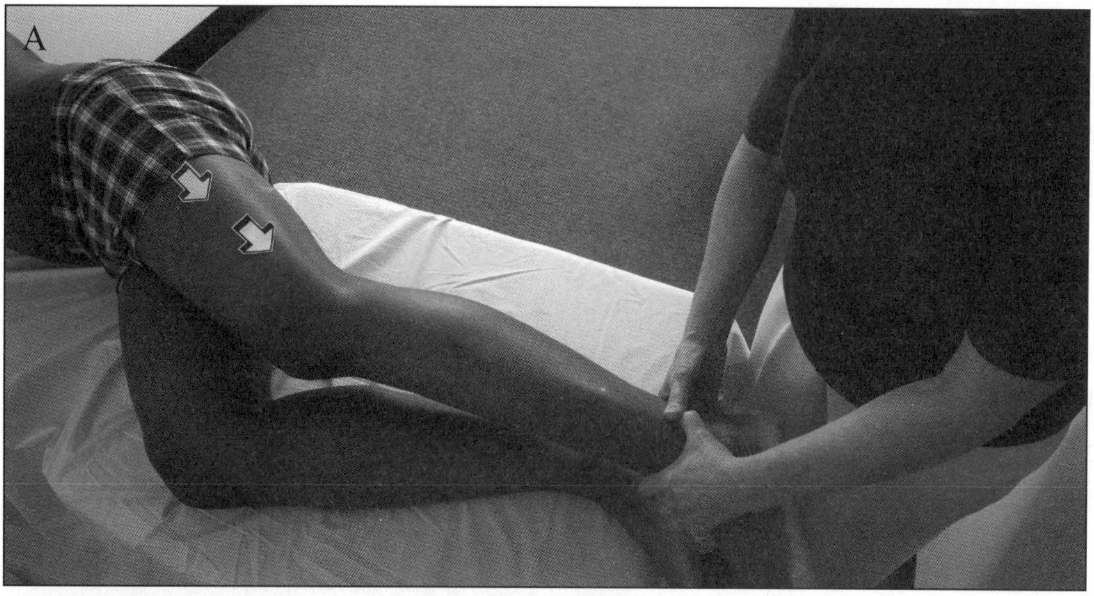

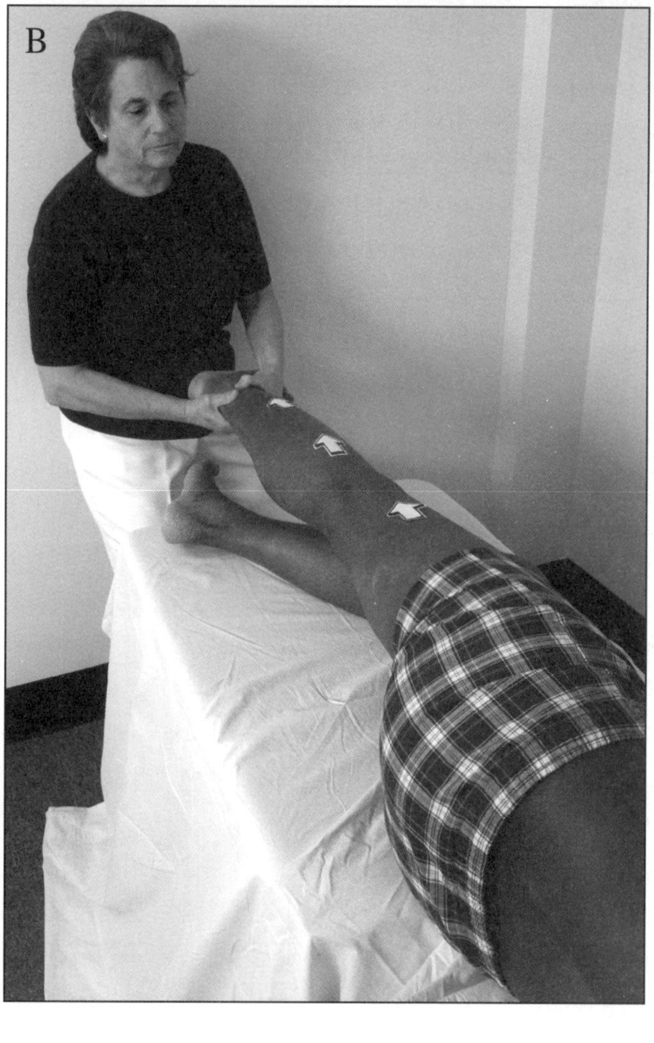

그림 120A-B. 엉덩관절(고관절)의 열린 위치에서 환자의 다리를 치료대와 나란하게 둔다. 잠시 멈추었다가 이완과 신장을 반복한다. 끝느낌에 도달할 때까지 반복한다. 이때 느껴지는 피드백은 외측 몸통(체간)의 근육들을 신장시킬 것인지, 옆으로 누운 자세에서 환자의 다른 쪽에서 볼기근(둔근, gluteal)을 이완시킬 것인지를 치료사에게 알려준다(그림 64, 245, 310-315, 416-417 참고).

등세모근(승모근)
Trapezius

등세모근(승모근, trapezius)은 근막의 단위를 개념화시킬 수 있는 대표적인 근 그룹이다. 대부분의 등세모근은 두꺼운 근막으로 덮여 있다. 근막을 통해 등세모근을 느끼려면, 적절한 압박으로 잘 촉진해야 한다. 등세모근에 대한 초기 신장은 근육보다 근막에 더 많은 영향을 준다. 표층의 근막을 이완하면 타이트함과 제한을 발견할 수 있다. 넓은 흉부근막에 대한 다이아몬드 모양의 이완술은 가능한 한 깊은 장벽의 치료에 종종 필요하다. 근막의 신장으로부터 오는 피드백은 난해하기 때문에, 흉부 근막 이완술은 3부에서 기술하겠다. 많은 치료사들은 어깨와 어깨뼈(견갑골) 주위의 치료 이전에 상지 이완술을 하는 것과 마찬가지로 등 근육조직의 추가적인 치료 이전에 흉부 근막 이완술을 먼저 선택하도록 한다.

대부분의 해부도들은 위등세모근(상승모근)이 마치 머리뼈(두개골, cranial) 기저부에 직접 붙어 있는 것으로 묘사되어 있지만, 실제 등세모근의 상부 섬유는 목덜미인대(항인대, ligamentum nuchae)에 의해 머리뼈 기저부로 간접적으로 붙어 있다. 종종 목덜미인대의 부착점은 머리, 목 및 몸통(체간) 상부의 전면으로 통증을 방사하는 활동성 근막발통점이 존재하는 부위이다. 제한된 위등세모근의 이완은 치료사가 아래에 놓인 근육을 신장하여 재위치 시키는 작업이다. 이는 치료로써 다음 부위의 타이트함이나 긴장을 신장 및 재위치시켜 각 근육층의 반응을 이용하는 자연스러운 치료과정이다. 항상 양측 신장과 함께 시작하여 피드백의 반응에 따라 편측 신장을 추가적으로 실시한다. 드물지만 위등세모근의 비대칭성을 양측 기법을 사용하여 끝느낌을 만들기에 앞서 편측 신장을 수행하는 경우도 있다.

위등세모근이 신장될 때에는 환자의 머리가 자발적으로 움직여서 이런 움직임이 적절한 신장 각도에 도움을 주어 가장 타이트한 부위로 신장의 손을 자연스럽게 유도하게 만든다. 이런 운동이 천천히 일어나도록 충분히 당긴다. 타이트함이나 제한이 느껴지면, 그 지점에서 일단 움직임을 중단한다. 위등세모근에 손을 다시 배치하여 운동 각도를 후퇴시킨다. 그리고 운동을 그대로 유지한 채, 이완될 때까지 기다린 후 제한된 범위 안에서의 작은 운동을 일으킨다. 끝느낌이 들 때까지 그리고 가동범위의 전반에 걸쳐 더 쉬운 운동이 느껴질 때까지 이런 과정을 반복한다. 전체 근막계의 국소 신장을 달성하는데 있어서 치료사의 신경을 돌리게 하는 다른 운동을 허용해서는 안된다. 끝느낌에 도달하면 고정압력을 증가시켜 머리의 자발적인 운동을 멈추게 하고, 자발적 움직임에 의해 방해되었던 신장을 재개토록 한다. 치료사의 두 손과 등은 피부의 미끄러짐을 방지하기 위해 건조하고 기름기가 없어야 한다.

양측과 편측 위등세모근 이완은 치료사가 환자의 머리에 위치하여 수행하도록 한다. 치료사는 환자의 머리가 중심을 유지하는 동안 근위 근섬유의 신장을 적용하기 위해 뒤로 기댄 자세를 할 수 있다. 위등세모근의 편측 이완술에서는 치료사가 환자의 머리 옆에서 수행할 수도 있겠지만, 환자 머리의 중심 유지를 어렵게 만들 수 있다.

위등세모근의 이완은 주로 어깨의 선에 따라 느껴진다. 각 위등세모근의 분절 국소 이완은 목 근위에 있는 섬유들을 이완하는데 사용된다. 이들 국소적 신장은 모든 장벽(barrier)들이 완전히 이완될 때까지 편측에서 수행된다. 목덜미인대 부착점 근위부 위등세모근의 국소적 이완은 근섬유의 정확한 각도를 찾는 피드백을 통하여 이루어진다.

머리널판근(두판상근, splenius capitis)은 등세모근으로부터 분리된 근육이기 때문에 촉진하기가 쉽지 않다. 머리널판근의 섬유는 뒤통수뼈(후두골, occipital) 기저부에서 기시해 아래로 약간 경사지게 달려 하부 목뼈(경추, cervical)와 상부 등뼈(흉추)의 가시돌기(극돌기, spinous process) 내측에 정지한다. 머리널판근의 상부 섬유만 직접 촉진이 가능하고, 하부 섬유는 등세모근에 의해 대부분 덮여 있다. 그러므로 머리널판근을 신장하기에 가장 편리하고 효율적인 타이밍은 위등세모근을 국소 이완한 직후이다.

편측 신장과 국소 이완이 끝나면 양측 위등세모근 이완을 반복한다. 이러한 마지막 이완에 대한 환자의 반응은 신체를 통하여 이루어지는 연속적인 반응 이완일 것이다. 이 시점에서 이완이 자발적으로 일어나지 않는다면, 마지막 이완을 촉진하기 위해 환자에게 심호흡을 요청하고 천천히 숨을 내쉬게 한다.

올바른 해부학적 자세에서는 가운데등세모근(중승모근) 섬유는 수평이고 바닥과 평행하게 주행하여야 한다. 그러나 앞쪽 흉벽이 타이트할 때에는 어깨뼈(견갑골)의 내밈(전인)과 올림(거상, elevation)이 가운데등세모근의 상부 섬유를 짧아지게 하고, 근섬유의 방향을 늘어난 "C" 모양으로 변화시킨다. 적절한 환자의 자세는 짧아진 상부 섬유를 효율적으로 신장시키고 최적의 정렬상태를 유지시킨다. 앞쪽 흉벽, 큰가슴근(대흉근), 가운데등세모근, 피드백으로 발견된 다른 타이트함의 이완이나 상부의 강화운동, 자세훈련 등은 환자가 상부 등 자세를 에너지 효율적으로 유지할 수 있도록 더 많은 치료시간을 투자하여 수행하여야 한다. 가운데등세모근들은 목–등 이행부(cervicothoracic junction)를 덮는 넓은 건막성 부착에 의해 나누어진다. 가운데등세모근의 발통점은 어깨 위 연관통과 압통뿐만 아니라, 양쪽 어깨뼈 사이에서 작열통까지 일으킨다. 근육 아래에 있는 활동적인 근막발통점은 가운데등세모근 이완으로는 쉽게 사라지지 않는 독특한 방사패턴을 일으킨다. 환자의 신체 피드백은 연부조직과 근육아래의 타이트함과 제한에 직접적인 반응이다. 이러한 이완술은 발통점 이완이 수행되기에 앞서 마치도록 한다.

아래등세모근(하승모근)은 어깨뼈를 들임(후인)하고, 어깨뼈의 척추뼈모서리(척추연, vertebral border)을 하강하시키며 관절오목(관절와, glenoid fossa)을 상방으로 회전시키는 작용을 한다. 아래등세모근의 발통점은 상어깨뼈 부위, 어깨뼈 사이, 견봉 및 목-등에서 통증을 유발시킨다. 어깨뼈 상부에 붙는 아래등세모근의 섬유는 수평면과 약간의 각을 이루면서 붙어 있다. 이 각은 근복 쪽으로 갈수록 증가하여, 등뼈(흉추)의 가시돌기(극돌기) 부착점과 어깨뼈 부착점 모두에서 예각을 형성한다. 어깨뼈 내밈(전인)하고 거상하는 근육들이 영구적으로 타이트해지면 아래등세모근에 지속적인 스트레스를 주어, 근섬유의 각도를 더욱 수직이 되게 만든다. 치료에 앞서 치료사의 두 손과 환자의 등은 피부의 미끄러짐을 방지하기 위해 건조하고 기름기가 제거해야 한다.

위등세모근의 양측 이완술 (그림 121–127)
(Bilateral Release of the Upper Trapezii)

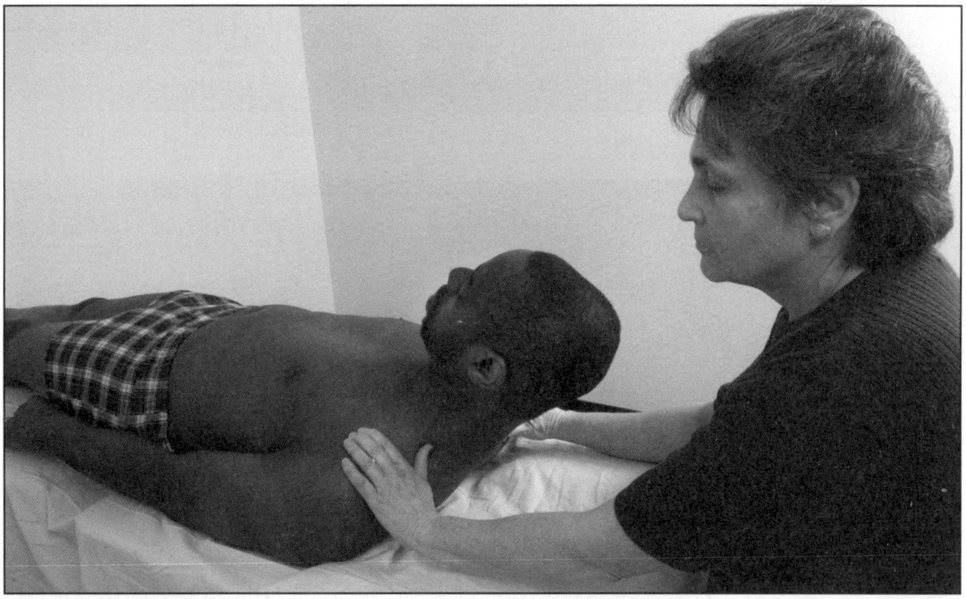

그림 121. 환자의 어깨 위에 손을 올려놓는다. 치료사의 아래팔(전완, forearm)은 환자의 머리가 닿지 않으면서 치료대에 완전 지지되도록 하여야 한다.

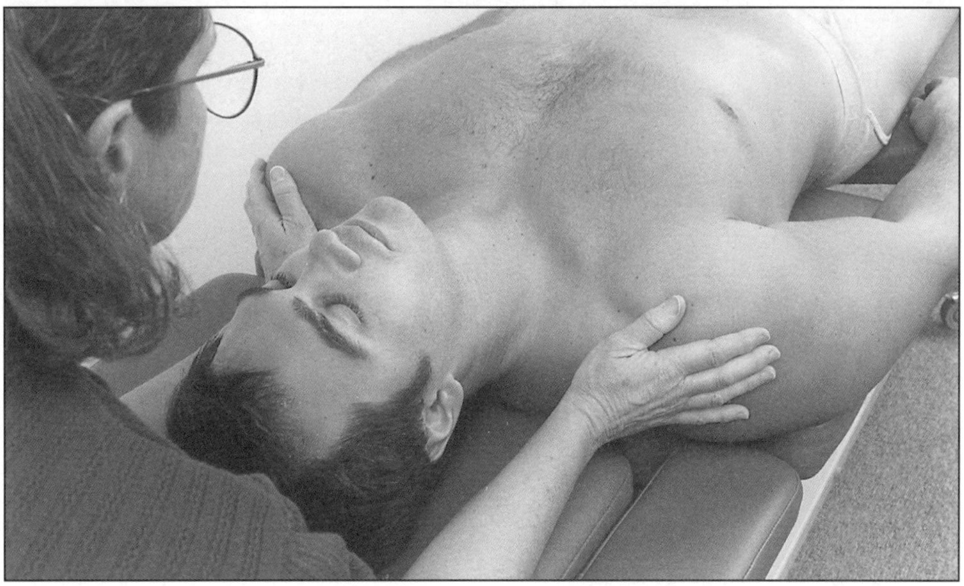

그림 122. 치료사의 손바닥을 환자의 어깨 위에 두고 손가락들은 세모근(삼각근, deltoid) 주행 방향으로 위치한 상태에서 위등세모근(상승모근, upper trapezius) 이완술을 시작한다. 장벽이 느껴질 때까지 위등세모근이 있는 양 어깨를 가볍게 신장시킨다. 잠시 멈추었다가 이완과 신장을 반복한다. 끝느낌에 도달할 때까지 반복한다.

그림 123. 환자의 올린 어깨 위에 치료사의 손바닥을 위치시키고, 손가락은 세모근(삼각근) 섬유의 주행방향을 향한다. 어깨관절(견관절)을 외측과 환자의 발쪽으로 벌려 신장시킨다. 잠시 멈추었다가 이완과 신장을 반복한다. 끝느낌에 도달할 때까지 반복한다.

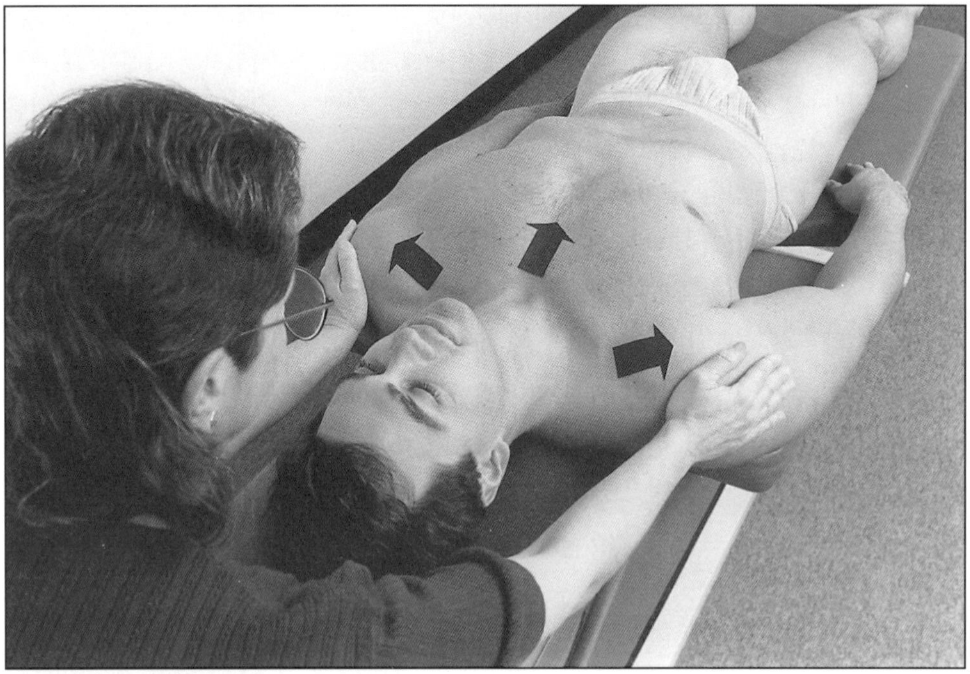

그림 124. 환자의 피드백 변화에 적합한 치료사의 좋은 자세는 에너지를 절약시킨다. 팔꿈치를 피고 앞으로 약간 기울인 자세로 체중을 이용하여 신장을 적용한다. 잠시 멈추었다가 이완과 신장을 반복한다. 끝느낌에 도달할 때까지 반복한다.

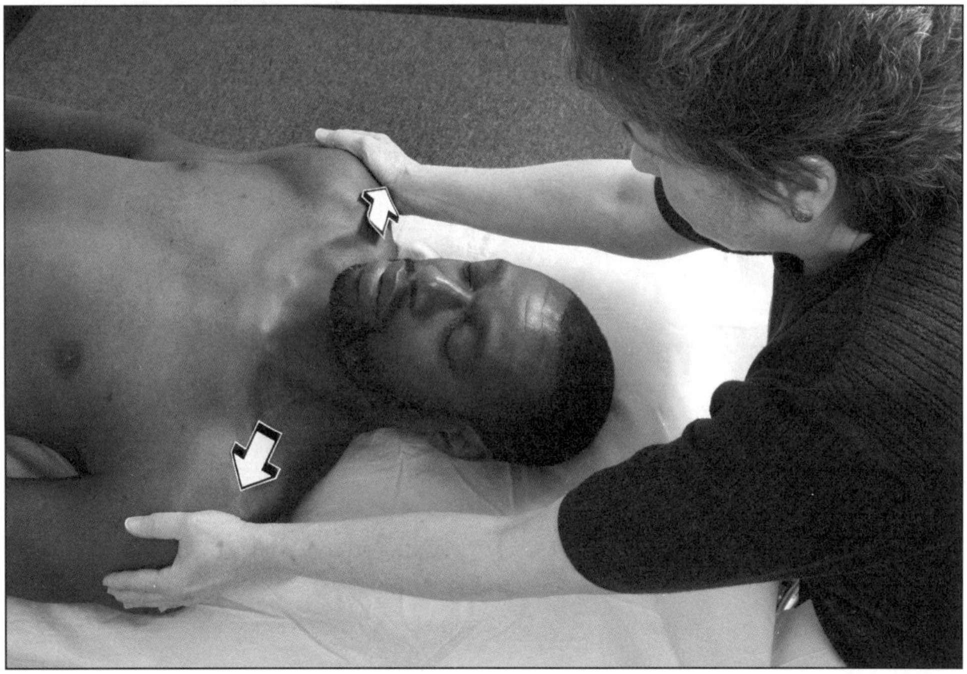

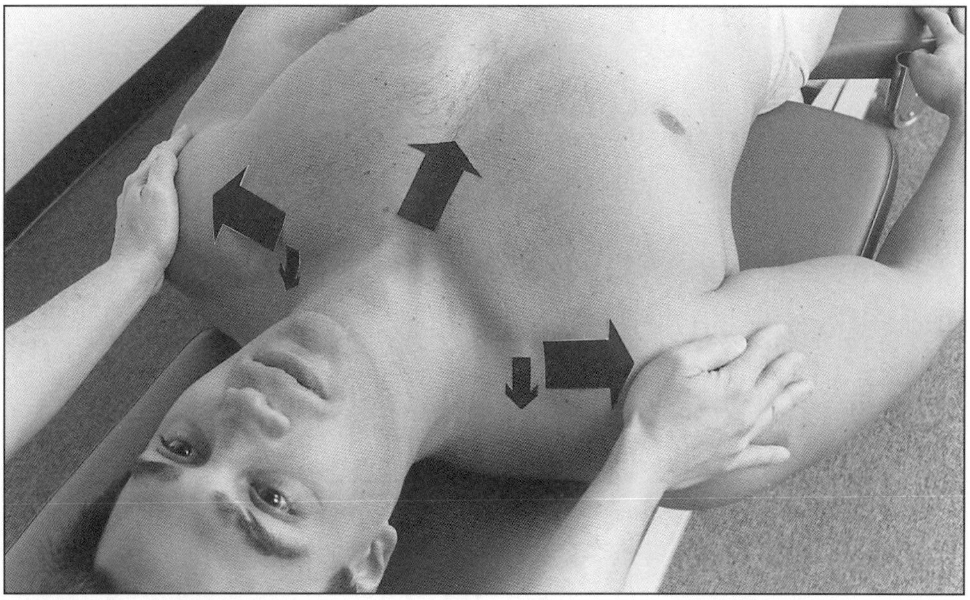

그림 125. 환자의 어깨뼈(견갑골)이 내밈(전인, protraction)되어 가슴 전면에서 타이트함이 감지된다면, 환자의 발쪽으로 그리고 바깥쪽으로 신장을 실시한다. 잠시 멈추었다가 이완과 신장을 반복한다. 끝느낌에 도달할 때까지 반복한다.

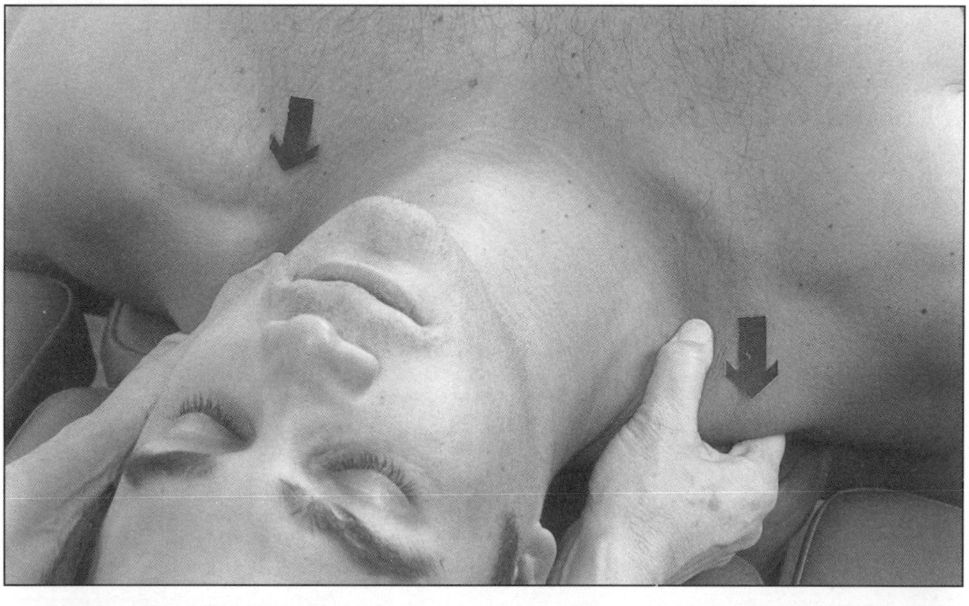

그림 126. 근 섬유의 신장 시 부드러운 끝느낌의 피드백은 수직신장을 이용한 양쪽 위등세모근(상승모근) 이완술의 신장이 가능하다는 신호이다. 엄지와 손가락 사이로 넓은 근복을 양쪽으로 잡는다. 저항감이 느껴질 때까지 수직으로 근복을 들어 올린다. 잠시 멈추었다가 다시 들어 올리기를 반복한다. 끝느낌에 도달할 때까지 반복한다.

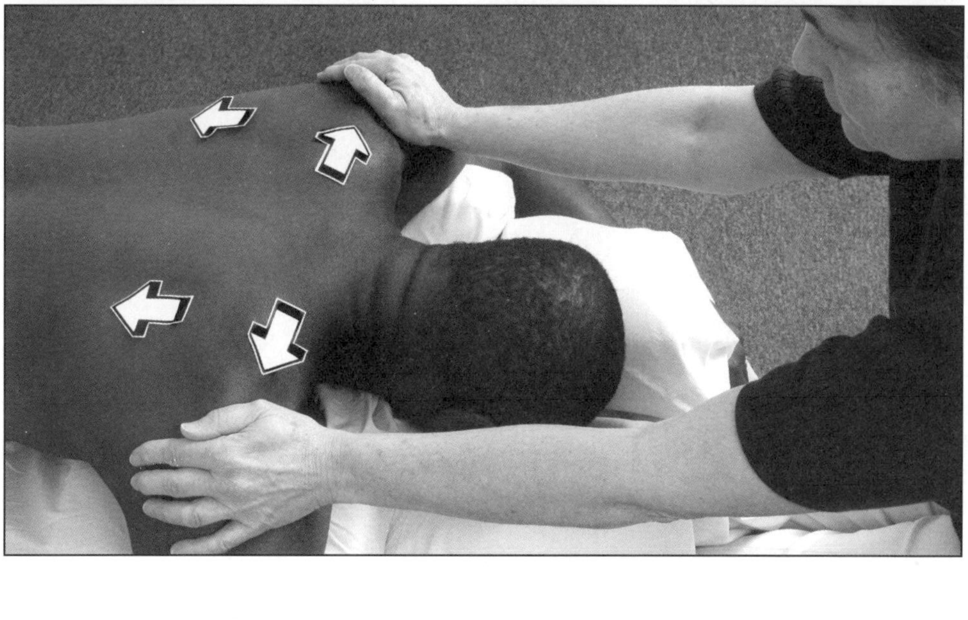

그림 127. 엎드린 자세에서도 양쪽 위등세모근(상승모근) 이완술을 실시할 수 있다. 신장을 수행하기 전에 필요하다면 어깨 아래 베개를 두어도 무방하다.

위등세모근 (상승모근)의 편측 이완술 (그림 128–132)
(Unilateral Release of the Upper Trapezius)

그림 128. 한쪽 위등세모근(상승모근) 이완술의 시작자세. 환자의 머리 아래 치료사의 왼손을 밀어 넣고 검지 손가락은 뒤통수뼈(후두골) 기저부에 두어 오른쪽 위등세모근 근위부를 고정시킨다.

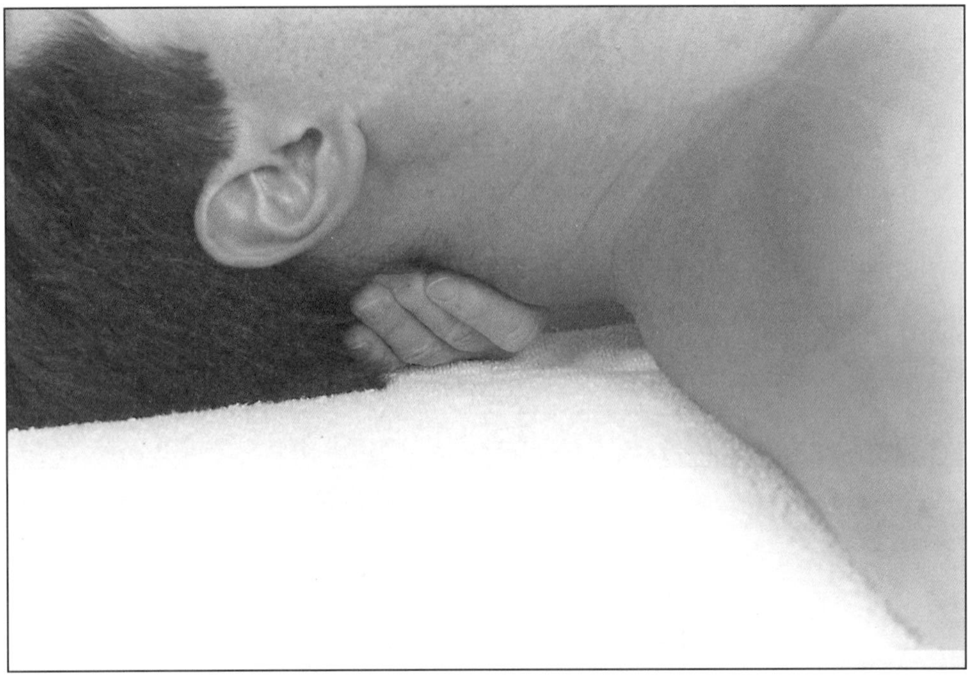

그림 129. 치료사의 오른쪽 손바닥을 환자의 어깨 위에 올려놓고, 손가락들은 세모근(삼각근)의 주행방향에 따라 위치시킨다. 치료사의 몸을 왼쪽 뒤로 약간 기울여 환자의 머리를 신장시킨다. 이번에는 오른쪽으로 몸을 약간 기울여 치료사의 왼손으로 환자의 어깨를 환자의 발을 향하여 아래로 신장시킨다. 잠시 멈추었다가 이완과 신장을 다시 한다. 끝느낌에 도달할 때까지 반복한다.

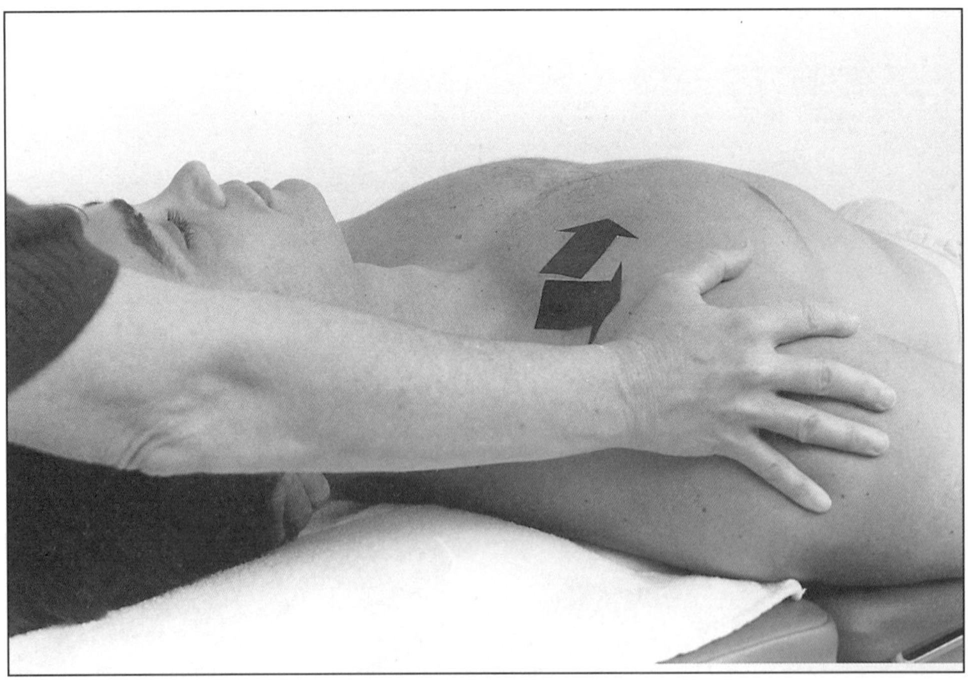

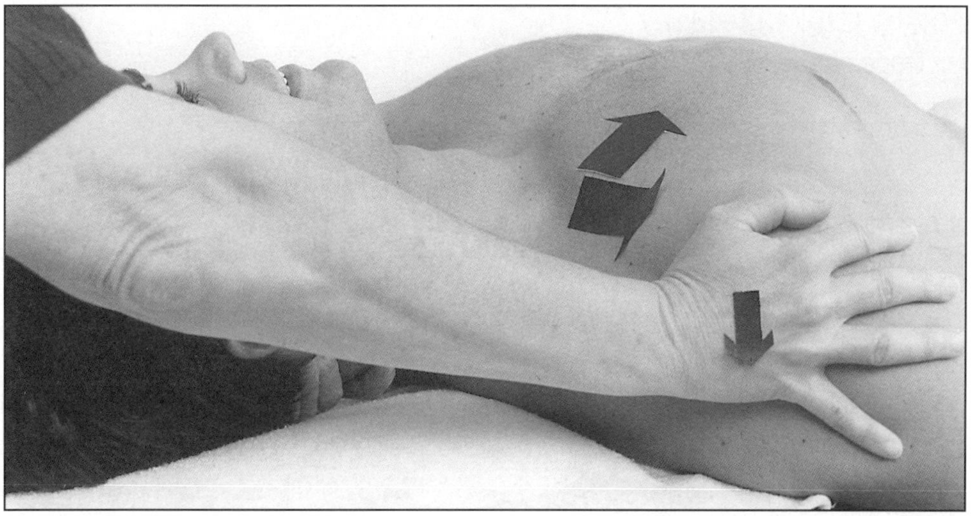

그림 130. 어깨관절(견관절)에 내밈(전인)이 보인다면, 환자의 어깨를 벌려 환자의 발쪽을 향하여 치료대 아래로 신장시킨다. 잠시 멈추었다가 이완과 신장을 다시 한다. 끝느낌에 도달할 때까지 반복한다.

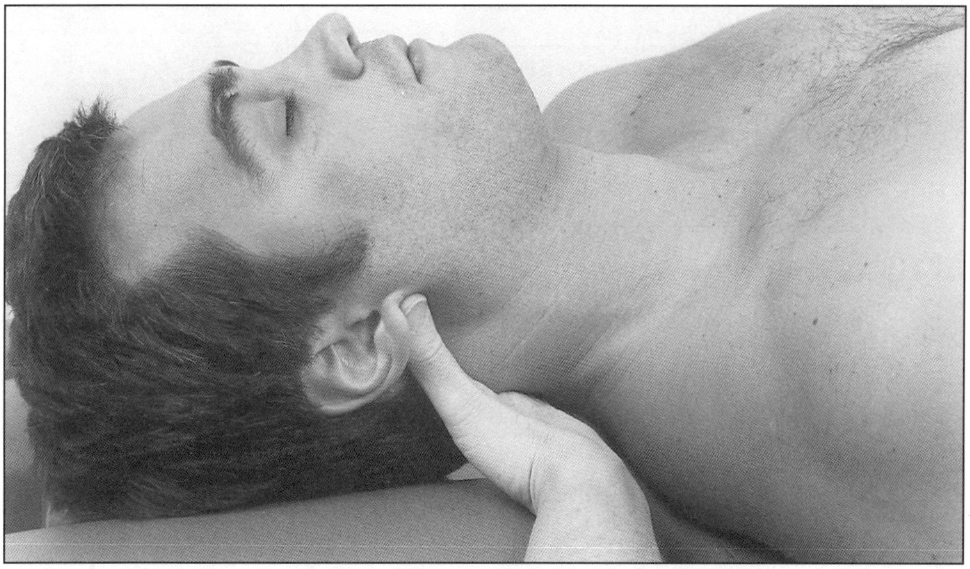

그림 131. 환자의 옆에서도 한쪽 등세모근(승모근) 이완술을 수행할 수 있다. 환자의 머리 중앙 위치를 유지한 상태에서 치료사의 손 갈퀴(web space)로 뒤통수뼈(후두골)의 기저부에 두고, 근위부 섬유에 대한 신장을 실시한다. *환자의 머리에서 가쪽굽힘(외측굴곡, lateral flexion)이 일어날 정도로 강하게 밀지 말라.*

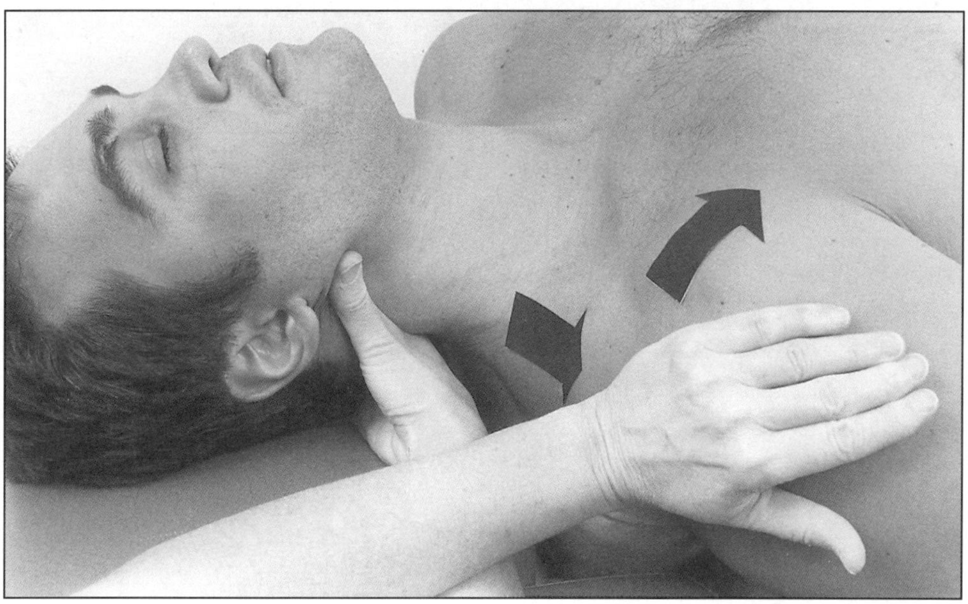

그림 132. 다른 손은 환자의 어깨에 위치시킨다. 환자의 발쪽으로 신장을 수행하되 필요하다면, 치료대 아래쪽으로도 신장을 실시한다. 잠시 멈추었다가 이완과 신장을 다시 한다. 끝느낌에 도달할 때까지 반복한다.

위등세모근 (상승모근)의 국소 이완술 (그림 133-141)
(Focused Release of the Upper Trapezius)

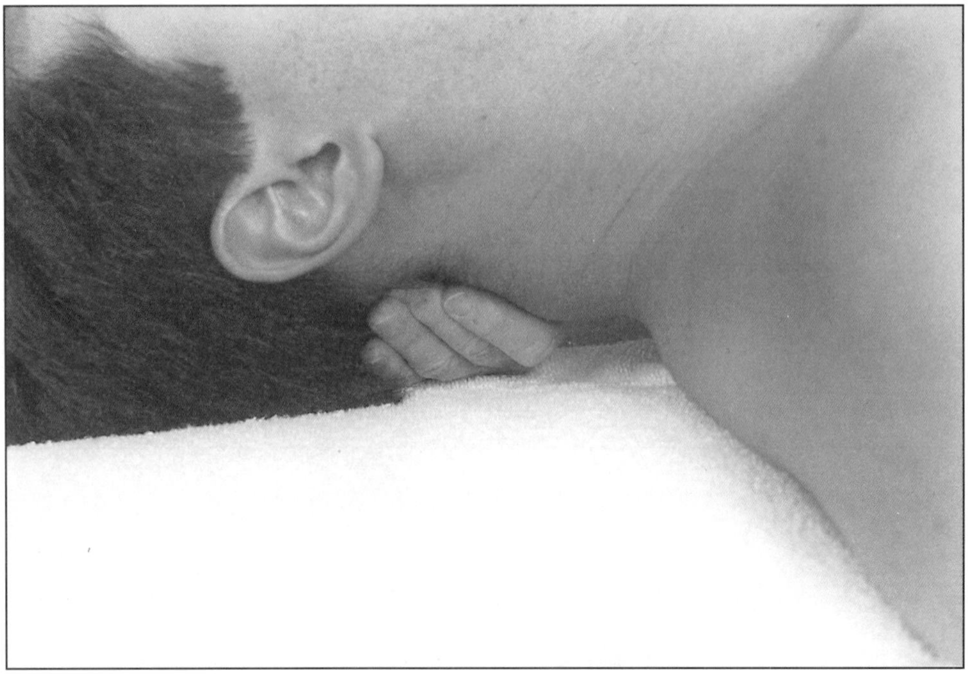

그림 133. 오른쪽 위등세모근(상승모근)의 국소 이완술 시작자세. 환자의 머리 아래 치료사의 왼손을 밀어 넣고 검지 손가락을 뒷통수뼈(후두골) 기저부에 두어 오른쪽 위등세모근 근위부를 고정시킨다.

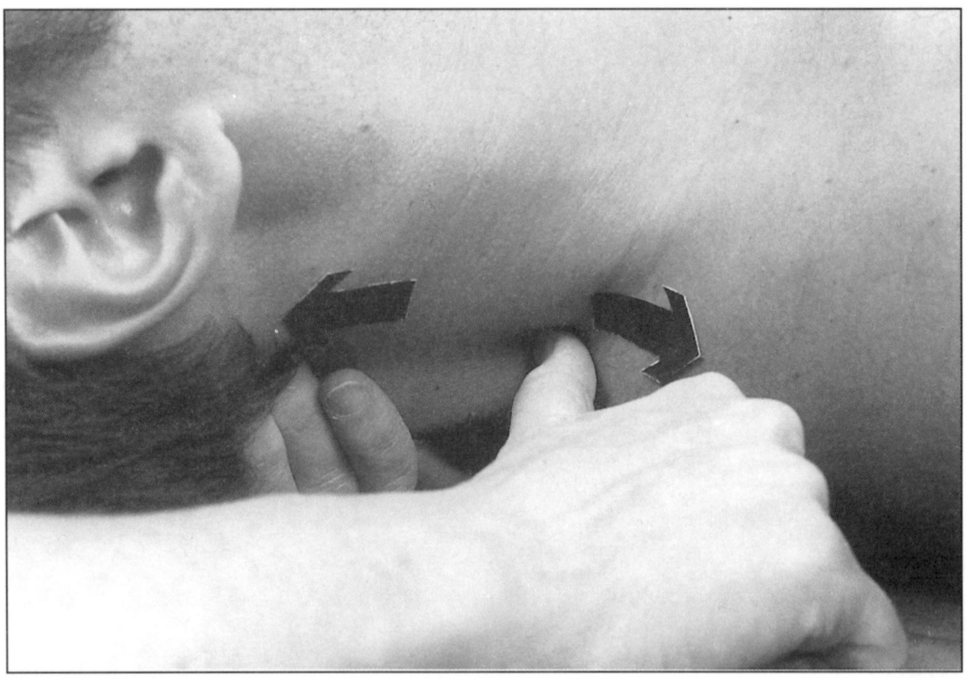

그림 134. 치료사의 오른손 엄지나 손가락으로 환자의 어깨를 환자의 발을 향하여 아래로 신장시켜 어떠한 타이트함이나 제한이 있는지 감지한다. 잠시 멈추었다가 이완과 신장을 다시 한다. 끝느낌에 도달할 때까지 반복한다.

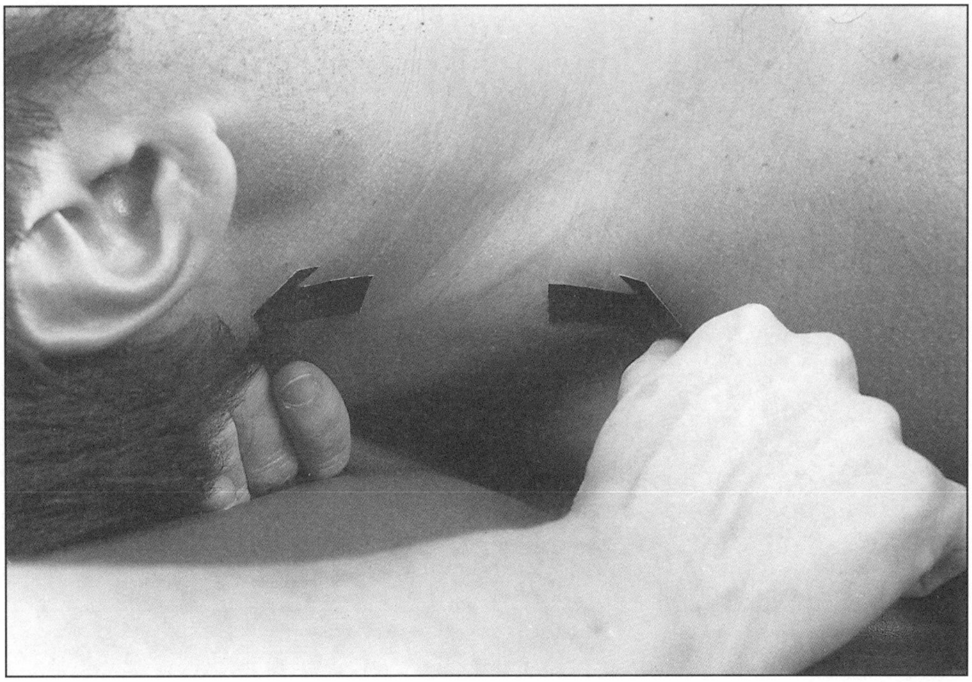

그림 135. 엄지를 떼지 말고 위등세모근(상승모근)의 곡선을 따라 아래로 미끄러지면서 장벽을 감지한다. 잠시 멈추었다가 이완과 신장을 다시 한다. 끝느낌에 도달할 때까지 반복한다.

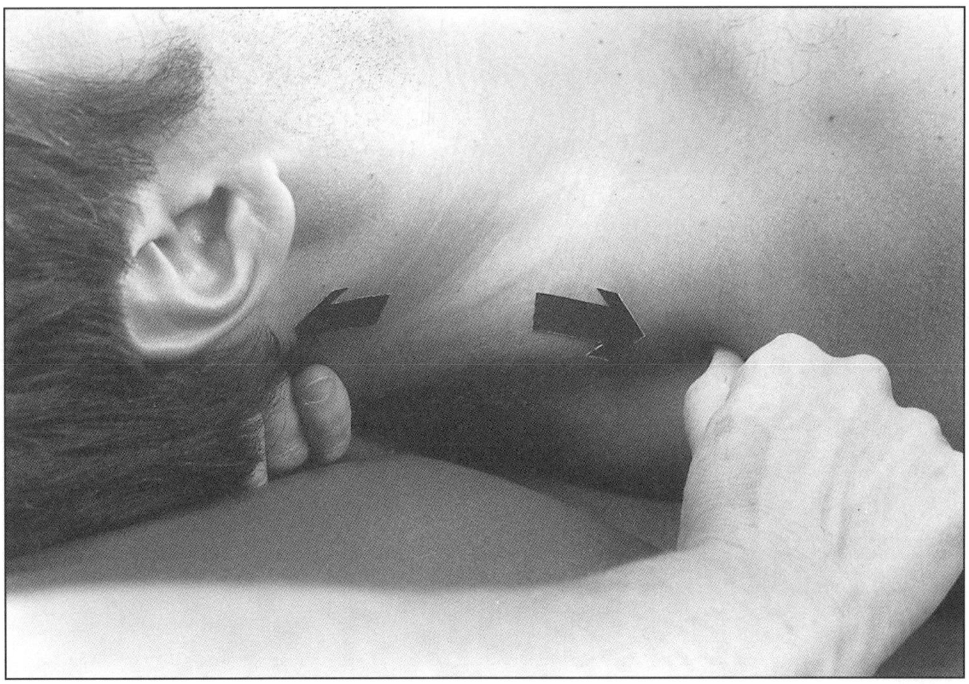

그림 136. 엄지를 떼지 말고 좀 더 아래로 이동하여 장벽을 감지한다. 잠시 멈추었다가 이완과 신장을 다시 한다. 끝느낌에 도달할 때까지 반복한다.

그림 137. 위등세모근(상승모근)의 윗위부에서 끝느낌을 느낄 때까지 반복한다.

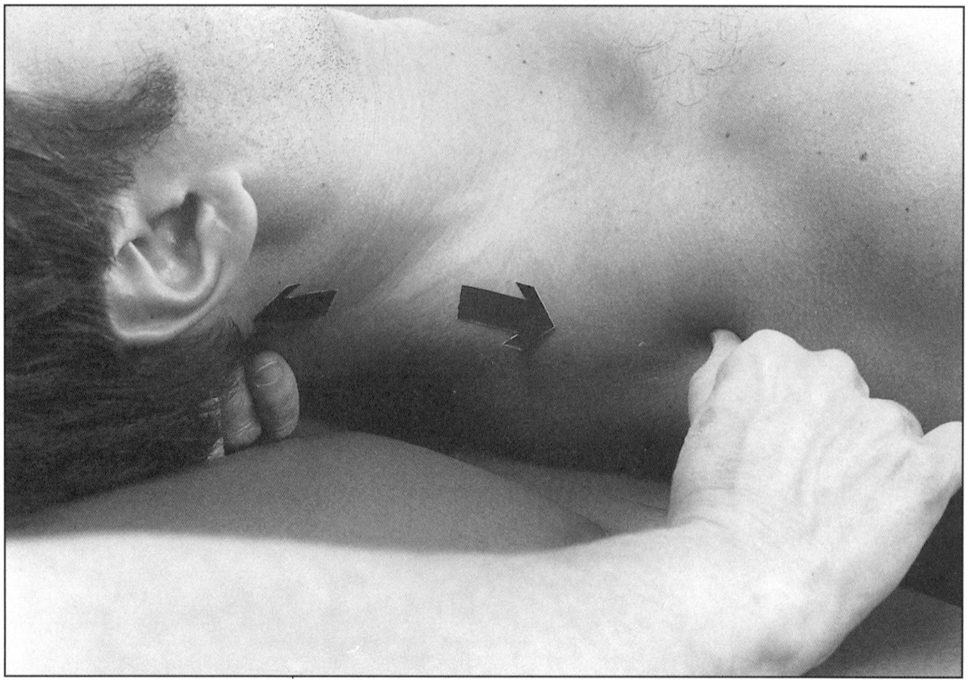

그림 138. 어깨 근위부를 잡고 있는 상태에서 환자의 신체에서 일어나는 피드백에 따라 환자의 머리를 옆으로 회전시킨다. *환자의 머리에서 가쪽굽힘(외측굴곡, lateral flexion)이 일어나지 않도록 주의하라.* 잠시 멈추었다가 이완과 신장을 다시 한다. 끝느낌에 도달할 때까지 반복한다.

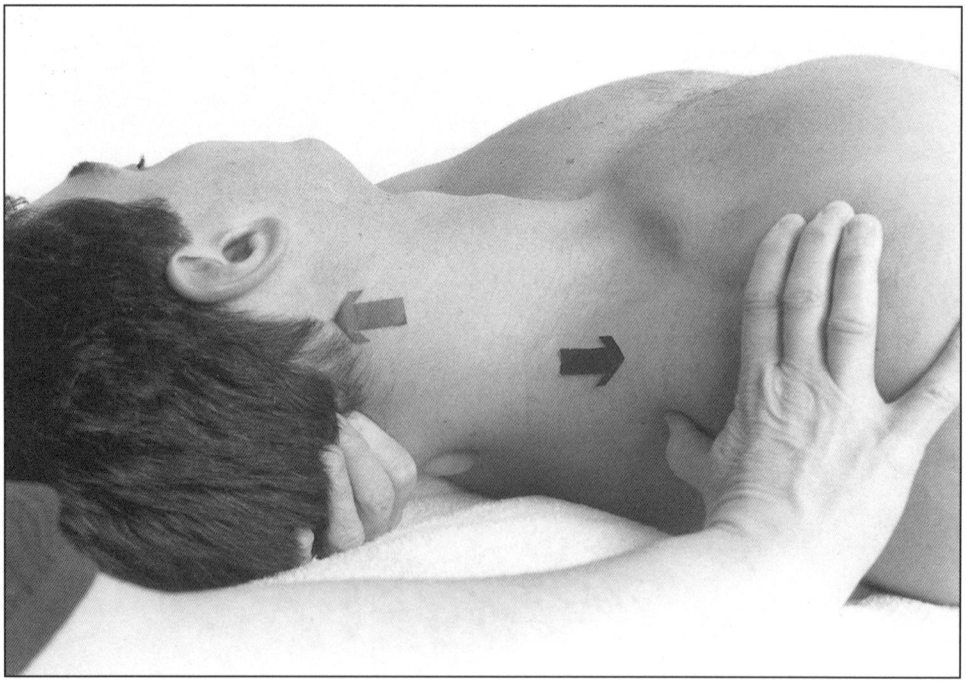

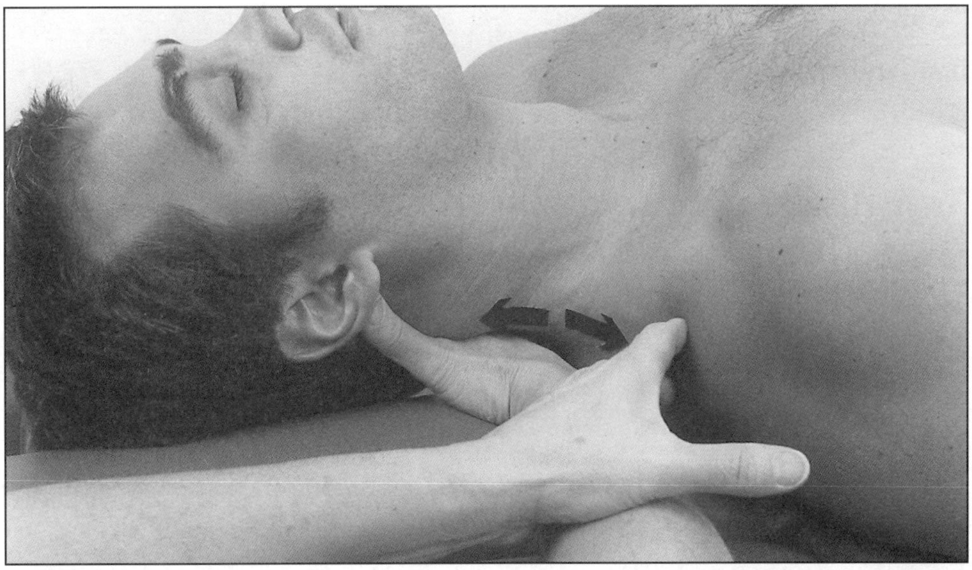

그림 139. 환자의 옆에서도 한쪽 위등세모근(상승모근) 국소 이완술을 수행할 수 있다. 치료사의 손갈퀴를 뒤통수뼈(후두골) 기저부에 위치시킨다. 다른 손의 한두 손가락으로 어떠한 제한이 느껴질 때까지 근섬유의 방향으로 신장을 적용한다. 잠시 멈추었다가 이완과 신장을 다시 한다. 끝느낌에 도달할 때까지 반복한다.

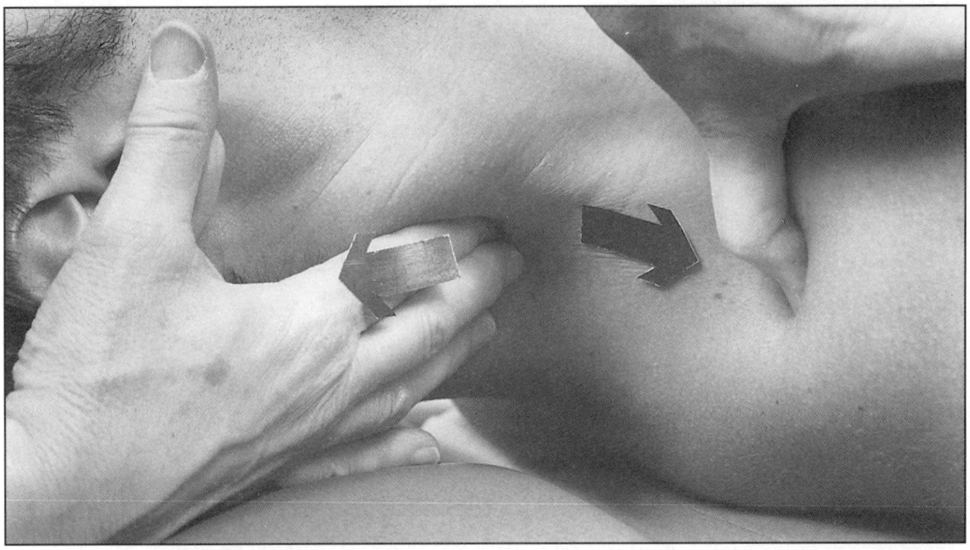

그림 140. 근섬유의 작은 부위에서 어떠한 제한이나 타이트함이 감지된다면, 위등세모근(상승모근)의 국소 이완술을 실시한다. 각각의 손가락을 제한부위 양 끝에 위치시킨다. 장벽이 느껴질 때까지 충분한 압력을 주어 바깥으로 신장시킨다. 잠시 멈추었다가 이완과 신장을 다시 한다. 신체 피드백 반응에 따라 약간 방향을 바꾸어 신장시킨다. 끝느낌에 도달할 때까지 반복한다.

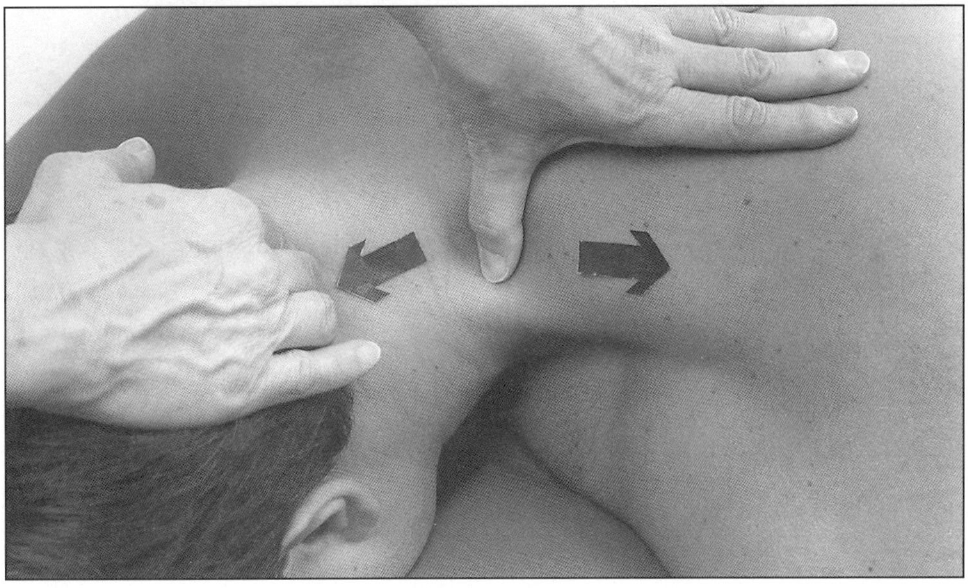

그림 141. 엎드린 자세에서의 한쪽 위등세모근(상승모근) 국소 이완술.

머리널판근과 머리반가시근(반극근)의 이완술
Release of the Splenius Capitis and Semispinalis Capitis

머리널판근(두판상근, splenius capitis)의 근위 부착부는 목빗근(흉쇄유돌근)에 의해 덮여 있다. 이 부착 부위는 매우 예민하여 그 지점을 압박하면 머리와 목, 흉부 및 허리뼈(요추) 상부까지 통증이 발산된다. 머리널판근의 근복(muscle belly)에 활동적인 발통점이 있으면 환자는 머리끝에서부터 연관통을 경험할 것이다. 머리널판근의 원위 착지점은 위등세모근(상승모근)으로 덮여 있다. 목의 기저부와 가운데를 아래 방향으로 신장하면 신장에 대한 피드백으로 머리널판근을 재정렬시킨다(그림 142-144). 뒤통수(후두) 기저부에 부착되는 머리널판근은 가운데에 위치한다(그림 145와 147). 머리널판근의 활동적 발통점은 눈을 넘어서는 방사통과 머리뼈(두개골, cranial)의 뒤, 뒤통수 기저부에서 어깨뼈가시(견갑극, scapula spine)의 뒷목까지 내려오는 방사통을 유발한다.[24a,28] MFR 치료는 그림 142-147을 보라.

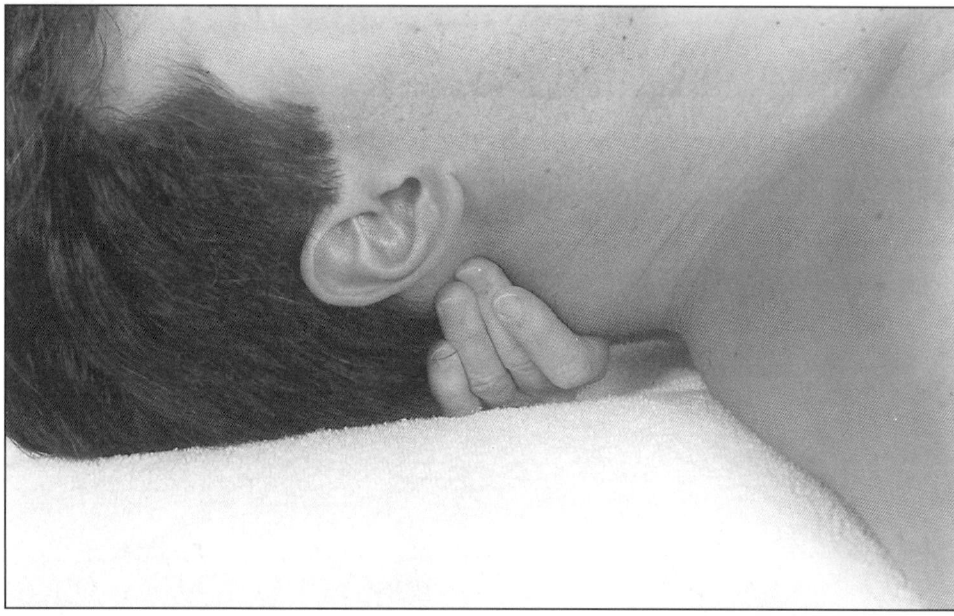

그림 142. 머리널판근(두판상근, splenius capitis)의 원위부를 고정하기 위하여 부착지점 바로 아래 뒤통수(후두) 기저부 양 옆을 잡는다. 이 부착점에 활동성 발통점이 존재한다면, 환자는 평소에 귀나 눈을 지나 머리로 방사되는 통증을 호소할 것이다.

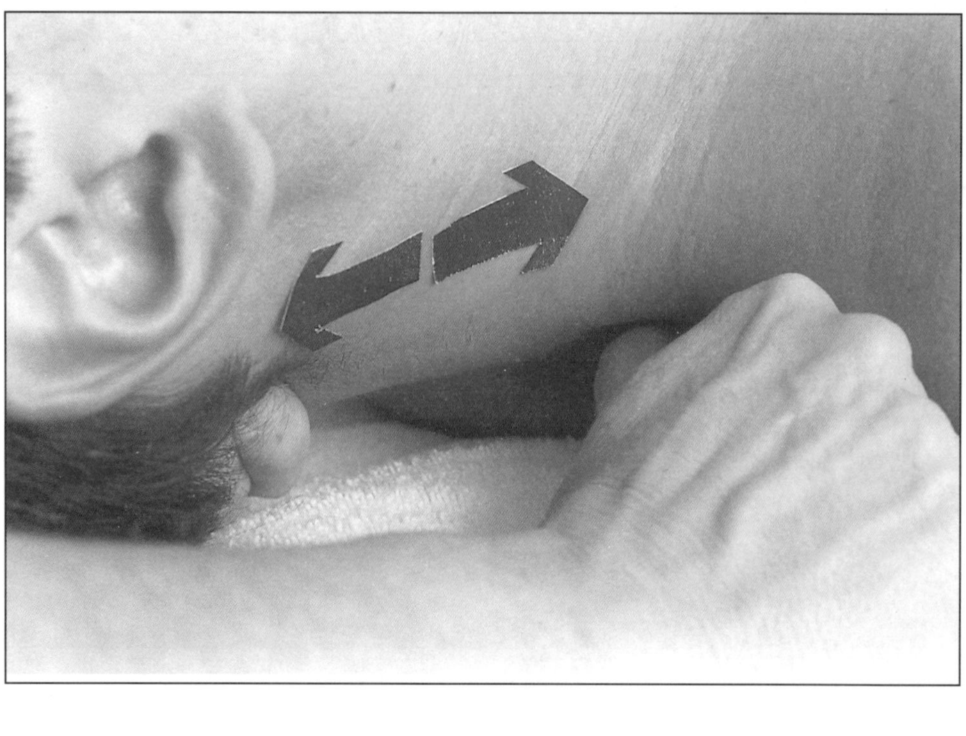

그림 143. 다른 손의 엄지나 손가락을 이용하여 장벽이 감지될 때까지 신장시킨다. 잠시 멈추었다가 이완과 신장을 다시 한다. 끝느낌에 도달할 때까지 반복한다.

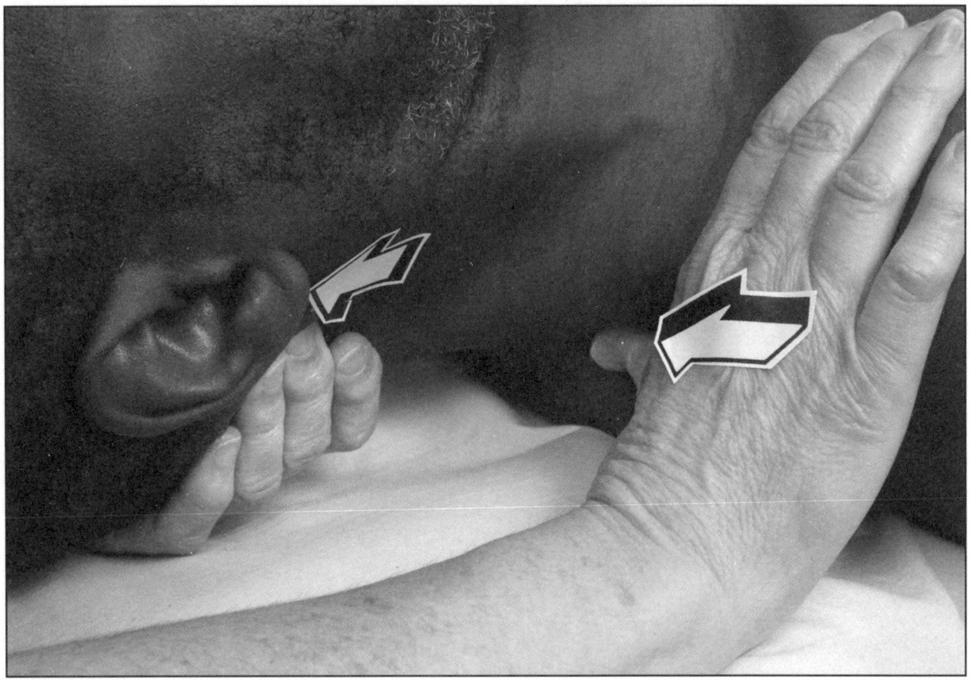

그림 144. 신체 피드백의 반응에 따라 어떠한 제한이 느껴질 때까지 방향을 바꾸어 신장시킨다. 잠시 멈추었다가 이완과 신장을 다시 한다. 끝느낌에 도달할 때까지 반복한다.

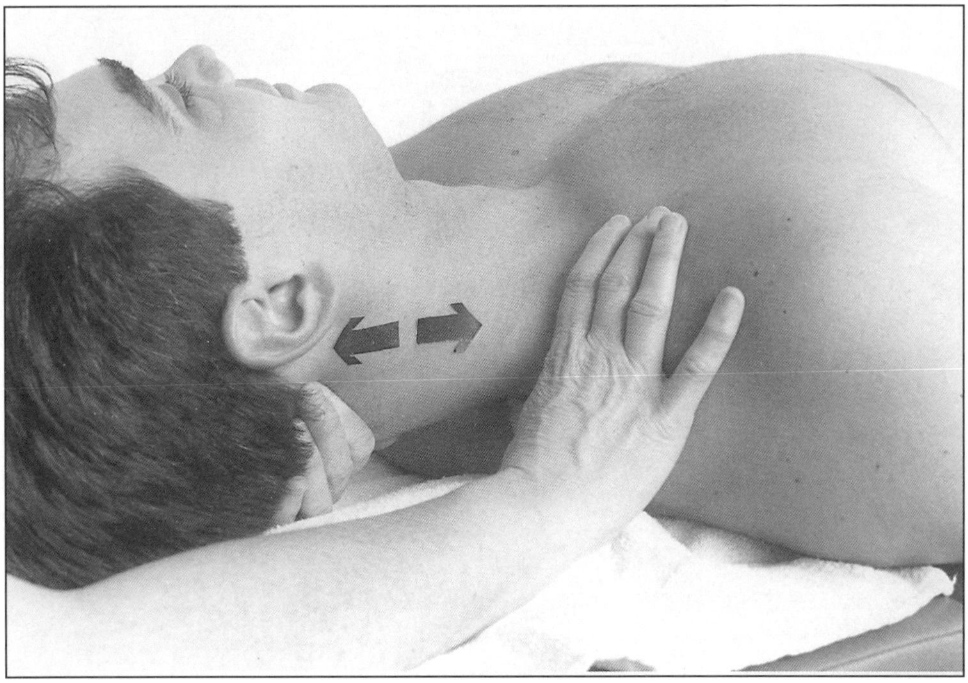

그림 145. 목표 근육에 따라 신장의 방향과 힘을 미세하게 조정한다. 변화가 일어나면 장벽이 감지될 때까지 신장을 계속한다. 피드백이 남아있는 신장을 수직방향과 더 큰 압력을 사용할 수 있는 방향을 알려줄 때, 머리널판근(두판상근, splenius capitis)은 이완이 진행될 수 있다.

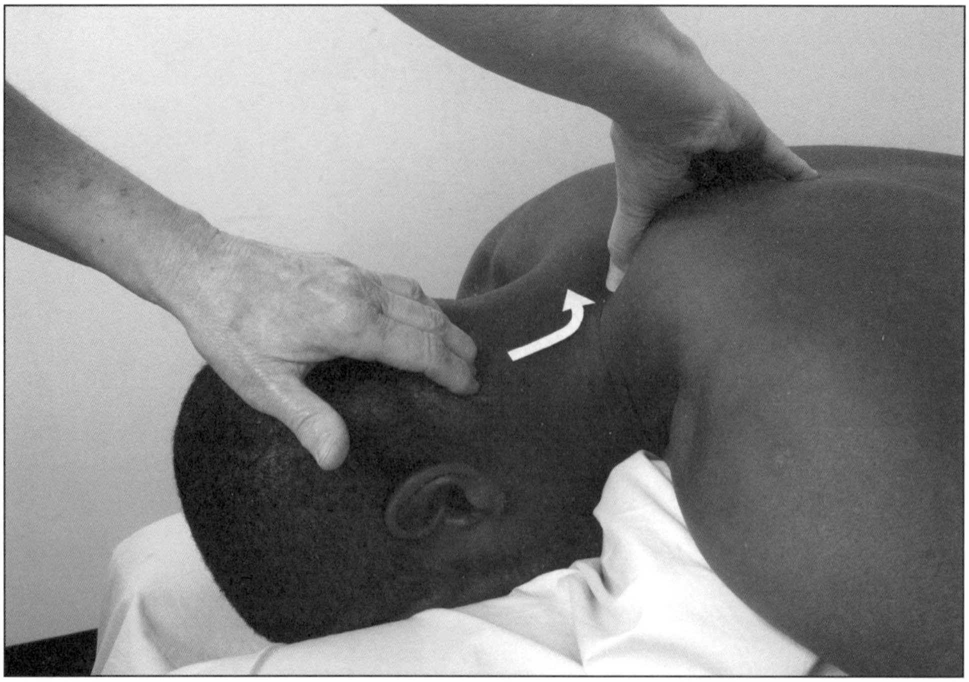

그림 146. 머리널판근(두판상근, splenius capitis)의 대단위 이완술. 환자의 엎드린 자세에서 뒤통수(후두) 기저부 부착지점에 몇 손가락으로 수직압박(vertical pressure)을 가한다. 장벽이 느껴질 때까지 목 가운데를 환자의 발 방향으로 신장시킨다. 잠시 멈추었다가 이완과 신장을 다시 한다. 끝느낌에 도달할 때까지 반복한다.

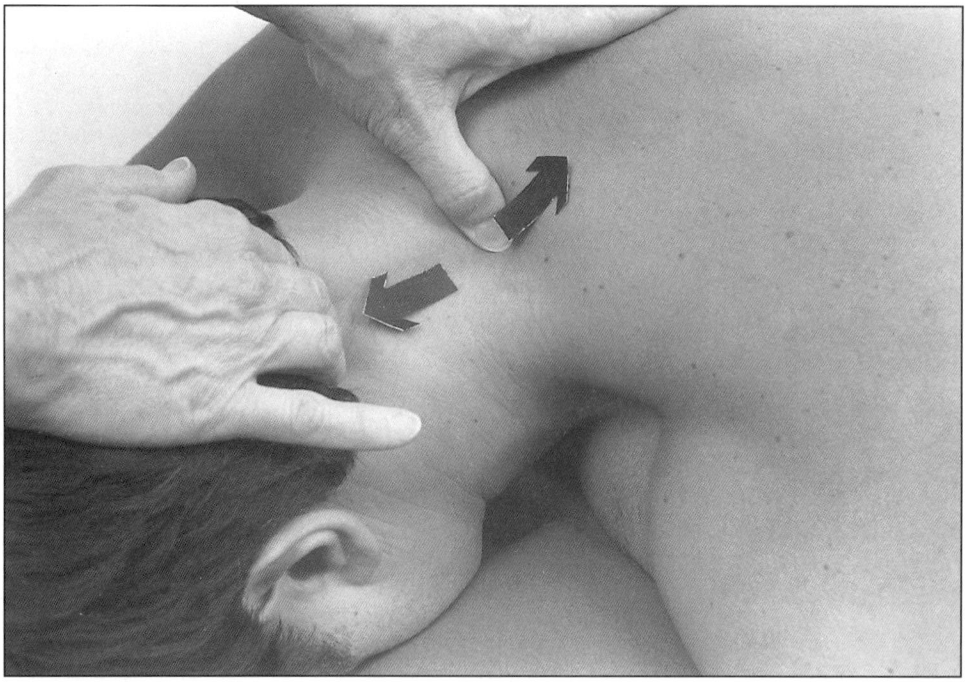

그림 147. 머리널판근(두판상근, splenius capitis)의 대단위 이완술을 환자의 엎드린 자세에서 뒤통수(후두) 기저부 부착지점에서 근섬유의 방향에 따라 몇몇 손가락으로 강한 수직압박(firm vertical pressure)을 가한다. 장벽이 느껴질 때까지 목 가운데를 환자의 발 방향으로 신장시킨다. 잠시 멈추었다가 이완과 신장을 다시 한다. 끝느낌에 도달할 때까지 반복한다.

가운데등세모근 (중승모근)의 양측 이완술 (그림 148-152)
(Bilateral Release of the Middle Trapezii)

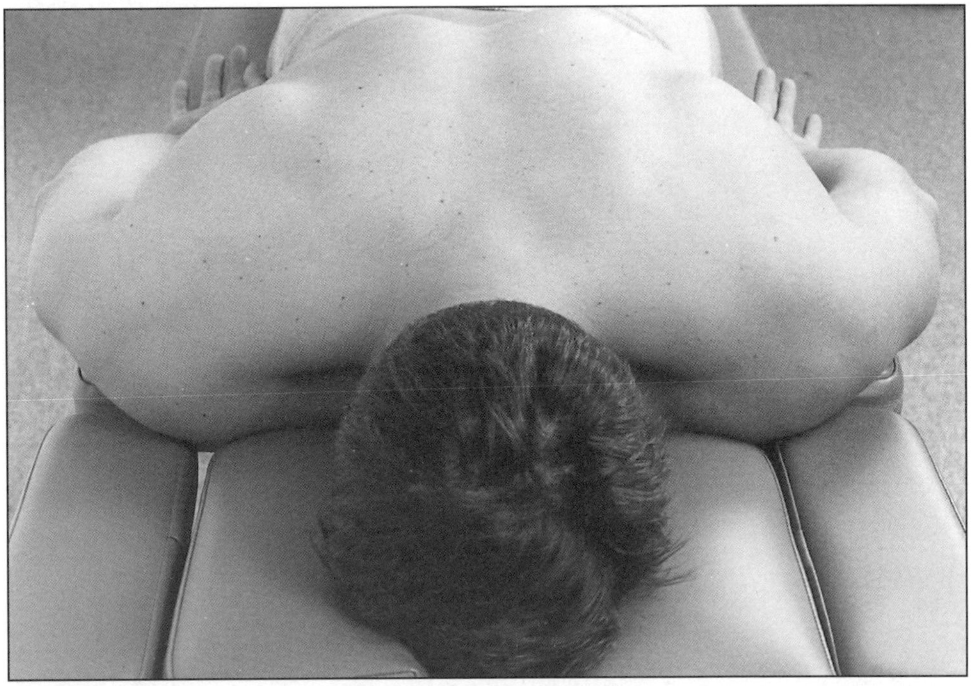

그림 148. 엎드린 자세에서의 양쪽 가운데등세모근(중승모근) 이완술.

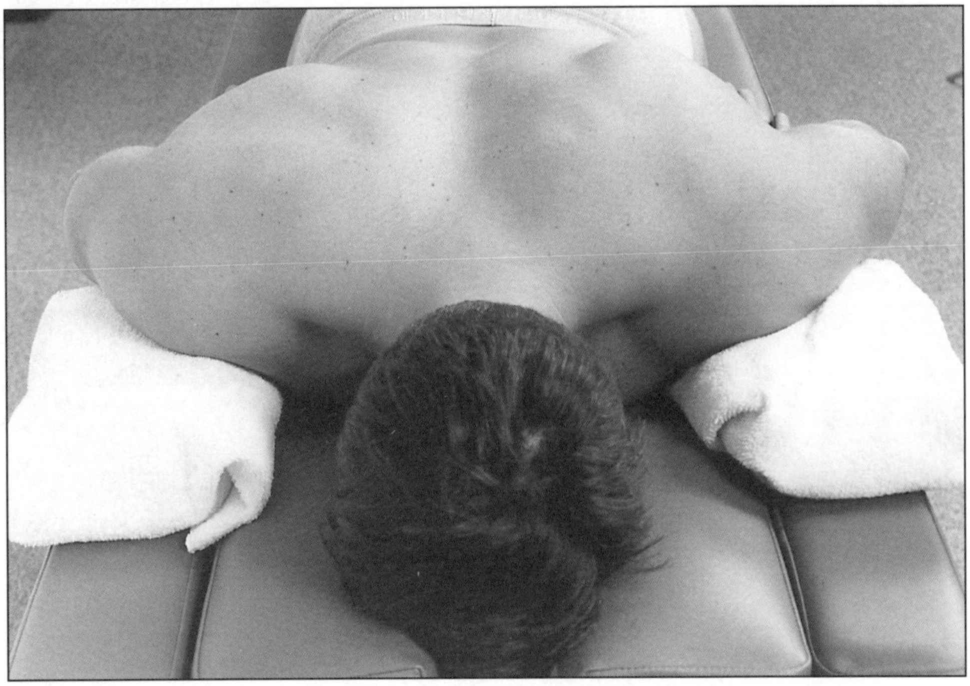

그림 149. 환자의 어깨뼈(견갑골)이 내밈(전인)되어 있다면, 중립 위치를 취하기 위하여 어깨 아래 롤(rolls)이나 수건을 받친다.

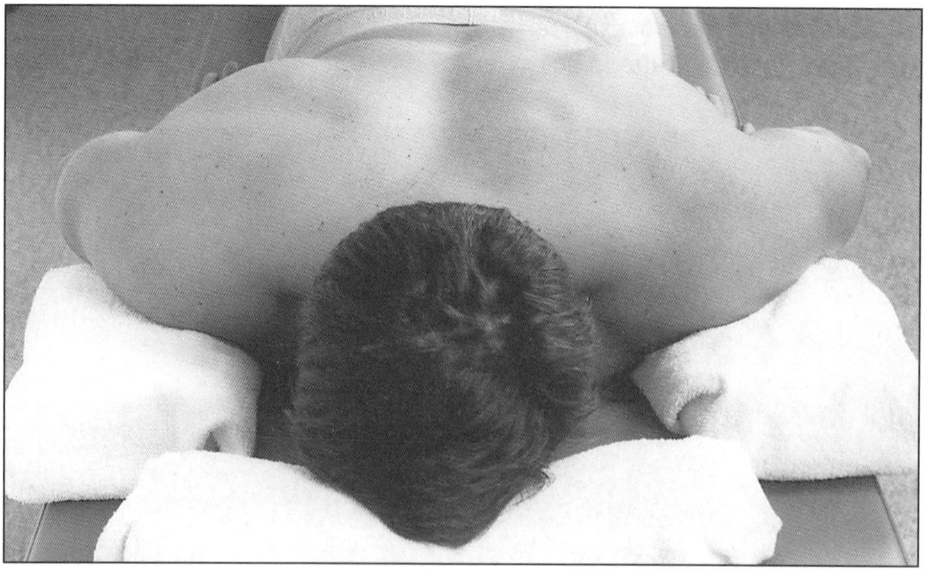

그림 150. 목뼈 앞굽음(경추 전만, cervical lordosis)의 최적 정렬을 유지하기 위해 환자의 이마에 롤이나 수건을 대어 머리가 가운데 위치하게 한다.

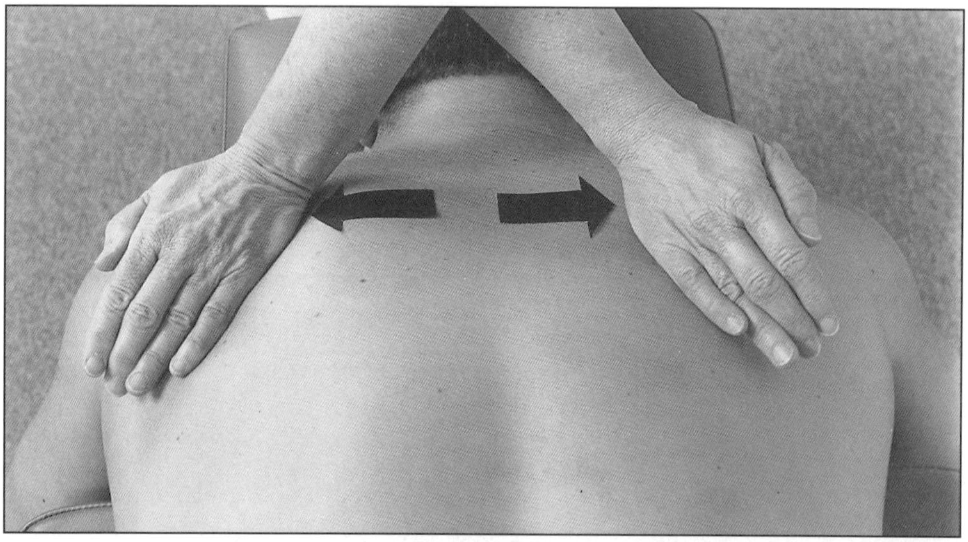

그림 151. 환자의 머리 쪽에 서서 어깨에 부착되는 등세모근(승모근, trapezius)의 양쪽 힘줄(건, tendon)에 치료사의 척골부로 팔을 교차시킨다. 확실하게 손을 접촉하여 하방으로 적절한 압박을 가한다. 손은 벌려 신장을 적용한다. 잠시 멈추었다가 이완과 신장을 다시 한다. 끝느낌에 도달할 때까지 반복한다.

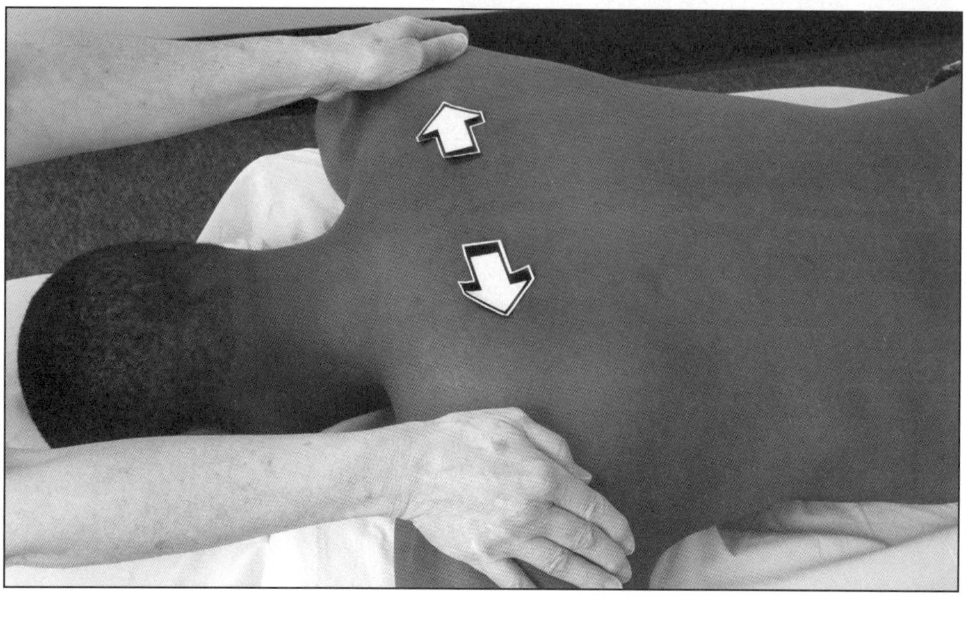

그림 152. 환자의 머리 쪽에 서서 양 손을 교차하지 않고서도 이완술을 실시할 수 있다.

가운데등세모근(중승모근)의 편측 이완술 (그림 153-154)
(Unilateral Release of the Middle Trapezius)

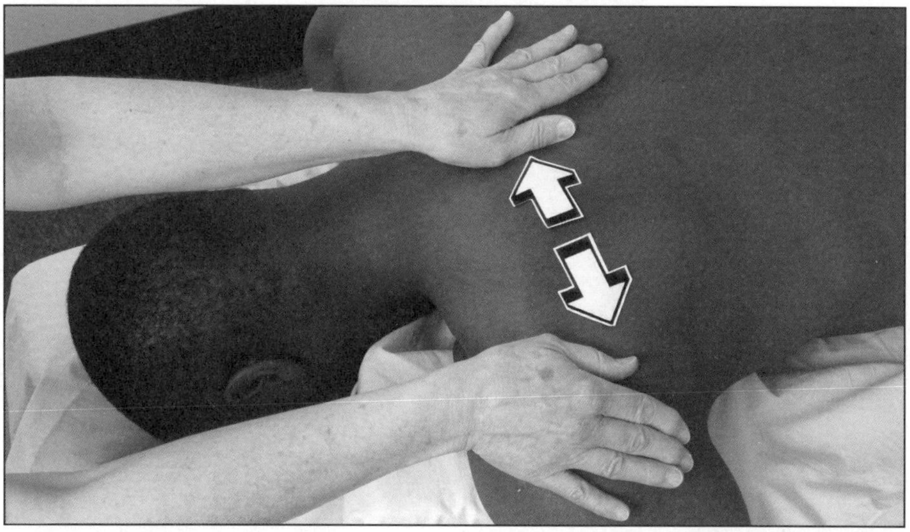

그림 153. 환자의 엎드린 자세에서 한쪽 근복 끝에 한손을 위치시켜 한쪽 가운데등세모근(중승모근)의 이완술을 시작한다. 어떠한 장벽이 감지될 때까지 손을 벌려 신장시킨다. 잠시 멈추었다가 이완과 신장을 다시 한다. 끝느낌에 도달할 때까지 반복한다.

A

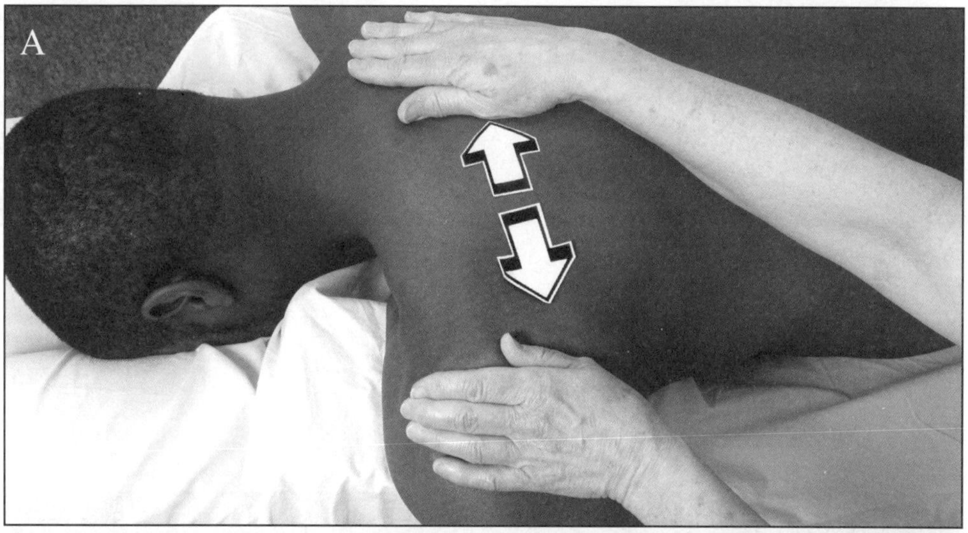

B

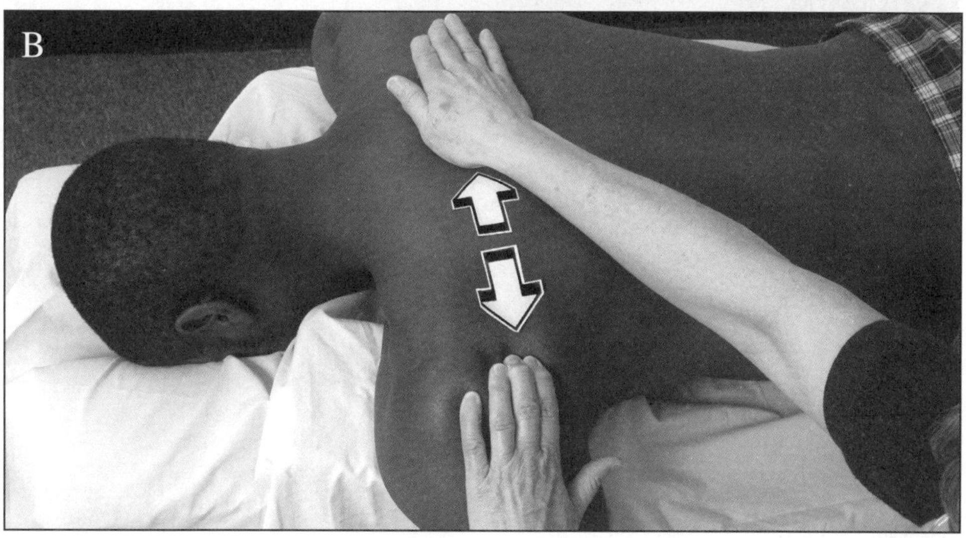

그림 154A-B. 환자의 옆에서 한쪽 가운데등세모근(중승모근) 이완술을 수행할 수도 있다.

가운데등세모근(중승모근)의 국소 이완술 (그림 155-159)
(Focused Release of the Middle Trapezius)

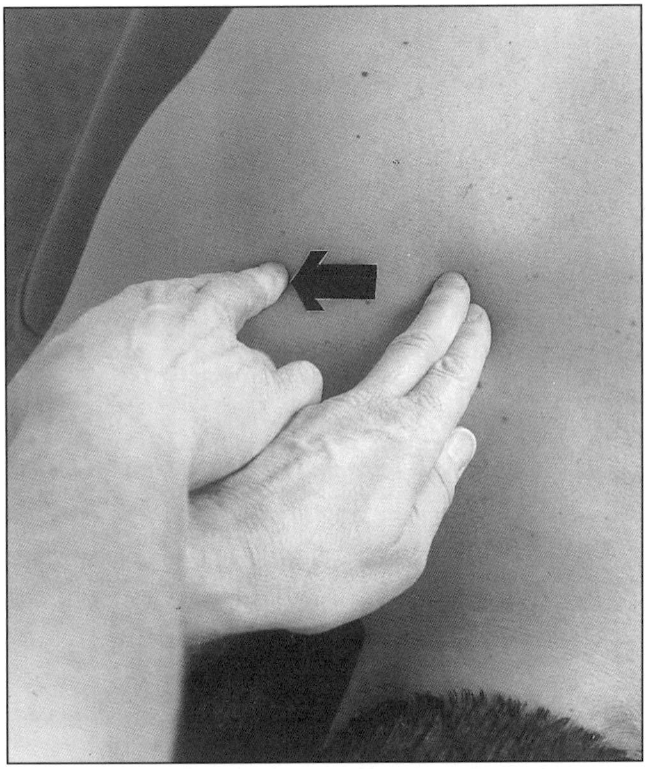

그림 155. 환자의 머리에 서서 타이트함이나 제한된 부위의 양 끝을 치료사의 한 · 두 손가락으로 교차하여 가운데등세모근(중승모근) 국소 이완술을 시행한다. 양 손가락을 교차시키는 것이 교차시키지 않는 것보다 역학적 지렛대의 이점을 얻기에 수월하다. 양 손을 벌리면서 신장을 시작한다. 잠시 멈추었다가 이완과 신장을 다시 한다. 끝느낌에 도달할 때까지 반복한다.

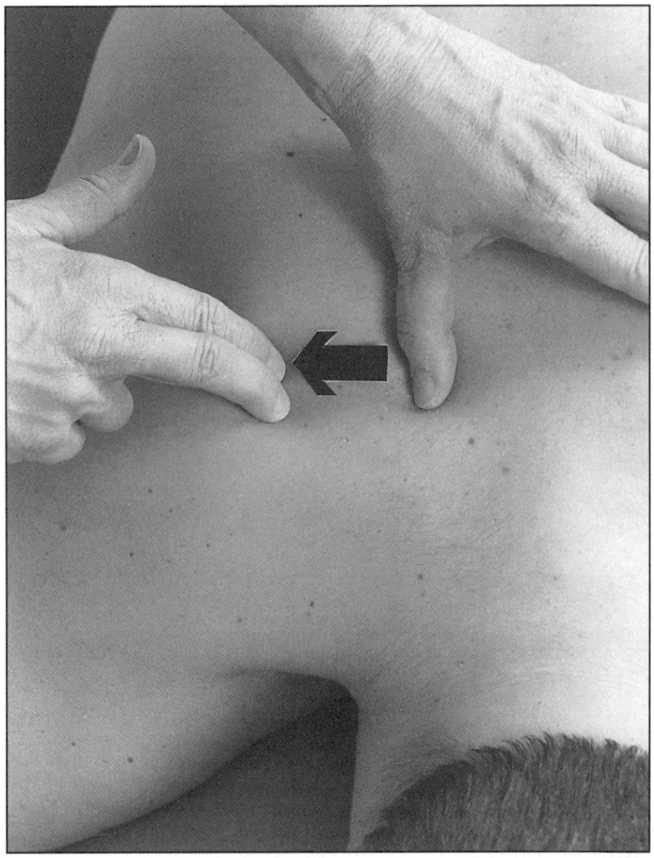

그림 156. 치료대에 옆에 서서 한 손의 엄지로 제한된 분절의 끝을 고정시키고, 다른 한 두 손가락으로 벌리면서 신장시킨다. 잠시 멈추었다가 이완과 신장을 다시 한다. 끝느낌에 도달할 때까지 반복한다.

그림 157. 모든 분절의 타이트함이 사라지면, 환자의 머리를 치료받는 반대쪽으로 돌리라고 주문한다. 환자의 머리를 돌려 촉진하면, 아직 채 이완되지 않은 장벽이 느껴질 것이다. 환자의 머리를 돌린 상태에서 끝느낌에 도달할 때까지 이완술을 반복한다.

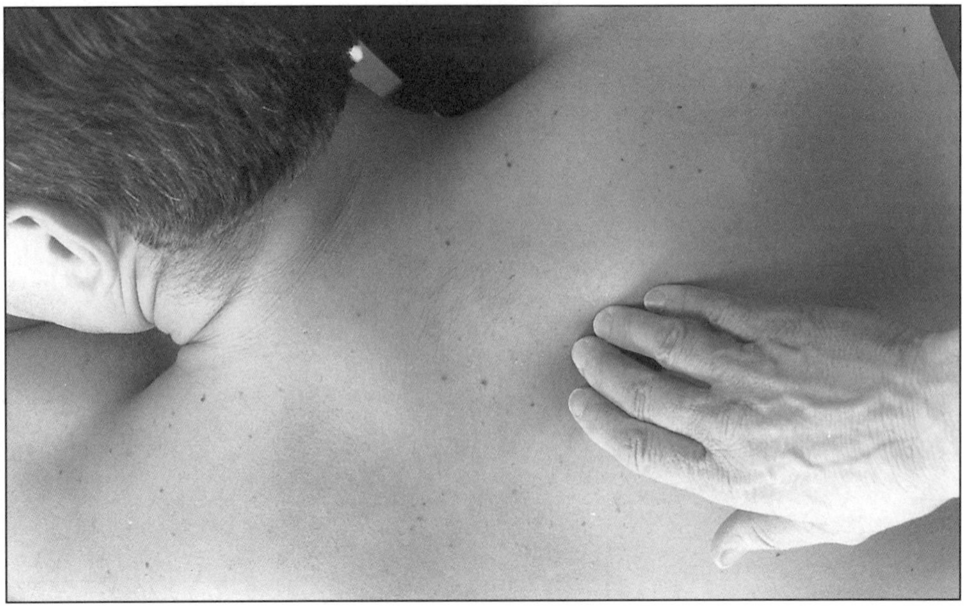

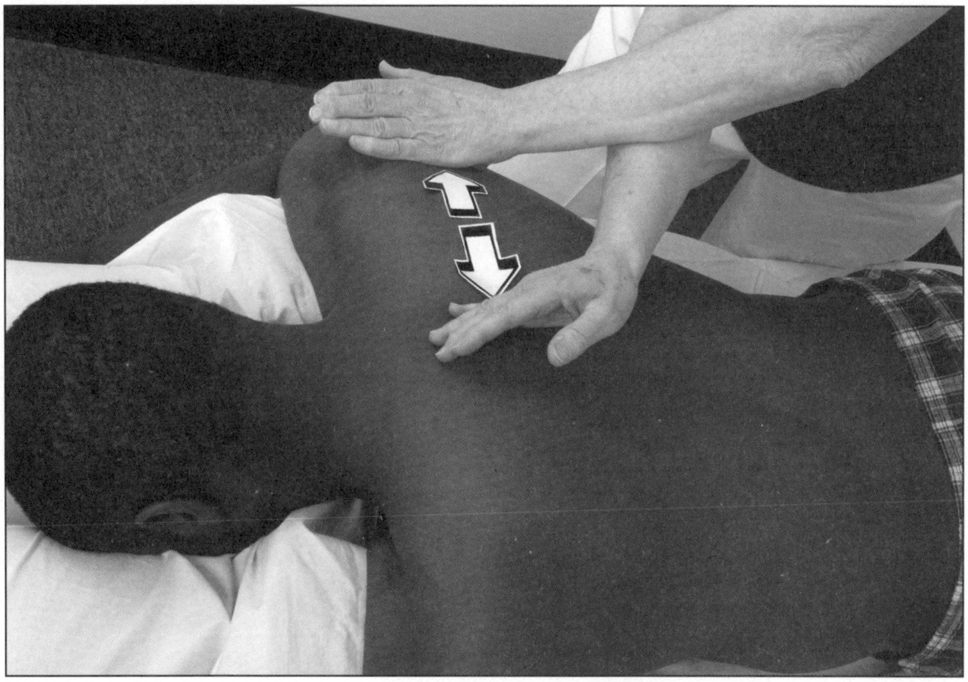

그림 158. 끝느낌에 도달하면 반대편에서도 한쪽 등세모근(승모근) 이완술을 시행한다.

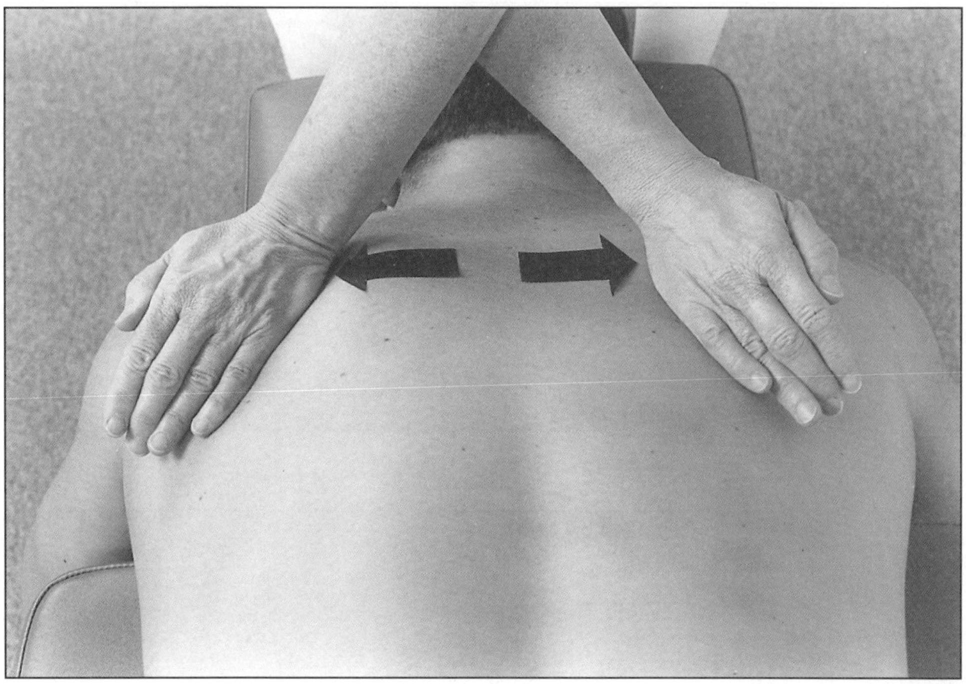

그림 159. 환자의 머리 중앙에 서서 양쪽 등세모근(승모근) 이완술로 마무리한다.

아래등세모근(하승모근)의 이완술 (그림 160-162)
(Release of the Lower Trapezius)

그림 160. 목뼈 앞굽음(경추 전만, cervical lordosis)의 최적 정렬을 유지하기 머리를 가운데 위치시켜 엎드리게 한다.

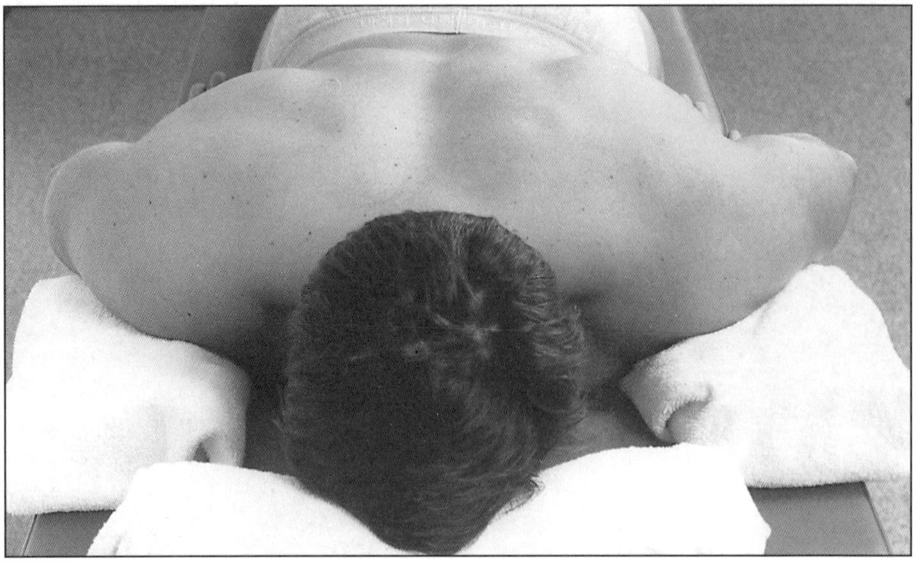

그림 161. 신장시킬 아래등세모근(하승모근) 쪽에 서서 양 손을 교차시킨다. 자뼈부(척골부)를 근복 근위부에 위치시키되 가시돌기(극돌기)를 건드리지 않도록 주의한다. 자뼈부의 손은 어깨뼈(견갑골)에 부착하는 아래등세모근(하승모근)의 부착지점에 둔다. 확실한 도수접촉 상태에서 하방으로 적절한 압박을 가한다. 장벽이 감지될 때까지 치료사의 양 손을 부드럽게 벌린다. 잠시 멈추었다가 이완과 신장을 다시 한다. 끝느낌에 도달할 때까지 반복한다.

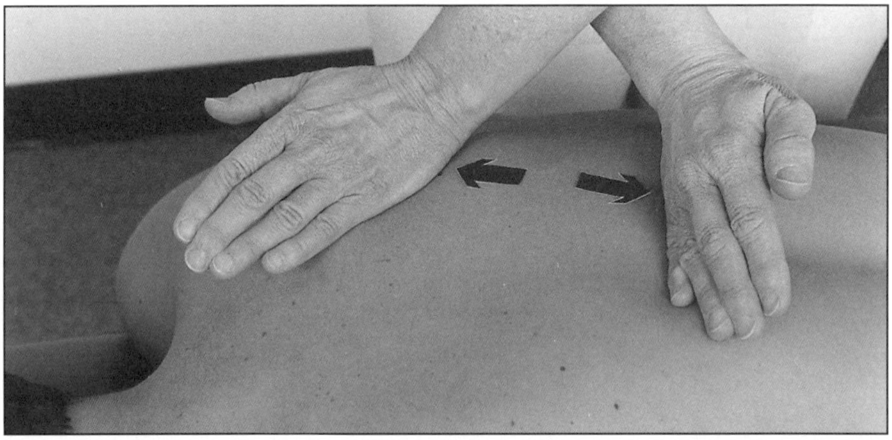

그림 162. 두 개 또는 여러 손가락으로 단단하게 모은 후 손가락을 교차하던지 또는 안한 상태로 아래등세모근(하승모근)을 이완시킬 수도 있다.

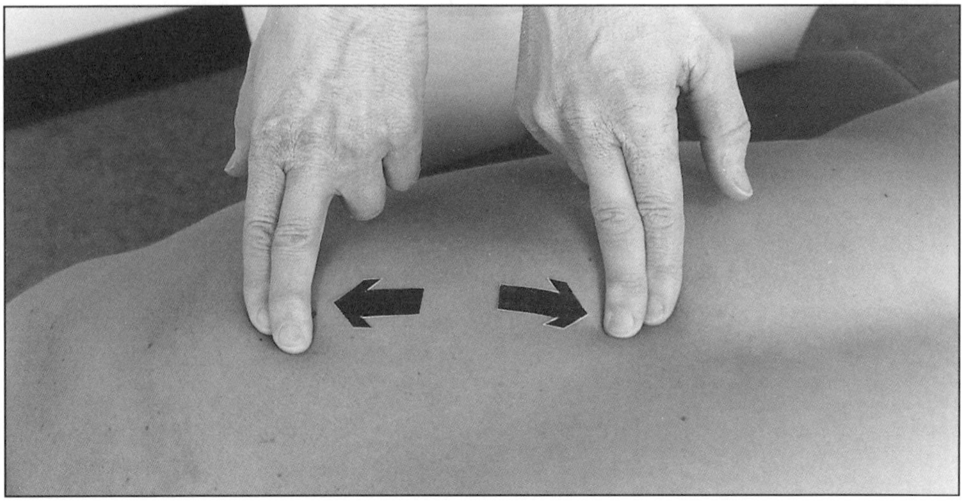

아래등세모근(하승모근)의 국소 이완술(그림 163-166)
(Focused Release of the Lower Trapezius)

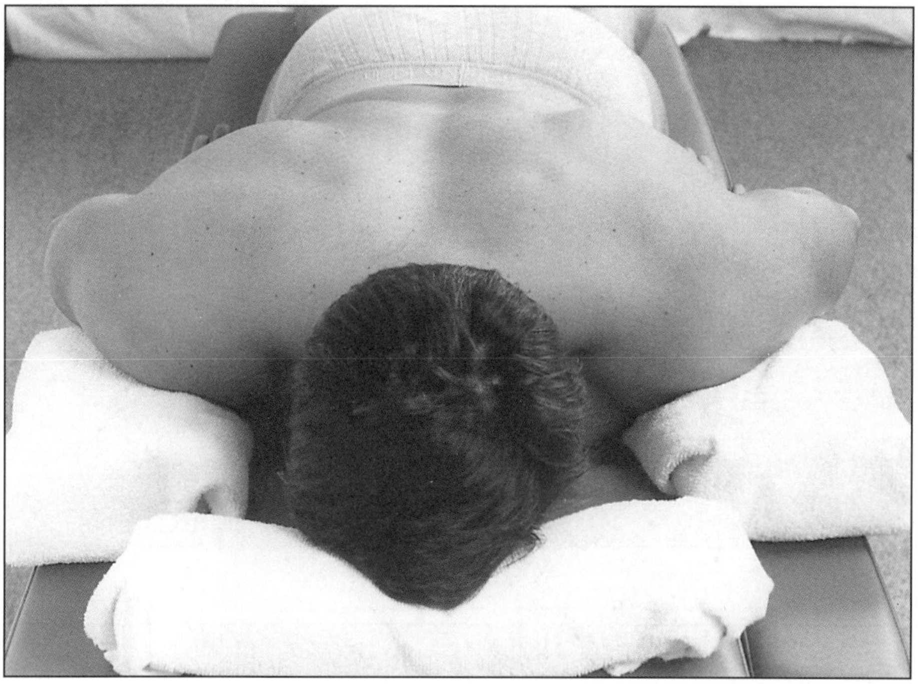

그림 163. 목뼈 앞굽음(경추 전만, cervical lordosis)의 최적 정렬을 유지한 상태에서 머리를 가운데 위치시켜 엎드리게 한다.

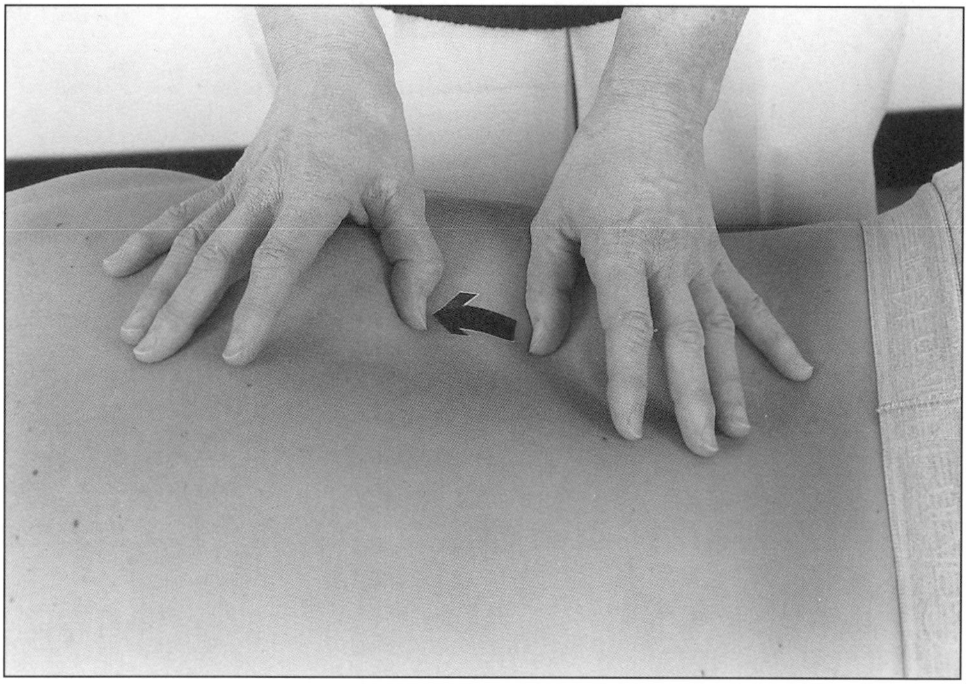

그림 164. 타이트한 근 분절의 양 끝에 치료사의 양 엄지를 올려놓는다. 접촉한 상태에서 적절한 하방 압력을 가한다. 양 엄지를 벌리면서 신장을 실시한다. 잠시 멈추었다가 이완과 신장을 다시 한다. 끝느낌에 도달할 때까지 반복한다.

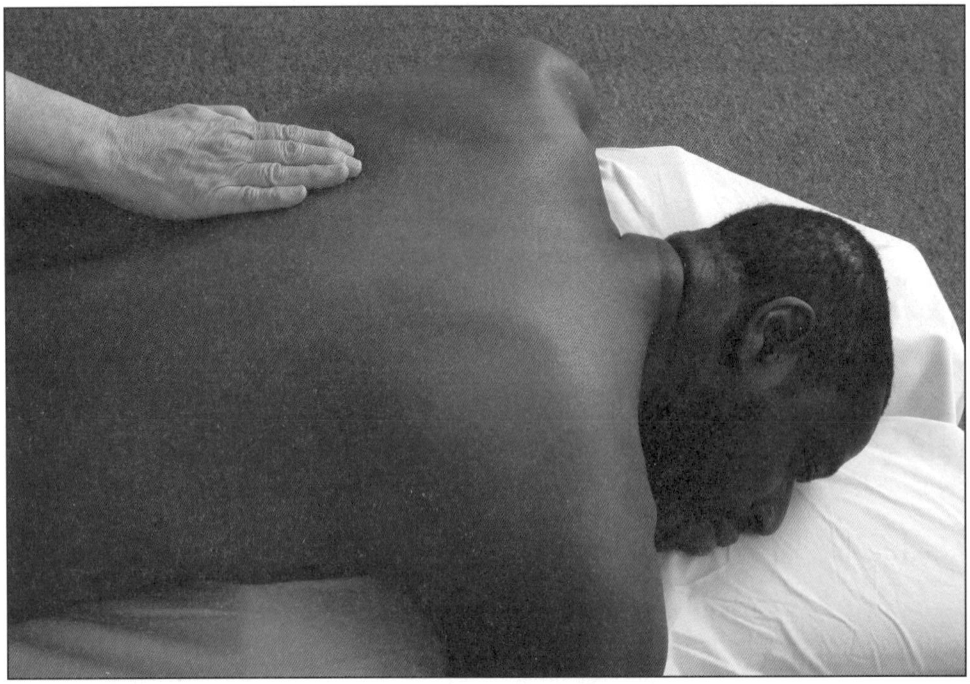

그림 165. 타이트한 분절의 전체적인 이완이 이루어지면 환자의 머리를 반대쪽으로 돌리게 한 후, 남아 있는 장벽이 존재하는지 촉진한다. 장벽이 감지되면 머리를 돌린 상태에서 끝느낌에 도달할 때까지 이완술을 반복한다.

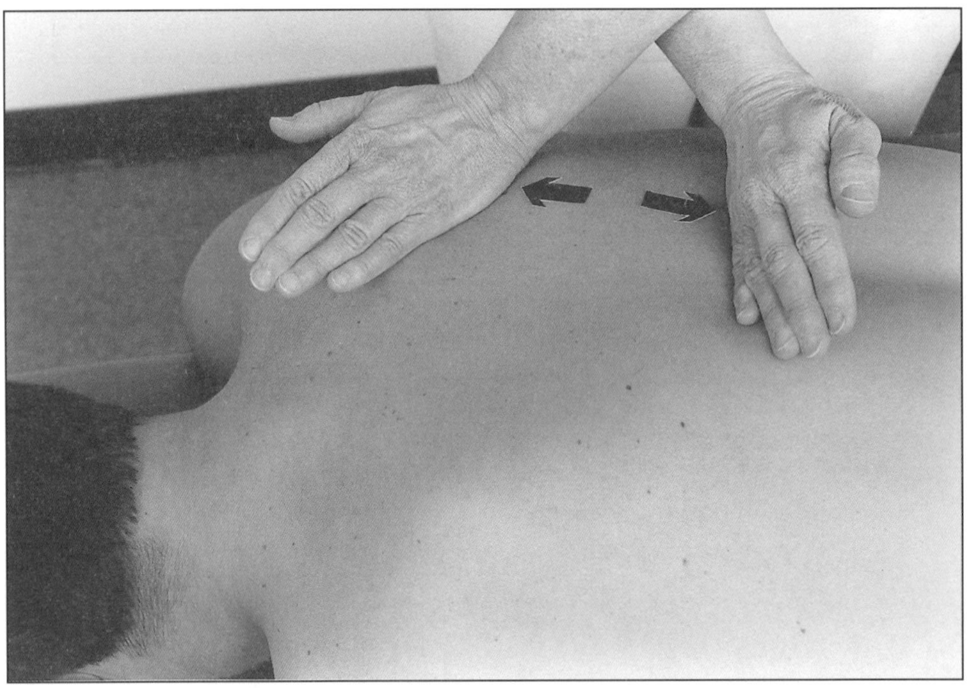

그림 166. 모든 타이트한 분절의 이완이 이루어지면 반대쪽의 아래등세모근(하승모근) 이완술을 반복한다.

경부
Cervical Region

경부 근막의 그물망은 근수축성과 직접 관련이 있으며 근육에 대한 건막성 부착점으로 작용할 뿐만 아니라, 근육을 다른 근막의 면으로부터 분리시킨다. 경부 영역의 복잡한 구조물 관계를 살펴보면 경부손상 시에는 연부조직을 포함한 미세한 손상의 광범위한 결과라는 것을 알 수 있다.

경부의 표층근막은 피부 바로 아래에 있는 근막으로 넓은목근(광경근, platysma)을 주로 둘러싸고 있다. 그 아래에 위치한 갑옷형 모양의 근막(investing fascia)은 목뼈부(경추부) 전체를 둘러싸고 있으며, 결합조직 중 가장 두꺼운 층으로써 목덜미인대(항인대, ligamentum nuchae), 목뼈들의 가시돌기(극돌기, spinous process), 어깨뼈가시(견갑극, scapula spine), 봉우리돌기(견봉돌기, acromion process), 빗장뼈(쇄골, clavicle) 및 복장뼈병(흉골병, manubrium)에 붙어있으면서 상 목덜미인대선(항인대선), 관자뼈(측두골, temporal bone)의 꼭지돌기(유양돌기, mastoid process) 및 외측 뒤통수융기(후두융기, occipital protuberance)를 덮고 있는 골막과 서로 연결되어 있다. 갑옷형 근막은 목뼈(경추) 가시돌기의 조직 이외에 등세모근(승모근), 목빗근(흉쇄유돌근), 뒤척추근도 덮고 있다.

전경부에 있는 다른 근막은 방패연골(갑상연골, thyroid cartilage), 목뿔뼈(설골, hyoid bone) 및 이곳에 붙어 있는 모든 근육을 덮고 있다. 내장성 근막은 인후, 기관, 식도 및 갑상선을 감싸고 있다. 익상 근막(alar fascia)은 식도 뒤에 위치하고, 목동맥(경동맥, carotid artery) 수초의 내용물을 덮고 있다. 추골앞 근막(prevertebral fascia)은 추체와 전방에 있는 목갈비근(사각근, scalenes), 긴목근(경장근, longus colli) 및 긴머리근(두장근, longus capitis)을 감싸고 있다. 또 이 근막은 외측과 후방으로 목뼈(경추) 주위근과 널판근(판상근, splenius) 및 머리반가시근(반극근, semispinalis)에 연장되고, 하방으로는 등허리근막(흉요근막, thoracolumbar fascia)으로 연장된다.

손상으로 인한 목뼈부(경추부) 근막의 타이트함이나 제한, 만성적 자세의 비정렬, 외과적 수술의 상처는 원위부와 근위부에 통증을 일으킬 수 있다. 치료 시작 시에 여러 부위의 타이트함이나 제한이 느껴질 것이다. 양파이론(Onion Metaphor)을 항상 마음에 새겨라.

뒤목근(후경부근)의 대단위 이완술
(Gross Release of the Posterior Cervical Musculature)

치료사의 손이 목 뒤에 있거나 머리 주변에 있는 것을 환자가 참을 수 없는 상황이 아니라면, 뒷목근 근조직의 대단위 이완술이 치료의 시작으로 가장 많이 수행된다. 이완하는 동안 받는 피드백으로 환자의 신체를 통한 타이트함이나 제한이 치료사에게 전달될 것이다. 위등세모근(상승모근) 수직섬유 가장 표층부의 타이트함이나 제한의 선행 이완은 머리널판근(두판상근, splenius capitis), 머리가장긴근(두최장근, longissimus capitis)과 같은 다음 근육층의 이완에 접근할 수 있게 한다. 각 층의 성공적인 이완은 치료사의 손으로 이어진다. 뒷목 부분 근조직의 대단위 이완술이 복잡하더라도 관찰하는 사람에게는 치료사의 손이 매우 조금만 움직이는 것을 볼 수 있다. 모든 복잡한 신장은 피드백에 반응하는 치료사의 미묘한 손과 손가락의 움직임으로 수행된다. 대단위와 국소 신장, 수직과 수평신장을 부드럽게 교대로 적용한다.

치료사가 환자의 뒤통수(후두) 기저부에 두 손을 위치시킬 때, 치료사의 팔꿈치는 완전히 지지되어야 하고 어깨는 이완되어야 한다. 환자가 뒤굽음증(후만증, kyphosis)이 있거나 눈에 띄게 머리전방 자세가 보인다면, 치료대에 머리를 평평하게 바로 놓지 못할 것이다. 치료사가 환자의 머리를 지지할 때까지 머리 아래에 작은 베개를 놓도록 한다. 만약 뒤굽음증이나 머리전방 자세가 뼈의 기형 때문이라면 손의 위치를 바꿀 때 머리 밑에 놓기 쉬운 다양한 작은 베개들이 필요할 것이다.

많은 환자들은 치료사가 신장을 시작하려고 하면 자동으로 머리를 위로 들어 올리려 한다. 이때 환자에게 다음과 같이 지시한다: "목에 힘을 완전히 빼세요." 또는 "머리가 내 손안에 놓이게 하시겠어요?" *환자에게 굳이 이완이라는 단어를 쓰지 마라. 환자가 스스로 이완할 수 있었다면 당신을 찾지도 않았을 것이다.* 치료사가 환자의 머리를 지지하기 전에 목빗근(흉쇄유돌근)에 대한 가벼운 압박과 두드리기가 필요할 것이다.

짧은 목 폄근(신전근)이 이완된다면 목뼈 앞굽음(경추 전만, cervical lordosis)이 전체적으로 감소할 것이다. 머리가 전방으로 쏠린 자세가 목뼈 앞굽음을 감소시킨다면, 목 폄근의 이완으로 목뼈 앞굽음이 재설정될 것이다. 동시에 목빗근(흉쇄유돌근)에서 적절한 해부학적 자세를 취하게 되어 목

펌근이 재기능을 수행할 것이다. 반사적 이완(reflex relaxation)이 척주를 따라 아래로 일어나기 시작할 것이다.

머리 위치가 환자의 허리뼈 자세의 변화를 유발시켰다면, 뒤목근(후경부근)의 이완이 흉요부 기립근의 이완을 촉진시킬 것이다. 치료사의 도수접촉에 의해 이러한 이완이 감지되면, 환자 신체의 어느 부위에서 변화가 일어나는지 물어봐야 한다. 물어보지 않는다면 이러한 느낌들이 환자가 불편하다고 생각할 수도 있을 것이다. 질문을 한다는 것은 환자로 하여금 치료받고 있는 자신의 신체 원위부의 감각을 느끼도록 "허락"하는 것이다. 환자가 이완을 전혀 느끼지 못한다면, 치료사는 "나는 당신의 등에서 무언가 변화가 있는 것을 느꼈어요"와 같이 말하는 것이 필요하다. 언어는 중요하다. 단정적으로 판단하여 환자가 잘못되었다거나 중요한 감각을 손실하고 있다고 말하면 곤란하다. 이렇게 자제해 가면서 서서히 환자에게 다가서면 환자가 한 곳의 이완이 다른 부위에 타이트함이나 통증을 느끼는 긍정적 또는 부정적인 변화를 통하여 자신의 몸 전체를 보는 인식을 돕게 될 것이다.

허리통증의 모든 치료는 목에서부터 시작한다.

이런 이완이 일어나면 머리와 목에서 자발적인 운동이 시작되고, 근막의 장애를 일으켰던 운동들이 재현될 것이다. 환자에게 머리를 멈추지 말고 자유롭게 머리를 움직이도록 말한다. 환자의 목 부위 근막장애를 신장시키면 이완하려고 무의식적으로 자세를 변경할 때 회전과 가쪽굽힘(외측굴곡, lateral flexion)이 자주 나타난다. 환자가 편타 손상(whiplash injury)을 당했다면, 그의 머리가 전방으로 굽힘(굴곡)했다가 다시 젖힘(과신전, hyperextension), 또는 상부 몸통(체간)과 함께 좌우로 가쪽굽힘될 것이다. 환자가 초기 상담에서 자신의 편타증에 대해 이야기하지 않는다면, 손상을 발견하기 어려울 것이다. 심지어 가벼운 편타증에서는 며칠 동안 목이 뻣뻣하다가 큰 불편함이 없이 저절로 사라질 수가 있어 환자 자신도 그런 손상을 당한 사실을 잊어버리게 된다. 자발적인 움직임은 타이트함이나 제한된 느낌을 받기 위해 환자의 움직임에 치료사가 적절한 저항을 줄 때까지 반복될 것이다. 어떠한 타이트함이나 제한이 느껴질 때에는 동작을 정지시키는 적절한 저항을 주라. 그리고 이완을 위해 잠시 멈춰라. 그리고 다시 신장하여 동작이 다시 일어나게 하라. 끝느낌에 도달할 때까지 이러한 이완과정을 반복한다.

급작스럽고 빠른 자발적 움직임은 타이트함이나 통증호를 피하거나 손상에 대한 신체의 자연스런 반응이다. 안전하게 치료과정이 진행되면, 멈추는 동작 없는 초기의 움직임에 따른다. 치료과정이 끝나면, 빠른 움직임의 시작 자세로 환자를 재위치시킨다. 환자의 신체에 적절한 저항을 가하며, 타이트함이나 제한이 느껴질 때까지 동작을 천천히 수행한다. 이완을 위해 잠시 멈추고, 다시 신장하거나 약간 더 많은 운동을 지속한다. 때로 환자의 빠른 움직임 시작 자세나 중간 자세로의 재위치가 필요할 것이며 천천히 운동을 반복한다. 지그재그 움직임이 나타난다면 전체 관절 가동범위가 이완되고, 끝느낌에 도달하기까지 반복하는 많은 시간이 필요할 것이다.

환자가 손을 밀어낸다면 움직임을 멈추기 위해 저항을 약간 증가시켜라. 환자가 당신의 저항에 대항하도록 주문한다. 환자가 최대 이완에 의한 등척성 수축이 이루어질 때까지는 저항을 지속해라. 이는 근방추(muscle spindle)가 다시 설정됨에 따라 전체 근육의 휴식 길이 차이로 인한 이완현상이다. 적절한 저항을 주기 위해 환자의 위치를 변화시킬 필요가 있다면, 환자에게 잠시 중단한다고 말한다. 당신이 무엇을 하며, 왜 멈추어야 하는지 설명한다. **그러나 정말 필요할 때까지는 가급적 환자와의 도수접촉을 떼지 말아야 한다.**

모든 타이트함이나 제한이 이완된다면 자발적인 운동이 중단되거나 충분히 늘어나며, 이러한 자발적인 운동은 가벼운 압박의 증가만으로도 쉽게 멈춰질 수 있을 것이다. 환자에게 몇 번의 심호흡을 하도록 주문한다. 이런 심호흡으로 다른 신체 부위에서 이완이 일어날 수 있다. 더 이상 이완감을 느낄 수 없게 되면 압박의 힘을 낮추어 환자에게서 서서히 손을 뗀다.

뒤목근(후경부근)의 대단위 이완술을 수행하는 동안 상체의 다른 근육에서 어떠한 타이트함이나 제한이 있는지 찾아야 한다. 어떠한 흐름의 저해없는 정지된 타이트한 부위가 나타난다면 치료사는 그 피드백에 응답하여 국소적 신장을 적용해야 할 것이다(양파이론 참조).

많은 정서적 스트레스를 경험했거나, 손상으로 인한 심리적 고통을 가지고 있는 환자들은 이런 이완에 정서적 반응을 보일 것이다. 이런 정서적 반응이 자연스럽게 표출되도록 환자를 고무시킨다. *그러나 일부러 정서적 반응을 갖도록 환자에게 강요해서는 안된다.* 정서적 반응이 일어난다면 그것을 분석하기 위하여 굳이 물어 볼 필요는 없다. 환자의 인간적

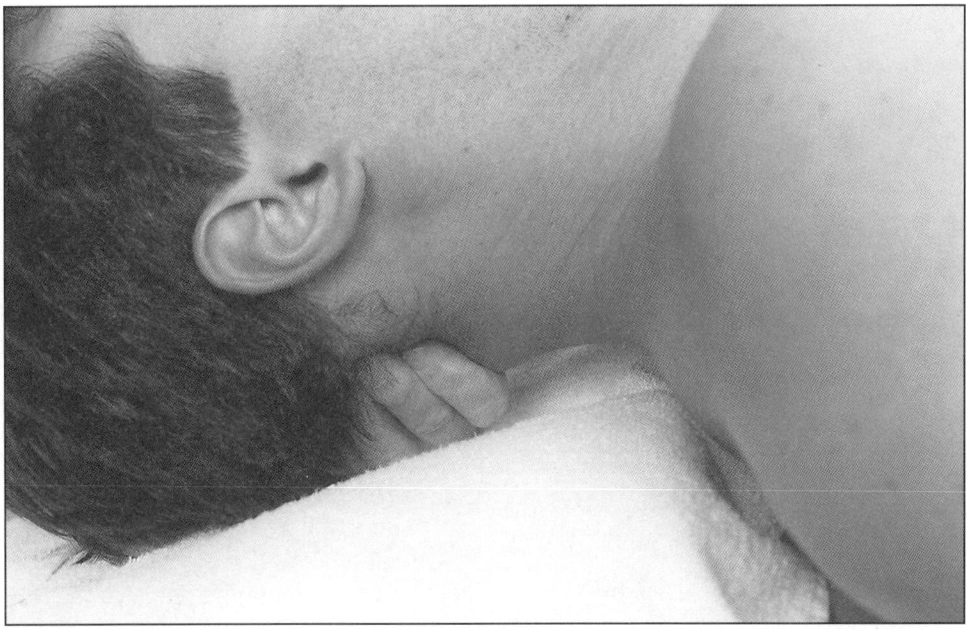

그림 167. 뒤목근(후경부근) 대단위 이완술의 시작 자세. 환자의 머리를 들어 뒤통수(후두) 기저부를 한 손으로 잡는다. 환자의 머리무게에 대항하여 머리쪽 방향으로 잡아 당긴다. 잠시 멈추었다가 피드백에 따라 이완과 신장을 다시 시작한다. 끝느낌에 도달할 때까지 반복한다.

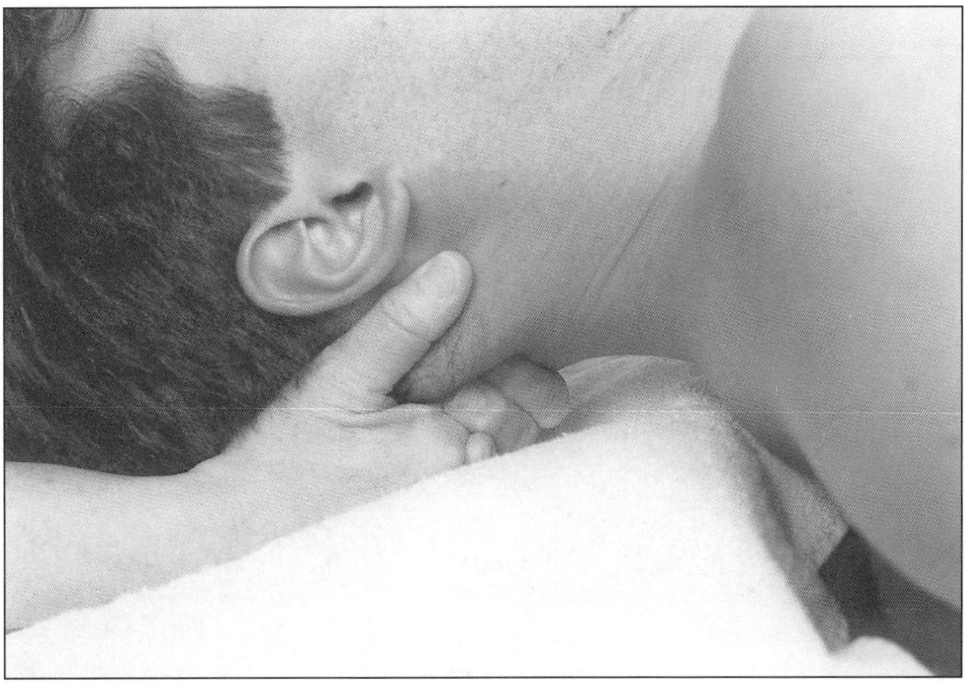

그림 168. 양 손을 사용한 뒤목근(후경부근) 대단위 이완술. 환자의 머리를 들어 뒤통수(후두) 기저부를 양 손으로 잡는다. 치료사의 엄지로 목빗근(흉쇄유돌근)을 가볍게 잡는다. 하지만 과도한 압박은 자발적인 운동이나 피드백을 방해할 수 있으므로 주의하도록 한다. 환자의 머리무게에 대항하여 머리 쪽으로 잡아 당긴다. 잠시 멈추었다가 이완과 신장을 다시 한다. 끝느낌에 도달할 때까지 반복한다.

영역과 치료사의 전문적 영역 간의 경계를 유지한다. 무슨 일이 발생하던 일단 그대로 수용하고, 치료사는 다만 치료를 계속 할 것인지, 중단할 것인지를 결정하도록 한다.

모든 치료사는 허가된 면허와 전문 영역범위 안에서 치료에 임해야 하며, 비도덕적이고 비의료적인 행위를 하여서는 안된다.

그림 169. 한 손은 환자의 뒤통수(후두) 기저부를, 다른 손은 경부 하부를 잡아 뒤목근(후경부근) 대단위 이완술을 시작한다. 아래쪽 손은 환자의 발 방향으로, 위 손은 환자의 머리 방향으로 밀면서 신장시킨다. 잠시 멈추었다가 이완과 신장을 다시 시작한다. 끝느낌에 도달할 때까지 반복한다.

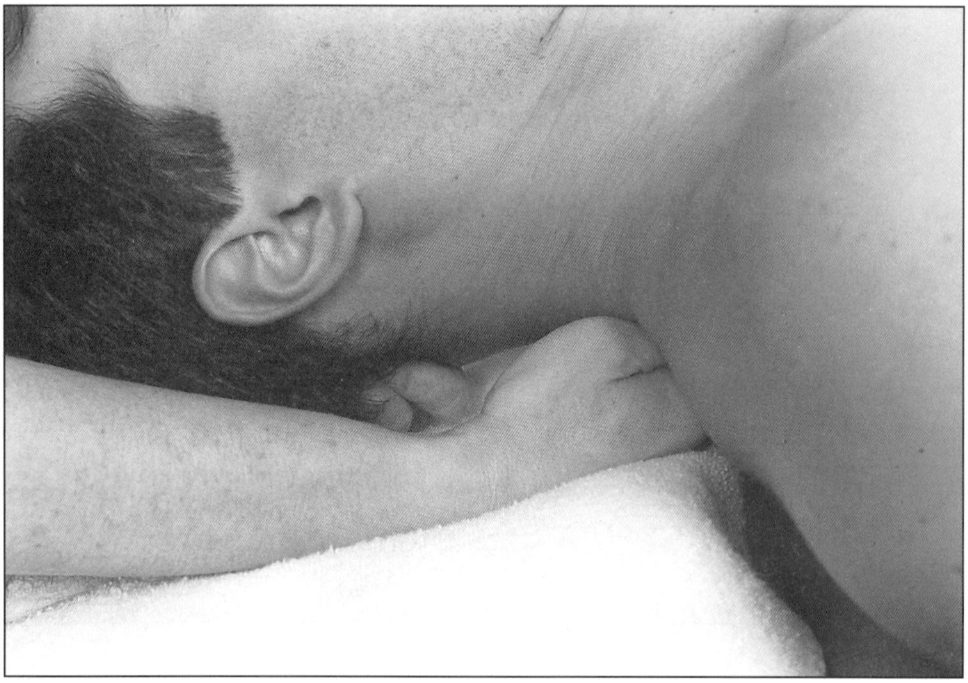

그림 170. 환자의 신체피드백 반응에 따라 머리널판근(두판상근)의 근위부를 고정시키고, 타이트함이 느껴질 때까지 직선상으로 신장을 실시한다. 잠시 멈추었다가 이완과 신장을 다시 시작한다. 근육의 원위부로 신장할 때 감지되는 피드백 방향으로 이완술을 반복한다. 해부학적 장벽이나 끝느낌에 도달할 때까지 반복한다.

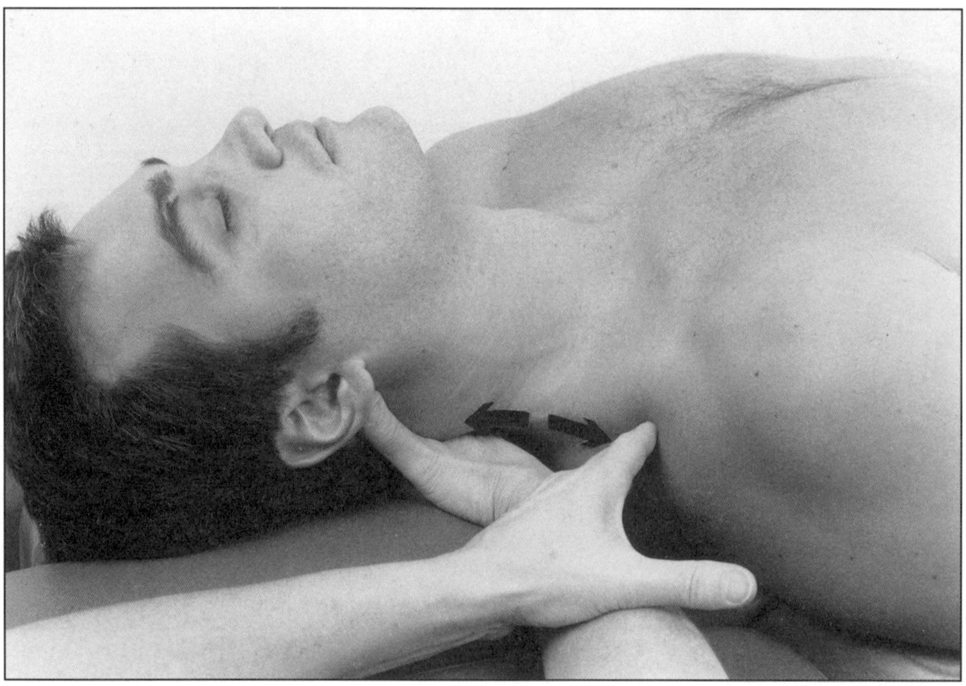

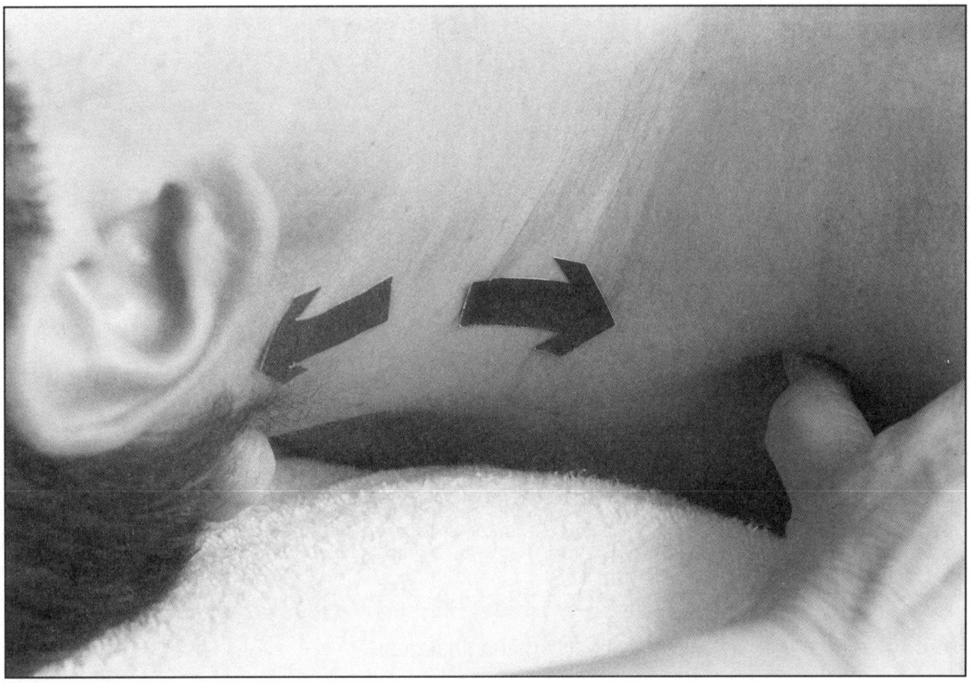

그림 171. 수직으로 신장시키는 머리반가시근(반극근, semispinalis capitis) 대단위 이완술. 긴머리근(두장근, longissimus capitis)의 대단위 이완은 뒤통수(후두) 기저부를 잡은 손으로 바깥쪽으로 이동시키면서 근섬유 주행방향에 따라 수직으로 신장시킨다. 뒤목근(후경부근) 목표지점에서 신장의 방향과 힘을 미세하게 변화시킨다. 각 변화에 따라 장벽이 느껴질 때까지 신장을 계속한다. 끝느낌에 도달할 때까지 반복한다.

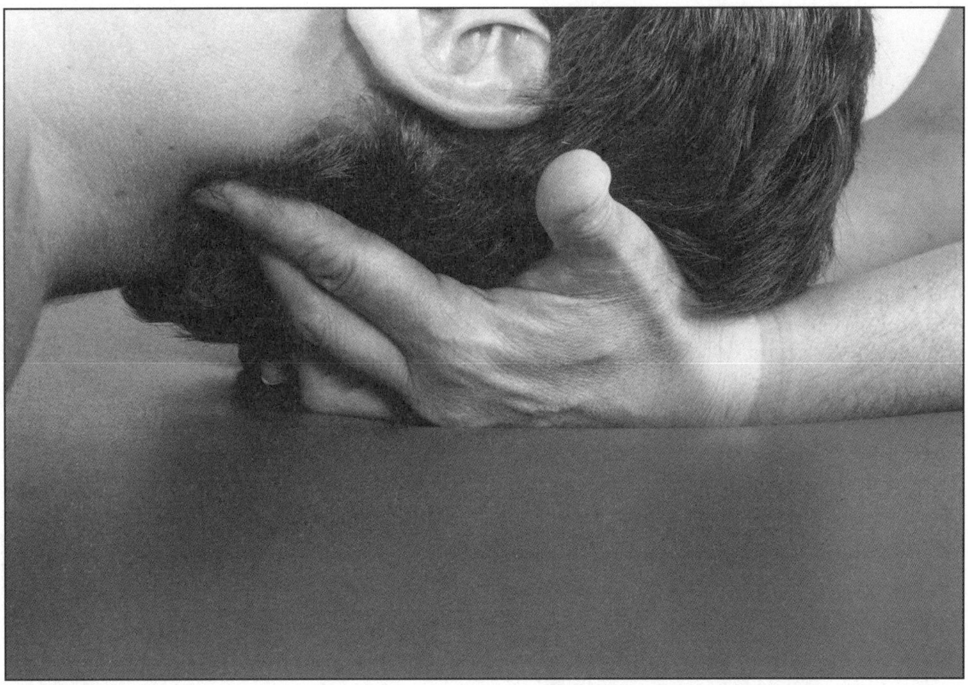

그림 172. 일단 표층부 근육에 대한 이완이 달성되면, 근섬유의 수직 방향에 따라 심부 척주근의 이완술을 수행한다.

머리뼈(두개골) 기저부 이완술 (Cranial Base Release)

머리뼈(두개골, cranial) 기저부 이완은 종종 치료의 마지막 단계에 사용되곤 한다. 뒤목근(후경부근)의 대단위 이완이 머리뼈 기저부 이완에 앞서 선행되어야 한다. 뒤통수뼈(후두골, occipital) 기저부에 부착되는 목과 상부 몸통(체간)의 근육들에서 활동성 발통점이 많이 분포하고 있다. 뒤통수뼈 기저부에 압력을 가하면 종종 머리, 치아, 턱, 눈, 목구멍, 귀 부위에 통증이 발생한다. 머리뼈 기저부 이완술은 환자의 목을 젖힘(과신전, hyperextension) 상태로 붙잡고 있는 단축된 목 폄근(신전근)들을 일단 신장한다. 다초점 안경을 쓰는 사람들은 눈에 띄게 목이 전방 돌출되거나 뒤굽음증(후만증, kyphosis)이 있으며, 직업적으로 목의 젖힘 동작이 많이 요구되는 사람들은 만성적인 단축된 목 폄근과 머리(capital) 폄(신전, extension)이 없을 것이다. 약한 근육에 대한 근력 강화운동과 자세교정 운동이 우선 필요할 것이다. 재구성된 뼈가 바른 자세를 방해하거나 약화된 근육이 강화되지 않는다면, 좋은 결과를 달성하기 힘들 것이다. 몇몇 환자는 치료를 계속 수행하는데 있어서 목의 안락함이 요구될 것이고 단축된 목 근육의 신장을 유지시키는 것이 필요할 것이다.

활동적 근막발통점이 특별히 존재하지 않더라도 뒤통수(후두) 기저부의 연부조직은 촉진에 꽤 민감하다. 민감한 이 부위를 처음 신장하면 불편함과 통증이 심하게 발생하지만 한편으로 좋은 느낌도 동시에 일어날 것이다. 치료 전 환자에게 "상쾌한 통증(good hurt)"의 의미를 설명하지 않았다면, 머리뼈 기저부 이완술을 적용하기 전에 이를 설명해 주어야 한다. 환자는 대개 통증을 호소하지만, 계속 치료해 주기를 원한다.

머리와 목의 자발적인 운동이 머리뼈 기저부를 이완할 때 종종 일어난다. 환자의 움직임에 반응하는 동안 머리뼈 기저부의 수직 신장상태를 유지하도록 한다. 이완하는 동안 치료사의 손이 더 이상 견딜 수 없다면 둘째손가락의 옆면으로 손가락 끝을 대신할 수도 있다. 뒷통수목뼈관절(후두경추관절)의 닫힌 위치에서 수직이완을 길게 수행하였다면 MFR 후 치료사의 손가락 마디에 대한 감압술(decompression)과 손 흔들기(hand shaking)를 즉시 실시한다.

머리뼈 기저부 이완술은 뒤통수(후두) 기저부의 발통점들을 이완할 것이다. 반대로 활동적인 근막발통점은 머리뼈 기저부의 완전한 이완을 방해한다. 머리뼈 기저부 이완에 의해서 정서적 반응이 일어날 수도 있다.

이완을 시작하기에 앞서 항상 당신의 손톱을 둥글게 깎고 잘 다듬어라.

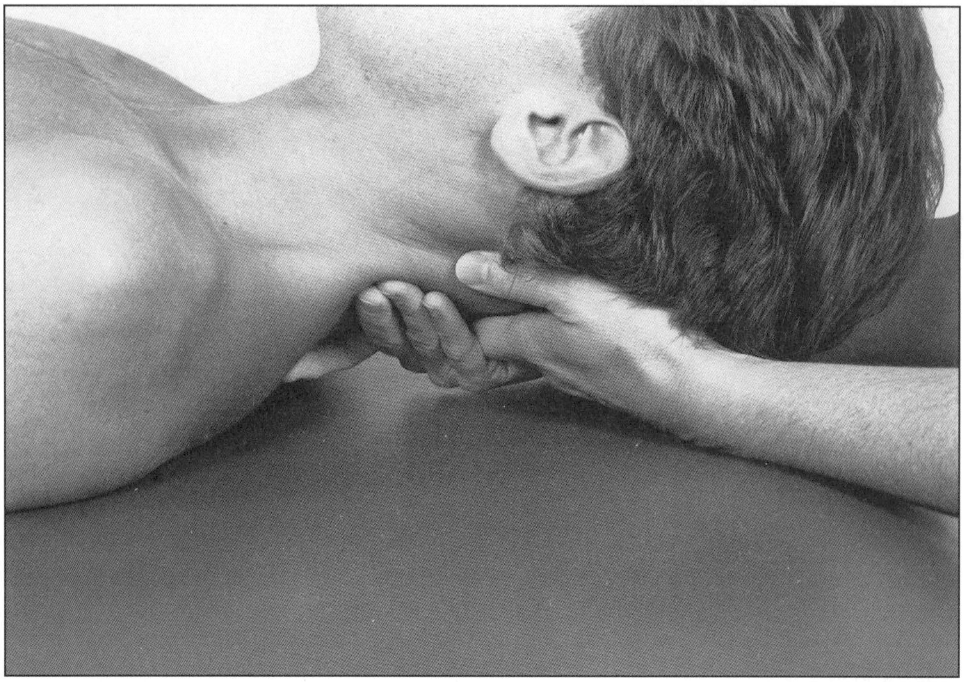

그림 173. 머리뼈(두개골) 기저부 이완술. 양 손을 환자의 뒤통수(후두)에 대고 머리 무게에 대항하여 환자의 머리 꼭대기 방향으로 잡아당긴다. 잠시 멈추었다가 이완과 신장을 다시 한다. 치료사의 손에서 환자의 머리무게가 무겁게 느껴지거나 끝느낌에 도달할 때까지 반복한다.

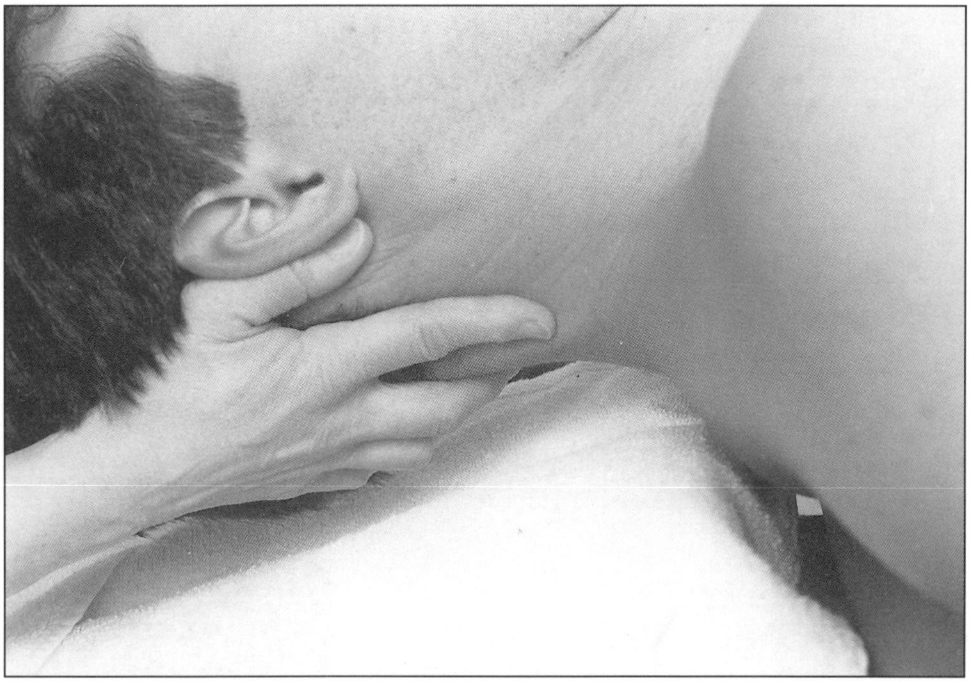

그림 174. 치료사의 손으로 뒤통수(후두)에서 목 하부에 이르기까지 스트로킹(stroking)을 반복한다. 사진은 스트로킹이 끝난 손바닥 위에 있는 뒤통수와 뒤통수 기저부에 놓인 손가락의 모습이다.

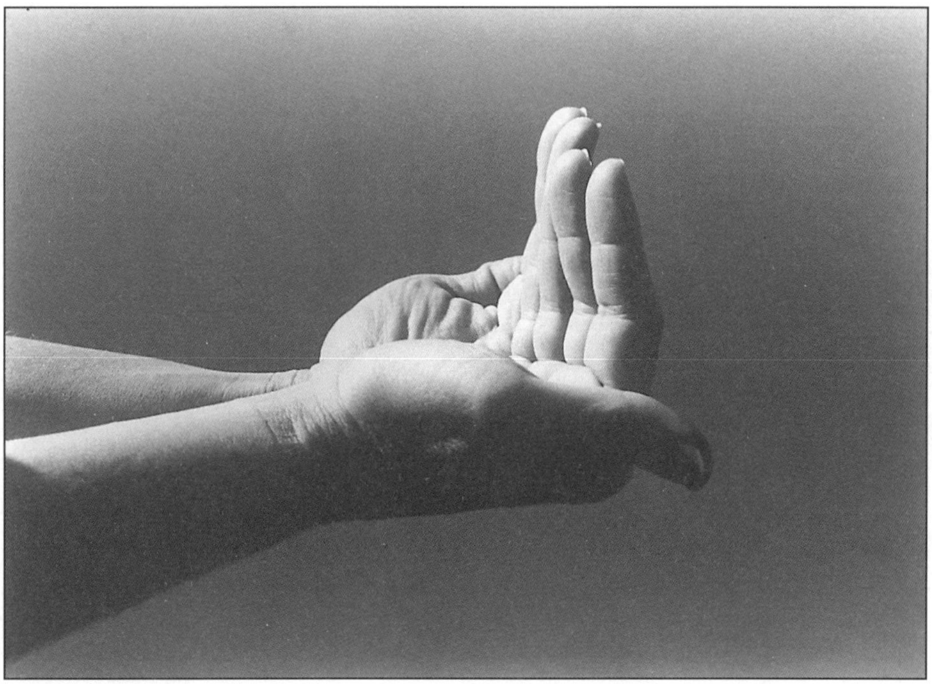

그림 175. 손을 떼지 말고 손허리손가락관절(중수지절관절, MCP joint)을 굽힘(굴곡)시켜 주먹을 환자의 발 쪽으로 약간 밀어 손가락의 적당한 각도를 찾는다.

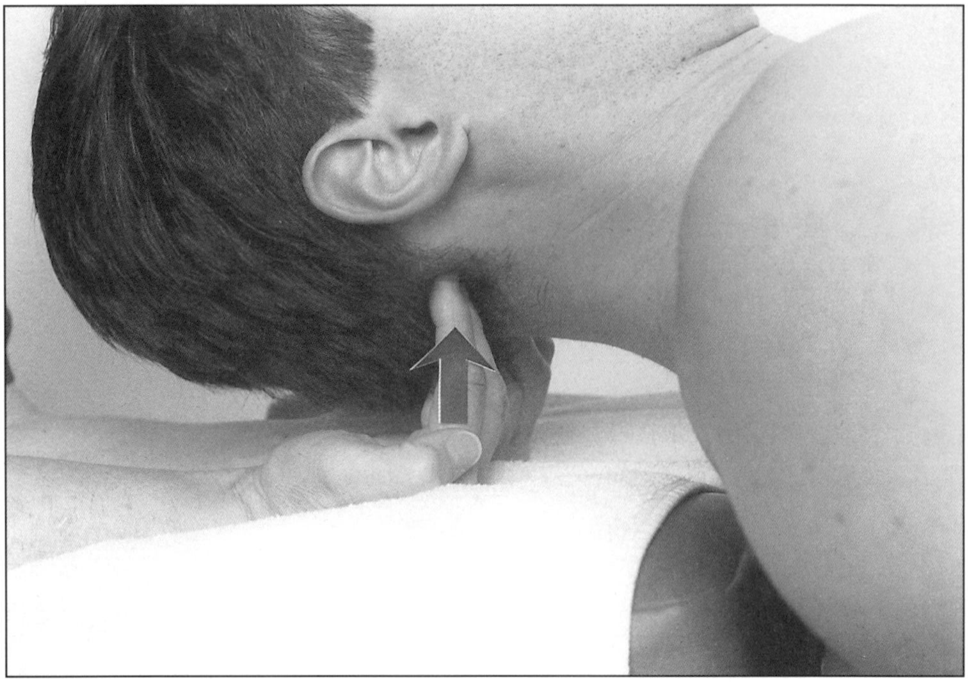

그림 176. 환자의 머리를 손가락 끝으로 지지하여 뒤통수(후두) 기저부에 위치한 연부조직에 대한 수직 신장을 적용한다. 환자가 자동적으로 머리를 들려고 시도할 것이다. 이때 환자에게 "머리가 그대로 떨어지게 하세요." 또는 "머리를 무겁게 내려놓아도 괜찮습니다."라고 이야기한다.

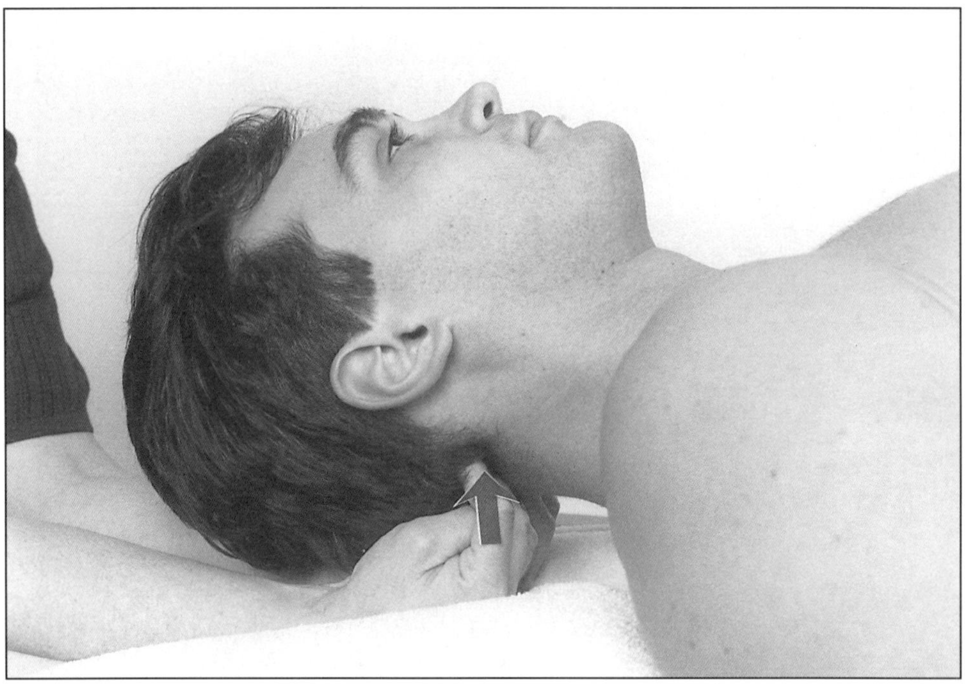

그림 177. 연부조직이 충분히 이완되면 환자의 머리뼈(두개골)가 폄(신전)되고, 치료사의 손가락 끝이 깊게 들어가 환자의 턱에 주름이 잡히거나 목뼈 앞굽음(경추 전만, cervical lordosis)이 감소할 것이다.

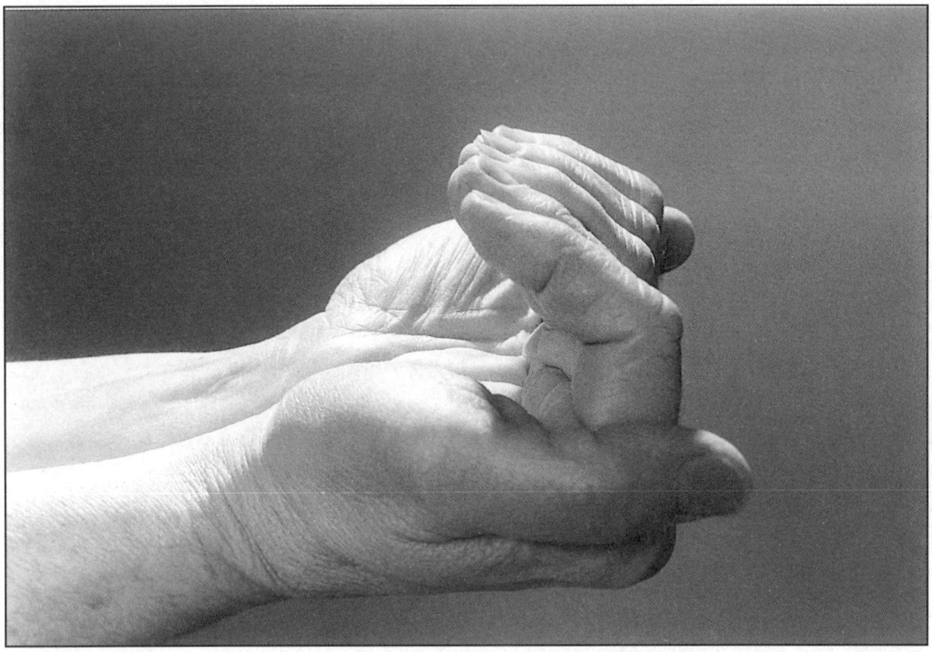

그림 178. 수직신장을 계속하라. 그 다음 치료사의 주먹을 환자의 발쪽으로 약간 이동시켜 몸쪽손허리손가락뼈관절(근위지절관절, PIP joint)에서 굽힘(굴곡)이 일어나 손가락 끝이 환자의 머리쪽으로 후퇴할 수 있는 공간을 허용하게 만든다.

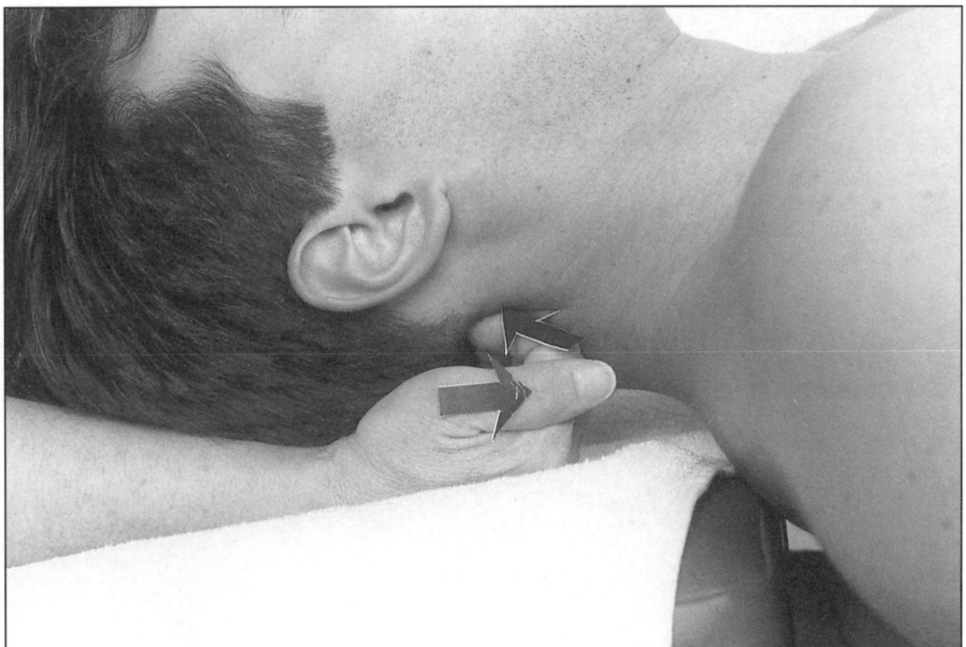

그림 179. 다음으로 뒤통수(후두) 곡선에 둥글게 놓인 치료사의 손가락으로 환자의 머리 위를 향해 수직신장을 적용한다. 팔이 아닌 치료사의 체중을 이용하여 뒤통수(후두) 기저부에 대한 집중적인 강한 신장을 실시한다. 연부조직의 충분한 이완을 유도하기 위해 환자에게 "머리를 그대로 떨어지게 놔두세요. 그대로, 그대로.."라고 말하면서 환자의 머리가 치료사의 손끝에 완전히 접촉되게 만든다.

그림 180. 치료사가 할 수 있다면, 환자의 머리 꼭대기 쪽으로 한 개 또는 두 개의 손가락으로 신장을 끝까지 유지하고, 다른 남은 손가락으로 환자의 발 쪽으로 밀어 내린다. 잠시 멈추었다가 이완과 신장을 다시 한다. 끝느낌에 도달할 때까지 반복한다.

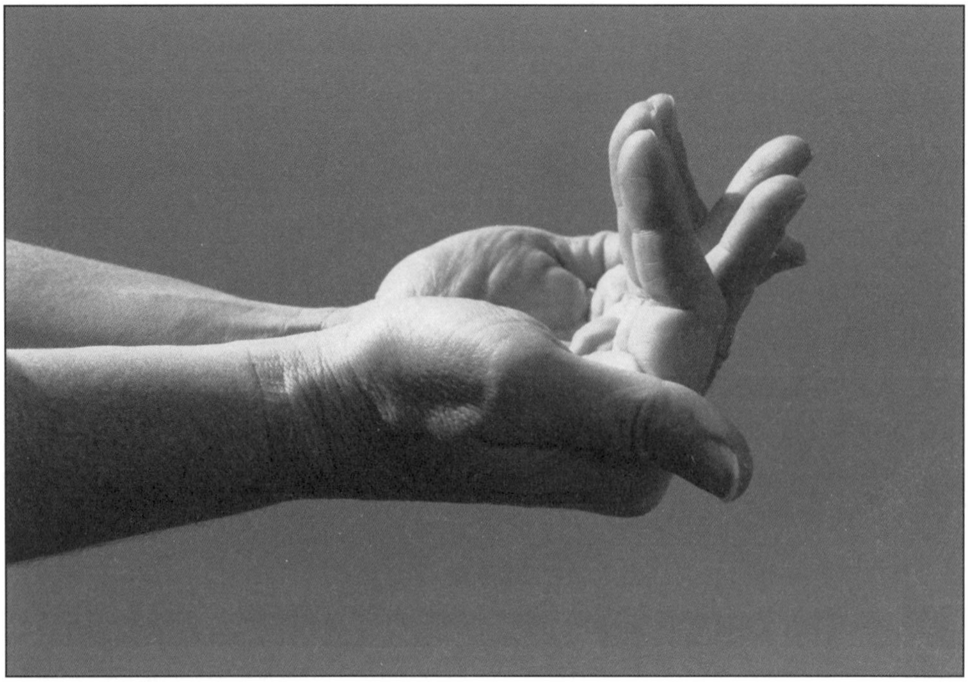

그림 181. 다른 방법으로는 환자의 뒤통수(후두)에 위치한 검지의 중간마디로 천천히 양쪽 교대로 돌리면서 환자의 머리 쪽 신장을 시작한다. 강한 신장을 지속하면서 환자에게 "머리를 그대로 떨어지게 놔두세요. 더 떨어지게, 더 떨어지게" 라고 말한다. 환자의 머리가 치료대에 완전히 놓이면 접촉이 끊어지지 않게 뒤통수에서 압력을 풀어준다.

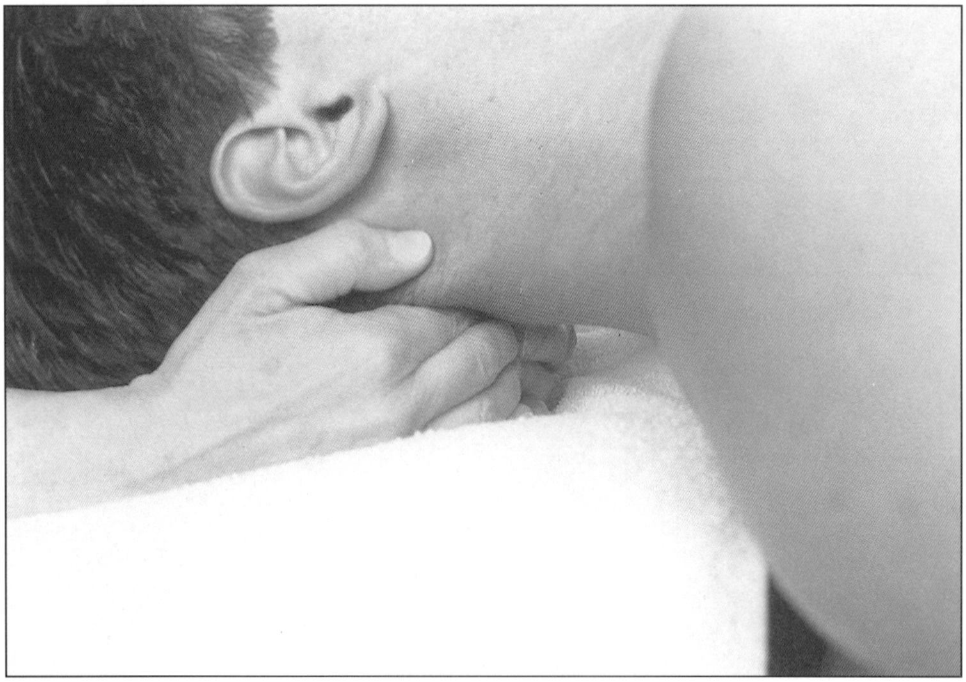

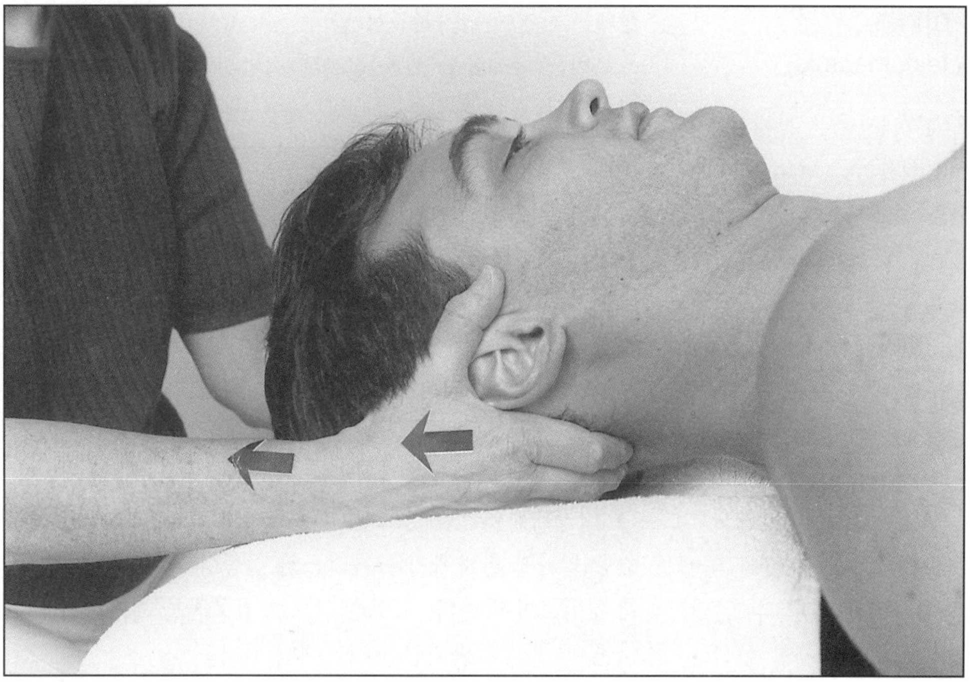

그림 182. 환자의 머리가 완전히 폄(신전)되며 충분한 이완이 달성될 때까지 치료사의 손을 계속 접촉하고 있도록 한다. 환자에게 손을 완전히 떼기에 앞서 신장력을 서서히 감소시킨다. 환자의 목 전면 근육들에서 수축이 일어나 머리가 들리지 않도록 갑자기 손을 떼어서는 절대 안된다.

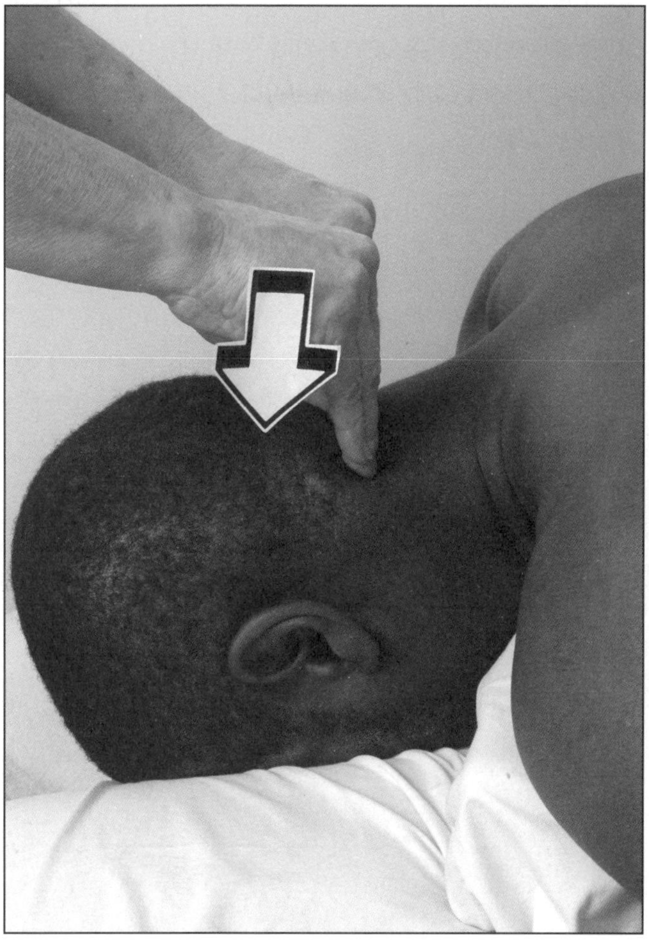

그림 183. 엎드린 자세에서도 머리뼈(두개골) 기저부 이완술을 시행할 수 있다. 신장의 방향을 약간씩 변화시키면 짧은 목 폄근(신전근)들에 대한 국소 이완술을 수행할 수 있다.

목빗근(흉쇄유돌근)의 대단위 이완술
(Gross Release of the Sternocleidomastoid)

뒷목 부분 근조직의 대단위 이완을 하는 동안 신체피드백의 부드러운 변화와 유도로 목빗근(흉쇄유돌근, sternocleidomastoid)의 대단위 또는 국소 이완을 치료사로 하여금 유도하게 할 것이다. 목빗근은 머리뼈(두개골, cranial)의 꼭지돌기(유양돌기, mastoid process)에 부착하고, 머리널판근(두판상근, splenius capitis)와 긴머리근(두장근, longus capitis)의 근위 부착점을 덮고 있다. 원위부의 목빗근(흉쇄유돌근)은 빗장뼈(쇄골, clavicle)과 복장뼈병(흉골병, manubrium)에 두 갈래로 부착되어 있기 때문에 신장을 따로 적용해야 할 것이다.

예기치 못한 목의 굽힘(굴곡)/폄(신전) 운동에 의해 목빗근(흉쇄유돌근)의 급성 염좌 내지 좌상이 초래될 수 있다. 물론 목의 급성 손상들은 자동차 사고와 같은 강한 힘이나, 계단이나 턱을 잘 못 디뎠을 때와 같은 사소한 실수에 의해서도 일어날 수 있다. 한편 이곳의 MFR 시 턱관절(측두하악관절, TMJ)에서 미세한 비정렬이나 탈구 그리고 턱의 재정렬을 경험할 것이다. 목빗근(흉쇄유돌근)의 장애로 환자가 통증을 호소하는 경우에는 일단 환자의 턱과 치아의 배열 상태를 사전에 평가하도록 한다.

목빗근(흉쇄유돌근)은 잘못된 작업환경이나 귀와 어깨사이로 전화를 습관적으로 받게 되면 반복-사용 손상(repetitive-use injury)을 초래한다. 전방으로 빠진 머리자세의 왜곡된 신체역학에서는 턱의 비정렬에 다른 신체 원위부에 통증을 유발하므로 습관적 자세의 교정을 필요로 한다.

방사통의 패턴은 턱관절 안쪽으로 목빗근을 따라 상행한다. 목빗근의 발통점은 얼굴 측면과 귀 안쪽의 방사통뿐만 아니라, 눈물, 복시, 시각장애, 현훈, 어지러움 및 오심 등을 유발시킬 수 있다.[17,24,60] 편측의 발통점은 환자가 똑바로 걸으려고 노력해도, 발통점이 있는 쪽으로 자주 치우치게 만든다. 전정기관에는 이상이 없지만 머리가 전방으로 쏠린 현훈 증상을 가진 환자에게는 목빗근의 활동성 발통점을 주의 깊게 찾아보아야 한다. 국소 이완으로 발통점을 제거하지 못한다면, 특별한 이완기법을 적용해야 한다.

목빗근은 상부 목뼈(경추)의 한 폄근으로서 뒤목근(후경부근)의 대단위 이완술 과정에서 신장이 이루어지기도 한다. 그러므로 목빗근을 치료하기에 앞서 뒤목근의 이완술을 수행하도록 한다. *치료 후 비대칭성이 커지면 양쪽의 목빗근을 MFR하라.*

그림 184. 목빗근(흉쇄유돌근)의 대단위 이완술 시작자세. 뒤통수(후두) 기저부에 위치한 꼭지돌기(유양돌기)를 고정한 상태에서 한쪽 손을 바깥 측으로 이동한다. 복장뼈(흉골, sternal)와 빗장뼈(쇄골, clavicle)에 있는 다른 손으로 하방 신장시킨다. 잠시 멈추었다가 이완과 신장을 다시 한다. 끝느낌에 도달할 때까지 반복한다. 반대편에서도 실시한다.

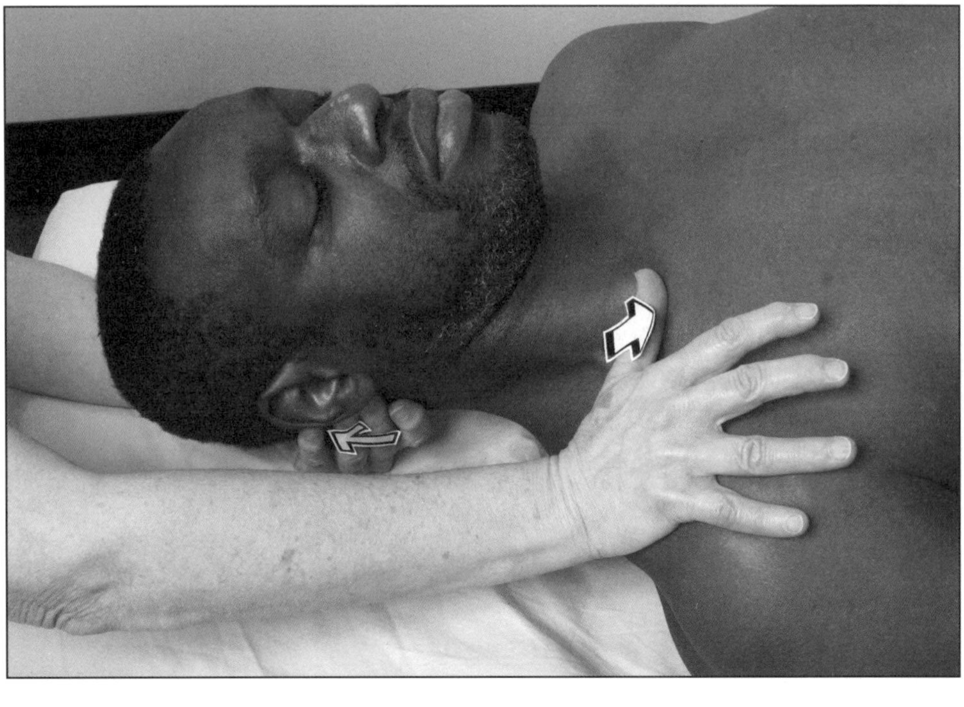

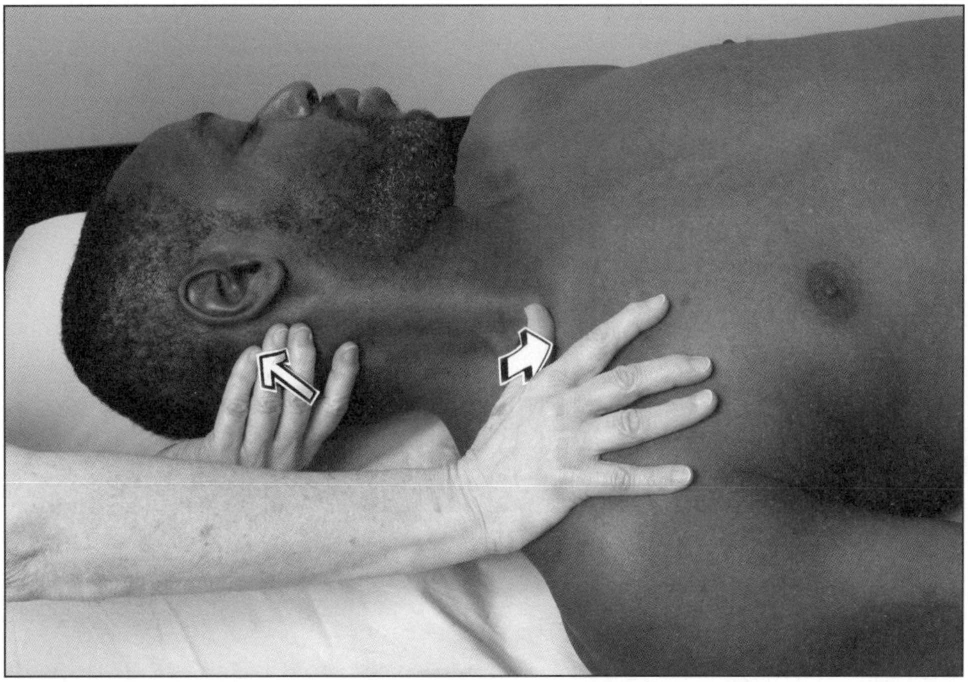

그림 185. 목빗근(흉쇄유돌근)의 대단위 이완술 시작자세. 뒤통수(후두) 기저부에 위치한 꼭지돌기(유양돌기)를 고정한 상태에서 한쪽 손을 바깥 측으로 이동한다. 환자 머리의 가쪽굽힘(외측굴곡)을 방지하면서 머리를 바쪽돌림(외회전)시킨다. 엄지두덩(무지구, thenar)를 이용하여 환자의 발쪽 아래 방향으로 신장시킨다. 잠시 멈추었다가 이완과 신장을 다시 한다. 끝느낌에 도달할 때까지 반복한다. 반대편에서도 실시한다.

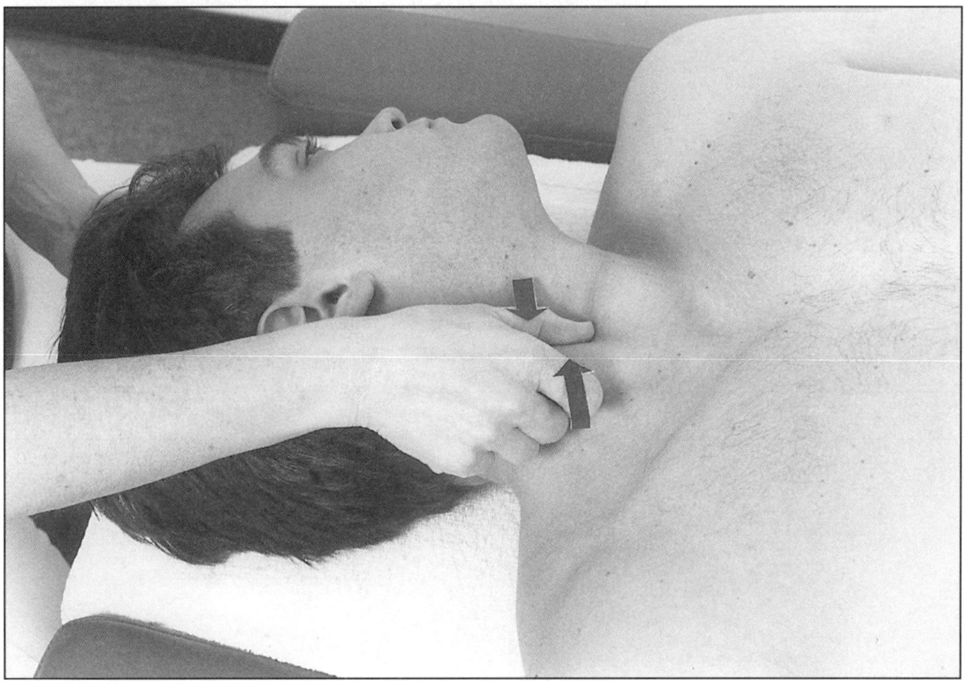

그림 186. 근섬유의 부드러운 끝느낌에 도달하면 수직신장을 시작한다. 환자의 머리가 중앙에 위치한 자세에서 천천히 바쪽돌림(외회전)시킨다. 한쪽으로 돌린 후 치료사의 엄지와 손가락으로 목빗근(흉쇄유돌근)의 두꺼운 부위를 잡아 수직으로 들어올린다.

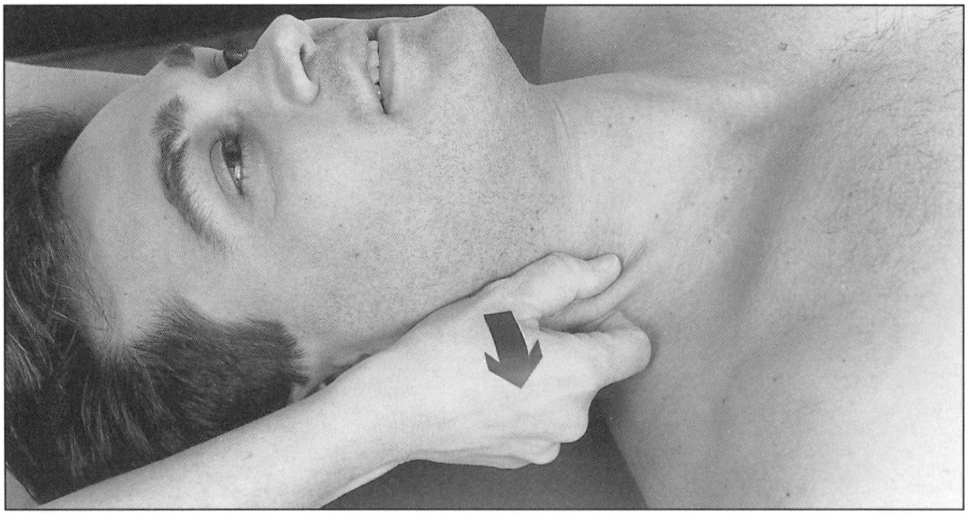

그림 187. 목빗근(흉쇄유돌근)을 양 옆으로 들어올린다. 잠시 멈추었다가 이완과 신장을 다시 시작한다. 끝느낌에 도달할 때까지 반복한다. 환자의 머리를 천천히 돌린다. 어떠한 장벽이 감지되면 잠시 멈추었다가 이완과 신장을 다사 한다. 환자의 머리를 중앙선 쪽으로 천천히 돌리면서 다시 위치시킨다. 끝느낌에 도달할 때까지 반복한다.

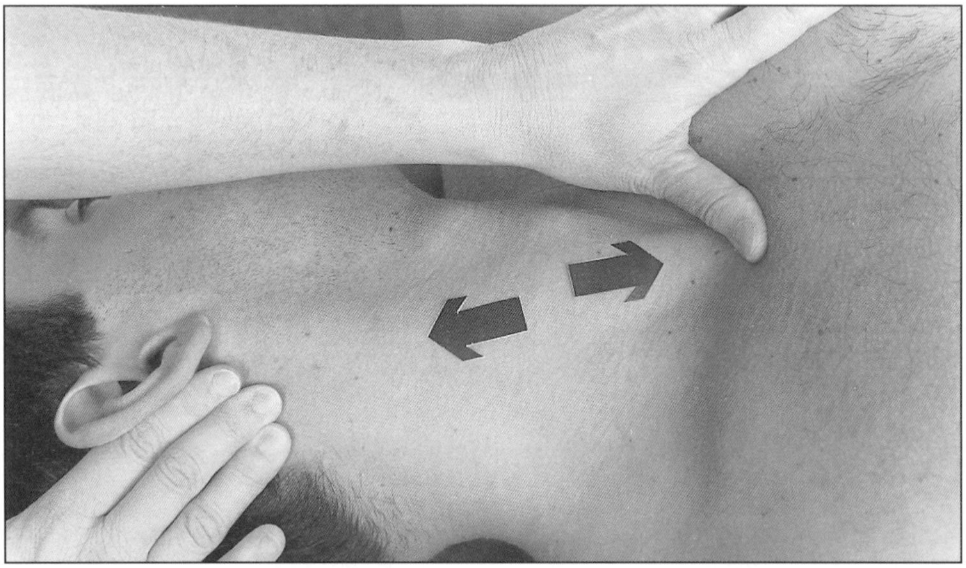

그림 188. 환자의 머리를 한쪽으로 돌린 상태에서 목빗근의 복장뼈부(흉골부, sternal portion)에 대한 대단위 이완술. 꼭지돌기(유양돌기, mastoid process)를 잡고 있는 손으로 고정시킨 상태에서 복장뼈부를 다른 손 엄지로 아래쪽 방향으로 신장시킨다. 잠시 멈추었다가 이완과 신장을 다시 시작한다. 끝느낌에 도달할 때까지 반복한다.

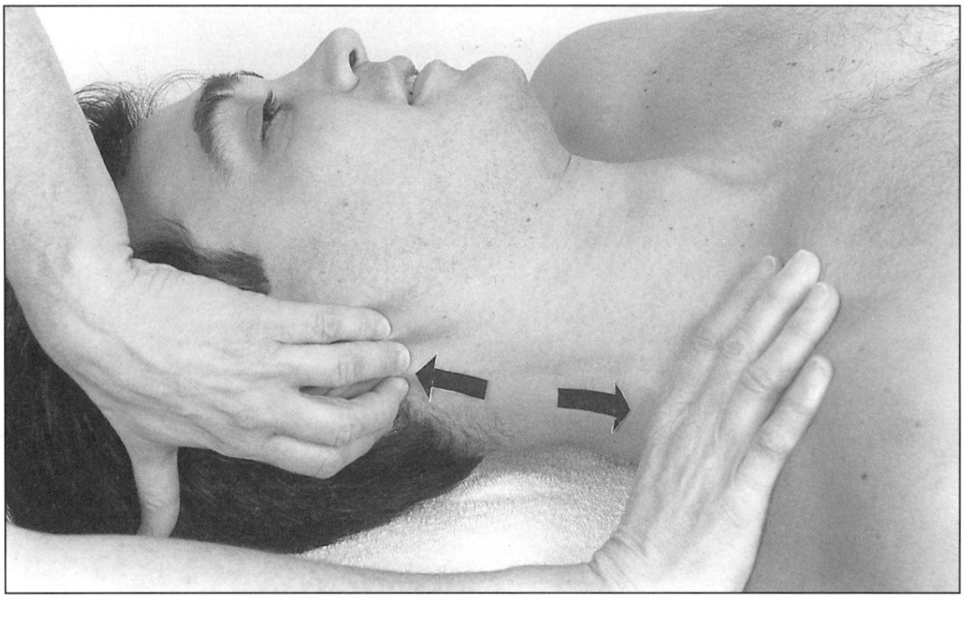

그림 189. 환자의 머리를 가운데로 위치시킨 상태에서 목빗근(흉쇄유돌근)의 빗장뼈부(쇄골부)에 대한 대단위 이완술. 꼭지돌기(유양돌기)를 잡고 있는 손으로 고정시킨 상태에서 빗장뼈부를 다른 손 엄지로 아래쪽 방향으로 신장시킨다. 잠시 멈추었다가 이완과 신장을 다시 시작한다. 끝느낌에 도달할 때까지 반복한다.

목빗근(흉쇄유돌근)의 국소 이완술
(Focused Release of the Sternocleidomastoid)

대단위 기법으로 목빗근(흉쇄유돌근)의 작은 타이트함이나 제한 부위를 발견했을 때에는 한손이나 두 손으로 국소적 신장을 적용한다(그림 190-191). 국소 신장이 끝나면 다시 대단위 신장을 반복한다. 끝느낌에 도달하였거나 더 이상 자발적 움직임에 진전이 나타나지 않을 때까지 대단위 신장와 국소 신장을 교대로 적용한다. 수행과정 중에 환자가 통증이나 얼굴, 머리, 턱 그리고 목구멍에 감각적 방사통이 일어나면 말하도록 환자에게 이야기하라. 끝느낌에 도달하였는데도 별다른 통증이나 감각적인 현상들이 나타나지 않는다면 특별한 근막발통점 이완술이 필요할 것이다.

근막발통점 이완 후에 목빗근의 대단위 이완을 반복한다. 뒤목근(후경부근)의 대단위 이완술을 반복함으로서 이 과정을 마무리한다. 피드백으로 유도되어지는 다른 대단위 이완 또는 국소 이완을 반복한다. 각각의 국소 이완 후에 상응하는 대단위 이완을 반복하라.

치료하는 동안에 머리의 대칭성이 이루어지고 잘 유지된다면 목뼈 앞굽음(경추 전만, cervical lordosis)과 머리의 위치를 똑바로 유지할 수 있는 목빗근에 대한 재교육 가정프로그램을 실시한다. 골격구조의 고착된 제한이 없을 경우, 생리적 목뼈 앞굽음의 유지는 머리를 하방으로 병진시켜 전체 머리의 자세를 개선시킨다.

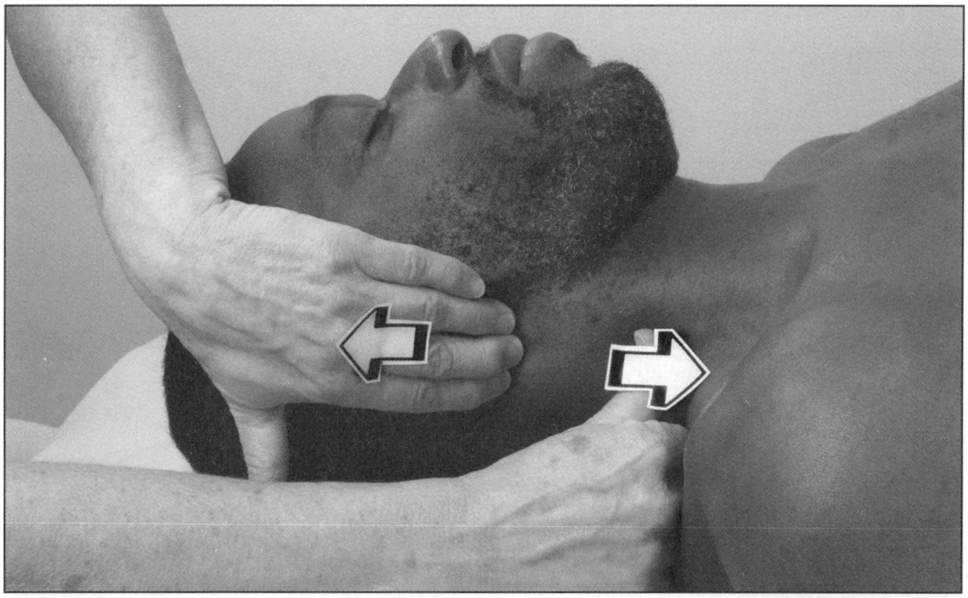

그림 190. 목빗근(흉쇄유돌근)의 국소 이완술 시작자세. 한 손의 여러 손가락과 다른 손의 엄지로 신장시키되, 머리에서 가쪽굽힘(외측굴곡, lateral flexion)이 일어나지 않도록 주의한다. 잠시 멈추었다가 이완과 신장을 다시 한다. 끝느낌에 도달할 때까지 반복한다.

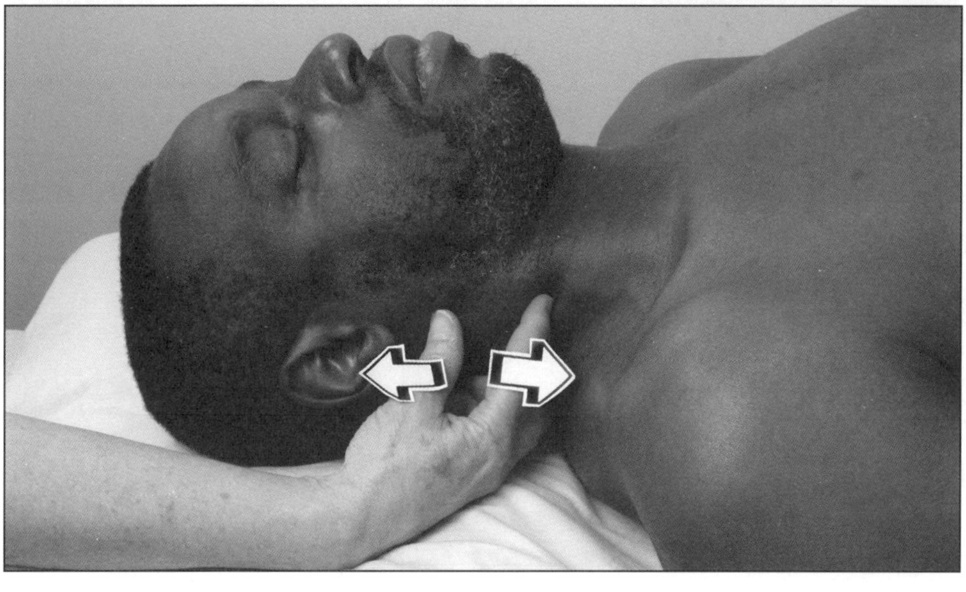

그림 191. 한 손의 엄지와 검지를 이용한 목빗근(흉쇄유돌근)의 국소 이완술. 다른 손은 머리에서 가쪽굽힘(외측굴곡)이 일어나지 않도록 고정시킨다. 잠시 멈추었다가 이완과 신장을 다시 한다. 끝느낌에 도달할 때까지 반복한다.

두피 근육의 대단위 이완 : 머리털(두발) 이완술
(Gross Release of the Scalp: Hair Release)

머리털 이완술은 표층부 이완(superficial skin release)과 두피근(scalp muscle)의 대단위 이완을 말한다. 두피 근육에 대한 대단위 이완은 목 근육의 반사적 이완을 통하여 두피근과 안면 상부의 긴장성을 해소시킨다. 두통이 있을 때 머리털을 습관적으로 잡는 환자는 머리털 이완술로 두통을 충분히 해소시킬 수 있다.

머리털 이완의 목적을 환자에게 간단하게 설명하고, 가급적 머리털 이완술을 직접 시범 보인다. 머리털이 원래 약하거나, 머리카락의 숱이 적은 사람, 머리털에 관련된 약물을 복용하고 있는 환자들에게는 머리털 이완술을 적용하지 않는다. 환자의 머리카락은 견고하게 잡을 수 있도록 충분히 길어야 한다. 미끄러지는 것을 방지하기 위해 치료사의 양손과 환자의 머리털의 기름기는 건조해야 한다.

환자의 머리에서는 머리털 이완술을 하는 동안에 자발적으로 움직임이 일어난다. 이런 자발적 운동을 천천히 일어나게 하며, 신장을 고르게 하기 위해 충분한 강한 당김과 적절한 저항을 적용한다. 강한 타이트함이나 제한이 느껴지면, 일단 그 운동을 중단한다. 신장을 유지한 채 이완이 이루어질 때까지 잠시 기다렸다가 다시 신장을 재개한다. 끝느낌이 느낄 때까지 이런 과정을 반복한다. 치료사의 신경이 머리털 이완을 달성하는데 집중할 수 있도록 다른 자발적 운동을 허용하지 않는다.

신장을 적용하기 시작할 때 환자가 (상쾌한 통증과 다른) 통증을 호소하거나 부정적인 감정을 표현한다면 머리털(두발) 이완술을 더이상 수행하지 않는다.

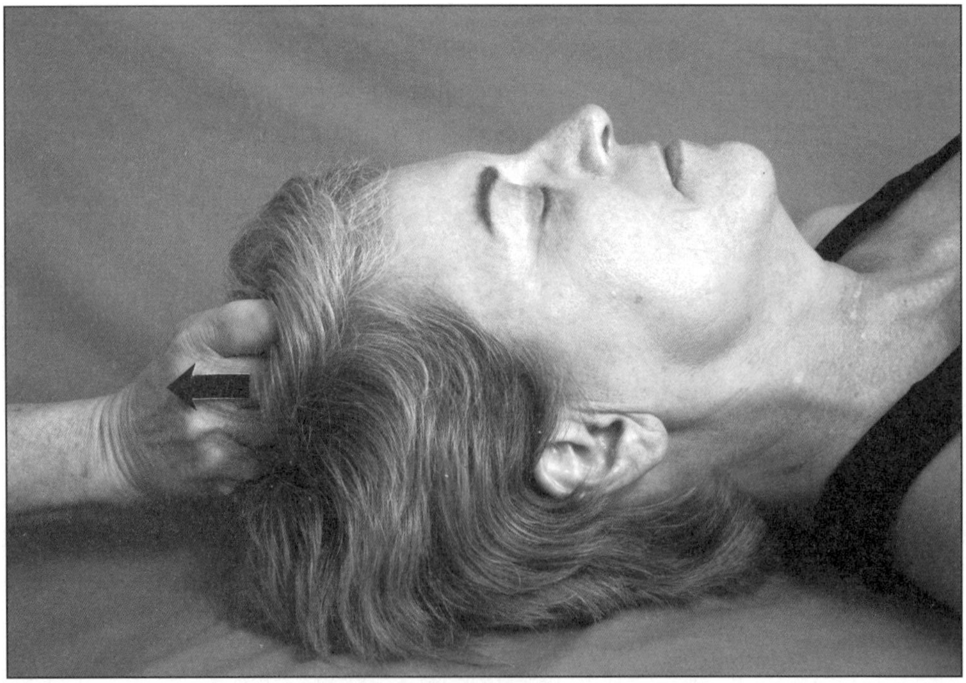

그림 192. 두피(scalp) 대단위 이완술의 시작자세. 한손을 두피에 바짝 대고 머리카락을 듬뿍 움켜잡는다. 어떠한 제한이 느껴질 때까지 환자의 머리카락을 천천히 잡아당긴다. 머리카락을 단단히 쥐고 있는 상태에서 잠시 멈추었다가 이완과 신장을 다시 시작한다. 끝느낌에 도달할 때까지 반복한다.

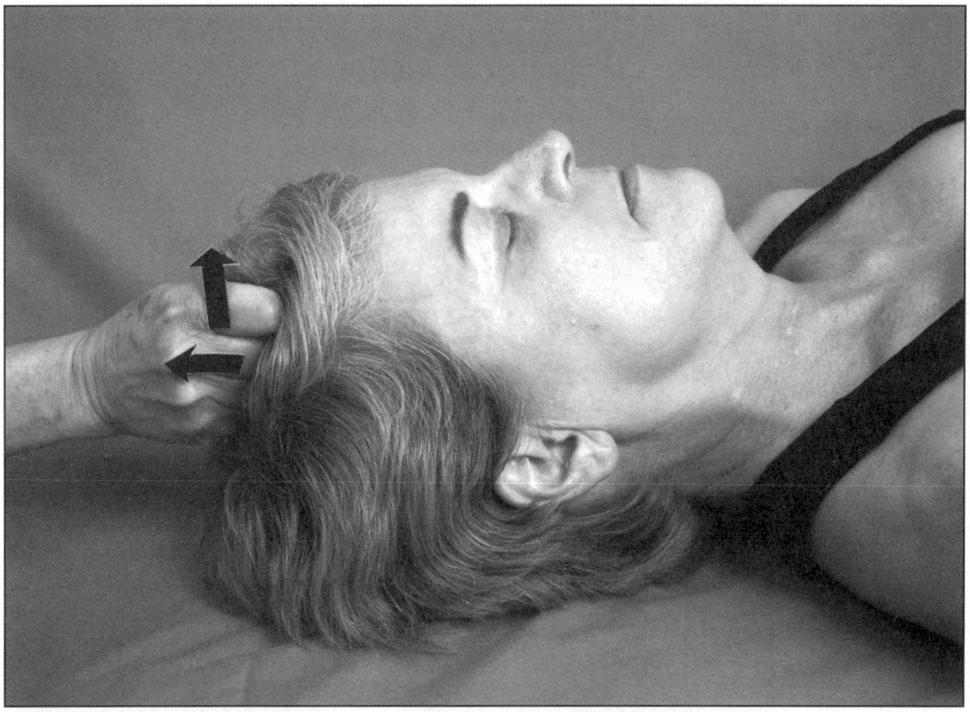

그림 193. 잡아당기고 있는 상태에서 당기는 각도를 이리저리 변화시킨다. 잠시 멈추었다가 이완과 신장을 다시 한다. 피드백 반응에 따라 신장의 방향을 바꾼다. 끝느낌에 도달할 때까지 반복한다.

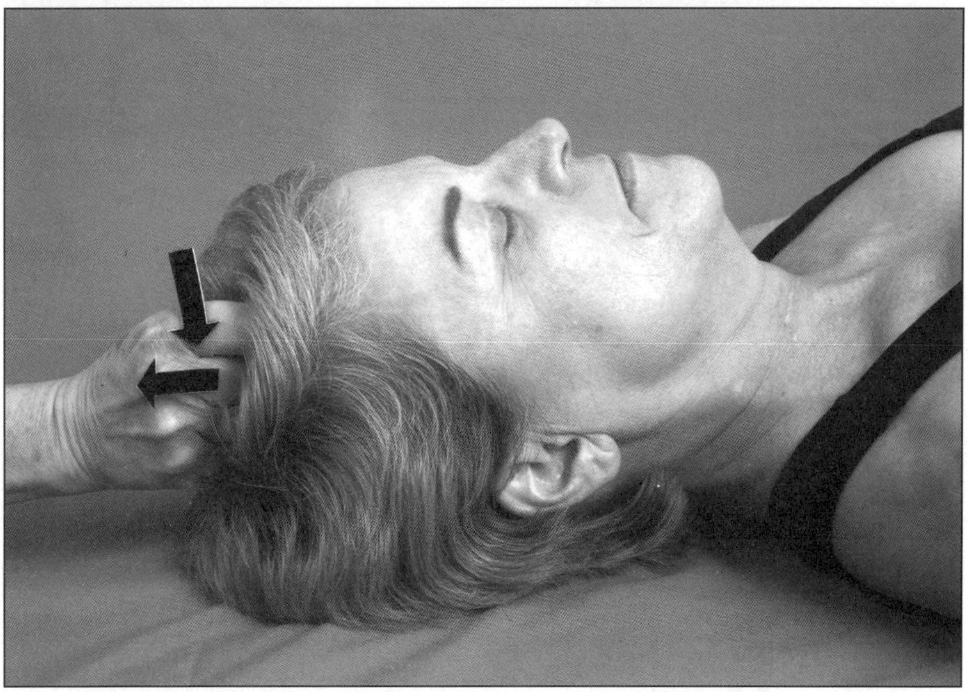

그림 194. 손을 풀지 말고 사선방향으로 방향을 전환한다. 전환한 각도에서 잠시 멈추었다가 이완과 신장을 다시 시작한다. 끝느낌에 도달할 때까지 반복한다. 다른 머리카락으로 이동하기 전에 수직이완을 수행한다. 두피에서 전체적인 이완이 달성될 때까지 반복한다.

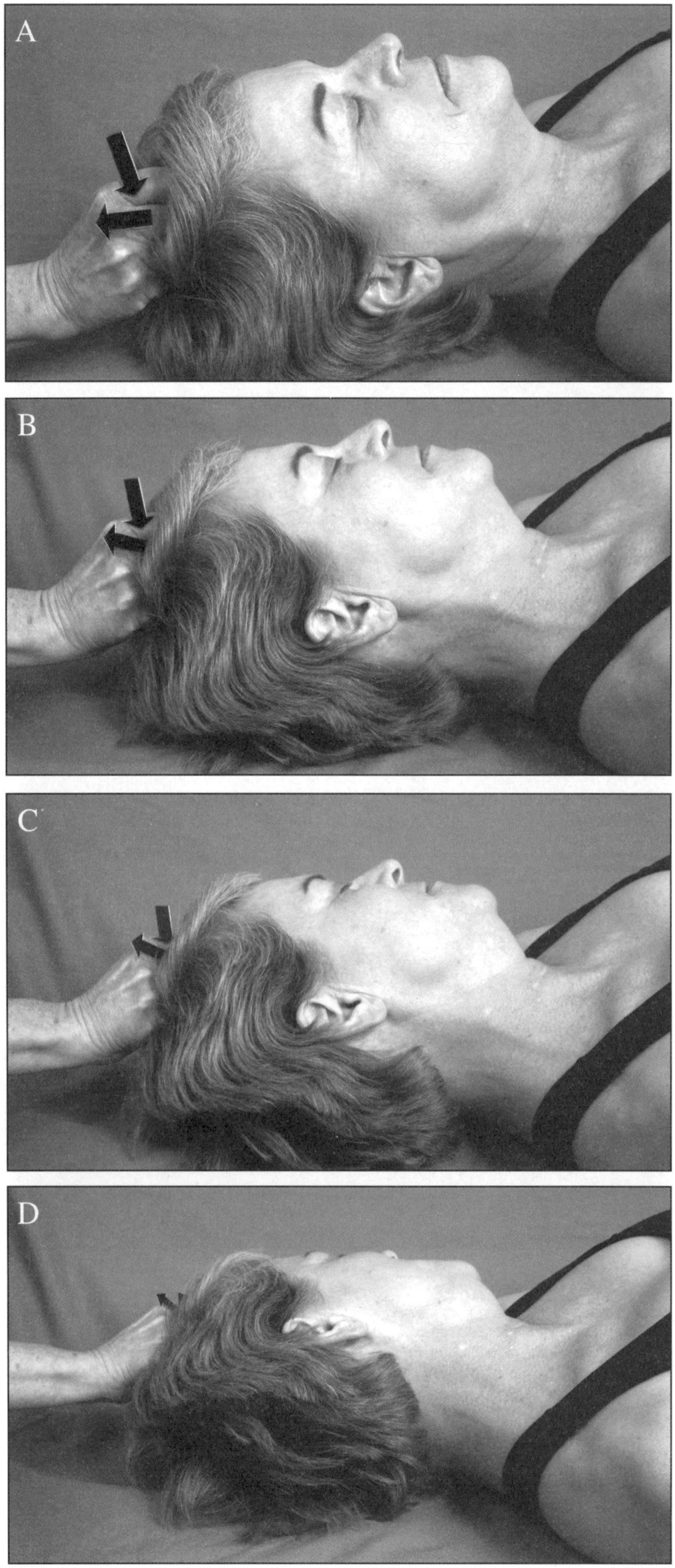

그림 195A–D. 자발적인 운동이 일어나기 시작하면 그 움직임에 따라 두피를 신장시킨다. 이때에 어떠한 장벽이 감지되면, 저항을 약간 증가시켜 움직임을 중지시킨다. 잠시 멈추었다가 머리의 원 위치로 돌아가는 것을 허용한다. 끝느낌에 도달할 때까지 반복한다.

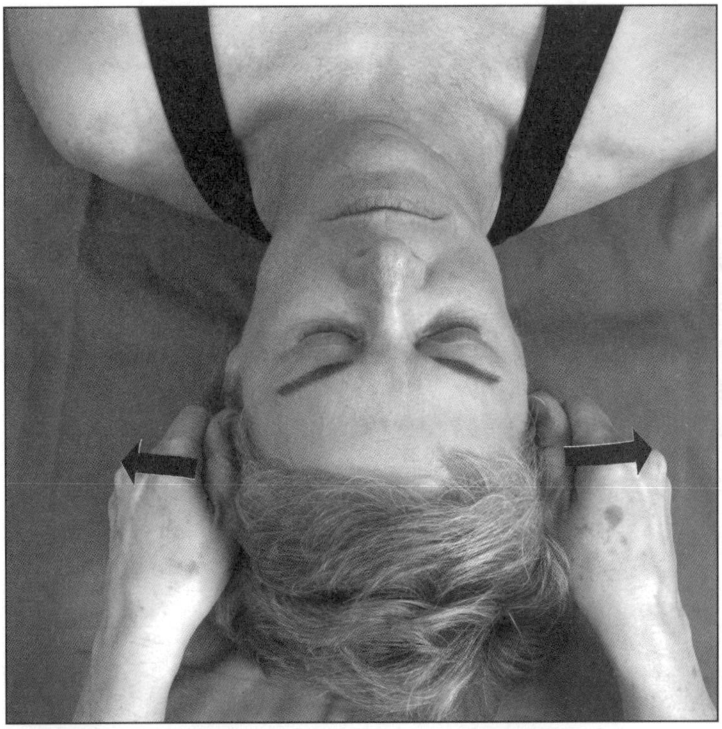

그림 196. 환자의 머리 회전을 일으키지 않으면서 두피에 가까운 머리카락을 잡고, 서로 반대방향으로 머리털(두발) 이완술(hair release)을 실시한다. 어떠한 장벽이 감지될 때까지 머리카락을 나란히 벌린다. 잠시 멈추었다가 이완과 신장을 다시 시작한다. 끝느낌에 도달할 때까지 반복한다.

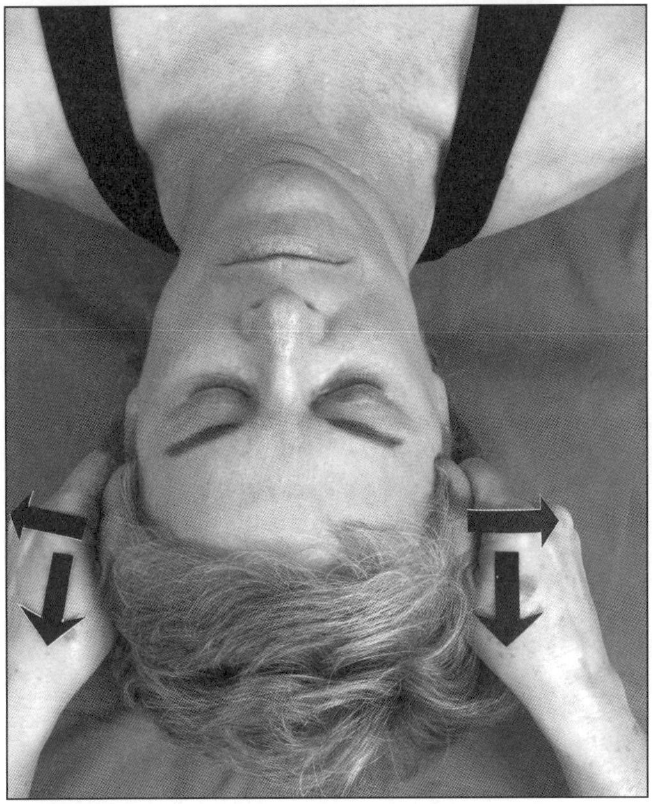

그림 197. 옆으로 벌리기를 유지한 상태에서 환자의 머리 위쪽으로 신장의 방향을 바꾼다. 잠시 멈추었다가 이완과 신장을 다시 시작한다. 피드백 반응에 따라 신장의 각도를 변경시킨다. 자발적인 운동이 시작되면 어떠한 장벽이 감지될 때까지 그 움직임을 따라간다. 끝느낌에 도달할 때까지 반복한다.

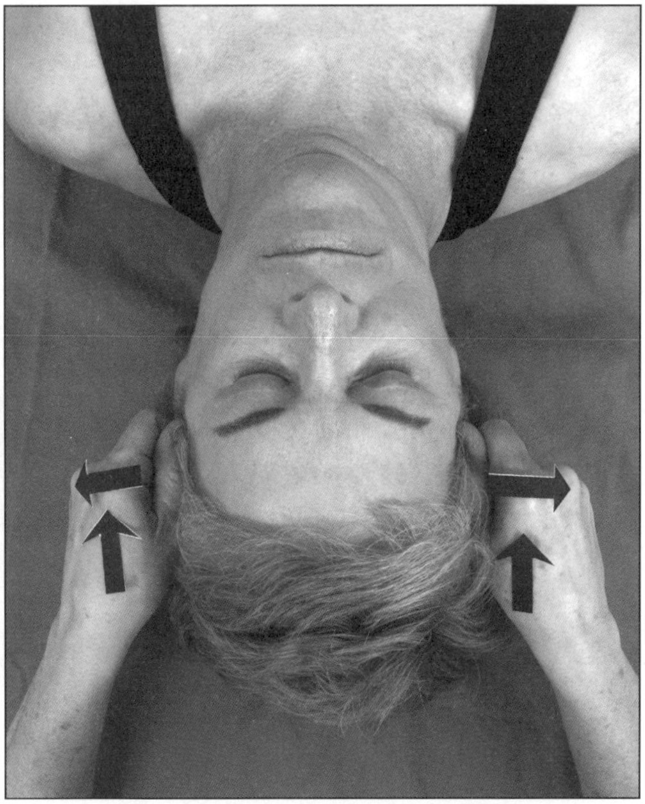

그림 198. 옆으로 벌리기를 유지한 상태에서 환자의 발쪽으로 신장의 방향을 바꾼다. 잠시 멈추었다가 이완과 신장을 다시 시작한다. 피드백 반응에 따라 신장의 각도를 변경시킨다. 끝느낌에 도달할 때까지 반복한다. 머리카락의 다른 부분으로 이동하기 전에 이곳의 충분한 모발 이완을 수행한다. 모든 두피의 이완이 달성되거나 끝느낌에 도달할 때까지 반복한다.

안면근육의 대단위 이완 : 귀 이완술
(Gross Release of the Face Muscles: Ear Release)

귀의 이완은 표층부 이완과 안면근의 대단위 이완을 동시에 성취시킨다. 전흉벽을 반사적 이완시키는 것처럼 귀 이완은 안면 하부와 턱, 목 전방에 있는 타이트함이나 제한을 완화시킴으로서 저작, 삼킴, 호흡에 작용하는 근육의 긴장성을 감소시킨다. 안면근육의 대단위 이완술은 턱관절(측두하악관절, TMJ) 기능장애, 선천적 또는 후천적 안면과 목의 강직, 말하거나 저작, 삼킴, 호흡에 문제가 있는 환자들에게 유용하다.

귀 이완을 하는 과정에서 환자의 머리가 자발적으로 움직일 수 있다. 이런 자발적 운동은 천천히 일어나게 하고 신장을 고르게 하기 위해 충분히 강한 당김을 적용한다. 타이트함이나 제한이 강하게 느껴지면 일단 그 운동을 중단한다. 신장을 유지한 채, 이완이 이루어질 때까지 기다렸다가 다시 그 근육을 신장시킨다. 끝느낌이 느낄 때까지 이런 과정을 반복한다. 치료사의 신경이 머리털(두발) 이완을 달성하는데 집중할 수 있도록 다른 자발적 운동을 허용하지 않도록 한다.

신장을 적용하기 시작할 때 환자가 (상쾌한 통증과 다른) 통증을 호소하거나 부정적인 감정을 표현한다면 머리털(두발) 이완술을 더이상 수행하지 않는다.

그림 199. 안면근 이완술의 시작자세. 엄지와 검지로 양쪽 귀바퀴(ear pinna)를 잡는다. 단단히 잡아 환자의 머리 직각방향으로 잡아당긴다. 잠시 멈추었다가 이완과 신장을 다시 시작한다. 끝느낌에 도달할 때까지 반복한다.

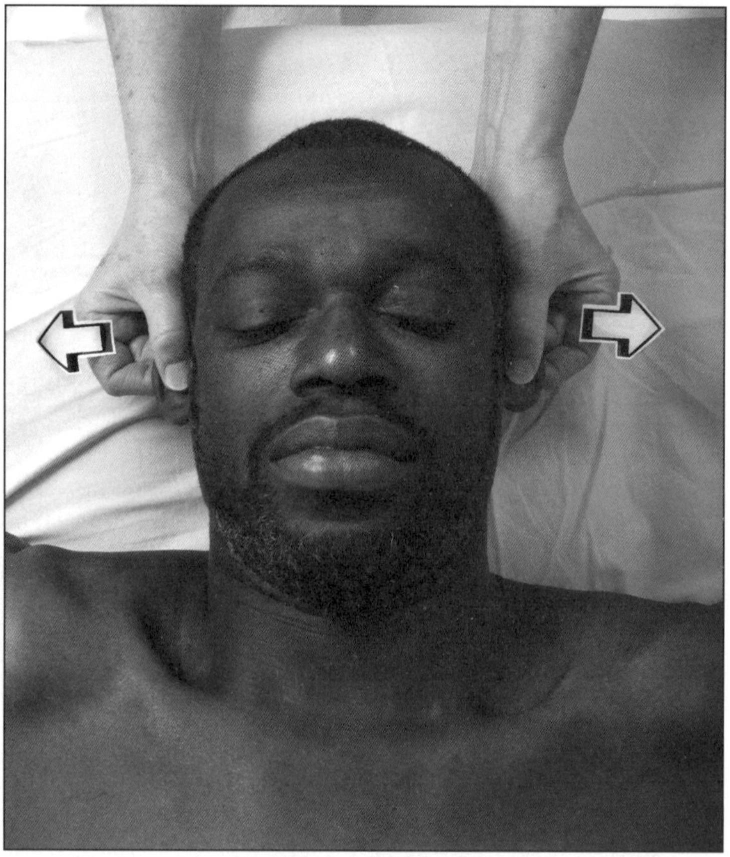

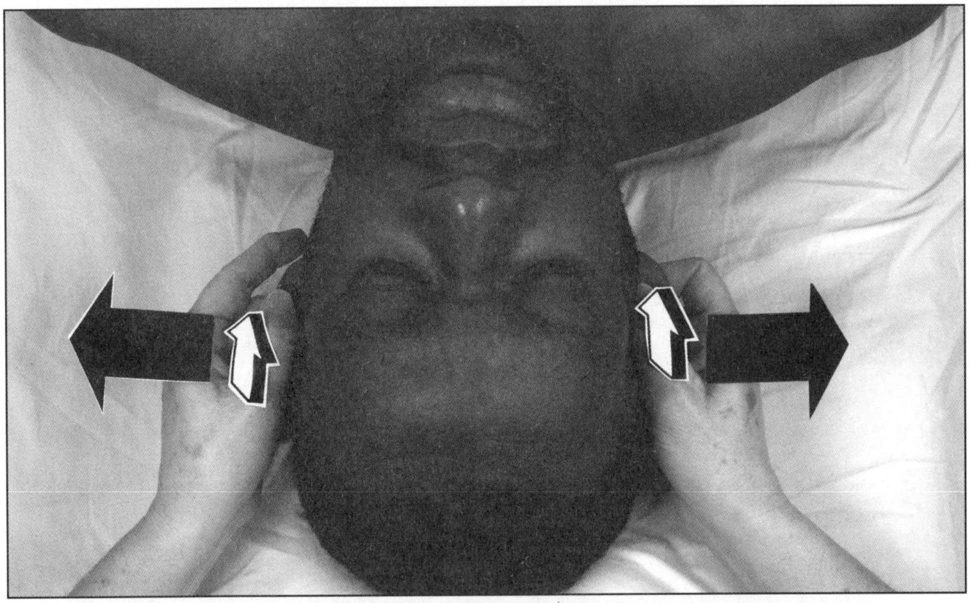

그림 200. 귀에서 이완이 일어나지 않는다면 환자의 발쪽으로 신장의 각도를 바꾼다. 잠시 멈추었다가 이완과 신장을 다시 시작한다. 끝느낌에 도달할 때까지 반복한다.

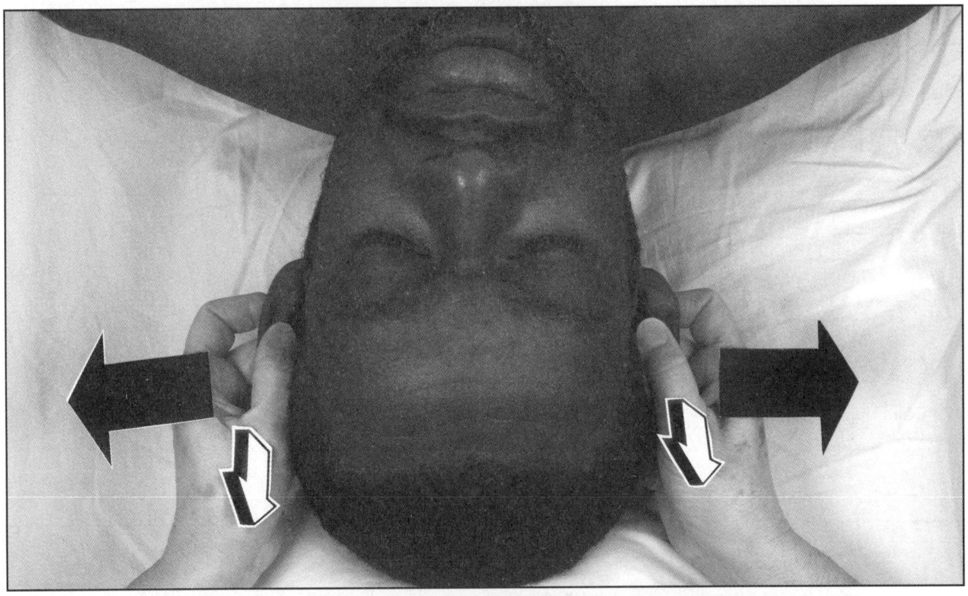

그림 201. 이번에는 옆으로 당긴 상태에서 환자의 머리 꼭대기쪽으로 신장시킨다. 잠시 멈추었다가 이완과 신장을 다시 시작한다. 피드백의 반응에 따라 신장의 각도를 바꾼다. 끝느낌에 도달할 때까지 반복한다.

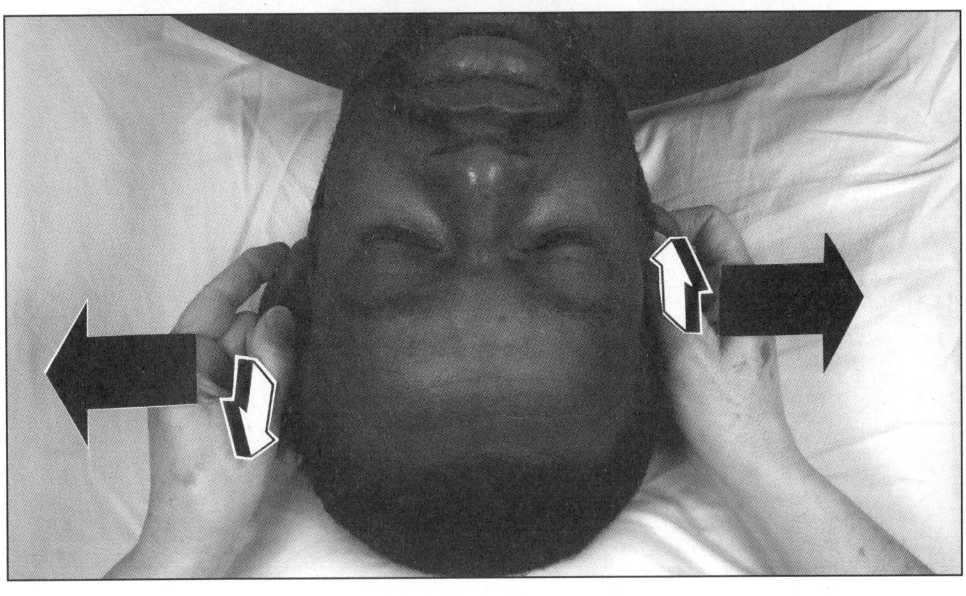

그림 202. 다음에는 옆으로 당긴 상태에서 한쪽은 환자의 머리 꼭대기 방향으로, 다른 쪽은 환자의 머리 방향으로 신장시킨다.

두피근과 안면근의 대단위 이완술과 국소 이완술 (Gross and Focused Release of the Scalp and Face Muscles)

대단위 이완과 국소 이완을 모두 적용해야 할 충분히 큰 두피근와 안면근은 많지 않은 편이다. 환자들마다 근육들의 크기가 다양하기 때문에 몇몇 근육들은 손의 치료 시작위치를 근육의 중간위치에서 찾아야 할 것이다. 일부 근육들은 한 손가락이나 두 손가락을 이용하여 근육 전체를 신장시킨다. 이러하듯 작고 얇은 근육으로부터 느껴지는 피드백은 희미하다. 계속 연습하여 손끝의 감각을 발달시키도록 하라. 종종 활동적인 근막발통점이 이런 매우 얇은 근육에서 발견되며 도수 신장에 대해 상당히 저항하기도 한다.

관자근(측두근, temporalis)의 이완은 치료사들에게 특별한 문제이다. 큰 부채 모양의 관자근은 하나의 단위로 잘 신장되지 않는다. 대단위 이완술은 앞 분절과 뒤 분절로 나누어 각각 적용한다. 국소 이완은 피드백에 반응하는 작은 분절에 이용한다. 하악에 부착하는 관자근은 가벼운 접촉에도 매우 민감하다. 인대가 부착되는 상부 지점을 고정시키고, 근섬유의 원위방향으로 신장시킨다. 관자근 장애는 치아의 문제, 감각의 결손, 조절되지 않는 목의 반복 굽힘(굴곡)-폄(신전)운동 시 주로 손상 받는다. 관자근의 활동적인 근막발통점은 두통과 더불어 치아에서 귀 통증에 방사통을 일으킨다.

관자근이 잘 이완된다면, 관자근 밑에 놓여있는 부채모양의 관자마루근(측두두정근, temporoparietalis)에서 오는 피드백이 치료사에게 잘 전달될 것이다. 관자마루근의 섬유는 더 수직적으로 귀의 상부에 부착한다. 몇몇 사람들은 긴장성 두통이 있을 때 자발적으로 이 근육을 문지르곤 한다. 대단위 이완술은 관자근에서처럼 앞 분절과 뒤 분절로 나누어 적용한다. 국소 이완은 피드백을 전달한다.

부비동 배농 환자들은 부비동의 가득함이나 압박감을 호소하지만, 안면근 이완에 반응하여 부비동 압박감이 완화된다. 이마굴(전두동, frontal sinus) 또는 코의 연결부를 가로지르는 수평신장은 부비동 압력을 경감시킬 것이다. 대부분 환자들은 치료하는 동안 이러한 신장이 자발적으로 일어날 것이다.

뒤통수이마근(후두전두근, occipitofrontalis)은 긴 인대띠로 연결된 이마근(전두근)과 뒤통수근(후두근) 두 가지의 근복(muscle belly)을 가지고 있다. 각 근복은 충분히 이완되어야 하고 한 치료과정에서 긴 인대띠가 두피근이나 머리뼈(두개골, cranial)의 유착으로부터 자유로워야 한다. 머리뼈과 인대띠의 유착을 이완하기 위한 피부와 상처 이완술을 참조하라.

실제 적용에서는 치료사의 손이 환자와 가급적 가까운 거리에 있어야 한다. 치료사의 몸이 환자와 가까운 거리를 유지하지 못하면 치료의 환경이 무너진다. 안면과 두피근의 대단위 이완과 국소 이완을 하는 과정에서 환자에게 너무 기대

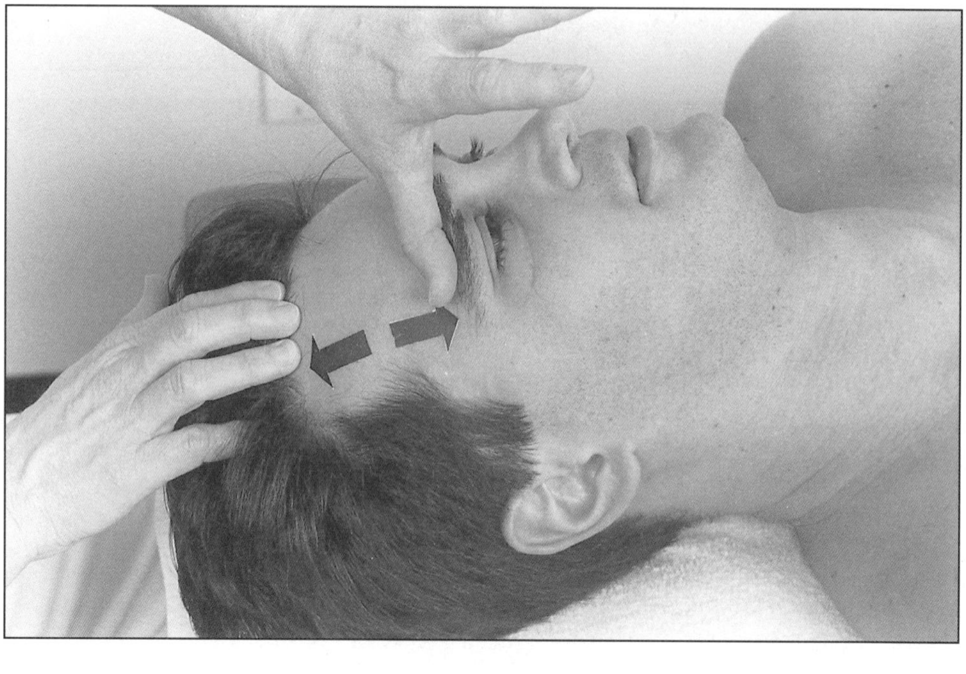

그림 203. 뒤통수이마근(후두전두근, occiptofrontalis)의 이마부 대단위 이완술. 엄지 측면으로 눈썹 위를 잡고 다른 손가락들은 이마 끝을 잡는다. 잠시 멈추었다가 이완과 신장을 다시 시작한다. 끝느낌에 도달할 때까지 반복한다.

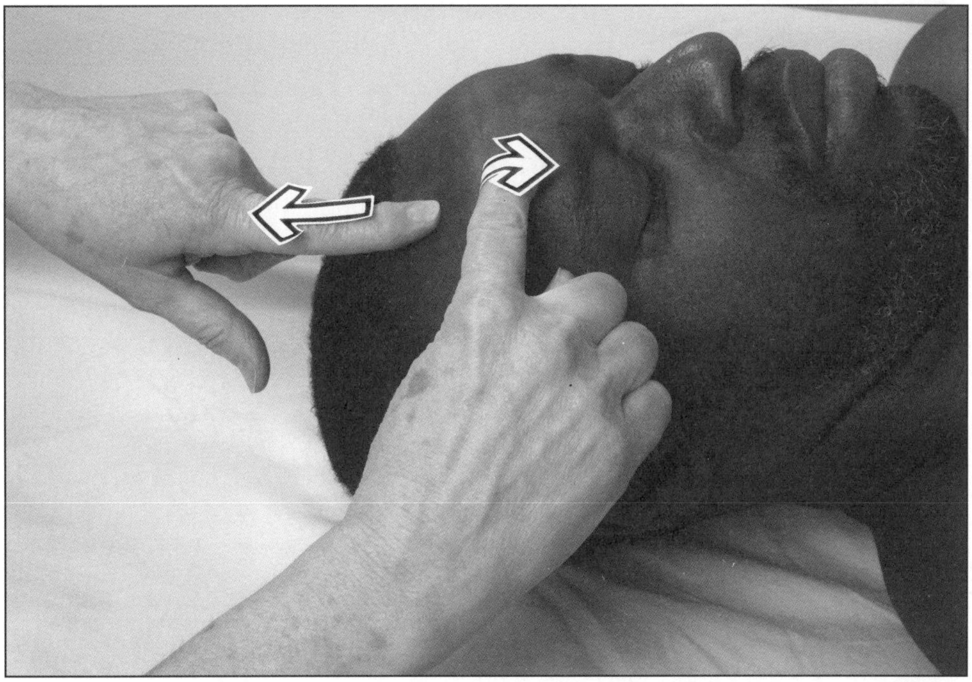

그림 204. 이마근(전두근, frontalis)의 국소 이완술. 이마근의 장벽은 양쪽 한 손가락의 피드백으로 느껴진다. 잠시 멈추었다가 이완과 신장을 다시 시작한다. 끝느낌에 도달할 때까지 반복한다. 이마근의 대단위 이완술도 시행한다.

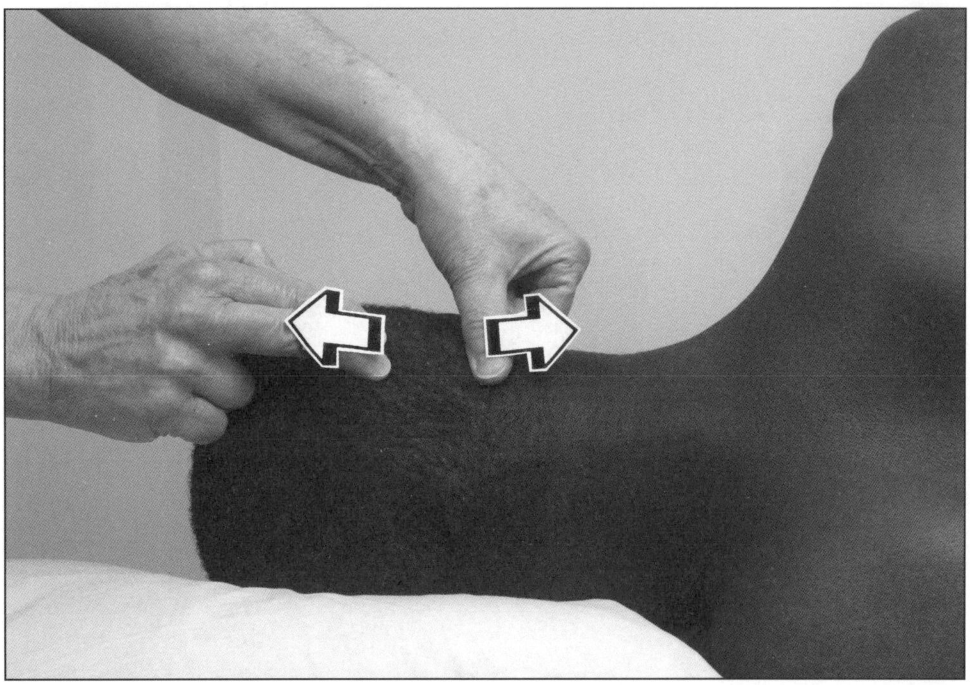

그림 205. 뒷통수이마근(후두전두근, occipitofrontalis)의 뒤통수부 대단위 이완술. 엄지와 다른 손가락들로 벌려 이완술을 수행한다. 잠시 멈추었다가 이완과 신장을 다시 시작한다. 끝느낌에 도달할 때까지 반복한다.

지 않도록 주의한다.

손의 위치 사진촬영을 위해 일부러 치료사의 위치를 멀리 하였다. 그림의 치료사 신체위치를 실제 치료 상황에 적용하여서는 안된다. 밀착된 치료사의 신체위치를 이용하여 손의 위치를 적절히 조절하라.

그림 206. 뒤통수근(후두근)의 국소 이완술. 뒤통수근의 장벽은 양쪽 손가락의 피드백으로 느껴진다. 잠시 멈추었다가 이완과 신장을 다시 시작한다. 끝느낌에 도달할 때까지 반복한다. 뒤통수근의 대단위 이완술도 시행한다.

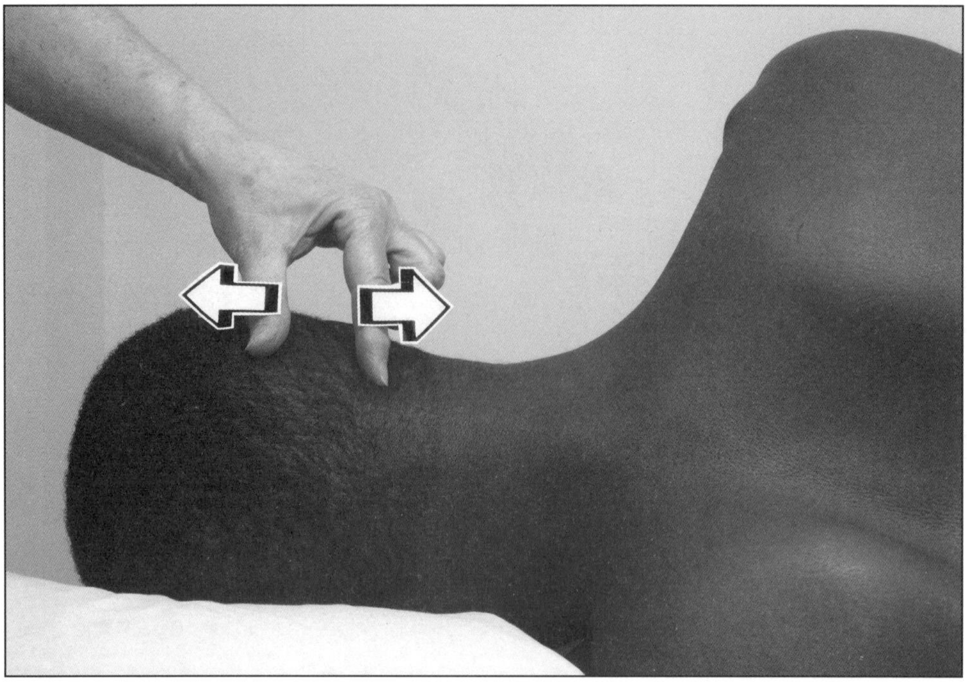

그림 207. 한 손을 두피에 바짝 붙이고 많은 머리카락을 잡아당기면 이마근(전두근)과 뒤통수근(후두근)의 인대성 밴드(ligamentous band)를 이완시킬 수 있다. 어떠한 제한이 느껴질 때까지 머리카락을 위쪽으로 잡아당긴다. 머리카락을 잡고 있는 상태에서 잠시 멈추었다가 이완과 신장을 다시 시작한다. 끝느낌에 도달할 때까지 반복한다.

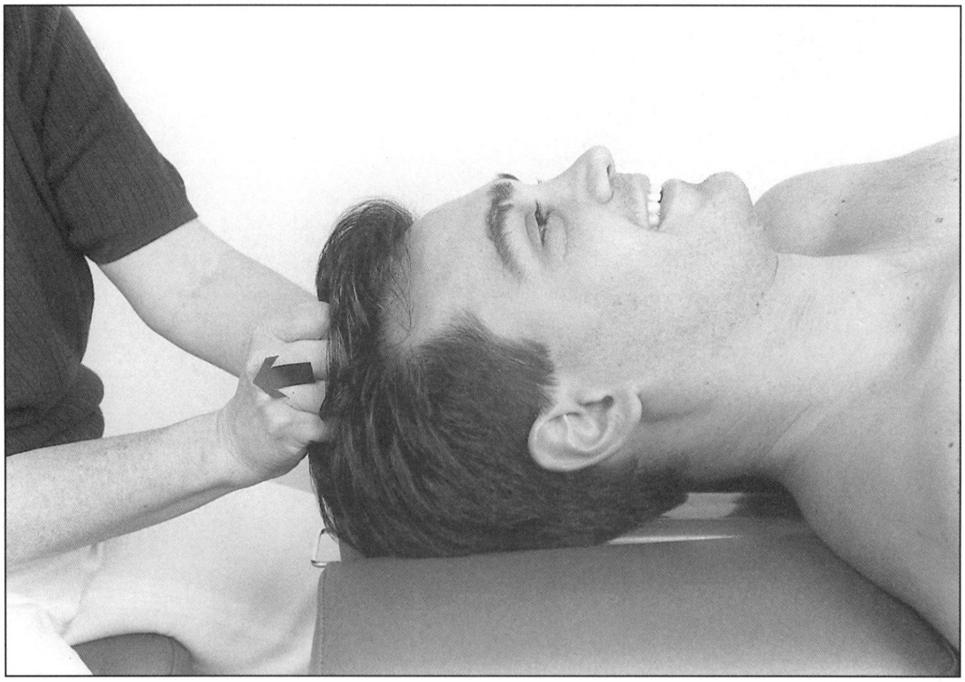

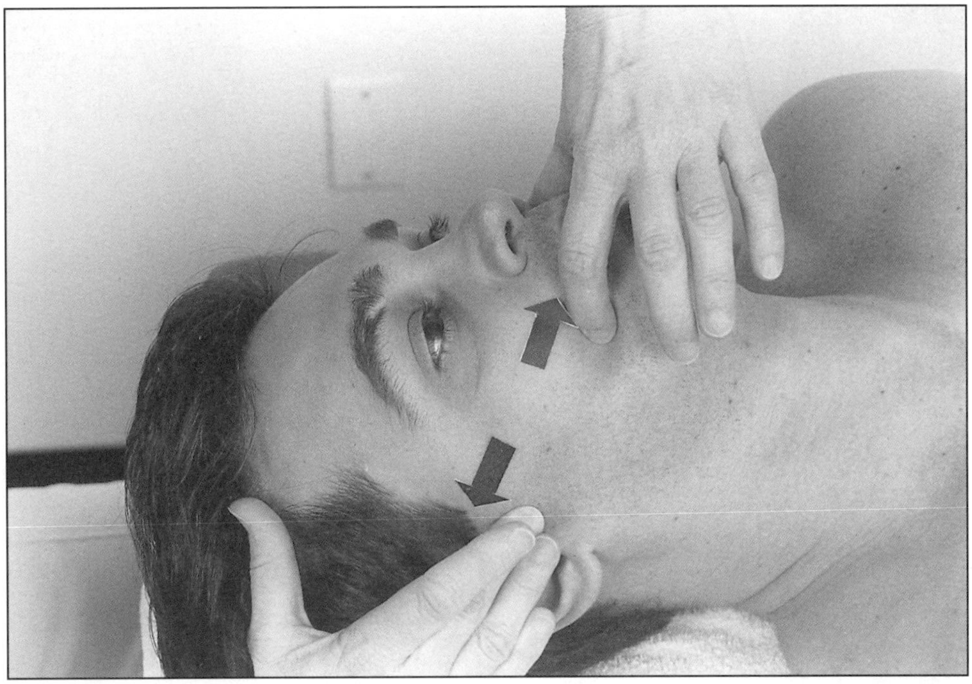

그림 208. 양 손의 두 손가락을 이용한 큰광대근(대관골근, zygomaticus major) 대단위 이완술. 손가락을 올린 뒤 잠시 기다렸다가 이완과 신장을 다시 시작한다. 끝느낌에 도달할 때까지 반복한다. 작은광대근(소관골근, zygomaticus minor)의 신장은 손가락을 약간 상방으로 이동하여 실시한다.

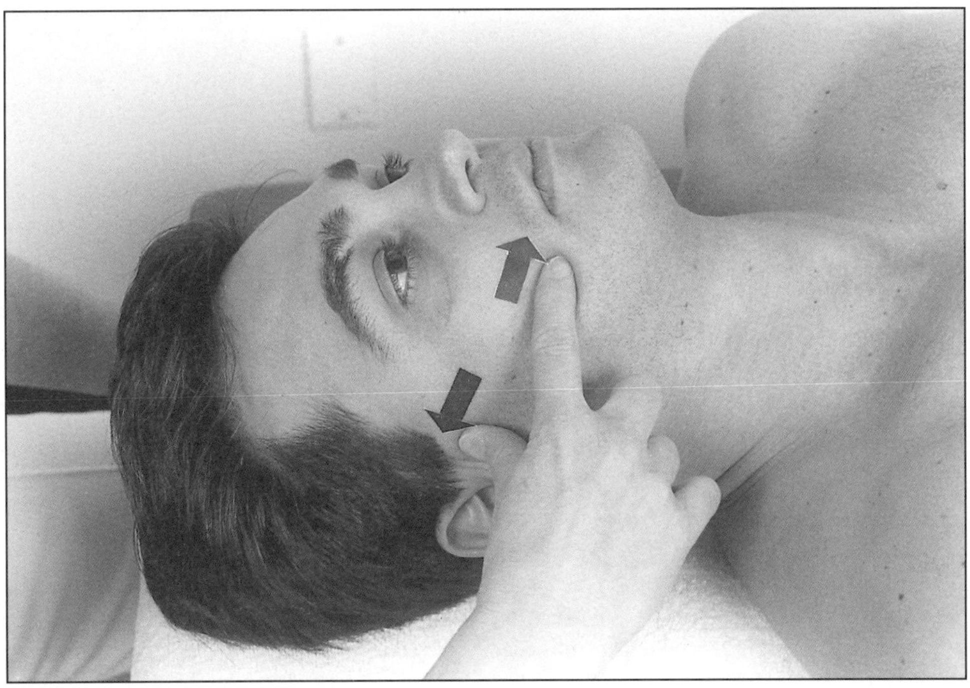

그림 209. 같은 손의 엄지와 검지를 사용한 큰광대근(대관골근, zygomaticus major) 또는 작은광대근(소관골근, zygomaticus minor)의 대단위 이완술.

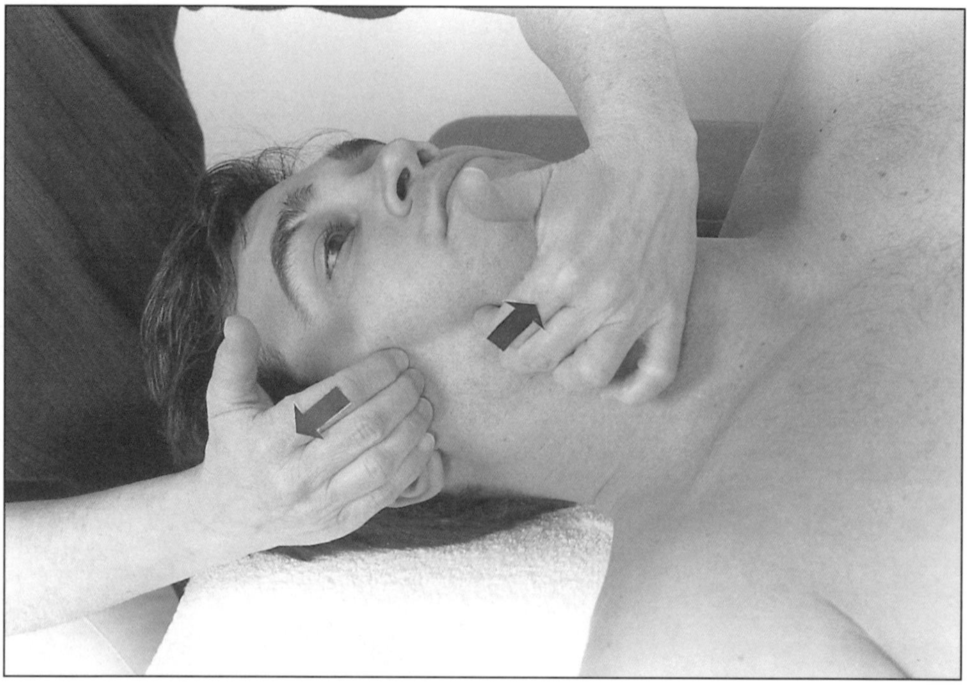

그림 210. 깨물근(교근, masseter) 대단위 이완술. 양 손의 몇 개 손가락을 사용하여 동일한 압력으로 근섬유를 신장시킨다. 잠시 기다렸다가 이완과 신장을 다시 시작한다. 끝느낌에 도달할 때까지 반복한다.

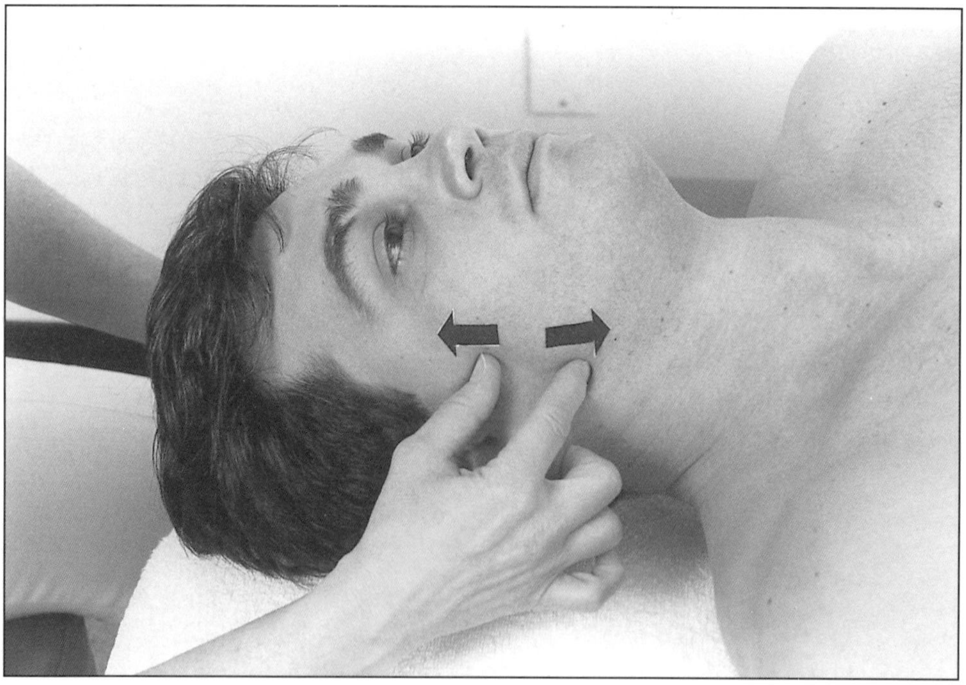

그림 211. 양쪽 깨물근(교근) 대단위 이완술. 한 손의 엄지와 검지를 사용하여 동일한 압력으로 근섬유를 신장시킨다. 잠시 기다렸다가 이완과 신장을 다시 시작한다. 끝느낌에 도달할 때까지 반복한다.

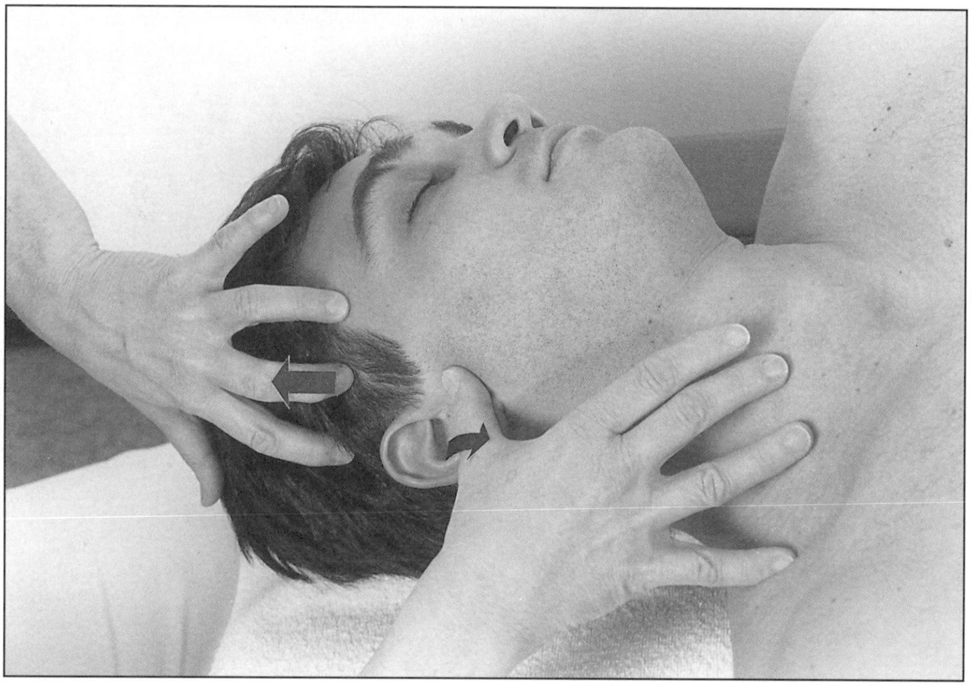

그림 212. 관자근(측두근, temporalis) 대단위 이완술. 가능한 한 관자근의 상부를 양 손으로 넓게 벌려 신장한다. 아래 손의 엄지는 턱에 위치한 관자근의 원위부가 아닌 근위부에 대고, 위 손의 손가락으로 벌린다. 잠시 기다렸다가 이완과 신장을 다시 시작한다. 끝느낌에 도달할 때까지 반복한다.

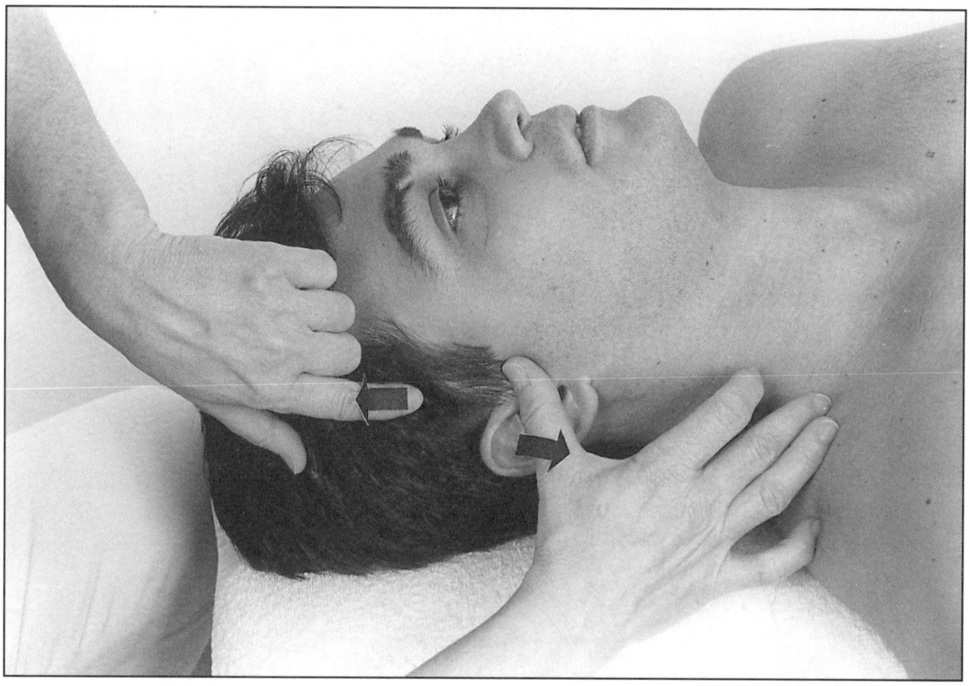

그림 213. 같은 손의 엄지와 검지를 이용한 관자근(측두근)의 국소 이완술. 잠시 기다렸다가 이완과 신장을 다시 시작한다. 끝느낌에 도달할 때까지 반복한다.

그림 214. 손의 위치를 바꾸어 관자근(측두근, temporalis)의 다른 부위를 국소 이완시킨다.

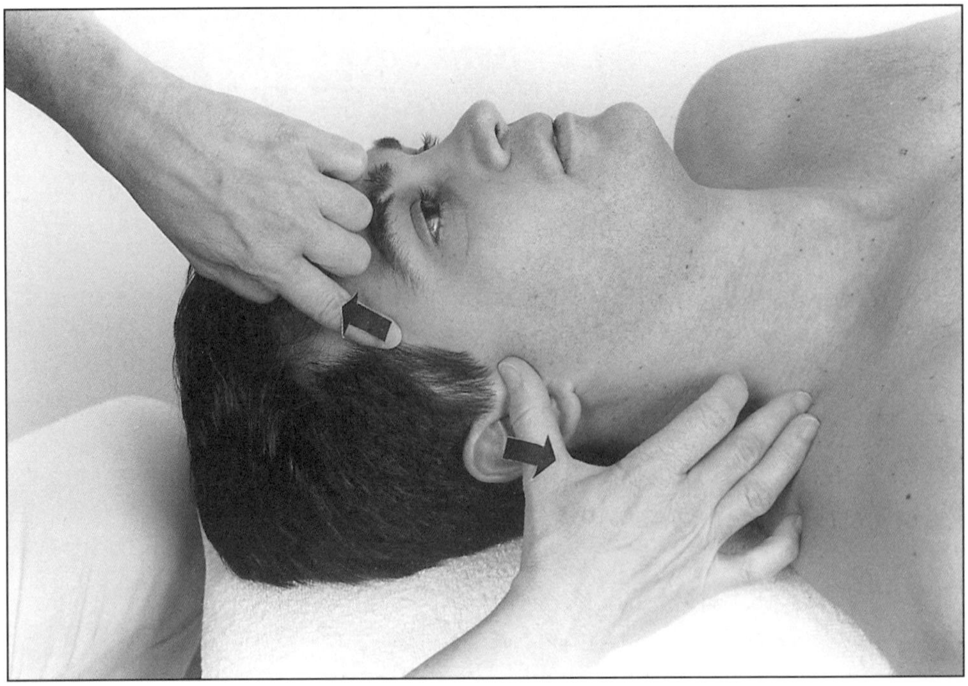

그림 215. 관자근(측두근) 전체가 이완될 때까지 각 영역에 대한 신장을 계속한다. 대단위 이완술을 실시하여 남아있는 장벽을 찾아낸다. 더 이상 진행이 되지 않거나 끝느낌에 도달할 때까지 반복한다.

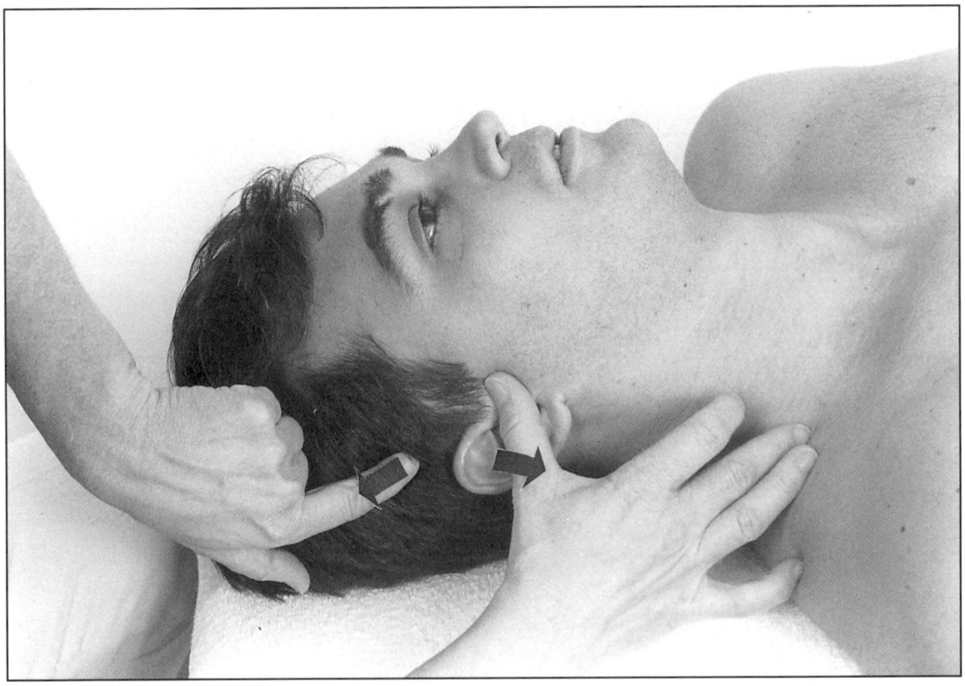

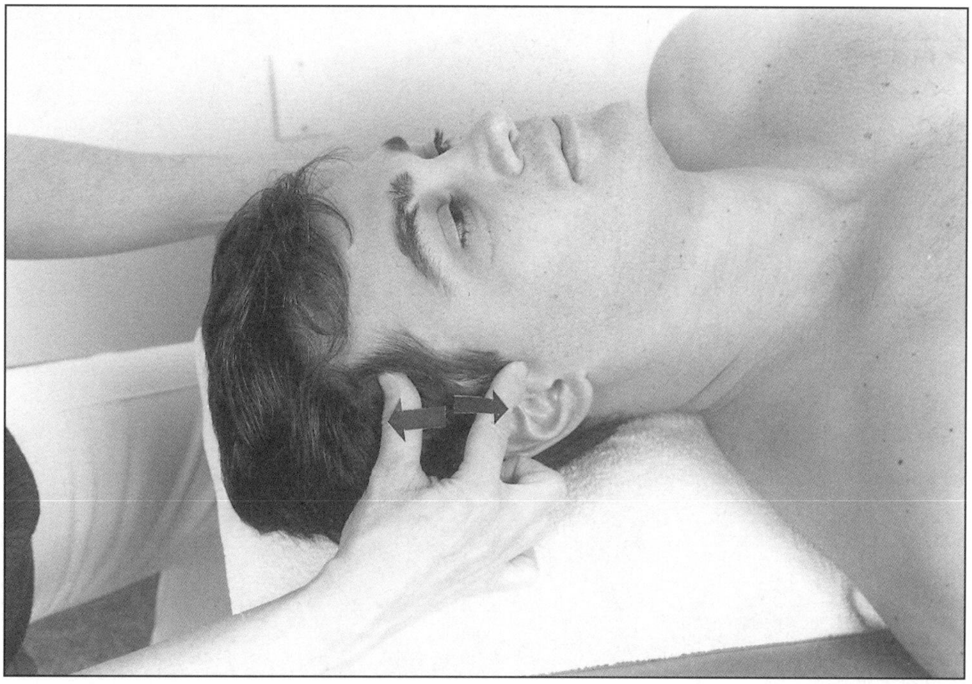

그림 216. 한 손의 두 손가락으로 관자근(측두근)의 국소 이완술을 실시할 수 있다. 잠시 기다렸다가 이완과 신장을 다시 시작한다. 끝느낌에 도달할 때까지 반복한다.

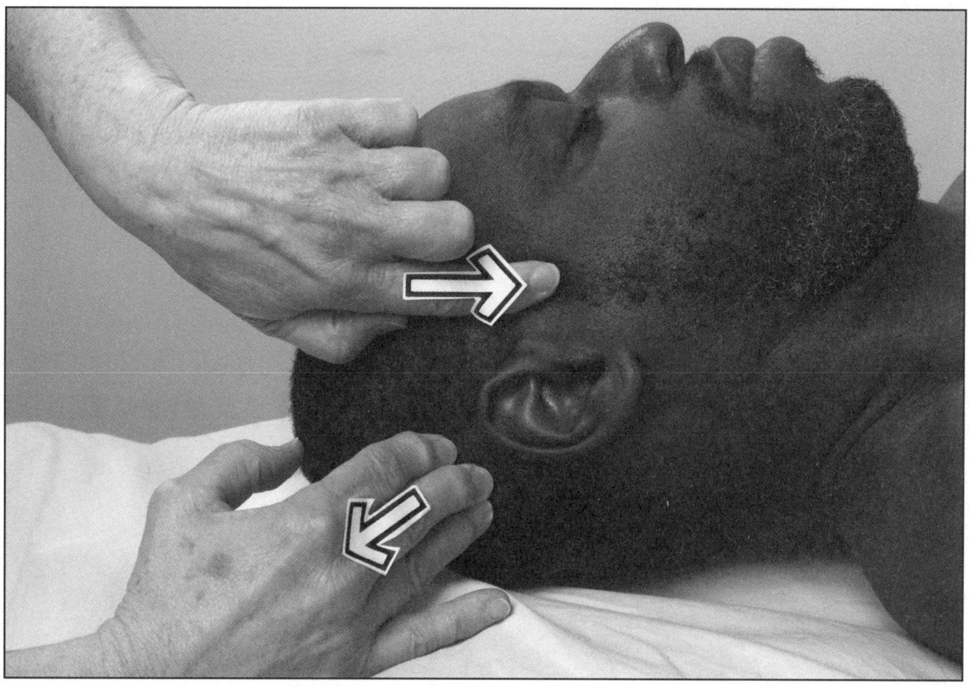

그림 217. 관자근(측두근)의 이완이 완료되면 관자마루근(측두두정근, temporoparietalis)의 대단위 이완술을 수행한다. 관자마루근은 한 개의 손가락과 다른 손의 여러 손가락으로 신장시켜야 한다. 잠시 기다렸다가 이완과 신장을 다시 시작한다. 근육의 모든 영역에서 이완이 이루어질 때까지 반복한다.

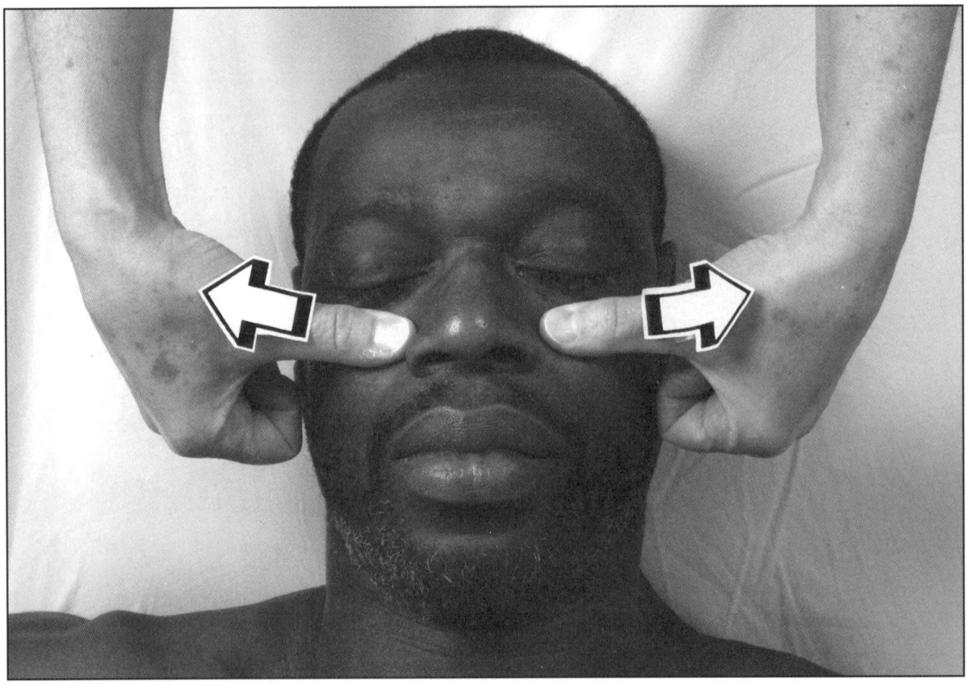

그림 218. 양 손 엄지를 이용하여 코의 연부조직에 대한 대단위 이완술을 수행한다. 이때 손가락 끝으로 환자의 머리를 건드리지 않도록 주의하라. 잠시 기다렸다가 이완과 신장을 다시 시작한다. 끝느낌에 도달할 때까지 반복한다.

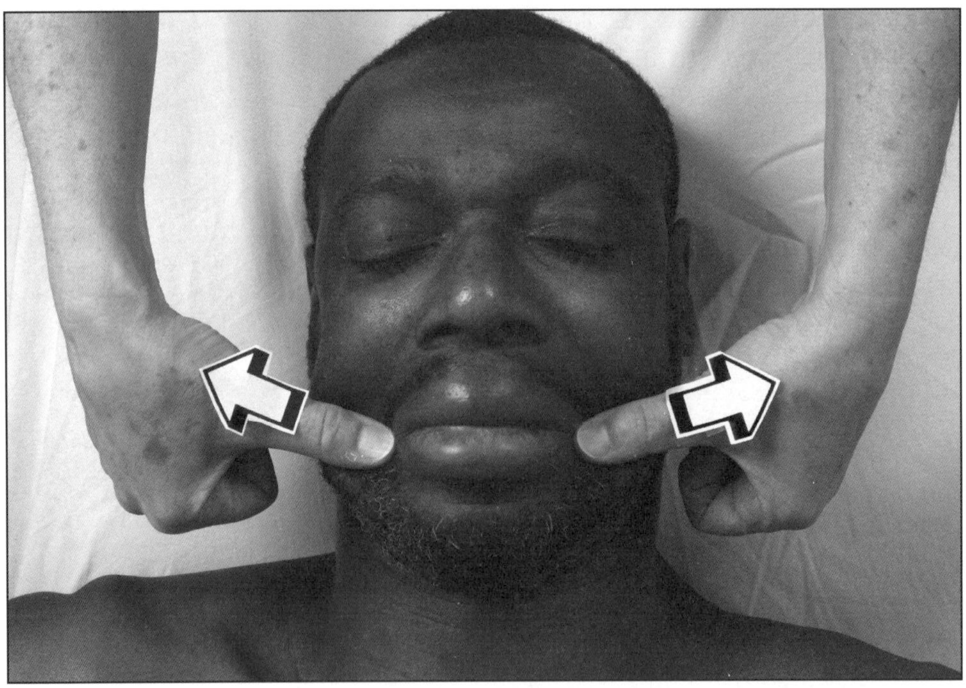

그림 219. 양 손 엄지를 이용하여 입둘레근(obicularis oris)에 대한 대단위 이완술을 수행한다. 이때 환자가 신장 전에 입술을 적시기를 원할 수도 있다. 손가락 끝으로 환자의 머리를 건드리지 않도록 주의하라. 잠시 기다렸다가 이완과 신장을 다시 시작한다. 끝느낌에 도달할 때까지 반복한다.

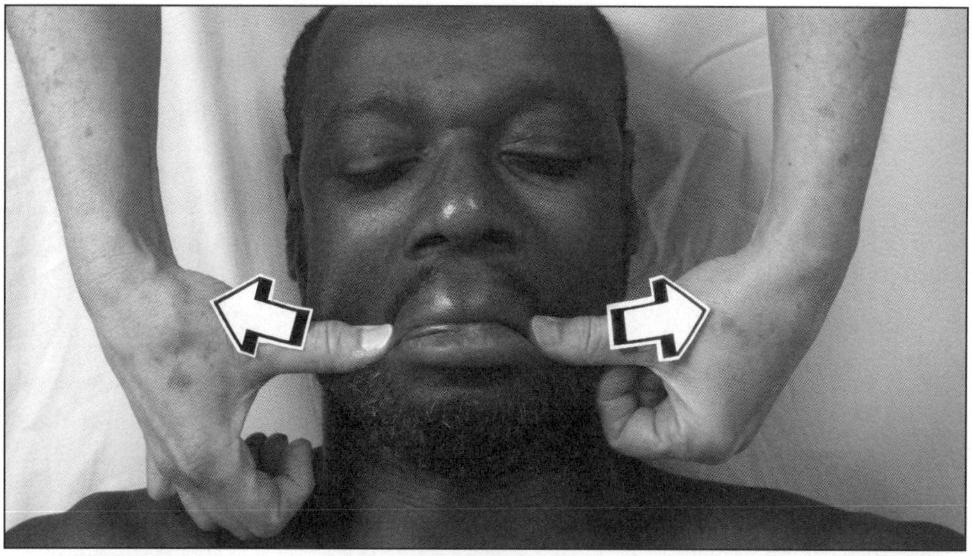

그림 220. 양 손 엄지를 이용하여 입 위쪽 입둘레근(superior obicularis oris)에 대한 대단위 이완술을 수행한다. 이때 환자의 얼굴에 기대지 않도록 주의하라. 잠시 기다렸다가 이완과 신장을 다시 시작한다. 끝느낌에 도달할 때까지 반복한다.

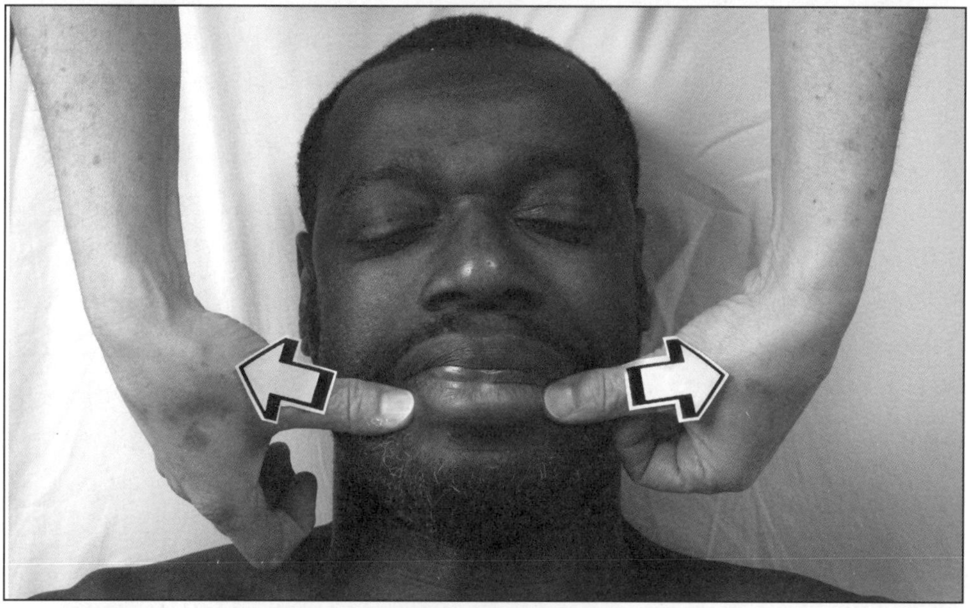

그림 221. 양 손 엄지를 이용하여 입 아래쪽 입둘레근(inferior obicularis oris)에 대한 대단위 이완술을 수행한다. 잠시 기다렸다가 이완과 신장을 다시 시작한다. 끝느낌에 도달할 때까지 반복한다.

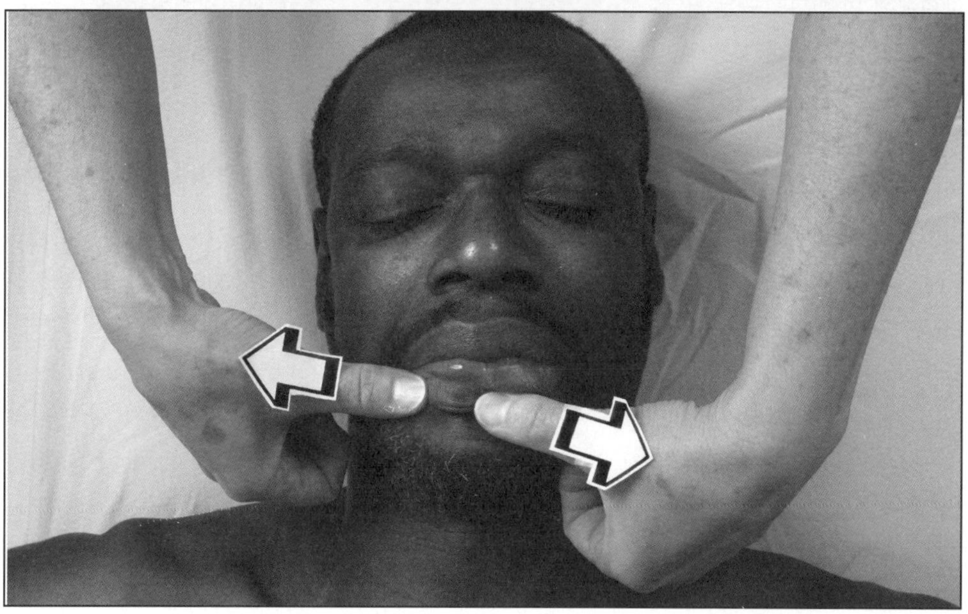

그림 222. 양 손 엄지를 이용하여 입 아래쪽 입둘레근(inferior obicularis oris)에 대한 국소 이완술을 수행한다. 잠시 기다렸다가 이완과 신장을 다시 시작한다. 끝느낌에 도달할 때까지 반복한다. 혹시 남아 있는 장벽이 존재하는지 입 아래쪽 둘레근에 대한 대단위 이완술을 다시 수행한다. 끝느낌에 도달할 때까지 대단위 이완술과 국소 이완술을 교대로 반복한다.

목뿔뼈근(설골근) 이완술 (Release of the Hyoids)

머리가 앞으로 빠져나온 자세와 턱의 비정렬성은 앞 목 근육의 타이트함과 제한을 초래한다. 마찬가지로 근막의 상호 연결고리로 앞 목 근육의 타이트함과 제한은 머리가 앞으로 나오게 하고 턱의 비정렬성을 일으킨다. 흉곽 전체가 올림(거상, elevation)되면 호흡과 흉곽의 가동성을 방해한다. 자세교육과 호흡훈련, 약화된 근육에 대한 강화운동도 최적의 치료결과를 얻기 위하여 MFR과 함께 수행하여야 한다.

머리가 앞으로 나온 자세와 목뼈(경추)의 비정렬성은 목뿔뼈근(설골근)을 만성적으로 단축시켜, 목뼈의 후방 병진과 아래턱뼈(하악골, mandibular)의 하강을 발생시킨다. TMJ 기능장애, 측두골성 두통 및 치통을 호소하는 환자들에게는 목뿔뼈근(설골근)의 불균형성과 활동성 근막발통점을 평가한다. 목뼈 근막의 만성적인 타이트함은 늑곽 하강, 어깨뼈(견갑골) 내밈(전인), 등뼈(흉추) 뒤굽이(후만) 및 단축된 목 폄근(신전근)의 타이트함과 서로 관련성이 깊다. 심한 경련성 사지마비 환자와 기타 상위운동신경원 질환을 가진 환자들은 이들 근육들이 매우 타이트해져 평상시에도 입을 열고 있는 자세를 취한다. 식사 전에 실시한 근막이완술은 턱의 정렬, 입 닫기 및 삼키기 등에 도움을 준다.

인체에서 목뿔뼈(설골)는 다른 뼈와 연결되어 있지 않는 유일한 뼈이기 때문에, 촉진하는 손으로 목뿔뼈를 일단 고정시켜야 한다. 얇은 넓은목근(광경근, platysma)이 목구멍의 전방을 덮고 있으므로 촉진하려는 손으로 저항을 주지 않는다. 타이트함과 제한이 있는 넓은목근은 목뿔뼈근(설골근)과 분리하여 이완시키기 어렵다. 피드백에 의해 유도되는 국소적 신장이 잘 수행되지 않으면 넓은목근을 통하여 목뿔뼈근과 동시에 이완시킨다.

목뿔뼈근의 이완을 수행하기에 앞서 환자에게 이들 절차에 대해 설명하고 가능하다면, 실제로 어떻게 하는지를 보여준다. 환자에게 일단 목을 쓸어내리기 시작하면서 말을 걸어라. 목뿔뼈에 올려놓고 계속 이야기를 하게 하라. 목뿔뼈 상부가 신장되면서 목소리의 톤이 올라가지만 이완이 호흡에 방해가 되지는 않는다. 환자가 이를 허락할 때만 적용한다.

목뿔뼈근(설골근)의 이완은 치료사가 주로 환자의 옆에 서서 수행하게 된다. 치료사의 팔과 신체는 환자의 너무 가까워서는 안된다. 몇몇 환자는 목뿔뼈근 이완을 하는 동안 위협을 받는다는 느낌이 들어 근 긴장과 타이트함이 증가할 수 있을 것이다. 어떤 환자는 매우 가벼운 접촉만 하여도 목에서 질식감이나 호흡을 제대로 할 수 없다고 느낄 것이다. 환자가 부정적인 느낌을 가진다면 즉시 MFR을 중단한다.

환자가 이런 이완술을 참아 낼 수 없다면, 환자 스스로 이완하도록 권한다. 환자 스스로 이런 이완을 할 수 있게 되면 치료사는 이완의 느낌을 받을 수 있을 것이다. 후경부 근조직의 활동적인 근막발통점은 환자의 기도를 차단하여 질식의 느낌을 때로 야기시킨다. 이런 특별한 사례에서는 목뿔뼈근(설골근) 이완술 하기 전에 근막발통점을 우선 치료한다. 대부분의 경우 목뿔뼈근의 반사적 이완은 발통점의 이완으로 이어질 것이다.

피드백을 통해 개별 위목뿔근(상설골근, suprahyoid)의 국소적 이완을 수행한다. 붓목뿔근(경돌설골근, stylohyoid), 턱목뿔근(악설골근, mylohyoid)과 턱끝목뿔근(이설골근, geniohyoid)을 고정하기 위하여 하나의 손가락을 이용하고 그 손가락을 외측으로 이동시킨다. 그리고 목뿔뼈근에 대한 하방 압력 방향을 미세하게 바꾼다.

두힘살근(악이복근, digastric)의 이완술을 따로 언급하겠다(그림 180~181). 두힘살근의 전방 근복은 아래턱뼈(하악골)의 섬유결합(symphysis)에 부착하고, 후방 근복은 꼭지돌기(유양돌기, mastoid process) 패임(절흔, notch)에 부착한다. 양쪽 근복은 목뿔뼈의 외측연에서 공통의 힘줄(common tendon)과 서로 연결되어 있다. 두힘살근의 후방 근복은 꼭지돌기(유양돌기, mastoid process) 패임 하부에서 머리가장긴근(두최장근, longissimus capitis), 머리널판근(두판상근, splenius capitis), 목빗근(흉쇄유돌근)에까지 연결되어 부착된다. 후부 근복의 중간 위치에서 신장을 시작하고 꼭지돌기 패임 쪽으로 신장을 옮긴다. 두힘살근 이완 전에 그 위에 놓인 근육을 먼저 이완시킨다. 두힘살근의 타이트함과 발통점은 목빗근(흉쇄유돌근)의 기능장애와 비슷한 양상을 일으킨다.

이번에는 피드백을 통해 아래목뿔근(하설골근, infrahyoid)의 이완을 적절하게 수행한다. 목뿔뼈근(설골근)의 신장방향을 미세하게 조정하면서, 복장방패근(흉골갑상근, sternothyroid), 방패목뿔근(갑상설골근, thyrohyoid)과 어깨목뿔근(견갑설골근, omohyoid)의 상부 근복을 한 손가락으로 고정시키고, 손가락을 빗장뼈(쇄골, clavicle)을 따라 외측으로 이동시킨다. 어깨목뿔근의 하부 근복은 어깨뼈(견갑골) 원위부에서 어깨뼈패임(견갑골절흔)에 부착하고 있다. 상부 복을 이완하기에 앞서 어깨목뿔근의 하부 근복을 우선 이완시켜라. 치료사의 손이 이완을 할 만큼 충분히 크지 못하거나 치료사의 손이 자신의 목 위로 올라오는 것을 참지 못할 경우, 치료사가 빗장뼈(쇄골)과 어깨뼈를 아래로 신장하는 동안 목뿔뼈근(설골근)을 위로 신장시킨다. 활동성 근막발통점은 어깨목뿔근의 하부 근복에서 때로 발견되어지는데 이 발통점은 어깨뼈의 올림(거상, elevation)과 상부 몸통(체간) 및 목에서 만성적인 통증을 일으킨다.

어깨목뿔근(견갑설골근) 장애로 인한 만성적인 상부체간과 목의 통증은 종종 그 원인부위를 놓치기 쉽다.

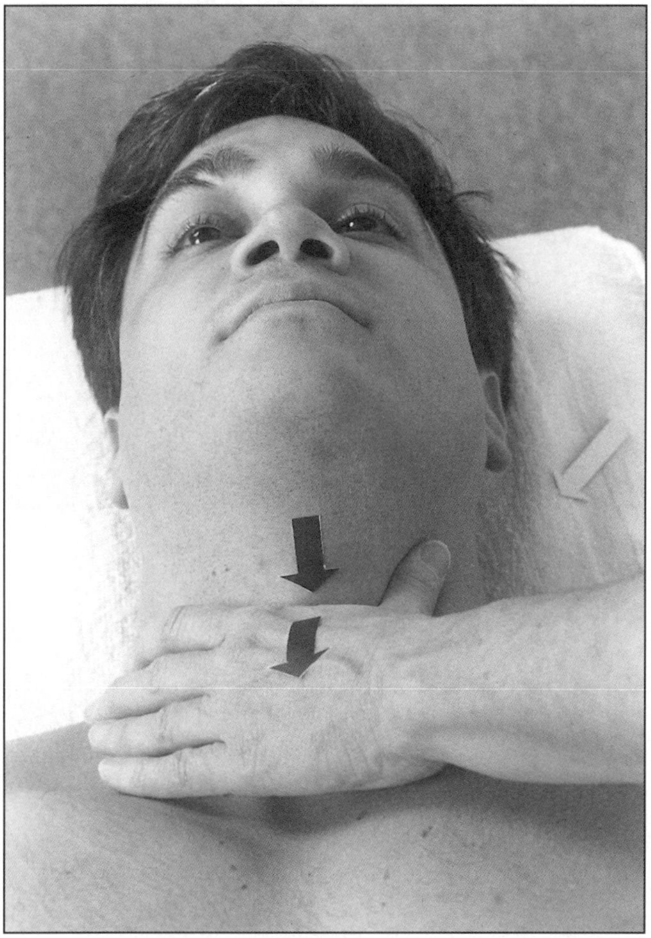

그림 223. 치료사의 손갈퀴를 목뿔뼈(설골)가 위치한 목 앞에 두고 충분한 압력을 주면서 아래로 스트로킹(stroking)을 먼저 실시한다. 치료사가 목뿔뼈를 건드릴 때 환자가 자동으로 삼키는 운동(swallowing)을 잘 하지 못한다면, 삼키는 방법을 환자에게 교육시킨다. 삼키는 동작은 근육의 긴장도를 떨어트리고 호흡능력을 향상시킨다는 점을 환자에게 알려준다.

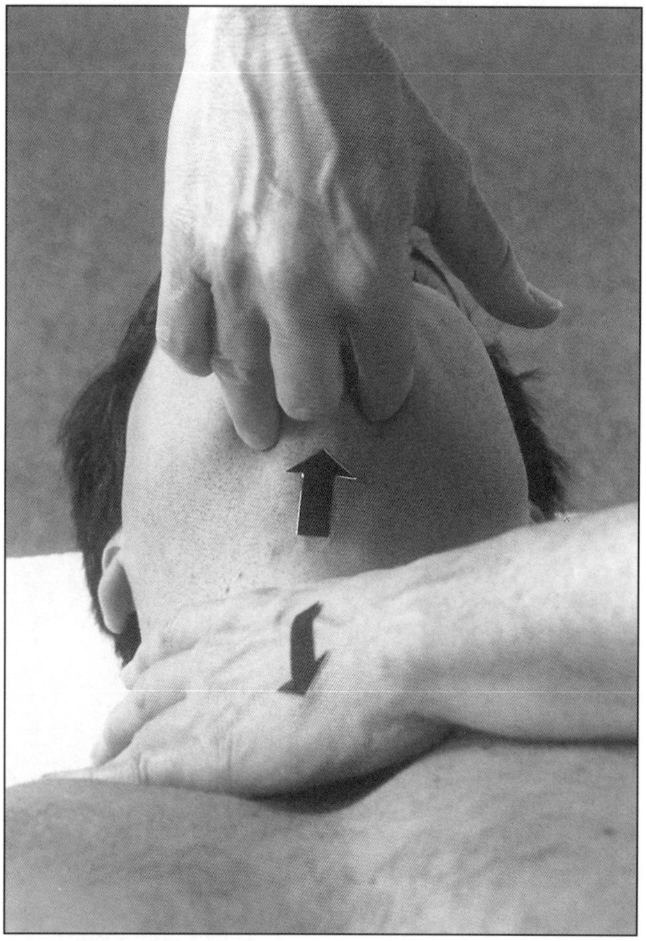

그림 224. 위목뿔근(상설골근, suprahyoid)의 대단위 이완술. 위목뿔근에 위치한 두 세 손가락으로 턱을 향해 부드러운 수직압박을 이용하여 목뿔뼈(설골)를 하방으로 신장시킨다. 잠시 기다렸다가 목뿔뼈를 환자의 발쪽 방향으로 밀어 이완과 신장을 시작한다. 끝느낌에 도달할 때까지 반복한다.

그림 225. 두힘살근(악이복근, digastric) 전면 근복의 국소 이완술. 아래턱에 위치한 한 두 손가락으로 목뿔뼈(설골)의 하방 신장을 실시한다. 잠시 기다렸다가 아래턱뼈(하악골, mandibular) 하부에서 수직압박을 증가시켜 이완과 신장을 시작한다. 끝느낌에 도달할 때까지 반복한다.

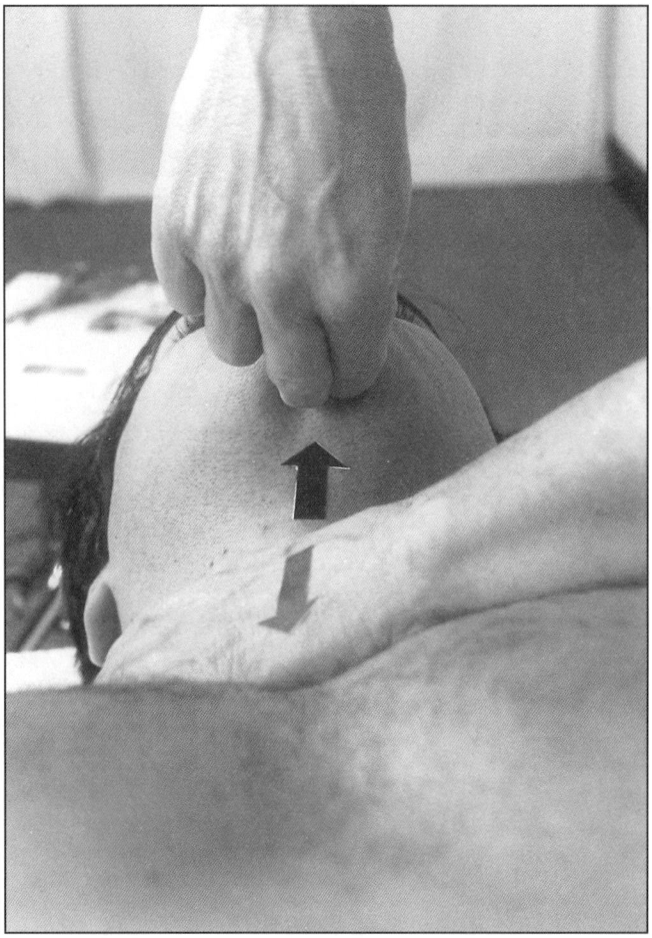

그림 226. 두힘살근(악이복근, digastric) 후면 근복의 국소 이완술. 목뿔뼈(설골)의 하방 신장을 유지하면서 한 손가락으로 꼭지돌기(유양돌기, mastoid process) 패임(절흔, notch)을 향하여 옆으로 신장시킨다. 잠시 기다렸다가 이완과 신장을 시작한다. 끝느낌에 도달할 때까지 반복한다.

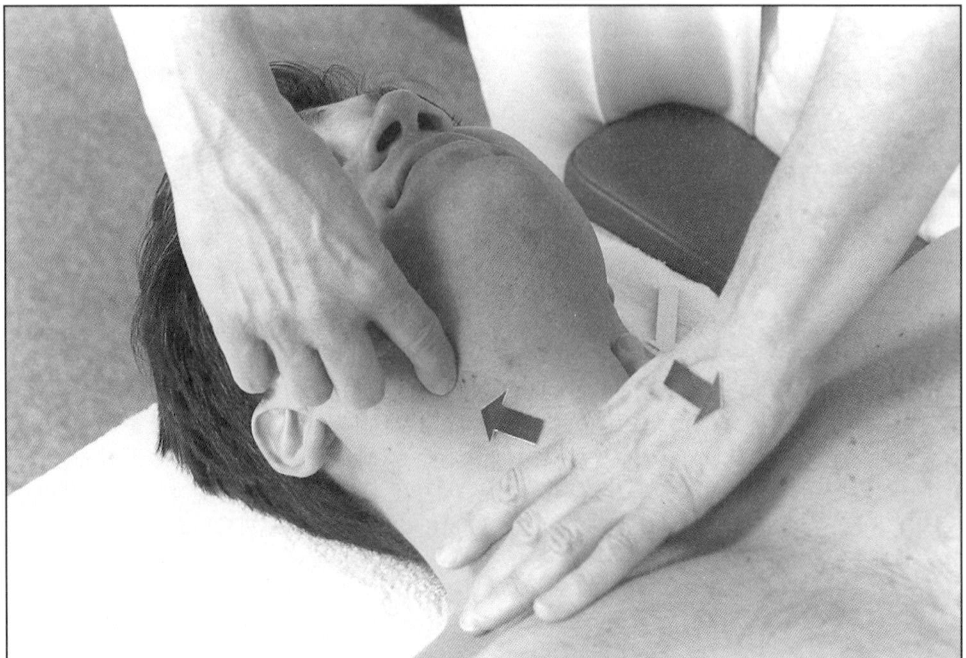

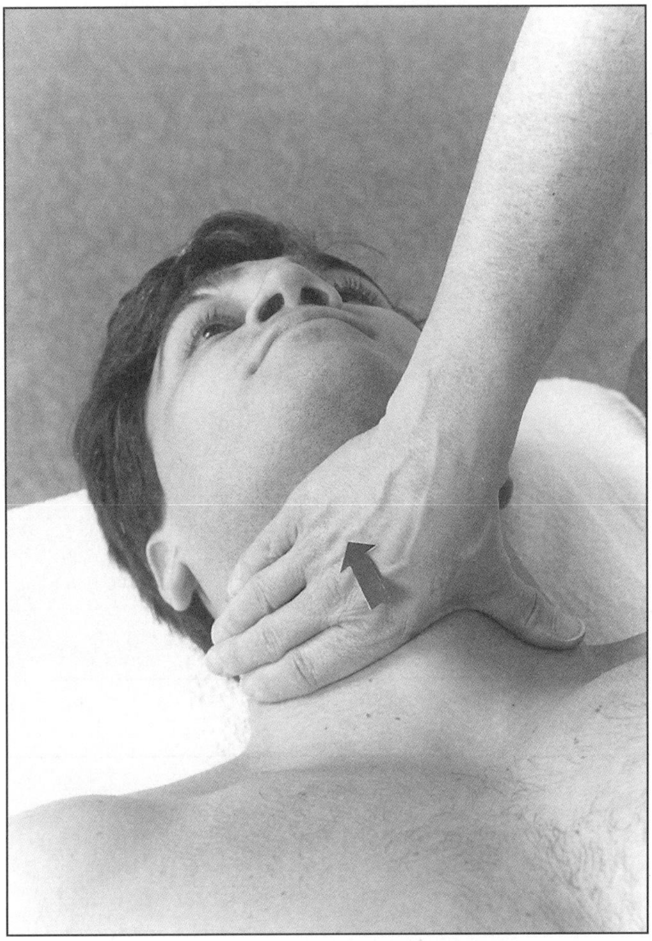

그림 227. 아래목뿔근(하설골근, infrahyoid)의 대단위 이완술 시작 자세. 목뿔뼈 아래에 위치한 치료사의 손갈퀴로 환자의 목 아래에서 위로 스트로킹(stroking)을 실시한다.

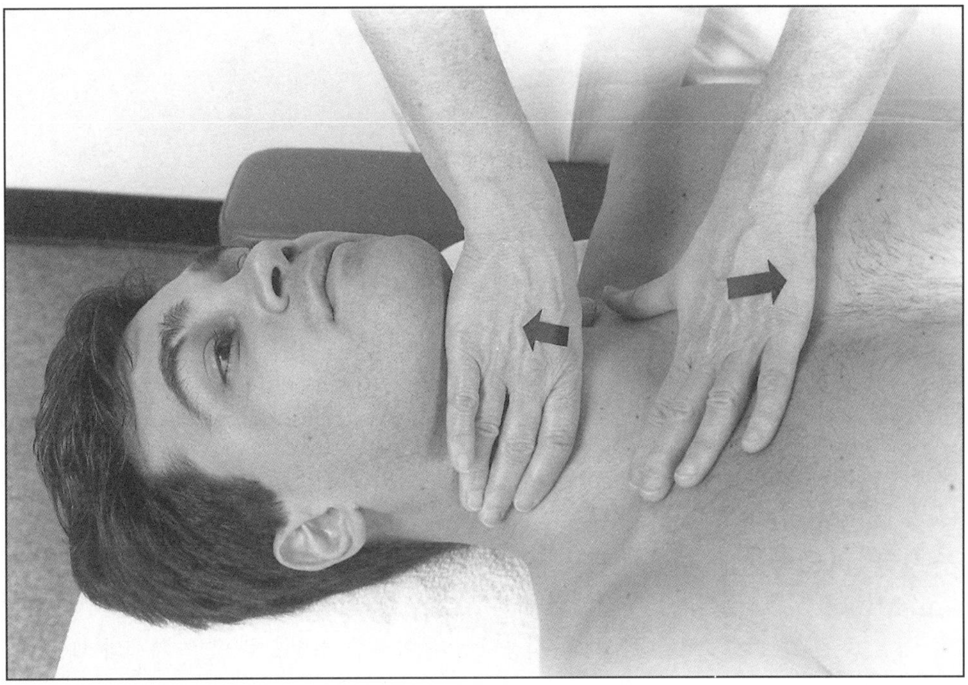

그림 228. 한 손의 갈퀴는 복장뼈(흉골) 패임(절흔)에, 다른 손은 빗장뼈(쇄골) 상단에 두고, 수평신장을 하면서 목뿔뼈(설골)는 위쪽으로, 복장뼈와 빗장뼈는 아래쪽으로 벌린다. 잠시 기다렸다가 이완과 신장을 시작한다. 끝느낌에 도달할 때까지 반복한다.

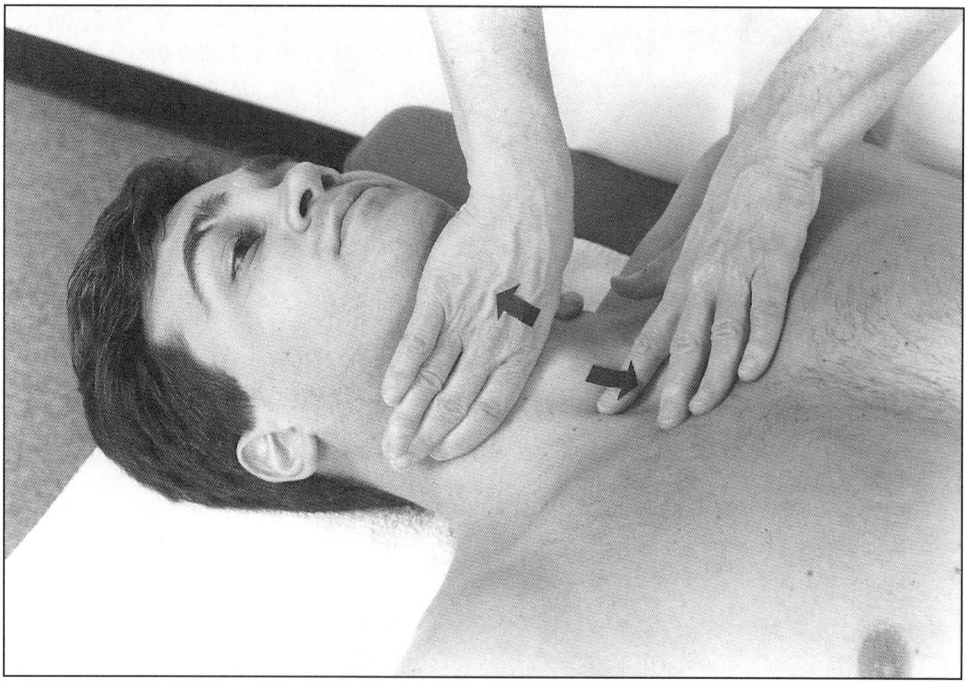

그림 229. 복장목뿔근(흉골설골근, sternohyoid)의 국소 이완술. 목뿔뼈(설골)를 잡고 있는 손갈퀴는 위로, 복장목뿔근을 잡은 손은 아래로 벌린다. 잠시 기다렸다가 이완과 신장을 시작한다. 끝느낌에 도달할 때까지 반복한다.

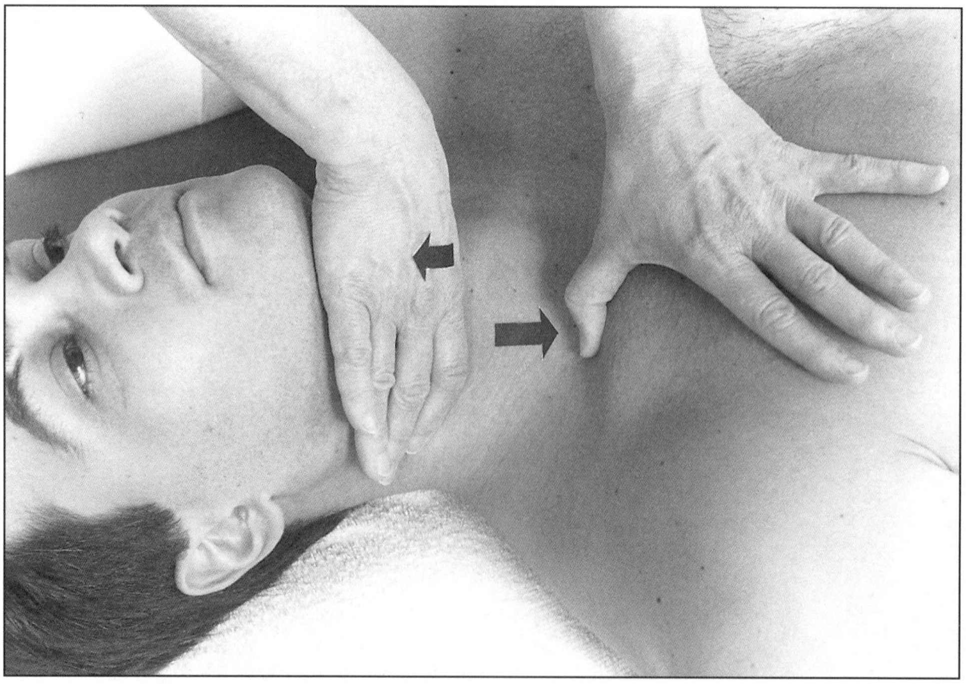

그림 230. 어깨목뿔근(견갑설골근, omohyoid) 상부 근복의 대단위 이완술. 목뿔뼈(설골)을 잡고 있는 손은 위쪽으로, 어깨목뿔근의 원위부를 잡은 손으로는 아래쪽으로 벌린다. 잠시 기다렸다가 이완과 신장을 시작한다. 끝느낌에 도달할 때까지 반복한다.

큰가슴근(대흉근)과 작은가슴근(소흉근)
Pectoralis Major and Minor

가슴근(흉근)은 종종 위등세모근(상승모근)의 대단위 이완술과 같은 방법으로 이완된다. 전경부 및 전흉벽에서의 모든 근육과 가슴근의 상호관계는 이들 부위를 알아보면 더욱 뚜렷해진다. 가슴근의 타이트함은 턱관절(측두하악관절, TMJ)의 기능장애나 머리가 전방으로 쏠린 자세와 매우 밀접한 상호관계를 가지고 있다. 이완이 뚜렷하게 나타나지 않는 경우에는 종종 순서를 바꾸어 다른 전방의 근육과 가슴근

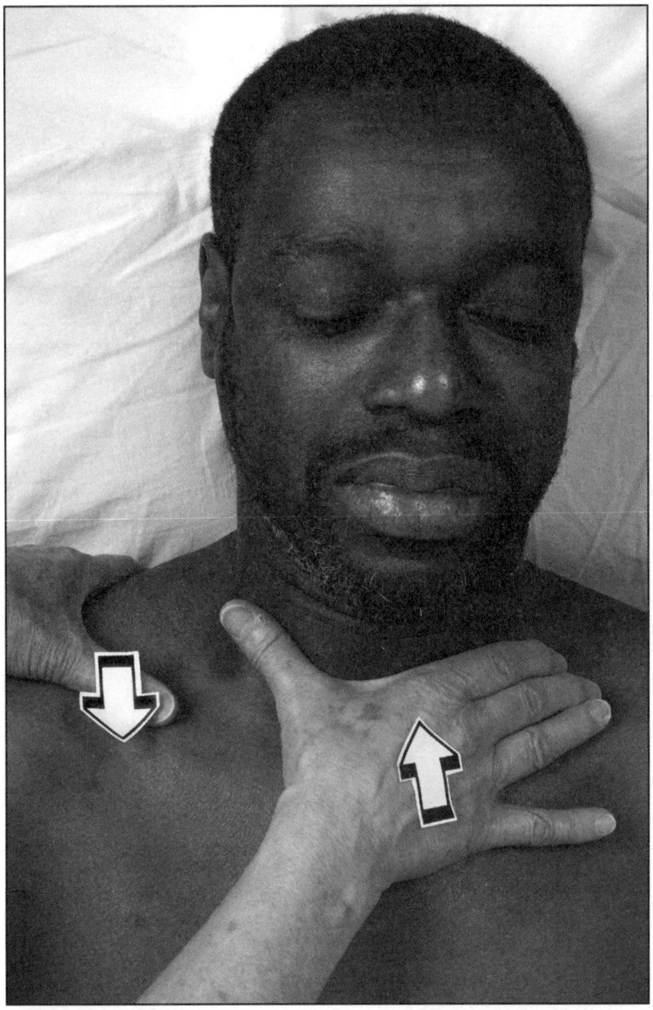

그림 231. 어깨목뿔근(견갑설골근, omohyoid) 상부 근복의 대단위 이완 후 어깨목뿔근의 대단위 이완술. 엄지는 빗장뼈(쇄골)에, 모은 손가락들은 어깨뼈(견갑골) 절흔이 아닌 어깨뼈 상연에 위치시킨다. 설골은 위쪽으로 신장하면서 빗장뼈(쇄골, clavicle)와 어깨뼈를 아래로 밀어 어깨목뿔근을 신장시킨다. 잠시 기다렸다가 이완과 신장을 시작한다. 끝느낌에 도달할 때까지 반복한다.

(흉근)의 신장을 실시할 수도 있다.

큰가슴근(대흉근, pectoralis major)은 정삼각형 모양이다. 상부 섬유는 빗장뼈(쇄골, clavicle)와 평행이어서 외측 수평신장에 주로 반응한다. 큰가슴근의 하부 섬유는 갈비뼈(늑골, rib)과 복장뼈(흉골)에서 부채꼴 모양으로 모여 위팔뼈(상완골, humerus)에서 힘줄(건, tendon)이 되어 만난다. 큰가슴근은 이완을 마친 후, 밑에 놓인 더욱 수직적인 섬유의 작은가슴근(소흉근, pectoralis minor)을 기억한다.

"약증은 항상 타이트한 근육의 이면에 있다"는 사실을 명심하라. 타이트한 큰가슴근을 치료하면 큰가슴근이 이완되면서 어깨뼈(견갑골) 들임(후인)과 하제의 약한 근육들이 두드러진다. 자세가 변화되면서 추가적인 타이트함이나 약함이 나타난다.

가슴근(흉근)의 대단위 이완이나 국소 이완을 하는 동안 환자에게 기대는 것을 피하도록 한다. 근막이완술을 할 때 항상 당신의 손이 환자와 가까운 거리에 있어야 함을 기억해라. 환자와 친밀한 움직임은 치료환경에 필수적인 요소이다. 당신의 신체와 가까워지는 것과는 별개의 문제이다.

치료과정에서 섬유의 마지막 끝느낌에 잘 도달되지 않는다면 수평섬유의 신장을 반복한다. 수평과 대각선 섬유의 교대 이완을 큰가슴근의 모든 위치에서 끝느낌에 도달할 때까지 반복하라. 그래도 끝느낌에 도달하지 못한다면, 제한이나 큰가슴근 원위부의 활동적인 근막발통점을 찾아 치료해야 한다.

여성의 가슴은 큰가슴근과 작은가슴근으로 덮여 있기 때문에 가급적 가슴을 피하여 손의 위치를 조정한다. 치료사는 여성의 전흉벽을 이완할 때 사전에 동의를 구하던가, 보호자의 동반을 고려해야 한다. *그래도 의심을 받는다면 치료를 중단하라.*

작은가슴근의 타이트함이나 제한 그리고 부리돌기(오훼돌기, coracoid process) 부착점에 있는 활동성 근막 발통점은 손목굴 증후근(수근관 증후군, carpal tunnel syndrome), 자신경(척골신경, ulnar nerve)의 둔감, 세모근(삼각근, deltoid) 앞 섬유의 통증 그리고 목과 턱 쪽으로 방사하는 심장통(cardiac pain)을 일으킬 수 있다. 부리돌기에 부착되어 있는 작은가슴근을 아래 방향으로 당기면 상지로 가는 신경과 혈관들이 압박을 받을 수 있다. 작은가슴근(소흉근)의 타이트함이나 제한이 있으면 올림(거상)과 들임(후인)된 위치에서 어깨목뿔근(견갑설골근)과 함께 상호 피드백 루프를 발달시켜야 한다. 작은가슴근(소흉근)의 타이트함이나 제한은 어깨뼈(견갑골) 들임(후인)과 하제의 약화된 근육을 강화하면서 공격적이고도 영구적인 방법으로 신장시켜야 한다. 활동적인 근막발통점이 해소되지 않으면 발통점 이완술을 하기 전에 기본적인 흉근 이완술을 먼저 실시한다.

큰가슴근(대흉근)의 모든 섬유에서 제한이나 타이트함이 이완되면 작은가슴근에서도 어떠한 장애가 있는지 찾아보도록 한다. 빗장뼈(쇄골)를 아래쪽으로 당기고 늑곽을 위쪽으로 당기는 신장에서 수직제한이 있으면 작은가슴근의 타이트함이 강하게 느껴진다. 늑곽 연부조직의 타이트함은 작은

가슴근의 정렬을 변화시킬 수 있다. 해부학 교재에 있는 작은가슴근 위의 손 위치를 그대로 따라 해서는 안된다. 치료사의 손으로 느끼는 것을 신뢰하라.

타이트함에는 항상 약함이 존재한다.

큰가슴근(대흉근) 수평섬유의 이완술 (그림 232-233)
(Release of the Horizontal Fibers of the Pectoralis Major)

그림 232. 큰가슴근(대흉근)의 수평섬유(horizontal fibers of the pectoralis major) 대단위 이완술. 환자의 머리 쪽에 앉아 양 손가락의 척골부로 수평 섬유의 근복에 위치시킨다. 손가락들이 미끄러지지 않게 충분히 압박을 가한다. 어떠한 제한이 느껴질 때까지 천천히 벌린다. 잠시 기다렸다가 이완과 신장을 시작한다. 끝느낌에 도달할 때까지 반복한다.

주의: 큰가슴근(대흉근)을 신장시키는 치료사 손의 정확한 촬영을 위하여 치료사의 시작자세가 약간 틀어져 있다. *이 자세는 실제 치료자세가 아니다.* 손의 위치에 일치한 치료사의 신체 설정이 먼저 이루어져야 한다.

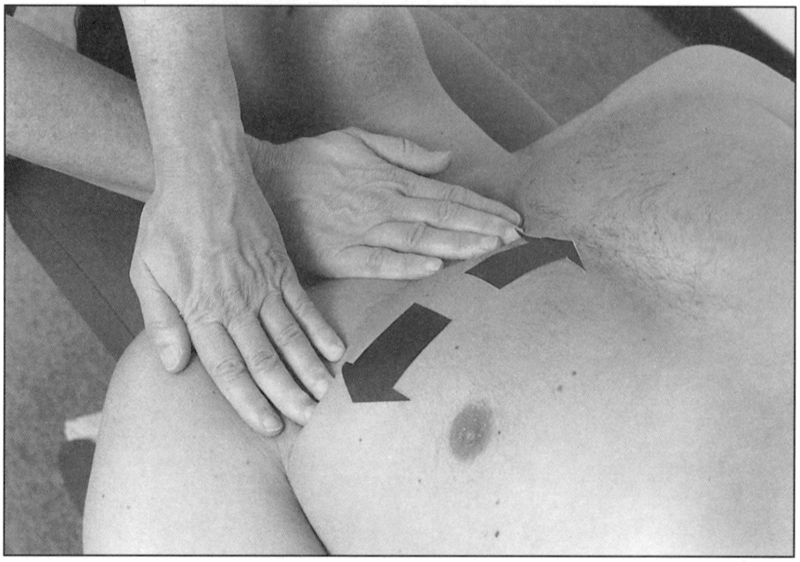

그림 233. 엄지와 여러 손가락을 이용한 큰가슴근(대흉근)의 수평섬유(horizontal fibers of the pectoralis major) 국소 이완술. 손가락들이 미끄러지지 않게 적당한 압박을 가한다. 어떠한 제한이 느껴질 때까지 천천히 벌린다. 잠시 기다렸다가 이완과 신장을 시작한다. 끝느낌에 도달할 때까지 반복한다. 큰가슴근(대흉근)의 수평섬유 대단위 이완술을 이어 수행한다.

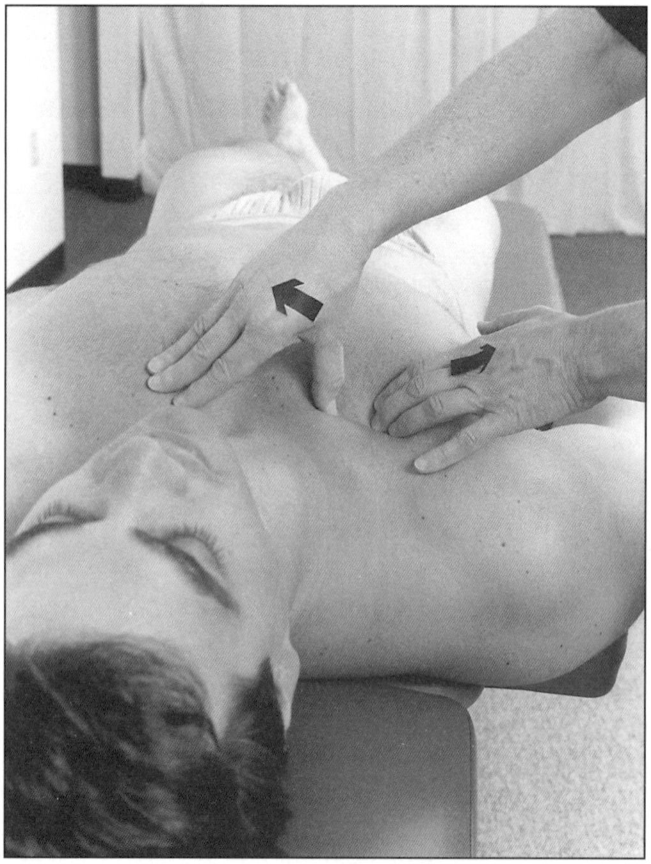

큰가슴근(대흉근) 대각선 섬유의 이완술 (그림 234-236)
(Release of the Diagonal Portion of the Pectoralis Major)

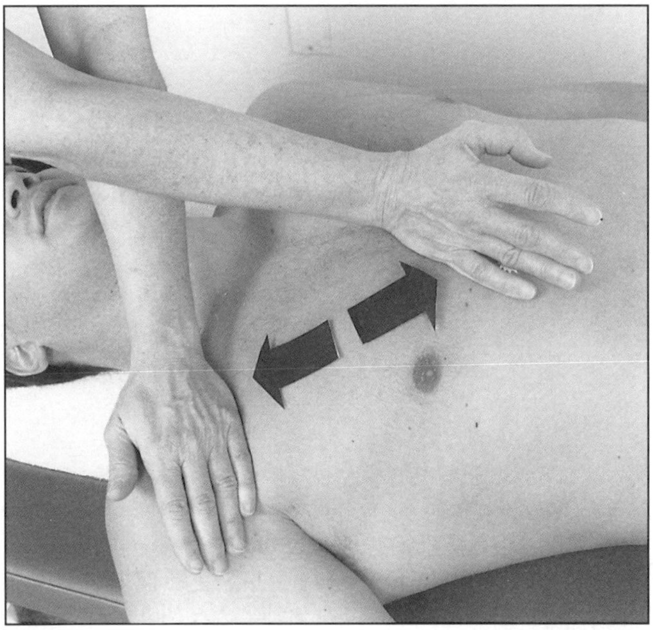

그림 234. 큰가슴근(대흉근) 대각선 섬유(diagonal portion of the pectoralis major)의 대단위 이완술. 한 손은 어깨관절(견관절) 근위부 사선섬유 위에 위치시키고, 다른 손은 늑골 하부 부착부에 올려놓는다. 어떠한 제한이 느껴질 때까지 천천히 벌린다. 잠시 기다렸다가 이완과 신장을 시작한다. 끝느낌에 도달할 때까지 반복한다.

주의: 큰가슴근을 신장시키는 치료사 손의 정확한 촬영을 위하여 치료사의 시작자세가 약간 틀어져 있다. *이 자세는 실제 치료자세가 아니다.* 손의 위치에 일치한 치료사의 신체 설정이 사전에 이루어져야 한다.

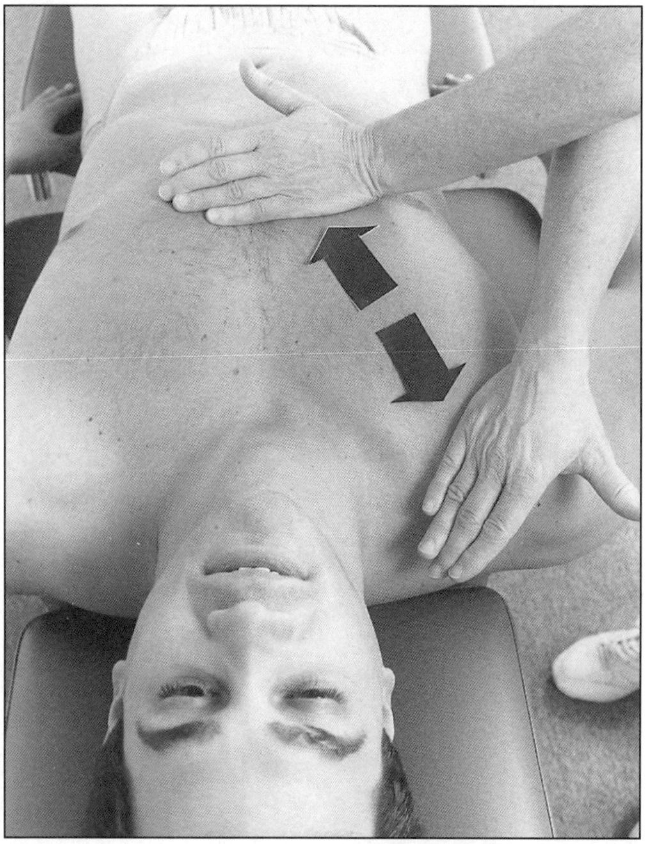

그림 235. 환자의 옆에서 시행하는 큰가슴근(대흉근) 대각선 섬유(diagonal portion of the pectoralis major)의 대단위 이완술. 한 손은 어깨관절(견관절) 근위부 사선섬유 위에 위치시키고, 다른 손은 늑골 하부 부착부에 올려놓는다. 어떠한 제한이 느껴질 때까지 천천히 벌린다. 잠시 기다렸다가 이완과 신장을 시작한다. 끝느낌에 도달할 때까지 반복한다.

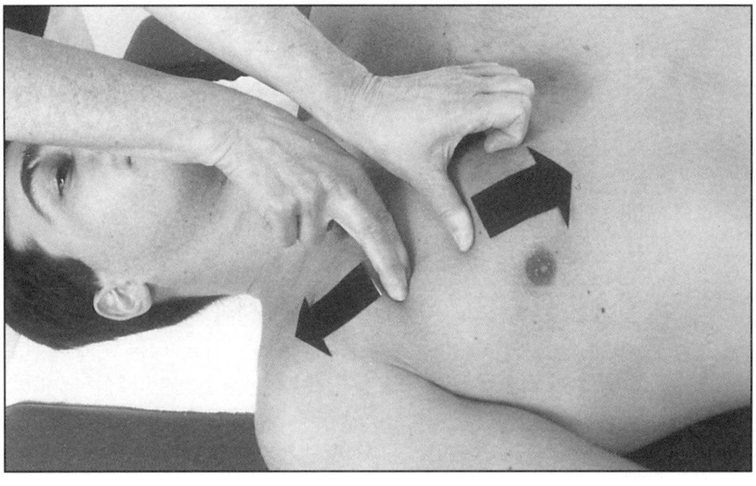

그림 236. 엄지와 다른 손의 두 손가락을 모아 수행하는 큰가슴근(대흉근) 대각선 섬유(diagonal portion of the pectoralis major)의 국소 이완술. 어떠한 제한이 느껴질 때까지 천천히 벌린다. 잠시 기다렸다가 이완과 신장을 시작한다. 끝느낌에 도달할 때까지 반복한다.

주의: 큰가슴근을 신장시키는 치료사 손의 정확한 촬영을 위하여 치료사의 시작자세가 약간 틀어져 있다. *이 자세는 실제 치료자세가 아니다.* 손의 위치에 일치한 치료사의 신체 설정이 이루어져야 한다.

작은가슴근(소흉근) 이완술 (그림 237–239)
(Release of the Pectoralis Minor)

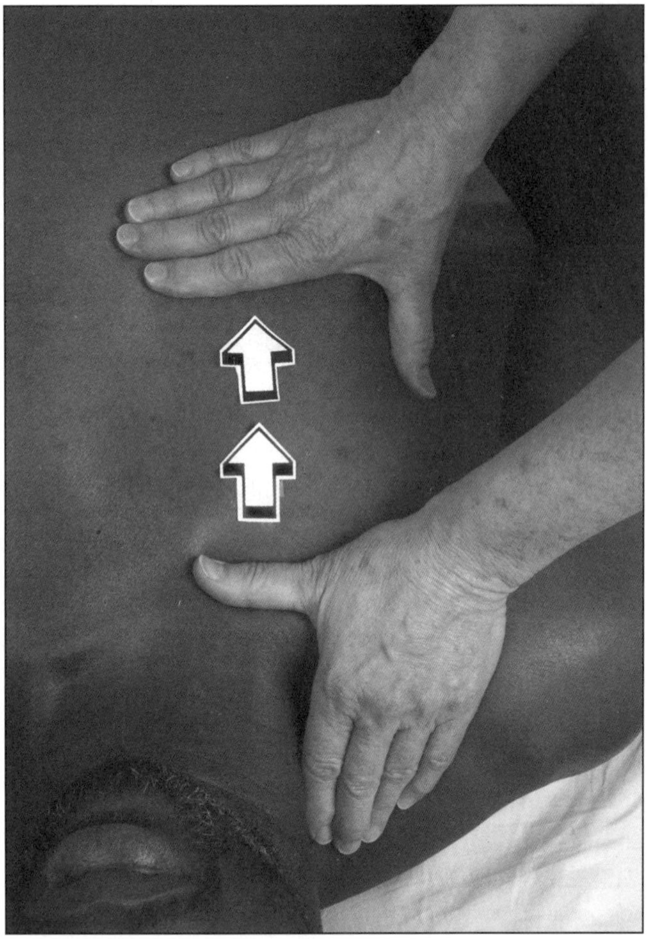

그림 237. 작은가슴근(소흉근)의 대단위 이완술. 엄지를 부리돌기(오훼돌기)에 부착하는 하부섬유에 위치하여 손이 미끄러지지 않게 적당한 압박으로 누른다. 다른 손의 갈퀴로 늑곽의 부착부를 따라 신장을 시작하여 어떠한 제한을 찾는다. 잠시 기다렸다가 이완과 신장을 시작한다. 끝느낌에 도달할 때까지 반복한다.

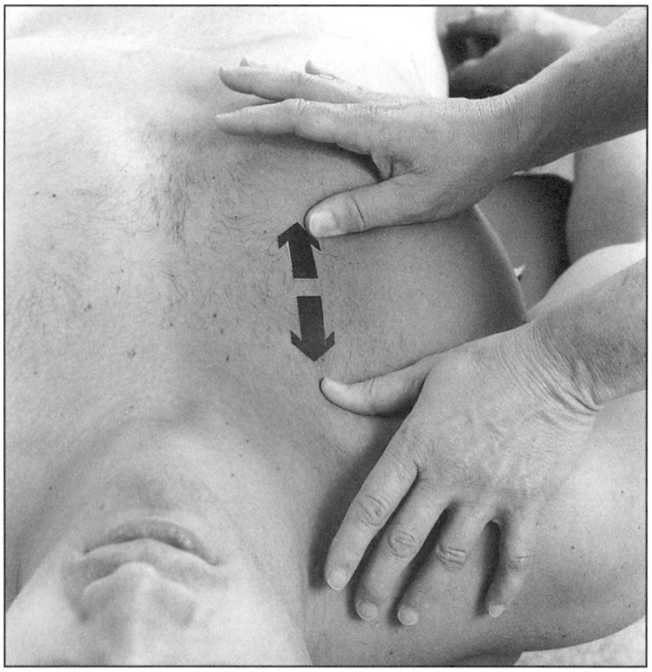

그림 238. 작은가슴근(소흉근)의 국소 이완술. 엄지를 부리돌기(오훼돌기)에 부착하는 하부섬유에 위치한다. 다른 손의 엄지로 피드백에 의해 어떠한 장벽이 느껴질 때까지 벌린다. 잠시 기다렸다가 이완과 신장을 시작한다. 끝느낌에 도달할 때까지 반복한다.

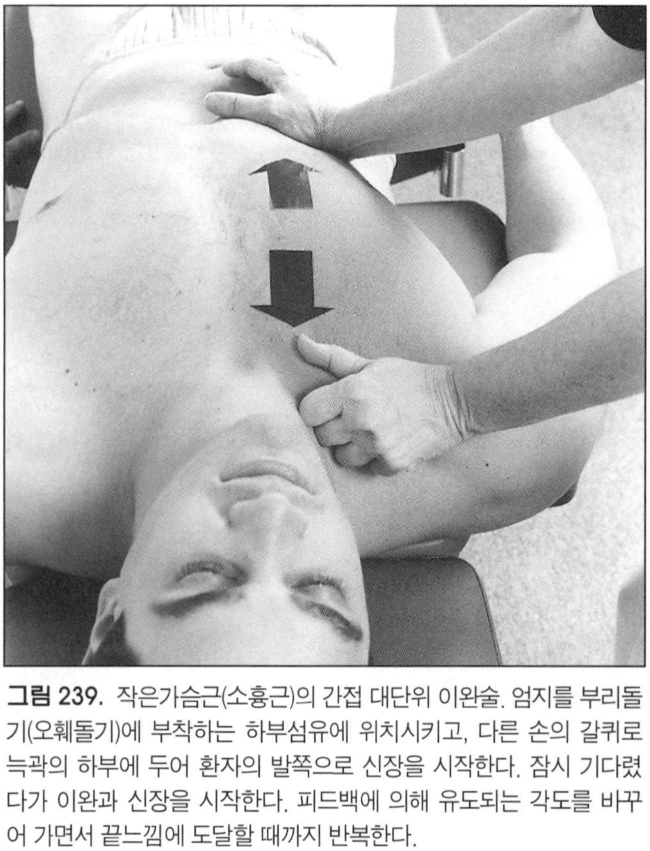

그림 239. 작은가슴근(소흉근)의 간접 대단위 이완술. 엄지를 부리돌기(오훼돌기)에 부착하는 하부섬유에 위치시키고, 다른 손의 갈퀴로 늑곽의 하부에 두어 환자의 발쪽으로 신장을 시작한다. 잠시 기다렸다가 이완과 신장을 시작한다. 피드백에 의해 유도되는 각도를 바꾸어 가면서 끝느낌에 도달할 때까지 반복한다.

갈비뼈사이근(늑간근)과 늑곽
Intercostals and the Rib Cage

늑곽 위를 덮고 있는 근육이 일단 이완되면, 갈비뼈사이근(늑간근, intercostal)에서 어떠한 제한이나 타이트함이 있는지 확인한다. 갈비뼈사이근의 발통점은 다른 근육의 발통점과 비슷한 양상을 띠지만, 나름대로의 독특한 통증양상을 지니고 있다. 갈비뼈(늑골, rib)을 덮고 있는 골막의 발통점은 갈비뼈사이근의 작용에 의해 활동성이나 과활동성으로 변할 수 있다. 두 개 갈비뼈 사이의 갈비뼈사이근에 타이트함이나 제한이 존재하는 경우라도, 신체의 비대칭성을 초래할 수 있다. 갈비뼈 그리고 갈비뼈와 관련된 연부조직이 외과적 수술에 의해 제거되었을 경우에는 자세의 비대칭성으로 환자 신체를 통한 연부조직의 과도한 스트레스를 야기시킨다. 외과적 수술에 따른 반흔조직과 유착은 활동적인 근막발통점과 관련한 방사통 패턴을 만들어낸다.

초기 이완 후 반사적 이완은 두 갈비뼈 사이 근섬유들을 이완시킬 것이다. 이완이 일어나지 않는다면, 당신의 손을 다음 근육 분절로 옮기고 이완과정을 다시 반복한다. 두 목표 갈비뼈 사이 모든 근육 분절에서 끝느낌에 도달할 때까지 지속하라(그림 240-241). 전체 늑곽이 이완될 때까지 갈비뼈 분절을 올라가거나 내려가면서 이 과정을 반복한다. 여성을 치료하는 경우, 가능한 늑곽이 충분히 이완될 때까지 반복하라.

여성의 늑곽 대단위 이완술(그림 242-244)에서는 가슴의 접촉을 피하기 위한 갈비뼈사이근(늑간근)의 이완으로 대체될 것이다. 환자가 MFR에 부정적인 모습을 보인다면 그만두라. 이러한 이완방법에 대한 환자의 반응이 걱정된다면 MFR 시 보호자를 동반하라. ***물론 의심을 받는다면 갈비뼈사이근 이완을 중단한다.***

늑곽의 대단위 이완술은 만성 호흡기질환이나 강직으로 인한 늑곽 움직임에 제한이 있는 아동이나 성인에게 매우 유용하다. 늑곽의 가동성이 증가하면 호흡이 향상되고 환자의

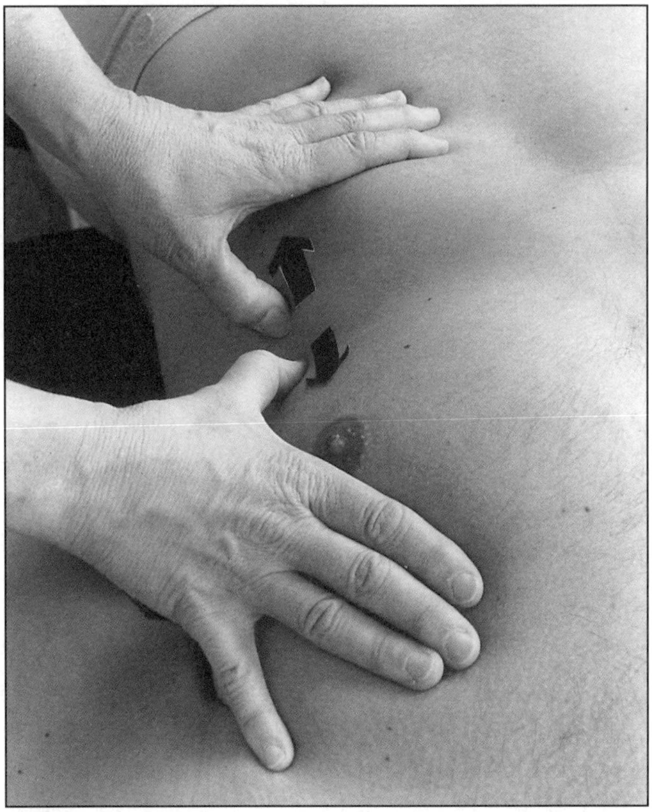

그림 240. 갈비뼈사이근(늑간근, intercostals)의 대단위 이완술. 두 갈비뼈(늑골) 사이의 한쪽 엄지는 상부갈비뼈의 하방에, 다른 쪽 엄지는 하부갈비뼈의 상방에 위치시킨다. 상부갈비뼈는 환자의 머리 쪽으로, 하부갈비뼈는 환자의 발쪽으로 벌려 갈비뼈사이근을 신장시킨다. 초기 신장은 갈비뼈의 수직으로 실시하지만, 제한된 근섬유의 사선방향으로 피드백이 빠르게 변할 것이다. 잠시 기다렸다가 이완과 신장을 시작한다. 끝느낌에 도달할 때까지 반복한다.

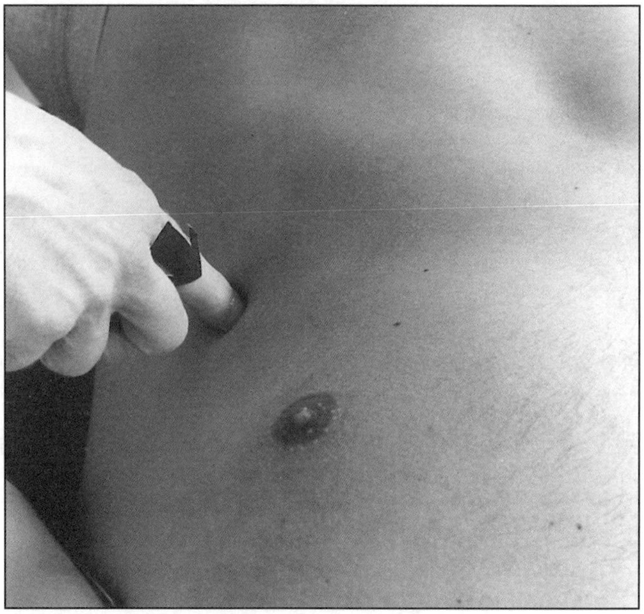

그림 241. 특별한 부위에서 어떠한 장벽이 확인될 경우에는 갈비뼈사이근(늑간근, intercostals)의 수직 국소 이완술을 수행한다. 환자가 손톱에 끓이지 않도록 둥글게 짧게 다듬도록 한다. 손가락 하나로 목표 근육의 분절에 대한 수직 신장을 실시한다. 잠시 기다렸다가 수직 압박의 증가와 후퇴를 반복한다. 끝느낌에 도달할 때까지 반복한다.

식사 능력, 말하기, 치료의 참여가 촉진되며 일상동작활동이 원만해진다. 호흡치료나 체위배담법 전과 후에 사용하는 늑곽의 대단위 이완술은 폐의 점액제거를 돕고 공기의 교환능력을 향상 시킨다.

환자가 바로 누워 있는 자세에서의 늑곽 대단위 이완술은 허리네모근(요방형근, quadratus lumborum)의 대단위 이완을 유도할 것이다(그림 245). 여기서는 허리네모근의 앞과 중앙 섬유들을 이완시키지만 뒤 섬유는 이완되지 않는다. 바로 누운 자세에서 허리네모근의 대단위 이완술을 시작할 때에는 치료사는 다음단계로 환자를 옆으로 눕게 하여 대단위 이완에 임하기를 원할 것이다(그림 311-312, 314A-C 참조).

환자가 말하는 것과 당신의 피드백 느낌에서 차이가 있다면, 당신의 느낌이 더욱 정확하다.

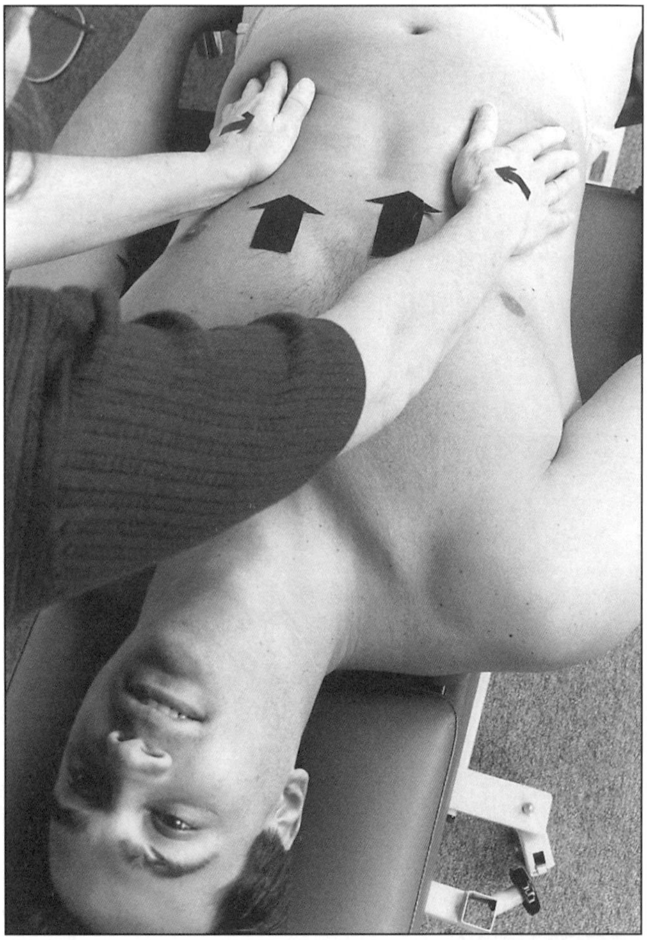

그림 242. 양쪽 늑곽(rib cage) 대단위 이완술. 환자의 머리 쪽에 서서 환자의 늑곽 양쪽에 손을 위치시킨다. 치료사의 편한 신체 정렬성 조정을 위해 바퀴달린 낮은 의자가 필요할 것이다. 환자가 숨을 내쉴 때 하방으로 신장시킨다. 잠시 기다렸다가 피드백 방향에 따라 신장시킨다. 미세한 이완감이 늑곽에서 연속적으로 감지될 것이다. 끝느낌에 도달할 때까지 반복한다.

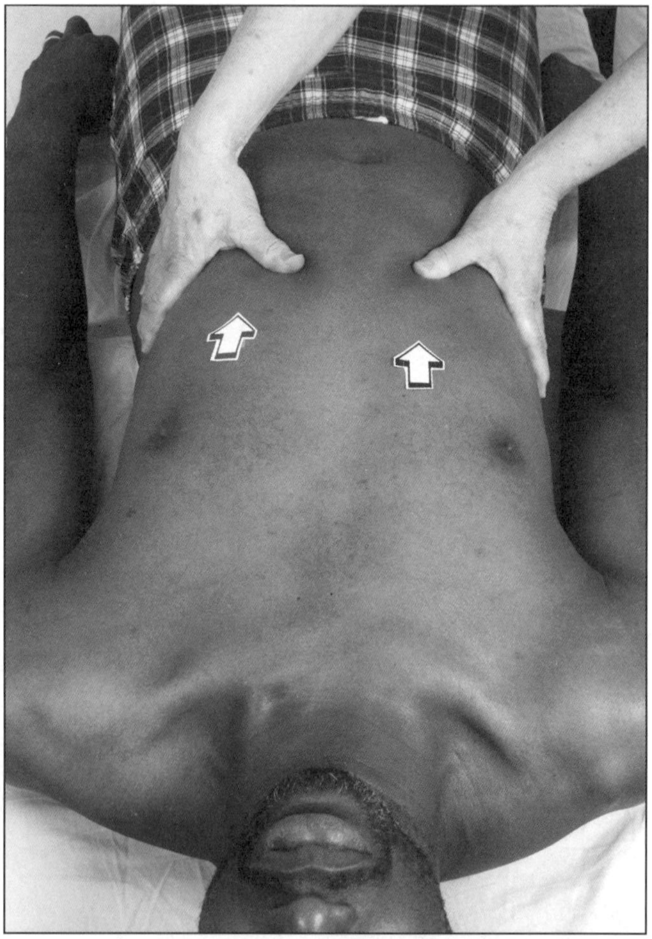

그림 243. 양쪽 늑곽(rib cage) 대단위 이완술. 환자의 옆 아래쪽에 서서 환자의 늑곽을 각각 잡는다. 환자가 숨을 내쉴 때 하방으로 신장시킨다. 잠시 기다렸다가 이완과 신장을 시작한다. 끝느낌에 도달할 때까지 반복한다.

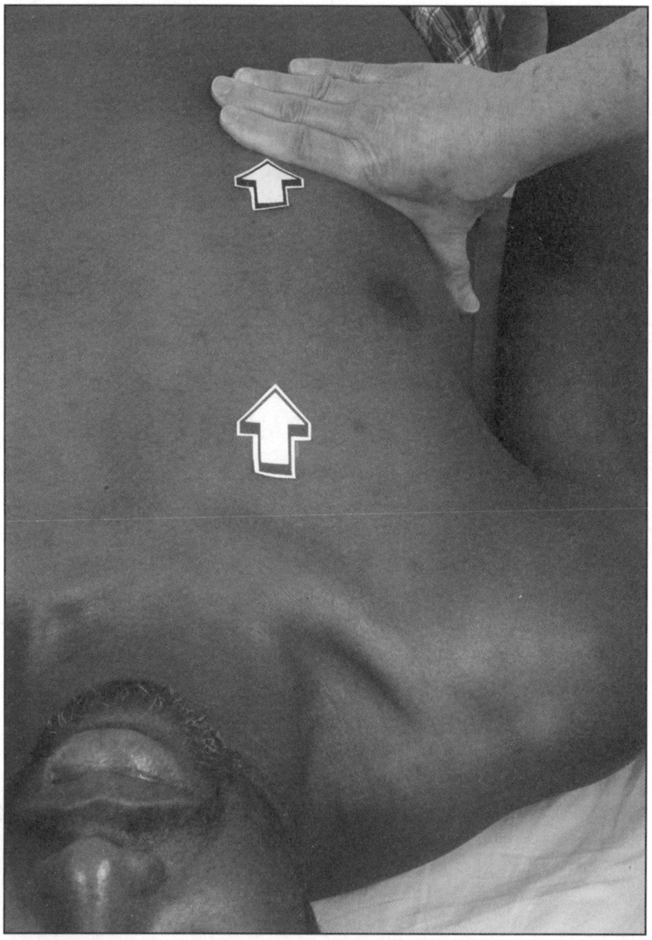

그림 244. 한쪽 늑곽(rib cage) 대단위 이완술. 환자의 옆에 서서 두 갈비뼈(늑골) 사이에 한손의 갈퀴(web space)를 벌려 위치시킨다. 환자의 상체는 환자의 몸무게에 의해 고정시킨다. 한자가 숨을 내쉴 때 환자의 발쪽으로 늑곽을 민다. 잠시 기다렸다가 이완과 신장을 시작한다. 끝느낌에 도달할 때까지 반복한다.

늑곽의 편측 이완술은 한 손의 엄지를 늑곽의 기저부와 그 손의 엄지두덩(무지구, thenar)을 두 갈비뼈 사이에 둔 상태에서, 다른 손의 엄지두덩을 두 갈비뼈 사이에 그리고 그 손의 나머지를 늑곽의 상연에 두어 수행할 수도 있다.

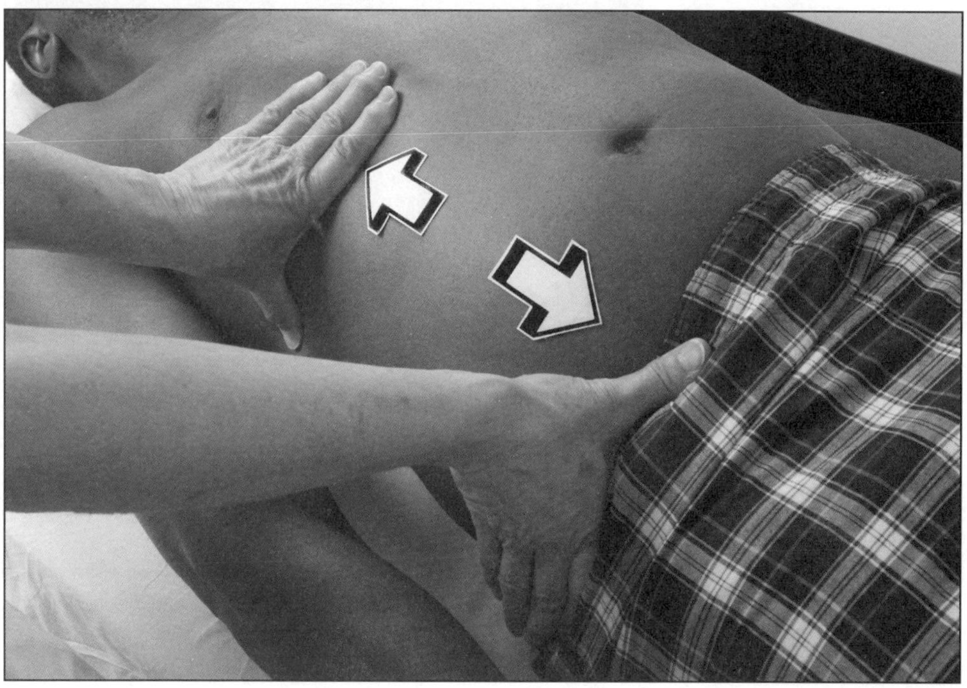

그림 245. 한쪽 허리네모근(요방형근, quadratus lumborum)의 대단위 이완술. 한 손의 갈퀴는 골반 테(pelvic rim)에, 다른 손의 갈퀴로는 두 갈비뼈(늑골) 사이에 위치시킨다. 골반 테를 환자의 발쪽으로 민다. 잠시 기다렸다가 이완과 신장을 시작한다. 끝느낌에 도달할 때까지 반복한다.

배(복부) 근육
Abdominal Muscles

배(복부) 근육의 이완(그림 246-249)은 독특한 상황을 연출한다. 배에는 뼈를 덮는 연부조직이 없다는 특징이 있다. 그러므로 치료사의 손이 내장기에 의해 지지되지 않는 목표 근육들에서 미끄러지지 않는 적절한 압력을 유지하는 것이 필수적이다. 신장을 적용할 때 원치 않는 통증을 야기시킬 수 있는 내장기의 압박은 피하도록 한다. 치료사의 손과 환자의 피부는 미끄러짐을 방지하기 위해 건조하고 기름기가 제거되어야 한다.

도수치료의 한 기법인 내장기 교정술(visceral manipulation)은 모든 치료사들이 사용하는 기법은 아니다. 내장기 교정술은 치료사의 전통적인 전문영역 밖에 있기 때문에 도덕적인 문제와 교육적인 문제, 전문 영역의 갈등을 초래할 수 있다.

배의 근막은 배바깥빗근(외복사근, external oblique), 배속빗근(내복사근, internal oblique) 및 배가로근(복횡근, transverse abdominis)의 널힘줄(건막, aponeurosis)로 이루어져 있고, 배곧은근(복직근, rectus abdominis)은 수직수초(rectus sheath) 형태이다. 배바깥빗근은 앞톱니근(전거근, serratus anterior)과 서로 깍지 끼듯이 연결되어 있다. 큰가슴근(대흉근)의 근막도 배근(복부근)의 널힘줄과 연결되어 있다. 전방 복벽 위에 있는 표층부 근막은 넙다리(대퇴, thigh)와 회음부(perineum)의 표층 근막과 연결되어 있다. 이들 근막 들의 연결으로 표적 영역의 바깥쪽까지 신장력이 전달되며 그 영역 원위부의 이완에도 영향을 미친다.

배근의 활동적인 근막발통점은 앞흉부통증, 뒤엉덩뼈능선(장골릉, iliac crest)을 가로지르는 허리통증, "심장이 타는 듯한 통증", 트림 그리고/또는 구토, 고환 주위의 통증, 하배(복부) 통증, 설사를 유발한다. 배근의 활동적인 근막발통점은 여성이 주로 호소하는 월경통을 심하게 만든다. 환자가 배(복부)에 통증이 있거나 위장관의 문제를 호소하는데도 의학적 평가를 통해 정확히 설명할 수 없다면 일단 배의 근막발통점을 의심해 보아야 한다.

배빗근(복사근, oblique abdominal)의 신장은 같은 쪽 배

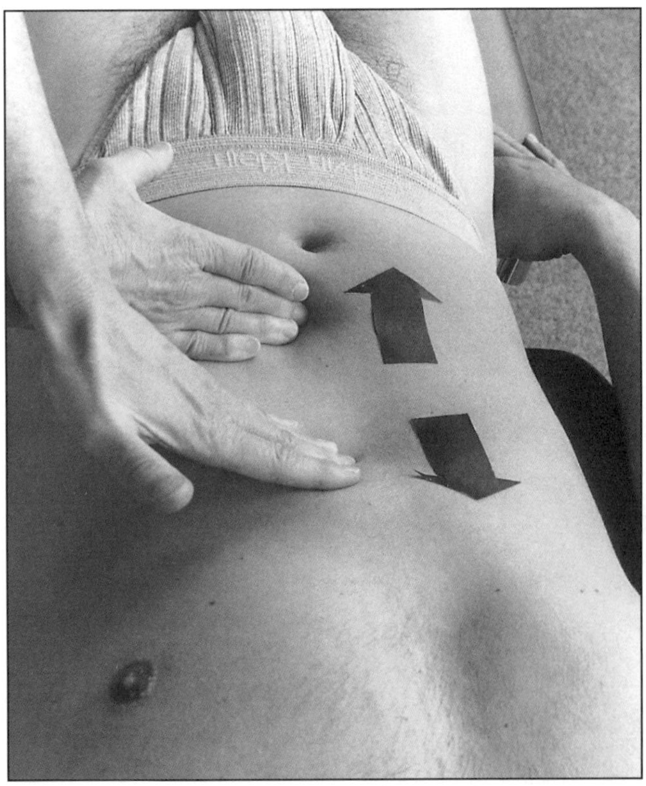

그림 246. 상부 배곧은근(복직근, rectus abdominis)의 대단위 이완술. 한 손은 배곧은근이 부착하는 하부 늑곽에, 다른 한 손은 배꼽 바로 위에 위치시킨다. 확실하게 손을 접촉시킨 상태에서 하방력을 충분히 주면서 동시에 수평 신장시킨다. 잠시 기다렸다가 이완과 신장을 시작한다. 끝느낌에 도달할 때까지 반복한다.

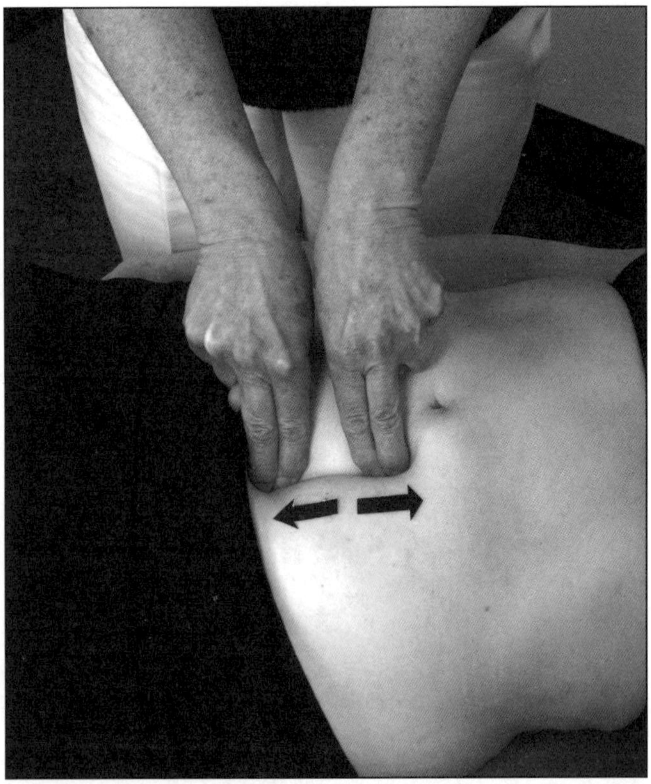

그림 247. 하부 배곧은근(복직근)과 배세모근(lower section of the rectus abdominis and pyramidalis)의 대단위 이완술. 한 손은 두덩뼈(치골, pubis)결합부에, 다른 한 손은 배꼽 바로 아래에 위치시킨다. 확실하게 손을 접촉시킨 상태에서 하방력을 충분히 주면서 동시에 수평 신장시킨다. 잠시 기다렸다가 이완과 신장을 시작한다. 끝느낌에 도달할 때까지 반복한다.

속빗근(내복사근)과 반대측 배바깥빗근(외복사근)을 동시에 치료한다. 배곧은근(복직근, rectus abdominis)은 셋 또는 네 구역으로 나누어진다. 위 구역은 아래 구역이 스스로 이완되는 동안 동시에 이완이 이루어진다. 배(복부) 세모근은 배곧은근의 가장 하부가 이완되는 동시에 이완이 일어날 것이다. 드물게도 가장 상부의 이완이 시작되면 순차적으로 상부가 이완되는 경우도 있다.

배근(복부근)을 신장하기에 앞서 환자가 방광을 비울 시간을 주어야 한다. 가득 찬 방광이나 사고의 위험이 있는 방광은 근육을 신장시킴에도 불구하고, 이완을 억제하기 때문이다.

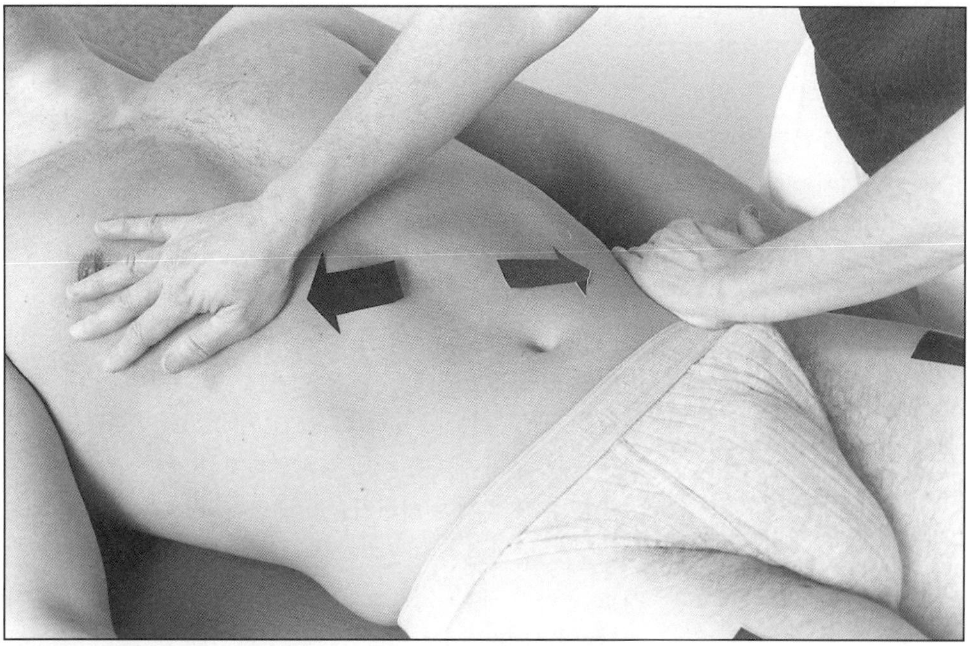

그림 248. 배빗근(복사근, abdominal obliques)의 대단위 이완술. 한 손은 골반 테 앞쪽 근위부 근복에, 다른 한 손은 늑곽에 부착되는 근위부 근복에 사선으로 위치시킨다. 확실하게 손을 접촉시킨 상태에서 하방력을 충분히 주면서 동시에 수평 신장시킨다. 잠시 기다렸다가 이완과 신장을 시작한다. 끝느낌에 도달할 때까지 반복한다.

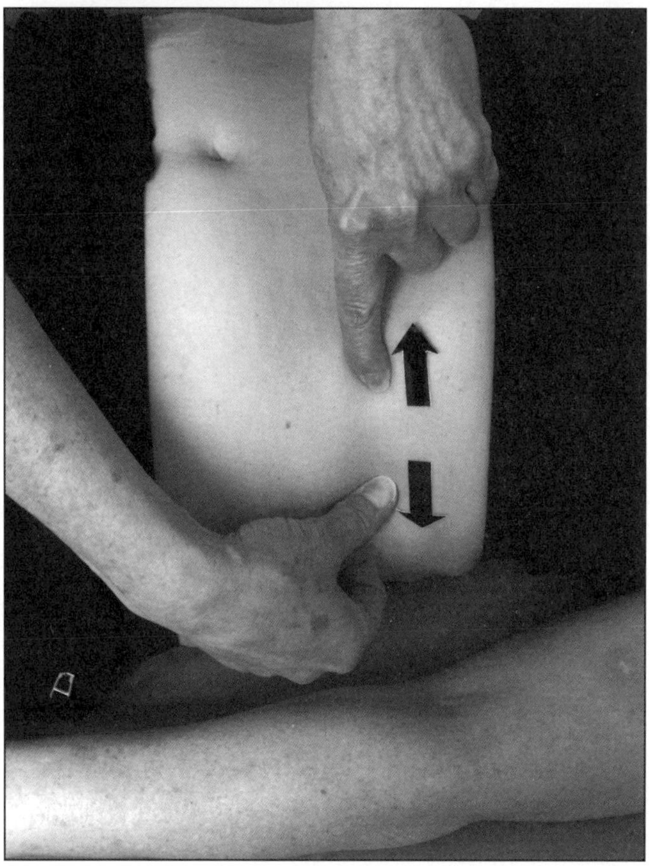

그림 249. 전체 근육의 이완이 달성될 때까지 배가로근(복횡근, transverse abdominis) 각 분절에 대한 국소 이완술을 실시한다.

엉덩허리근(장요근)
Iliopsoas

큰허리근(대요근, psoas major)은 허리뼈(요추)의 가로돌기(횡돌기, transverse process)와 척추사이원반(추간판, intervertebral disc)의 전외측면에 착지한다. 큰허리근은 엉덩근(장골근, iliacus)과 합쳐져 넙다리뼈(대퇴골, femur) 소전자에 붙게 되는 건부착점을 형성한다. 발이 지면에 떨어져 있을 때 엉덩허리근(장요근, iliopsoas)은 넙다리(대퇴)를 굽힘(굴곡)하게 하고 바깥회전(외회전)시킨다. 체중부하를 할 때에는 큰허리근의 수축으로 전방 전단력과 넙다리에 대한 허리뼈(요추)와 골반의 굽힘이 일어나게 하여 허리뼈의 앞굽힘증(전만, lordosis)을 증가시킨다. 그리고 엉덩근의 수축으로 엉덩뼈(장골)의 전방 비틀림과 허리엉치관절(요천관절, lumbosacral joint)의 폄(신전)이 일어난다. 팔자걸음(toe-out gait)은 큰허리근이 타이트하거나 제한되어 허리뼈에 가해지는 전단 스트레스를 떨어트리기 때문에 잘못된 보행패턴의 변화가 고착되기 전에 큰허리근을 먼저 이완시켜야 한다(그림 250-255).

큰허리근의 상부 섬유, 엉덩근의 전외측 섬유, 그리고 관절주머니(관절낭, joint capsule)의 전방을 가로지르는 엉덩허리근의 혼합섬유에 있는 근막발통점들은 대퇴전방의 통증(서혜부 바로 아래)과 허리통증(허리뼈 근위부)을 유발시킨다. 특히 이들 발통점의 통증은 환자가 일어서려고 시도할 때 증가한다. 엉덩엉치관절(천장관절, sacroiliac joint)의 비정렬로 인한 통증과는 달리, 이런 허리통증은 환자가 앉거나 누워 있을 때도 감소되지 않는 특징이 있다. 환자는 종종 통증을 줄이기 위해 태아자세와 비슷하게 엉덩관절(고관절)과 무릎관절(슬관절)을 굽힘하여 옆으로 눕거나, 바로 누운 상태에서 엉덩관절과 무릎관절을 굽힘시켜 가슴 쪽으로 당기는 경향이 있다. 가벼운 통증은 자세의 변화까지 초래하지는 않는다. 엉덩관절의 강제적인 신장은 통증을 증가시키고 근경축을 발생시킨다. 때로 환자는 치료를 참기 위해 근육의 힘을 빼기도 한다. 이 곳 발통점의 이완은 확실히 허리통증을 감소시킨다.

작은허리근(소요근, psoas minor)은 T12-L1과 L2(일부)의 전외측, 두덩뼈(치골, pubis)의 상부(superior ramus), 장치구(iliopectineal eminence)와 엉덩근(장골근, iliacus)의 근막에 부착한다. 작은허리근의 경련은 급성 충수염 양상과 비슷하여 몸을 앞으로 숙이는 배(복부)통의 어정정한 자세 때문에 엉덩관절의 폄을 제한한다. 작은허리근의 힘줄(건, tendon)이 타이트해지거나 부어 있을 수 있고, 또한 작은허리근의 근복(belly)에서 경련을 일으킬 수 있는데 이러한 양상은 복벽을 촉진함으로써 알 수 있다. *엉덩허리근과 작은허리근의 신장은 의학적 평가를 받은 이후에 수행하도록 한다. 즉, 별다른 배 통증의 원인을 찾을 수 없을 때 수행하도록 한다.*

바로 누운 자세에서의 엉덩허리근 대단위 이완술은 여러 가지 문제가 있다. 위앞엉덩뼈가시(전상장골극, anterior superior iliac spine)의 압박은 불편하거나 심지어 고통스럽기까지 하다. 활동적인 근막발통점은 배, 샅, 다리를 지나가는 방사통을 야기한다. 골반은 엉덩관절 굽힘근의 신장을 보상하는 전방 경사(anterior tilt)를 막기 위해서도 안정화시켜야 한다. 환자는 엉덩허리근(장요근)이 쉽게 이완할 수 있는 엉덩관절의 젖힘(과신전, hyperextension) 상태를 만들기 위해 치료대 끝에 위치시킨다. 환자의 무게중심이 치료대 끝에 위치하기 때문에 치료대는 한쪽으로 기울어질 수 있다. 보조자가 테이블 위에 있는 환자의 안전을 위해 치료대를 붙잡아 돕는다. 엉덩관절 폄(신전)이 테이블 높이에 의해 제한될 수 있지만, 대부분의 환자들은 낮은 치료대에 위치할 수 있다.

바로 누운 자세 엉덩허리근의 대단위 이완술은 다른 접근방법으로 효과가 없었을지라도, 엉덩허리근이 매우 타이트하고 환자가 배나 샅에서 통증을 호소한다면, 최적의 초기 접근방법이 될 것이다. 바로 누운 자세에서 신장에 반응하여 근경축이 일어난다면 엉덩관절 굽힘은 빠르게 커질 것이다. 만일 엉덩관절 굽힘이 감소하면서 환자의 골반이 회전이 일어나기 시작한다면, 골반이 중립상태로 되돌아갈 때까지는 수직신장(vertical stretch)의 감소 여부와 관계없이 굽힘의 각이 감소될 것이다. 치료사는 중립적인 폄이 달성되기까지는 엉덩허리근의 대단위 이완술과 엉덩근(장골근)의 국소 이완술의 교대 적용이 필요할 것이다.

넙다리를 약간 벌림(외전, abduction) 또는 모음(내전, adduction)시키거나 안쪽돌림 또는 바깥돌림시키면, 이완을 촉진할 수 있다. 강제적인 넙다리의 회전은 엉덩허리근의 부정적인 신장이 될 것이다. 이완의 촉진을 위해 미세한 회전이 요구될 때에만 넙다리뼈(대퇴골, femur)의 회전이 약간 허용된다. 이완이 달성되면 환자의 넙다리를 중립상태로 되돌리고, 끝느낌에 도달할 때까지 이완과정을 반복한다. 부드러운 끝느낌에 도달하기 위하여 각도와 회전의 변화와 더불어 국소 이완, 대단위 이완을 교대로 적용한다. 마지막 끝느낌에 도달할 때까지 각도와 회전의 교대 적용이 필요하다.

엎드려 누운 자세에서 엉덩허리근(장요근)의 대단위 이완술은 민감한 근부착 부위에 더하지 않은 압력으로 골반의 위

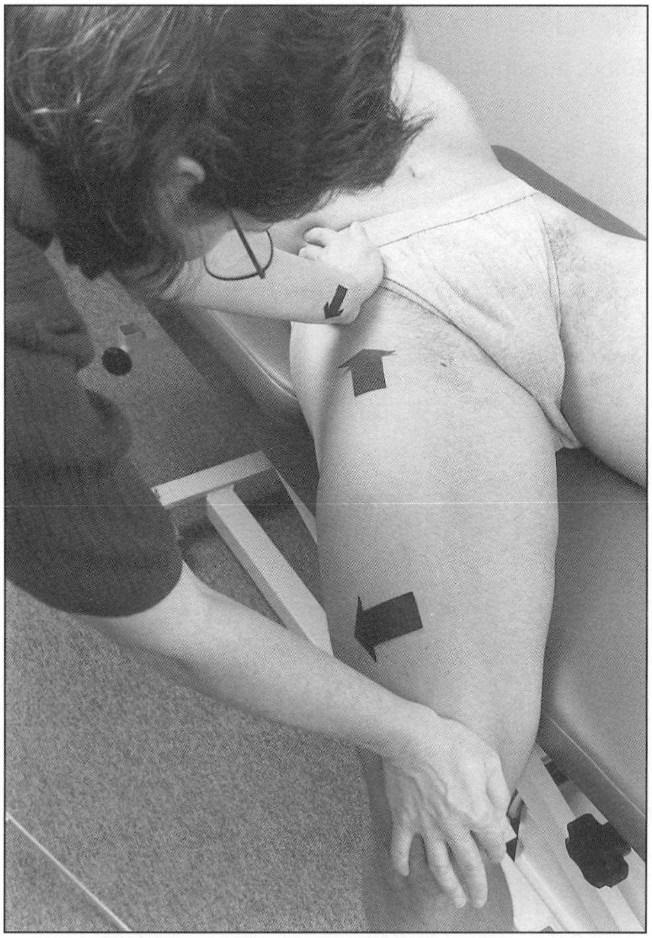

그림 250. 엉덩허리근(장요근, iliopsoas)의 대단위 이완술. 골반의 중립위치를 고정시키기 위하여 ASIS에 손을 위치시킨다. 골반이 돌아가거나 어떠한 제한이 느껴질 때까지 넙다리(대퇴)를 천천히 내린다. 잠시 이완되기를 기다렸다가 하지의 폄(신전)을 약간 증가시킨다. 골반의 중립위치가 되거나 하지의 최대 폄이 달성되거나, 골반에서 더 이상 회전이 일어나지 않을 때까지 반복한다.

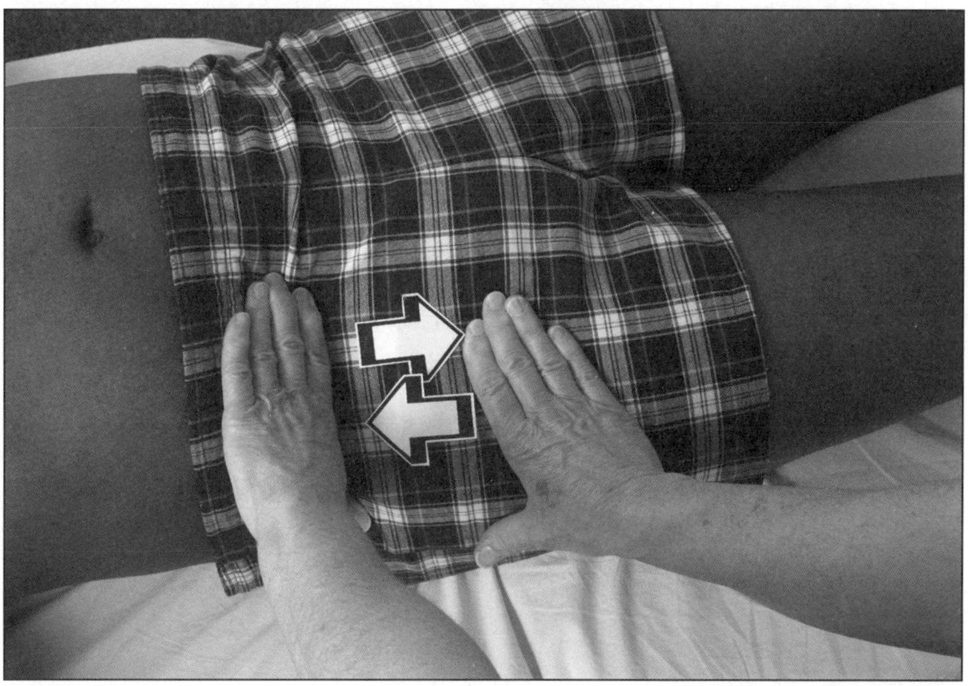

그림 251. 엉덩허리근(장요근)의 국소 이완술. 한 손은 ASIS에, 다른 손은 넙다리(대퇴) 상부에 위치시켜 엉덩관절(고관절) 위에서 근육이 서로 교차되도록 한다. 잠시 기다렸다가 이완과 신장을 시작한다. 끝느낌에 도달할 때까지 반복한다. 필요하면 엉덩허리근의 대단위 이완술을 추가한다.

치를 조절한다. 엉덩관절 굽힘구축이 있는 환자는 베개나 적절한 치료대를 이용하여 제한된 가동범위의 끝에 위치시킬 수 있다. 아동을 치료할 때에는 창조적인 엎드린 자세(creative prone position)에서 치료사가 할 수 있는 신장을 수행할 때까지 점진적으로 신장을 실시하면 효율적이다.

골반이나 넙다리(대퇴)의 회전이 잘 조절되지 않을 경우, 엉덩허리근(장요근)에 적용되는 몇몇 신장운동은 비효과적일 수 있다. 어떤 신장운동은 급성의 근경축을 유발할 수 있다. 근경련이나 부적절한 능동신장에 의해 큰 요장 점액낭(iliopectineal bursa)이나 작은 하장골근건 활액낭에서 압박을 받을 수 있고, 이로 인해 배에 통증이 초래될 수 있다. 그래서 엉덩허리근을 먼저 이완하지 않고서는 이들 점액낭염을 제대로 치료할 수가 없다. 치료사는 환자의 만성적인 엉덩허리근의 장벽치료를 위한 단독 신장프로그램의 설계 시 매우 창조적이어야 한다.

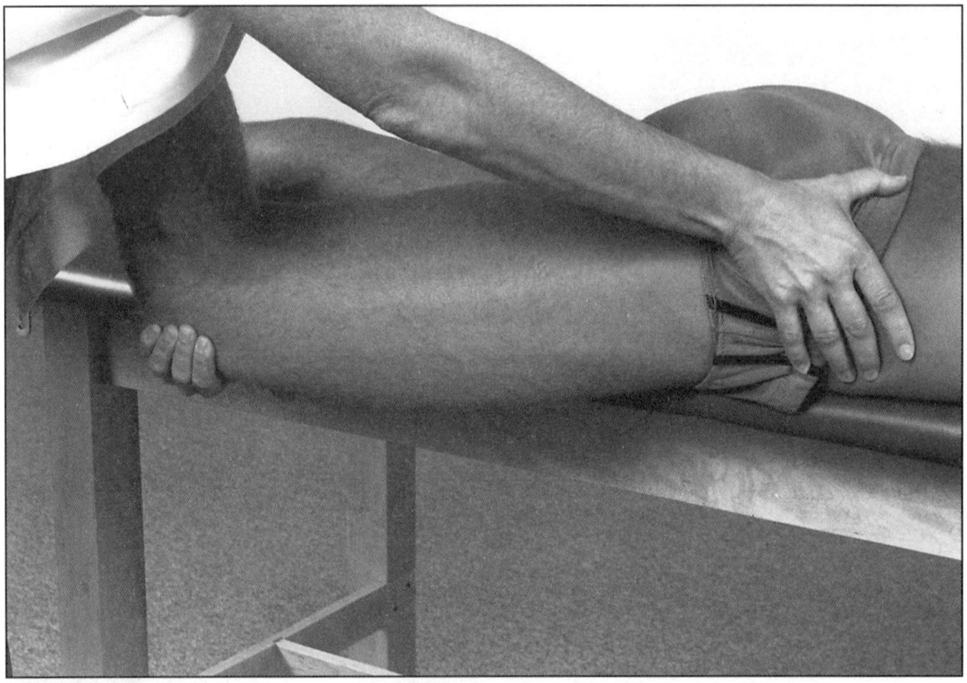

그림 252. 엎드린 자세에서 엉덩허리근(장요근, iliopsoas)의 대단위 이완술. 치료대 모서리에 넙다리(대퇴)가 오게 한 후 환자의 무릎을 구부려 지지한다. 다른 손으로 골반을 고정한 상태에서 어떠한 장벽이 느껴질 때까지 넙다리를 천천히 들어 올린다. 이때 넙다리가 회전되지 않도록 주의하라. 잠시 기다렸다가 이완과 신장을 시작한다. 끝느낌에 도달하거나 골반의 각도를 더 이상 조절할 수 없을 때까지 반복한다.

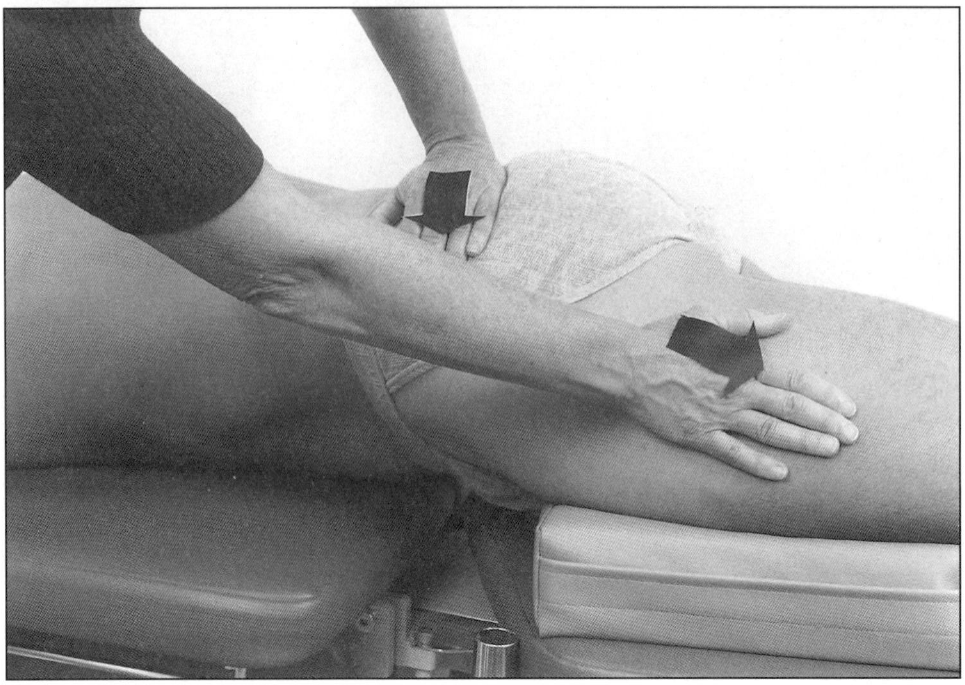

그림 253. 환자가 참아낼 수 있을 경우 엎드린 자세에서의 엉덩허리근(장요근) 대단위 이완술. 환자의 머리를 가운데 위치시켜 엎드리게 한다. 환자의 넙다리(대퇴) 아래에 받침대나 베개를 두어 중력에 의한 수동적인 신장이 이루어지게 한다. 환자의 앞쪽 넙다리(대퇴)가 늘어난 상태에서 다른 손으로 환자의 발쪽으로 민다. 환자의 엉덩이를 아래로 밀어 골반의 전방경사를 감소시키고, 제한이 느껴질 때까지 엉덩허리근의 신장을 추가시킨다. 잠시 기다렸다가 이완과 신장을 시작한다. 이때 넙다리의 회전이 발생하지 않도록 주의하라. 엉덩관절(고관절)에서 완전 폄(신전)이 달성되거나 끝느낌에 도달할 때까지 반복한다.

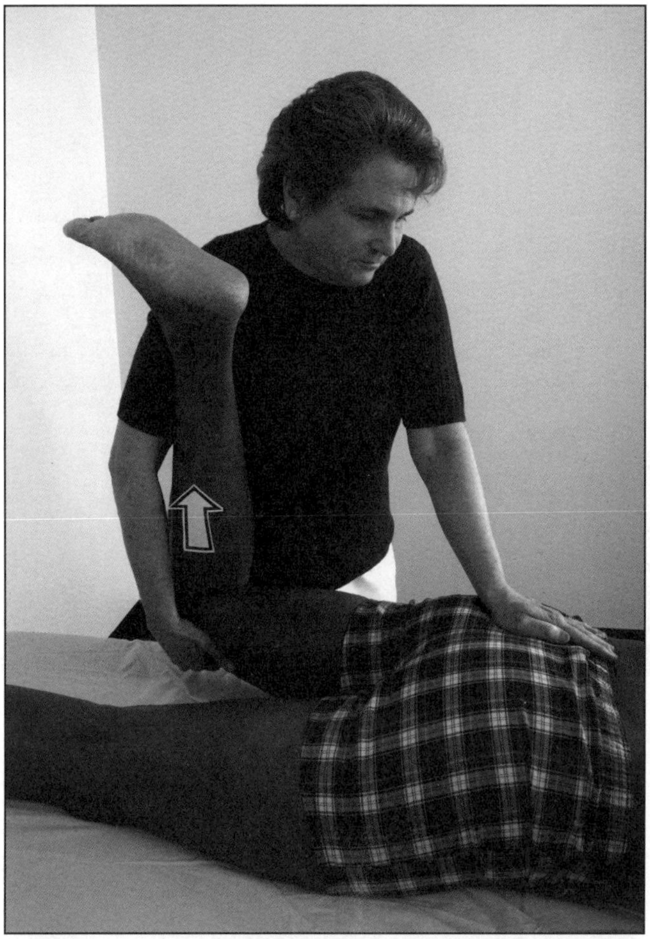

그림 254. 중립위치가 달성되었으면 환자의 엉덩이에 손을 올려놓고, 엎드린 자세에서 엉덩허리근(장요근, iliopsoas) 대단위 이완술을 계속한다. 환자의 골반 중립위치에서 치료사의 몸을 약간 앞으로 기울인다. 다른 손으로 환자의 무릎을 구부려 잡는다. 장벽이 느껴질 때까지 다리를 들어올린다. 이때 환자의 골반에서 경사(tilting)가 일어난다면, 약간 후퇴한다. 잠시 기다렸다가 이완과 신장을 시작한다. 엉덩관절(고관절)에서 완전 폄(신전)이 달성되거나, 골반의 각도를 더 이상 조절할 수 없거나 끝느낌에 도달할 때까지 반복한다.

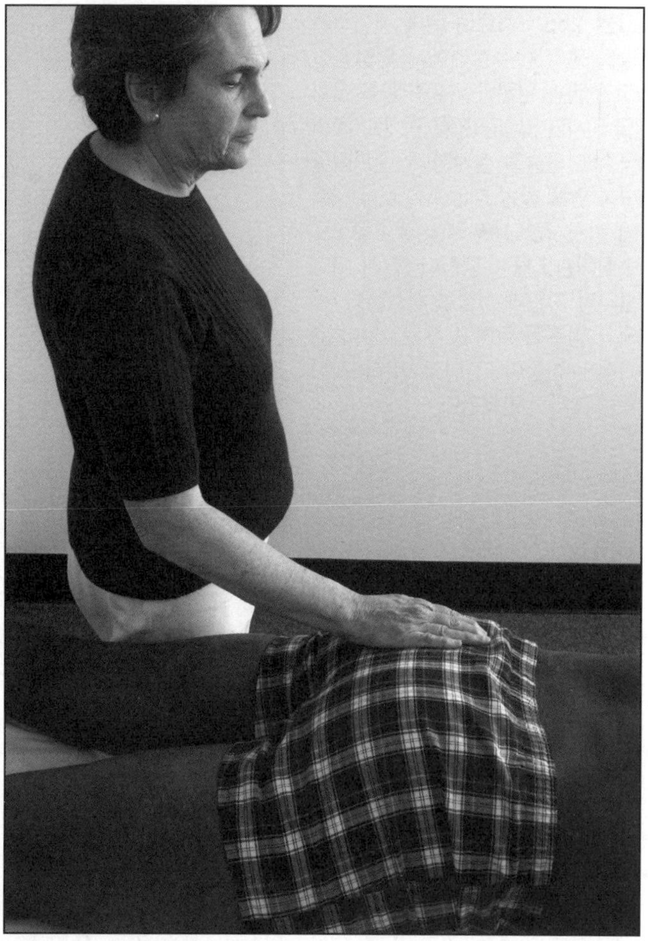

그림 255. 끝느낌에 도달한 후 환자의 엉덩이에 한 손을 올려놓은 상태에서 환자의 머리를 한쪽으로 돌리라고 주문한다. 이때 엉덩관절에서 굽힘(굴곡)이 일어나거나 추가적인 제한이 감지되면, 머리를 회전한 상태에서 이완술을 반복한다. 끝느낌에 도달하면, 환자의 엉덩이에 한 손을 올려놓은 채 환자의 머리를 반대쪽으로 돌리라고 주문한다. 더 이상 제한이 느껴지지 않거나 추가적인 타이트함이 나타나지 않을 때까지 이완술을 반복한다.

엉덩근 (장골근, iliacus)의 국소 신장
(Focused Release of the Iliacus)

엉덩근(장골근, iliacus)의 가장 외측 섬유는 골반의 전방 가장자리 안쪽으로 접근하여 수직압력에 극도로 민감한 부위이다(그림 256-260). 손톱을 짧고 둥글게 깎아 수직신장에 영향을 미치지 않게 한다. **이완이 어떻게 이루어지는지 환자에게 설명하고 동의를 구한 뒤 MFR을 시작한다.** "중단"하는 사인을 알려주고 환자가 필요하다면 의사를 표하게 한다. 의사를 표현하면 치료를 그만한다는 점을 환자에게 상기시킨다. 몇몇 환자들은 "약해지는 것"을 불평하지만, 대부분 수동적으로 순응하는 편이다. 엉덩근을 덮고 있는 배근(복부근)이 타이트해지면 엉덩근의 신장을 적용해서는 안된다. 숨을 일시적 멈춤이 통증과 연부조직 긴장의 자동적인 반응이기 때문에 이완과정 동안 환자에게 "호흡을 그대로 유지하세요."라고 상기시키고 끝느낌에 도달할 때까지 환자와 대화하도록 한다. 손으로 느낀 것을 믿고 이에 적절히 반응하라.

환자가 참을 수 있는 통증을 절대로 넘어서는 안된다.

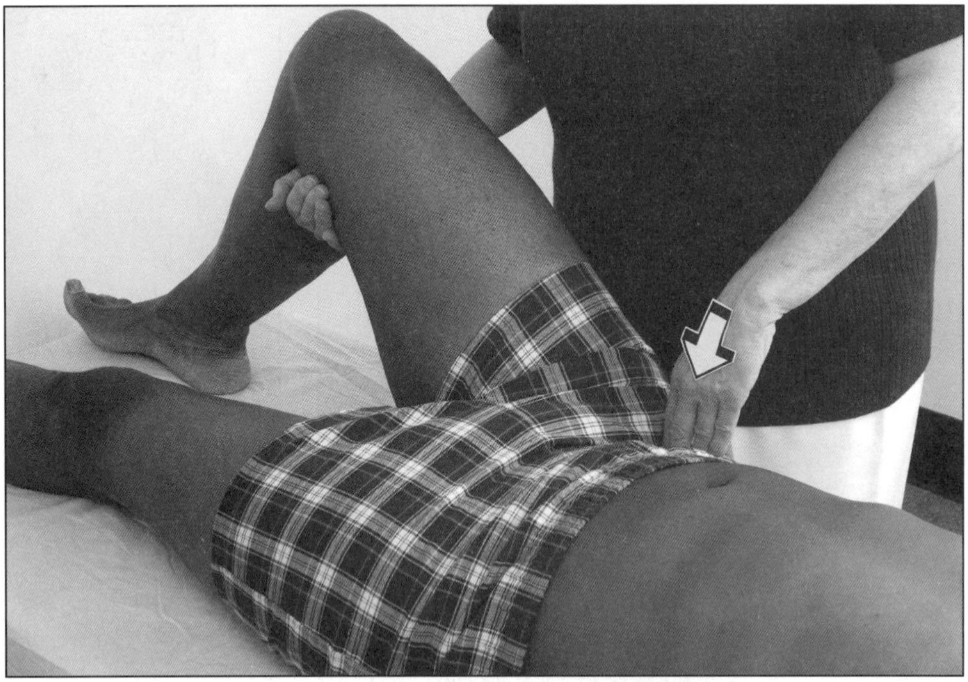

그림 256. 치료대 위에 편안하게 발을 올려놓은 상태에서 엉덩관절(고관절)과 무릎관절(슬관절)을 굽힘(굴곡)시켜 엉덩근(장골근, iliacus)의 국소 이완술을 실시한다. 손가락을 모아 앞쪽 골반 테(pelvic rim) 내측에 위치시킨다. 아래 바깥방향으로 수직이완술을 수행한다. 잠시 기다렸다가 이완과 신장을 시작한다. 환자가 멈추어 달라고 주문하거나 추가적인 신장이 더 이상 이루어지지 않을 때까지 반복한다.

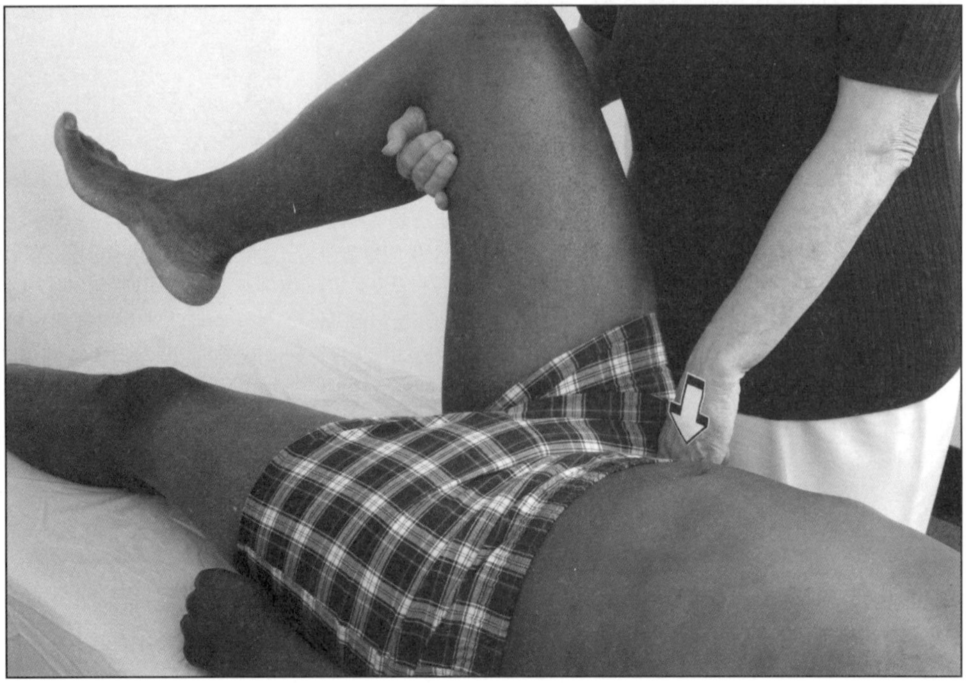

그림 257. 환자의 엉덩관절(고관절)을 90° 굽힘(굴곡)시켜 엉덩근(장골근, iliacus)의 국소 이완술을 수행한다. 다른 손가락들을 모아 엉덩근(장골근)의 외측섬유에 수직이완술을 실시한다. 잠시 기다렸다가 이완과 신장을 시작한다. 끝느낌에 도달할 때까지 반복한다.

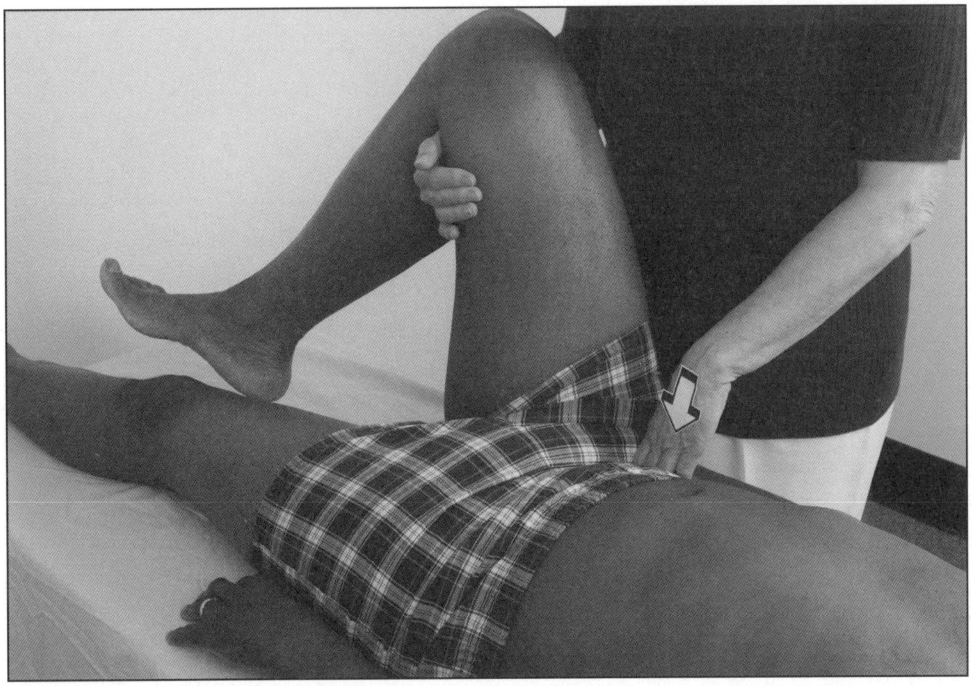

그림 258. 엉덩관절(고관절)을 90° 이하로 굽힘(굴곡)시켜 엉덩근(장골근, iliacus)의 국소 이완술을 계속한다. 끝느낌에 도달할 때까지 반복한다. 엉덩관절 굽힘 각도를 더 감소시켜 끝느낌에 도달할 때까지 반복한다. 환자의 다리가 완전히 펴질 때까지 반복한다.

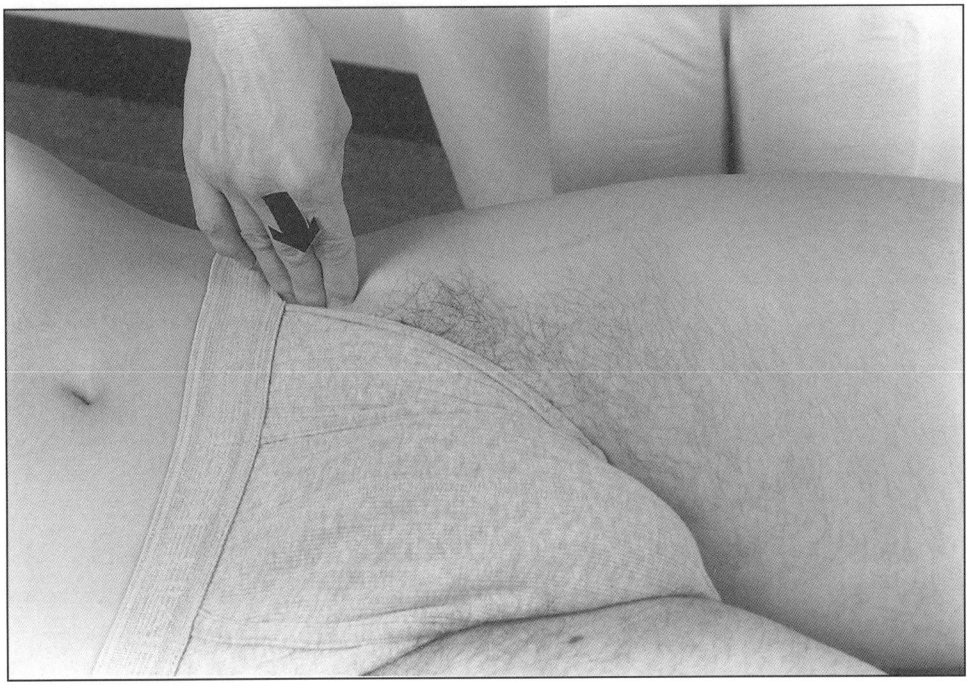

그림 259. 골반이 중립위치가 되거나 엉덩관절(고관절)이 완전 폄(신전)된 위치에서 엉덩근(장골근, iliacus)의 국소 이완술을 반복한다.

그림 260A-D. 엉덩근(장골근, iliacus)의 이완과정에서 자발적인 운동이 일어나면 움직이는 방향에 따라 가면서 수직이완술을 시행한다. 끝느낌에 도달할 때까지 반복한다. 필요하다면 다리를 처음 치료자세로 원 위치시켜 끝느낌에 도달할 때까지 반복한다.

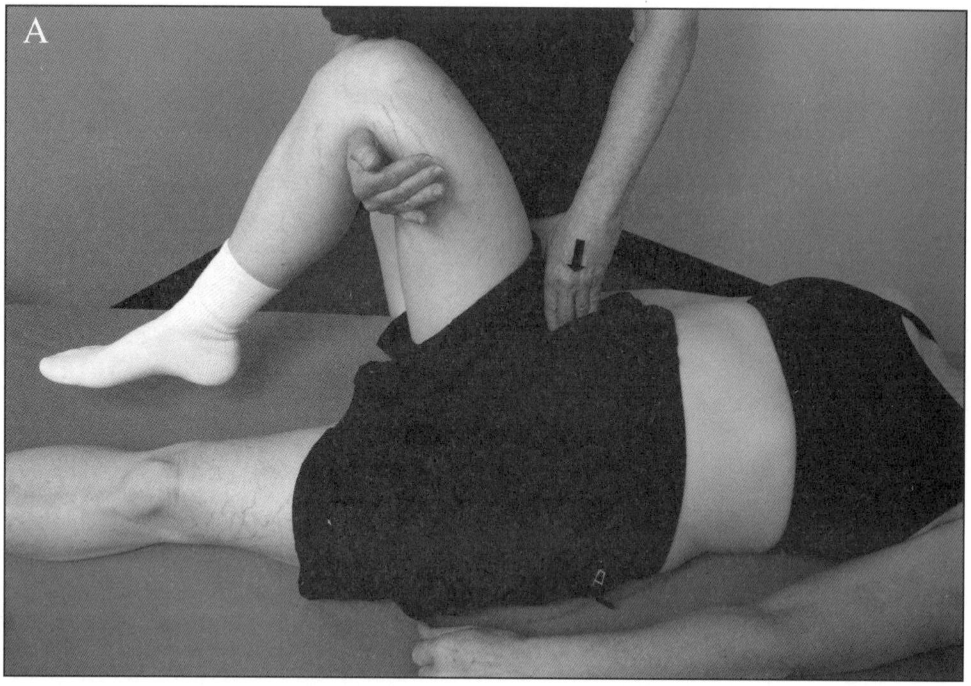

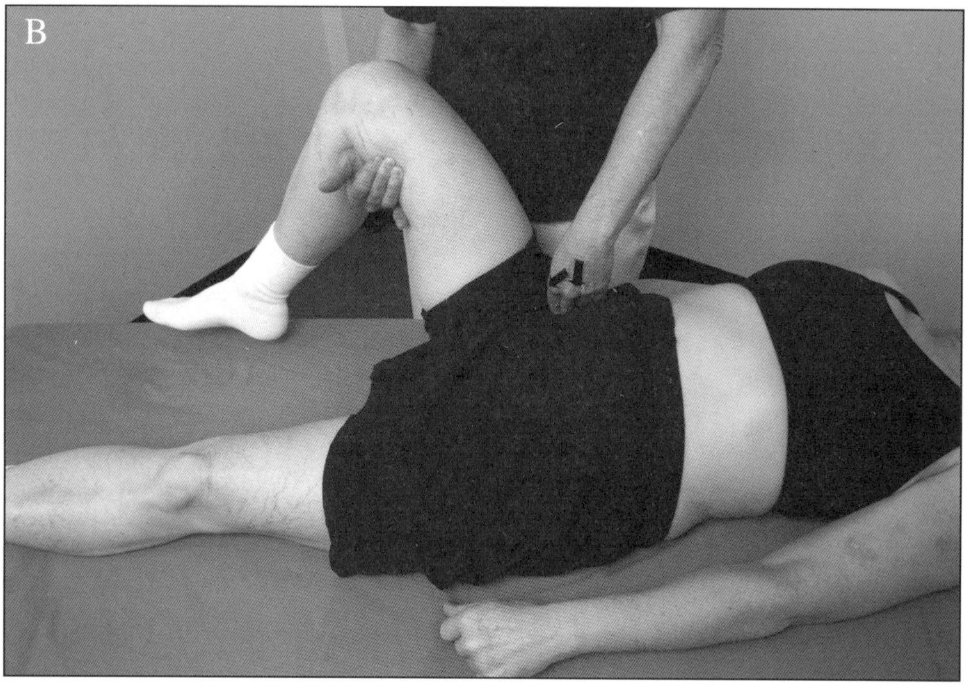

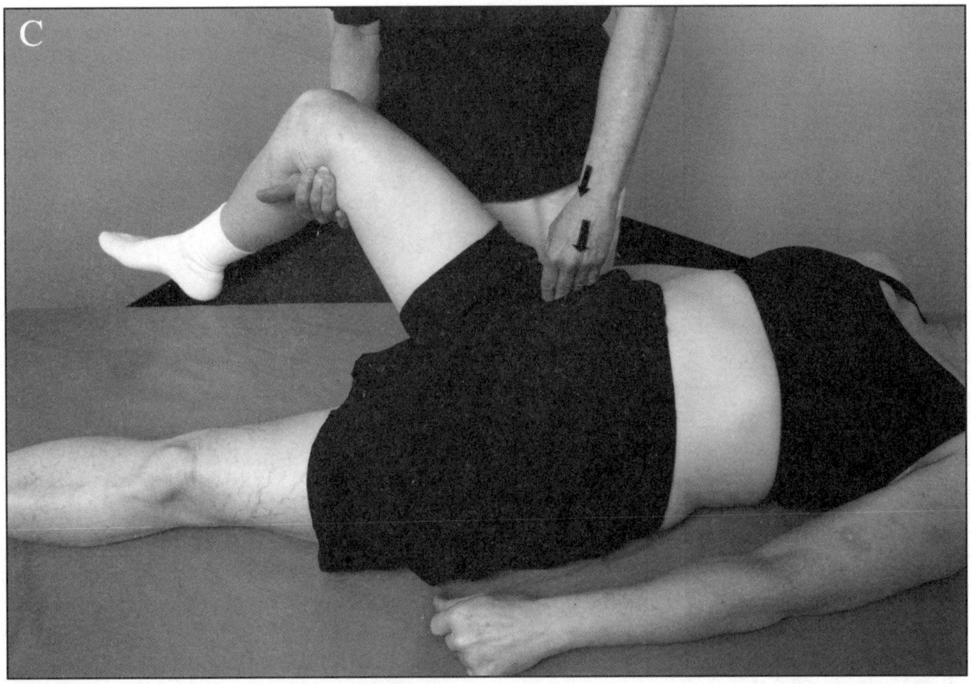
C

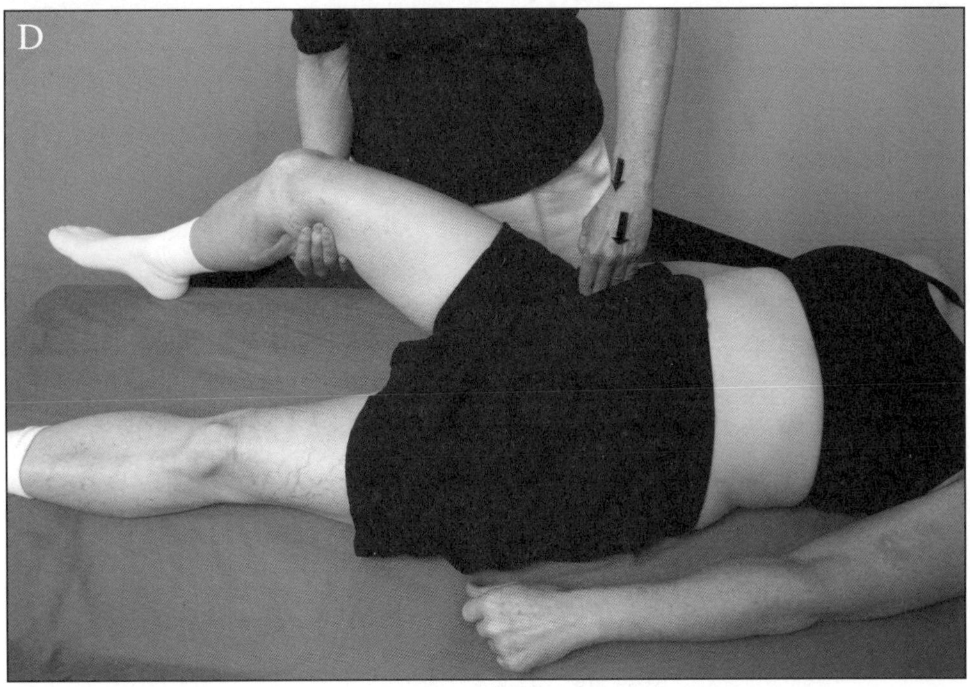
D

두덩근(치골근)
Pectineus

두덩근(치골근, pectineus)은 두덩뼈(치골, pubis) 근위부에서 시작하여 넙다리뼈(대퇴골, femur)[엉덩허리근(장요근)의 바로 아래쪽]에 붙는 작은 근육으로서, 넙다리삼각(대퇴삼각, femoral triangle)의 상위 내측기저부(upper medial floor)를 구성한다. 두덩근은 넙다리뼈(대퇴골, femur)의 굽힘근(굴곡근)과 모음근(내전근)으로 작용하며, 과신장에 의해 쉽게 손상될 수 있다. 무리한 여행, 넙다리뼈머리(대퇴골두, head of femur) 골절, 자동차 사고, 댄싱, 체조, 배구와 축구 등의 스포츠 활동에 의해 두덩근의 과활동성 근막발통점이 발생할 수 있다. 이러한 통증은 서혜부나 엉덩관절(고관절) 안쪽의 심부 통증 등 여러 가지 형태로 나타날 수 있다. 처음에는 정확한 손상 지점을 확인할 수 없기 때문에 급성 손상 시 성급한 치료는 비효율적일 수 있다. 손상은 차차 만성화되어 일상생활활동을 방해하고, 스포츠 활동에 참여할 수 없게 만든다. 촉진으로 느껴지지 않고 볼기근(둔근) 발통점 치료로 해결되지 않는 엉덩관절의 통증들은 두덩근의 활동적 근막발통점을 일단 의심해 보아야 한다.

양쪽의 두덩근에 만성적인 좌상을 가지고 있으면 정상 보행과 얼른 구분하기가 어렵지만, 면밀히 살펴보면 비정상적인 보행패턴을 갖고 있다. 타이트한 두덩근은 넙다리를 약간 모음(내전) 및 바깥돌림(외회전)시킨다.

대상작용으로 인한 팔자걸음(toe-out gait)은 무릎관절(슬관절)에 과도한 스트레스를 주게 되고, 이로 인해 무릎관절 통증을 유발시킨다.

환자가 체중부하를 제대로 할 수 없을 경우, 두덩근의 부착점은 지렛대의 받침점으로서 작용하여 다리를 벌림(외전, abduction) 상태에 위치시킨다. 골반이 회전되지 않으면 바로 누운 환자는 엉덩관절의 굽힘, 바깥돌림(외회전), 무릎관절 굽힘상태를 취할 것이다. 대부분의 사람들은 엉덩관절 폄을 골반의 회전으로 대체할 것이고 엉덩관절 굽힘 구축이 나타날 것이다. 골반을 중립으로 위치시키는 두덩근의 수동신장으로 통증은 더욱 악화될 것이다. 두덩근의 이완은 환자의 다리가 최대로 편안한 자세에서 시작하도록 한다.

발통점을 가진 모든 표층부 근육을 이완시킨 이후에, 두덩근의 국소 신장을 수행하도록 한다. 무릎관절의 건염과 근불균형도 동시에 치료하도록 한다. 예기치 못한 두덩근의 손상을 방지하기 위해 무리한 하지의 신장을 하지 말도록 환자에게 주의를 준다.

넙다리 안쪽의 민감한 피부에 상처를 주지 않도록 치료사의 손톱은 둥글게 깎고 잘 다듬어야 한다. 치료사는 이런 기법을 적용하는 동안 가급적 환자의 보호자를 치료실에 입회시키도록 한다. 그리고 예기치 못하게 치료사의 손이 환자의 피부에서 미끄러지는 것을 방지하기 위해 치료사의 양손과 환자의 피부는 기름기를 제거하고 깨끗이 건조시킨다.

두덩근(치골근)의 국소 신장 (그림 261–263)
(Focused Release of the Pectineus)

그림 261. 두덩근(치골근, pectineus)의 국소 이완술. 환자의 무릎 아래 베개를 받치고 평소 습관적인 다리의 위치로 바로 눕게 한다. 손가락을 모아 넙다리동맥(대퇴동맥, femoral artery) 안쪽에 위치시킨다. 장벽이 느껴질 때까지 두덩근에 대한 수직신장을 적용한다. 잠시 기다렸다가 이완과 신장을 시작한다. 끝느낌에 도달할 때까지 반복한다.

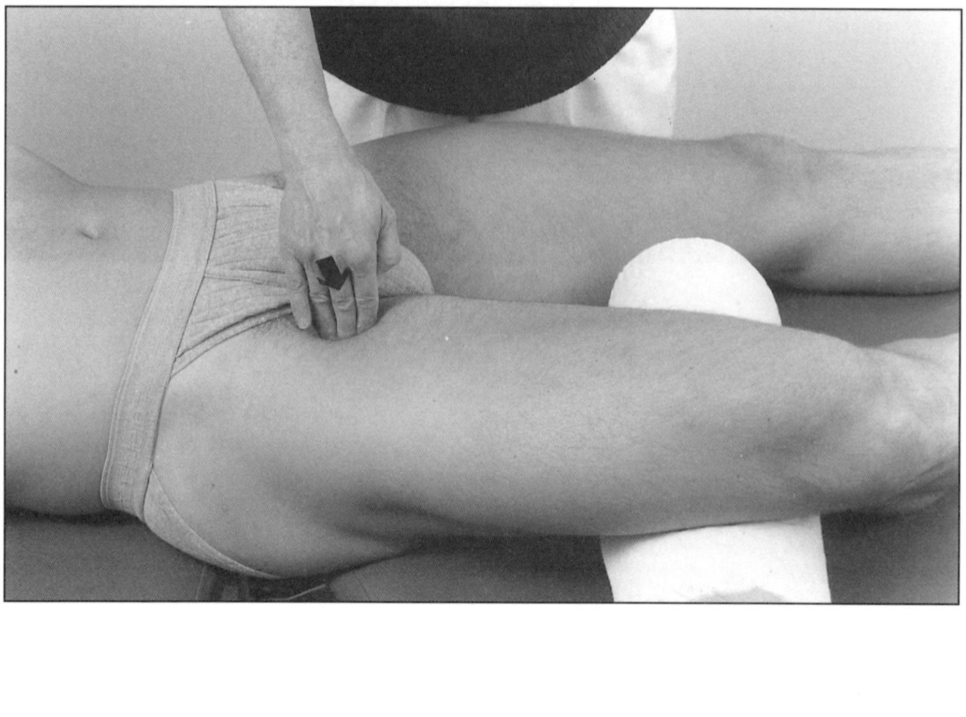

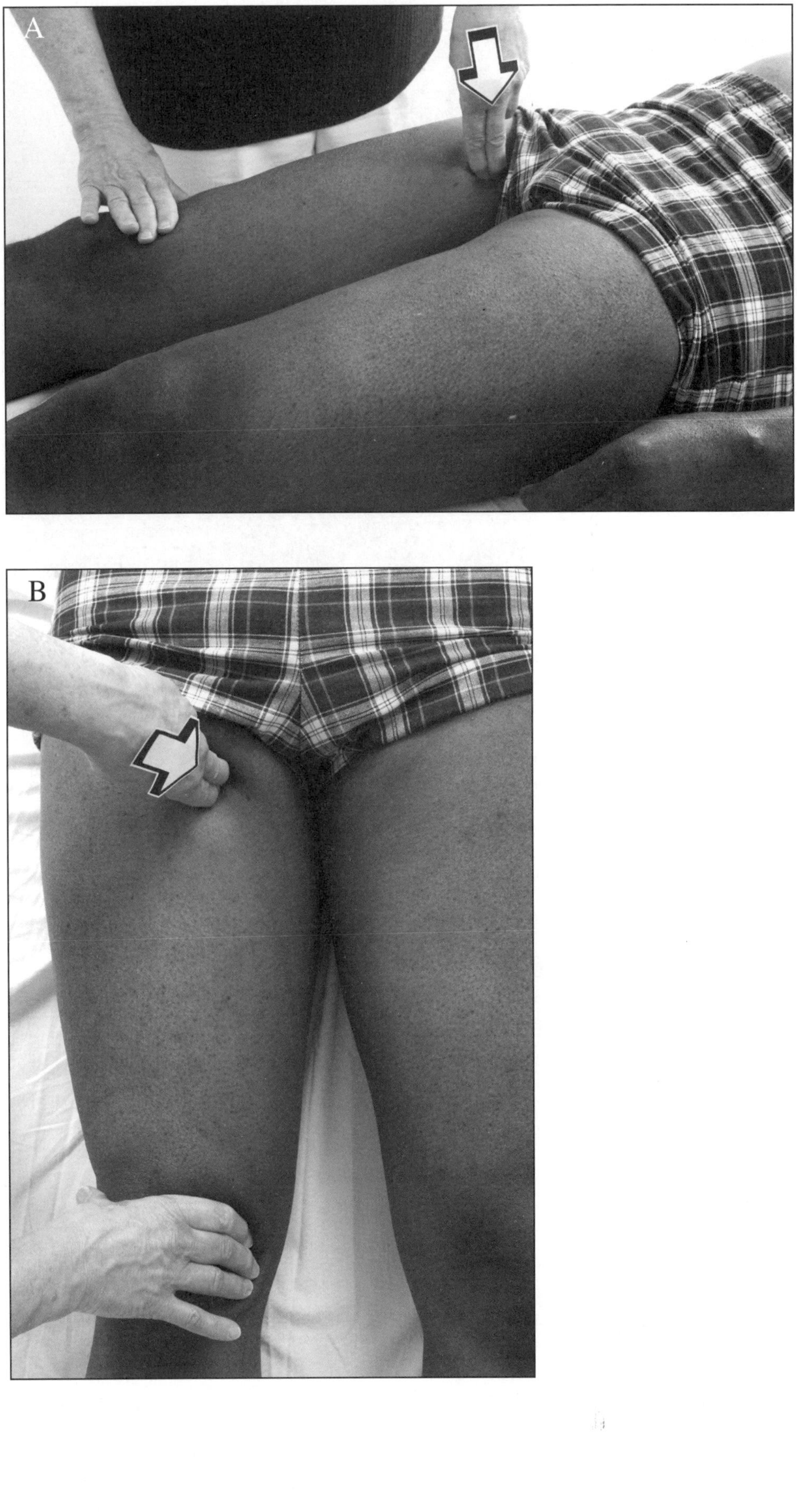

그림 262A–B. 수직신장의 이완이 완전히 되지 않았더라도 베개를 제거한 후, 다리를 중립상태로 위치시켜 잠시 기다렸다가 이완과 신장을 시작한다. 환자 다리의 중립위치는 계속 유지시킨다. 끝느낌에 도달할 때까지 반복한다.

그림 263. 두덩근(치골근, pectineus)의 타이트함 대상작용으로 엉덩관절(고관절)을 굽힘(굴곡)시켜 환자의 골반이 돌아가게 만든다면 한 손으로 골반을 고정시키고, 넙다리(대퇴)를 하방으로 밀어 엉덩관절에서 교차 신장이 일어나게 한다. 잠시 기다렸다가 이완과 신장을 다시 시작한다. 더 이상 신장이 되지 않거나 환자의 넙다리가 치료대 위에 편안하게 놓일 때까지 반복한다.

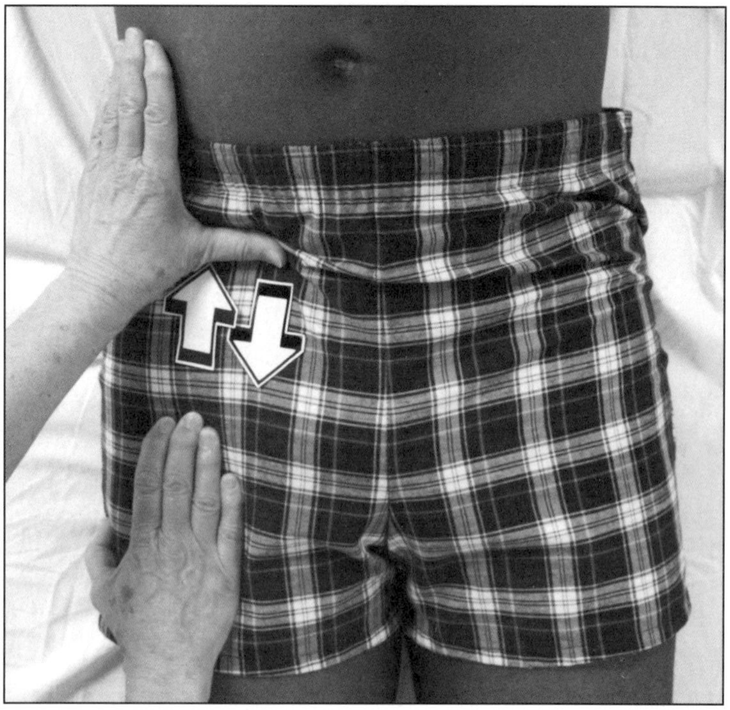

궁둥구멍근(이상근)
Piriformis

엉덩관절(고관절)의 심부 돌림근(회전근)에는 궁둥구멍근(이상근, piriformis), 속폐쇄근(내폐쇄근, obturator internus), 상하 쌍자근(superior and inferior gemelli) 및 넙다리네모근(대퇴방형근, quadratus femoris)이 있다. 이들 근육은 발이 지면에서 떨어져 있을 때 넙다리(대퇴)를 바깥회전(외회전)시키고, 체중부하를 할 때는 관골구 안에 넙다리뼈머리(대퇴골두, head of femur)를 안정화시키는 역할을 한다. 특히 궁둥구멍근은 엉치뼈(천골, sacrum) 부착점, 천결인대의 전연, 엉덩엉치관절(천장관절, sacroiliac joint) 관절주머니(관절낭, joint capsule)의 내측 가장자리와 돌기오목(전자와, trochanteric fossa)을 통해 엉치뼈를 엉덩뼈(장골) 쪽으로 끌어 당겨 엉덩엉치관절(천장관절, sacroiliac joint)의 안정성에 기여한다. 엉덩엉치관절이 어긋나 있거나 궁둥구멍근의 단축이 있으면, 보행하는 동안 궁둥구멍근의 수축으로 근육이 더 짧아져 좌골신경을 압박하여 좌골신경통(sciatica)을 일으킨다. 궁둥구멍근의 활동성 근막발통점은 둔부에서 넙다리 후방 쪽으로 방사하는 둔부 열(gluteal cleft)의 근위부와 엉덩관절 관절주머니의 상연 및 내측연에 통증을 일으킨다. 좌골신경통을 호소하는 궁둥구멍근 증후군 환자들은 종종 요추추간판탈출증으로 오진되지만, 환자가 다리의 바깥돌림 상태로 앉거나 바로 누울 때 통증이 뚜렷하게 감소된다면, 엉덩엉치관절의 비정렬을 초래하는 궁둥구멍근 증후군을 의심할 수 있다.

하지 이완술에서 엉덩관절의 심부 돌림근의 대단위 신장이 포함하게 되지만, 언제나 다리당김을 먼저 수행하여야 한다. 궁둥구멍근을 신장하기에 앞서 피드백을 통해 신체 다른 부위의 타이트함이나 제한을 먼저 이완시킬 필요가 있다. 사실 궁둥구멍근 신장이라고 이름을 붙이고 있지만, 해부학적으로 볼 때 궁둥구멍근만 단독으로 신장시키는 것이 불가능하다. 그러므로 엉덩관절의 모든 심부 돌림근의 이완과 동시에 하지 원위부에서도 반사적 이완이 일어나게 된다.

궁둥구멍근의 이완은 환자가 바로 눕거나 엎드려 누운 자세에서 실시하는 수직 이완술이다. 이러한 이완작업은 많은 사람들이 불편해하고, 어떤 사람들은 상당히 아파한다. 환자가 필요하다면 "그만 하세요"라는 말을 하게 한다. 이러한 이완과정은 궁둥구멍근과 관계된 회전근에서 마지막 끝느낌에 도달하기까지 몇 번의 치료반복이 필요하다.

바로 누운 자세의 궁둥구멍근 이완은 엎드려 누운 자세의 이완보다 치료사의 손과 손가락의 사용에 있어서 약간 더 어렵다. MFR이 끝난 후에는 즉시 손가락 관절의 감압술을 실시하라. 환자에게 상처를 내지 않도록 손톱을 짧고 부드럽게 다듬는다.

환자의 통증 한계점을 절대로 초과해서는 안된다.

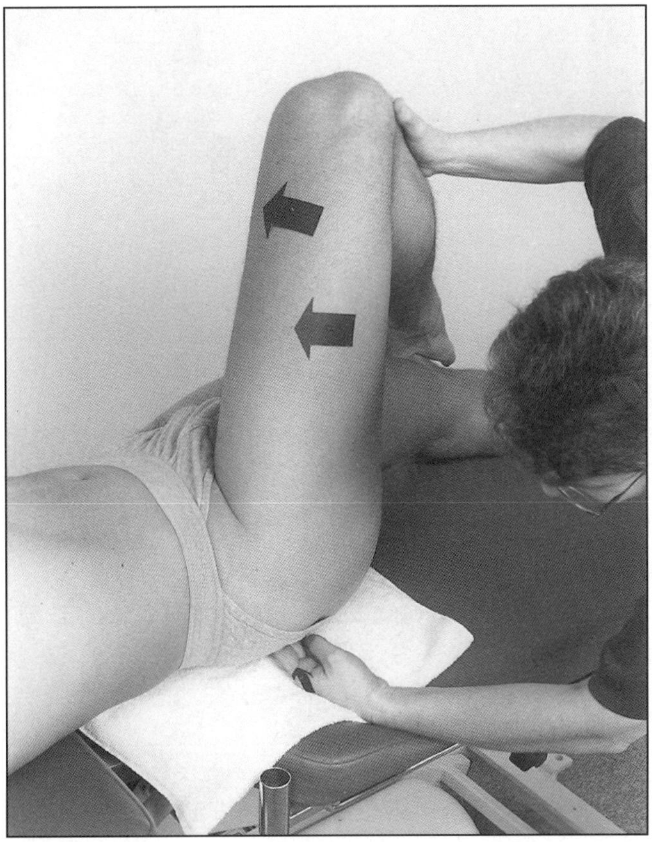

그림 264. 궁둥구멍근(이상근) 이완술(piriformis release). 치료하려는 다리를 교차시켜 안쪽돌림(내회전), 모음(내전), 굽힘(굴곡) 상태에서 이완술을 시작한다. 목표 다리의 발이 반대쪽 다리의 무릎 바깥쪽에 위치하게 한다. 궁둥구멍근의 측방섬유를 돌출시켜 엉덩관절(고관절)의 후방에 수직압박을 실시한다. 잠시 기다렸다가 이완과 신장을 다시 시작한다.

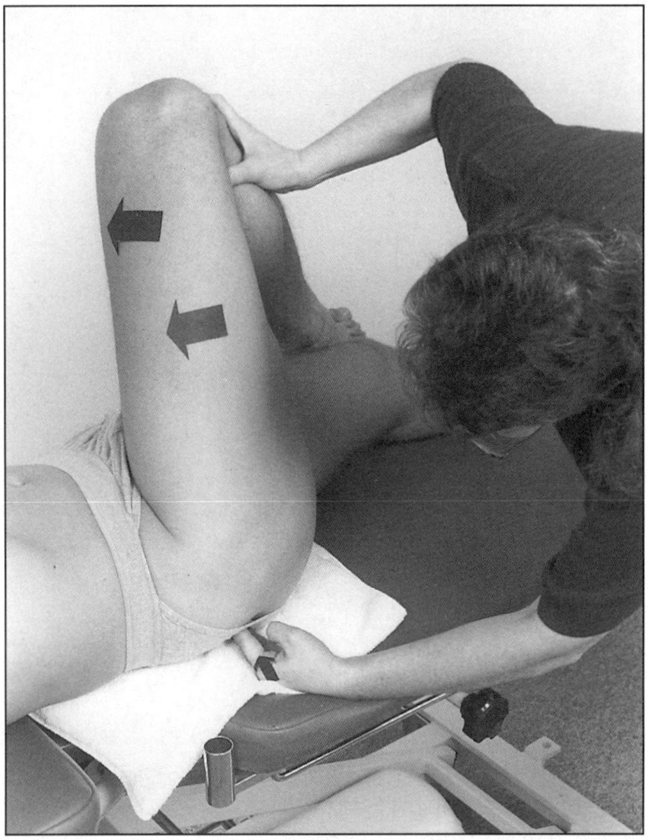

그림 265. 궁둥구멍근(이상근)의 측방섬유를 수직압박하기 위해 손허리손가락관절(중수지절관절, MCP joint)을 굽힘시켜 손마디를 앞으로 밀어 넣는다. 교차한 다리를 그대로 유지한 상태에서 각각의 이완반응에 따라 엉덩관절(고관절) 굽힘(굴곡)과 모음(내전)을 증가시킨다.

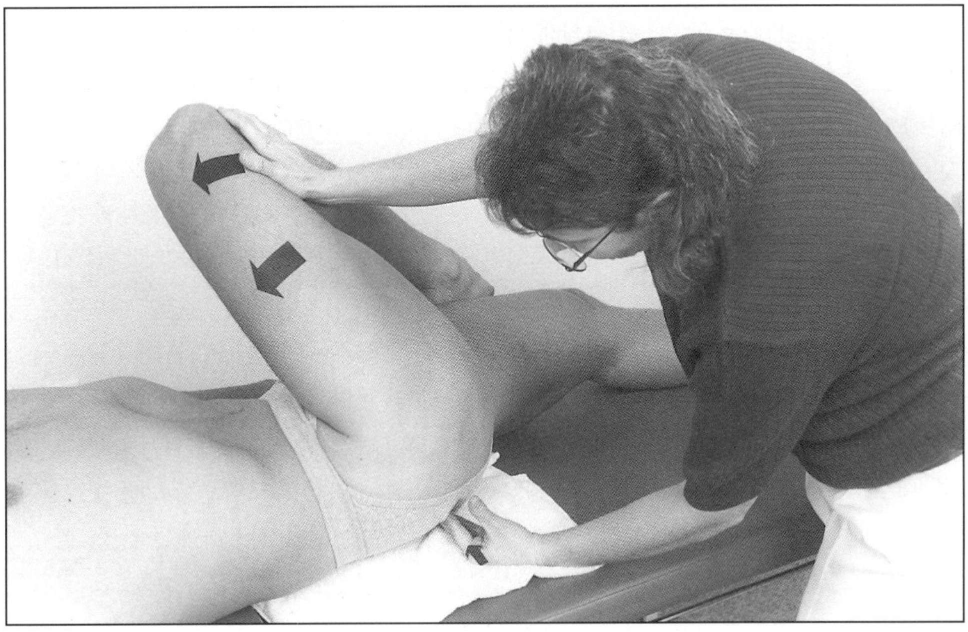

그림 266. 환자의 무릎을 반대쪽 어깨로 돌리면서 환자 몸무게에 실린 치료사의 손끝 수직 신장력을 증가시켜 나간다. 엉덩관절(고관절)의 안쪽돌림(내회전)을 유지하고 있는 상태에서 모음(내전)과 굽힘(굴곡)을 증가시키면서 이완과 신장을 반복한다. 환자가 더 이상 참기 어렵거나 끝느낌에 도달할 때까지 반복한다.

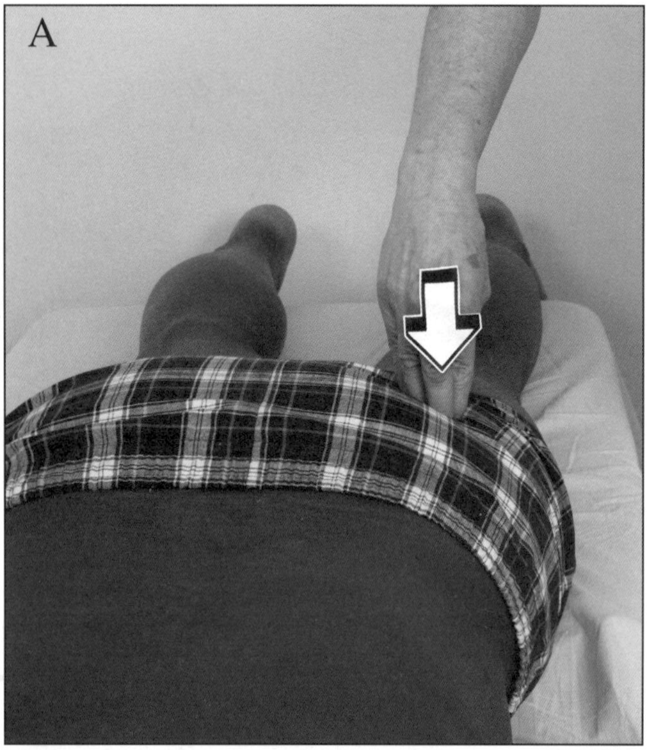

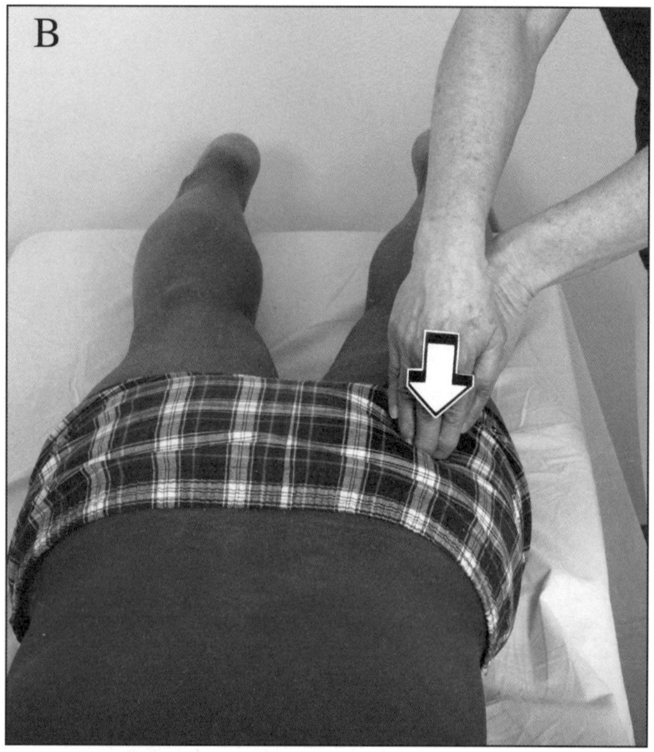

그림 267A-B. 환자의 엉덩관절(고관절)을 약간 굽힘(굴곡)시켜 엎드린 자세에서 궁둥구멍근(이상근, piriformis) 이완술. 치료사의 한 두 손가락으로 어떠한 장벽이 감지될 때까지 수직이완을 실시한다. 잠시 기다렸다가 이완과 신장을 다시 시작한다. 끝느낌에 도달할 때까지 피드백에 따라 조절하면서 이완술을 반복한다.

하지의 근육
Lower Extremity Muscles

넙다리(대퇴) 전방의 표층부 근막은 복벽전방의 표층 근막과 서로 연결되어 있다. 이들 근막의 연결은 넙다리와 몸통(체간)의 각(angle)을 형성한다. 넙다리-몸통의 각은 배(복부)와 하지 양쪽을 쉽게 이완시켜 필요한 넙다리 회전의 각과 신장방향을 결정하는 역할을 수행한다. 피드백을 통하여 적절한 신장 각도를 얻는다. 끝느낌에 도달할 때에 하지는 해부학적 중립위치로 되돌아와야 하며 최종 끝느낌을 느낄 때까지는 이런 과정을 몇번 반복해야 할 것이다.

하지의 근막들은 매우 잘 발달되어 있다. 특히 엉덩관절 후면의 근조직과 넙다리근(대퇴근)을 둘러싸고 있는 넙다리근막긴장근(대퇴근막장근, tensor fascia lata)은 대퇴외측에 있는 강인한 근막으로써 긴 엉덩정강근막띠(장경인대, iliotibial band)를 형성하고 있다. 강한 근육 내 중격(intermuscular septa)이 넙다리네갈래근(대퇴사두근, quadriceps femoris)의 네 근육으로 뻗어 있다. 내측에는 대퇴동맥이 지나가는 모음근(내전근) 터널(adductor canal)을 지닌 넓은 중격이 있는데, 이중격은 오금(슬와) 공간(popliteal space)까지 뻗어 있다. 아래다리(하퇴)의 근막은 중격이 있는 원통형 모양으로 되어 있으며, 종아리뼈(비골, fibula)에 붙어 있는 종아리뼈근들을 감싸고 있다. 장딴지 근육의 표층과 심층은 횡중격에 의해 서로 분리되어 있다. 아래다리의 근막은 아래다리에서 발로 가는 힘줄들(건, tendons)을 제자리에 있도록 유지시키며, 발바닥과 발등을 감싸는 근막과 연결되고 있다.

하지의 대단위 이완술이 개별 근육을 신장하기에 앞서 수행되어야 한다. 큰 하지 근육들은 대단위 신장과 국소 신장에 의해 이완될 수 있다. 몇몇 근육들은 수직 대단위 이완으로도 해결될 수 있다. 작은 근육에 대한 대단위 이완술은 국소 이완술 보다 쉽게 적용되는 편이다. 몇몇 근육들은 국소 이완만으로도 이완될 수 있다.

처음 신장은 근 섬유와 평행하게 적용한다. 각 근육의 타이트함이나 제한에 초점을 맞춘 피드백으로 강한 신장을 준다. 대단위 이완이나 국소 이완을 적용하는 동안 근 섬유에 평행하게 신장력을 유지하면서 확실한 도수접촉으로 적절한 하방압력을 가하라. 해부학적 제한이 추가적인 근섬유의 신장을 막을 때에는 신장의 각이 대각선으로 변경되는 피드백을 느끼게 될 것이다.

수직이완은 오직 대단위 이완이나 국소 이완을 이용하여 끝느낌에 도달한 후에 수행되어야 한다. 수직이완의 첫 신장에서는 근복 주위를 잡은 손의 위치를 제한시키게 될 것이다. 수직 들기는 확실한 잡기 후에 시작한다. 더욱이 근복의 신장방향이 평행하다면, 수직이완은 근막 사이의 유착들을 깰 것이다.

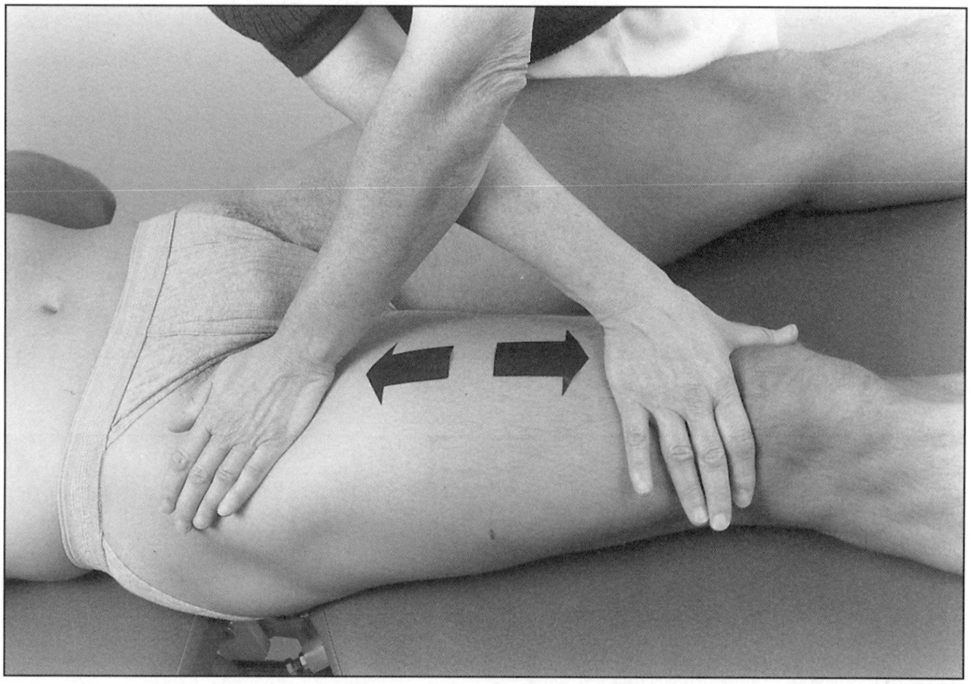

그림 268. 넙다리네갈래근(대퇴사두근, quadriceps femoris)의 대단위 이완술. 한 손은 엉덩관절(고관절) 근위부에 두고 다른 한 손은 무릎뼈(슬개골) 부착점에 교차하여 위치시킨다. 교차한 손으로 어떠한 장벽이 감지될 때까지 벌리면서 신장시킨다. 잠시 기다렸다가 이완과 신장을 다시 시작한다. 끝느낌에 도달하거나 더 이상 신장이 되지 않을 때까지 이완술을 반복한다.

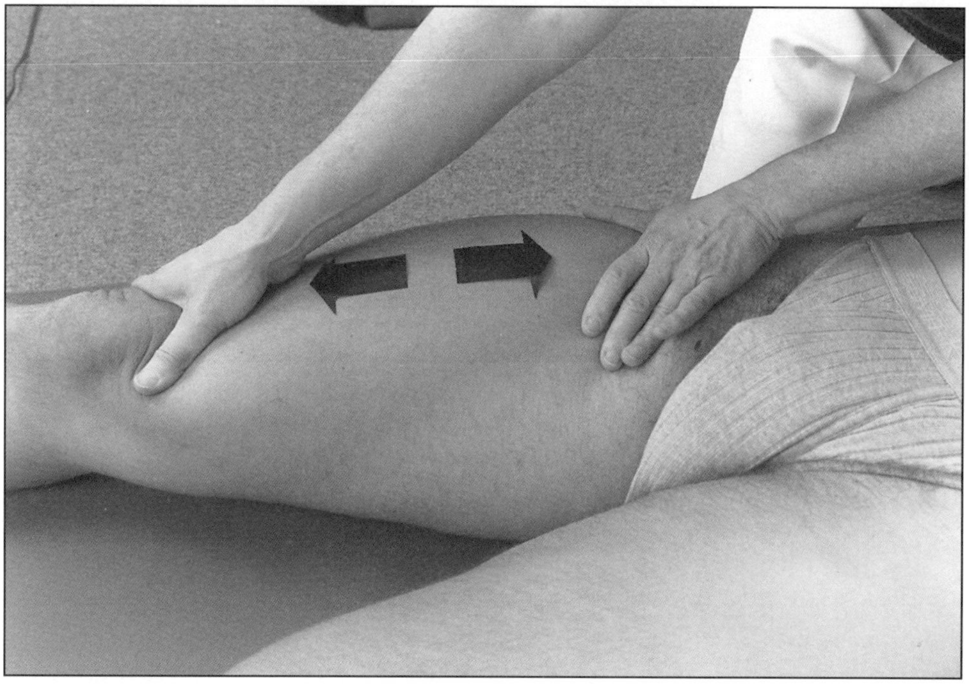

그림 269. 넙다리네갈래근(대퇴사두근, quadriceps femoris)의 대단위 이완술. 손을 교차하지 않고 나란히 위치하여 아래 손갈퀴로는 환자의 발쪽으로, 다른 손으로는 골반 쪽으로 벌린다. 잠시 기다렸다가 이완과 신장을 다시 시작한다. 끝느낌에 도달할 때까지 이완술을 반복한다.

그림 270. 넙다리곧은근(대퇴직근, rectus femoris)의 대단위 이완술. 손가락을 모아 근복의 원위부와 근위부에 교차시킨다. 잠시 기다렸다가 이완과 신장을 다시 시작한다. 끝느낌에 도달할 때까지 이완술을 반복한다.

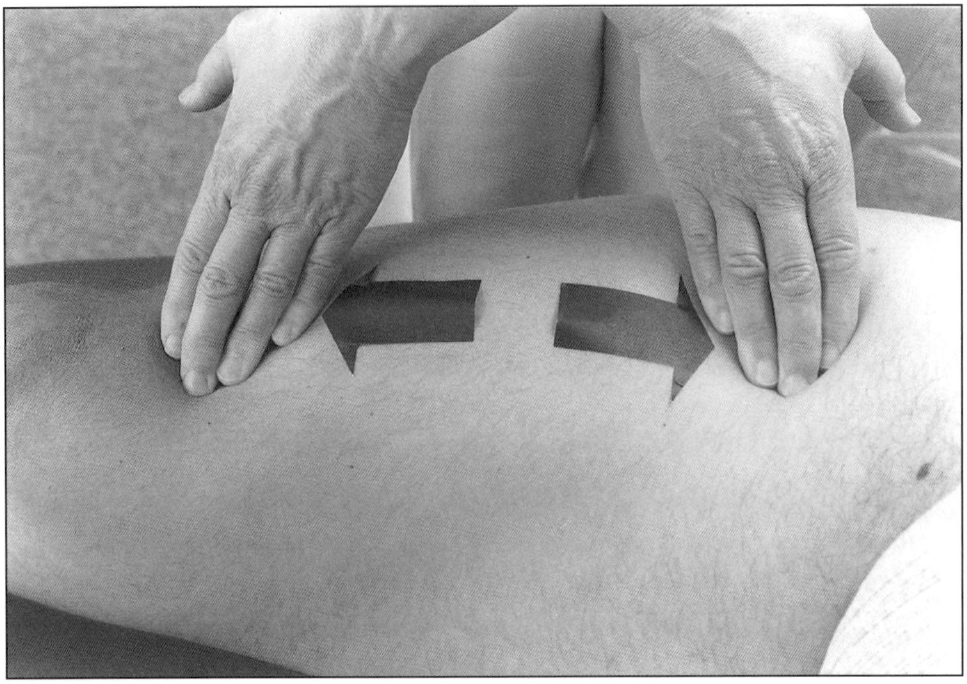

그림 271. 안쪽넓은근(내측광근, vastus medialis)의 대단위 이완술. 손가락을 모아 근복의 원위부와 근위부에 교차 시킨다. 이때 주의할 점은 남자 환자의 발기반사를 일으키지 않기 위하여 사타구니 근위부의 손을 L1-2 피부분절 안쪽에 위치시켜야 한다.

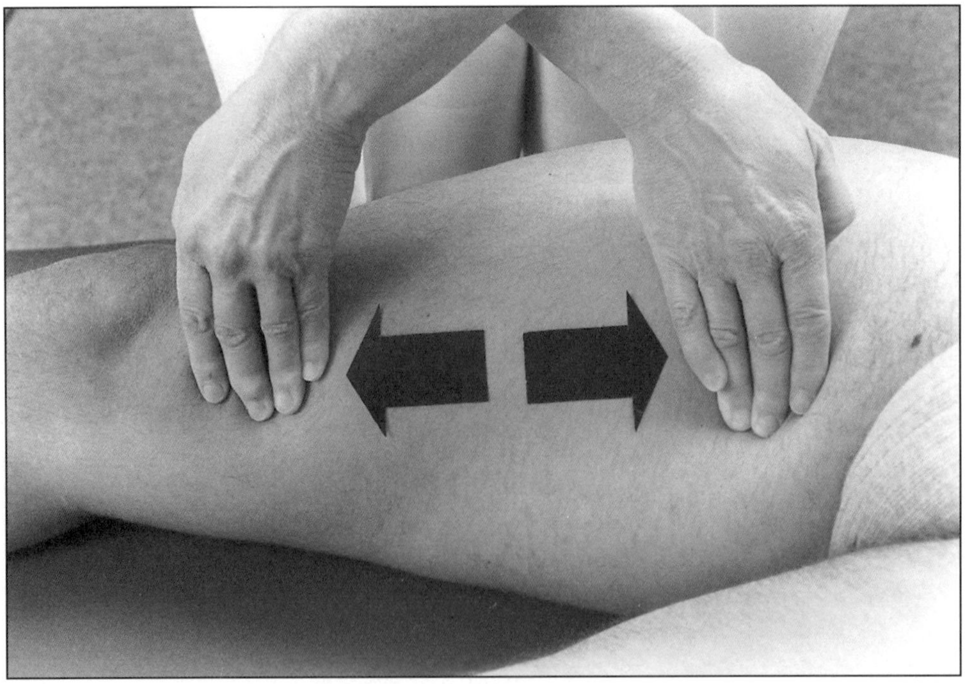

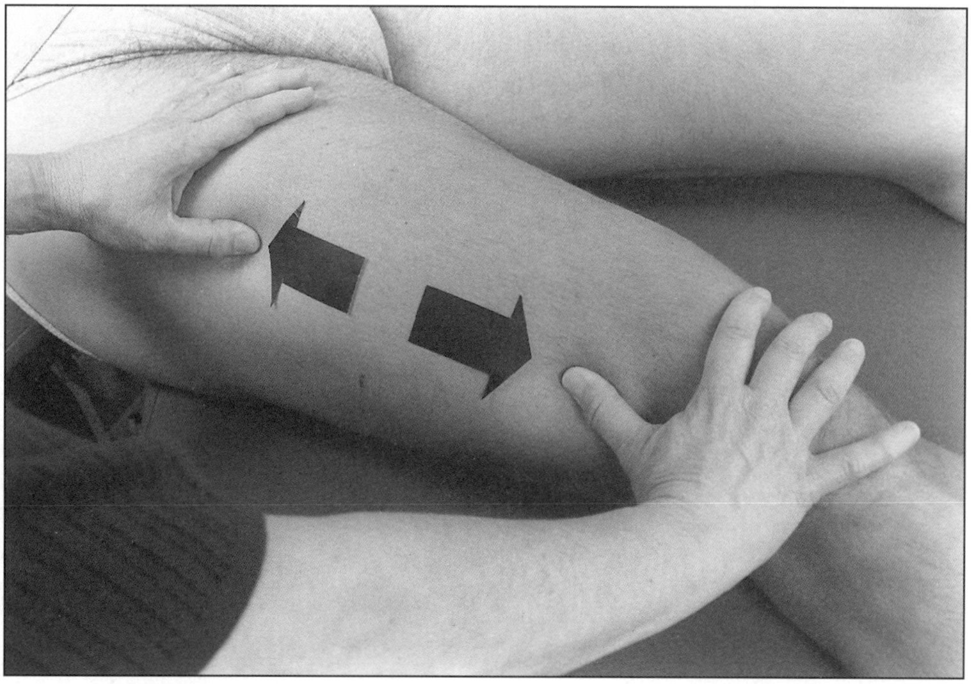

그림 272. 안쪽넓은근(내측광근, vastus medialis)의 대단위 이완술. 양 엄지를 안쪽넓은근의 양쪽 끝에 위치시킨다. 안쪽넓은근의 근복은 대부분은 긴 근막(fascia lata)에 쌓여 있어 근섬유에 반응하여 이완이 함께 이루어진다.

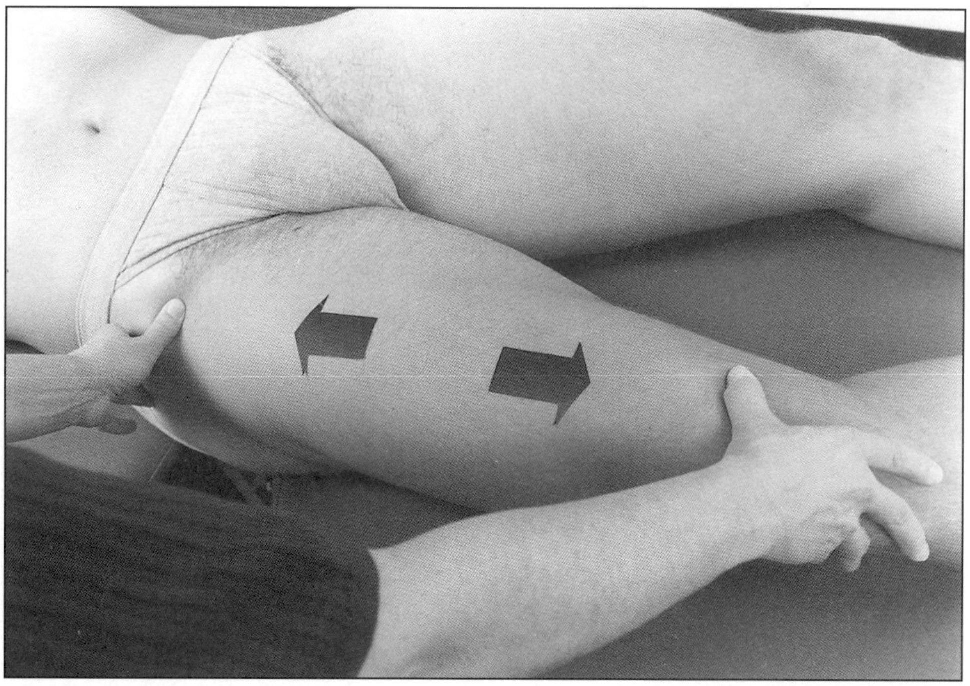

그림 273. 넙다리빗근(봉공근, sartorius)의 대단위 이완술. 다리를 폄(신전)시킨 상태에서 넙다리(대퇴)를 모음(내전)시킨다. 무릎 내측 상단에 부착하는 근복과 엉덩관절(고관절)을 가로지르는 넙다리빗근의 근복에 양 엄지를 각각 위치시킨다. 잠시 기다렸다가 이완과 신장을 다시 시작한다. 끝느낌에 도달할 때까지 이완술을 반복한다. 부드러운 끝느낌에 도달하면, 넙다리를 좀 더 모음시켜 수동 신장을 적용하고 마지막 끝느낌에 도달할 때까지 이완술을 반복한다.

주의: 치료사의 손 위치를 강조하기 위하여 환자의 엉덩관절(고관절)과 무릎관절(슬관절)을 약간 굽힘(굴곡)시켰다. 이 사진은 넙다리빗근의 대단위 이완술의 정확한 치료 자세는 아니다.

그림 274. 넙다리근막긴장근(대퇴근막장근, tensor fascia lata)의 대단위 이완술. 몇 개의 손가락을 모아 ASIS에 부착하는 근위부 상부 섬유에 두고, 다른 손의 엄지는 원위부 근 섬유에 위치시킨다. 잠시 기다렸다가 이완과 신장을 반복한다. 끝느낌에 도달할 때까지 이완술을 반복한다.

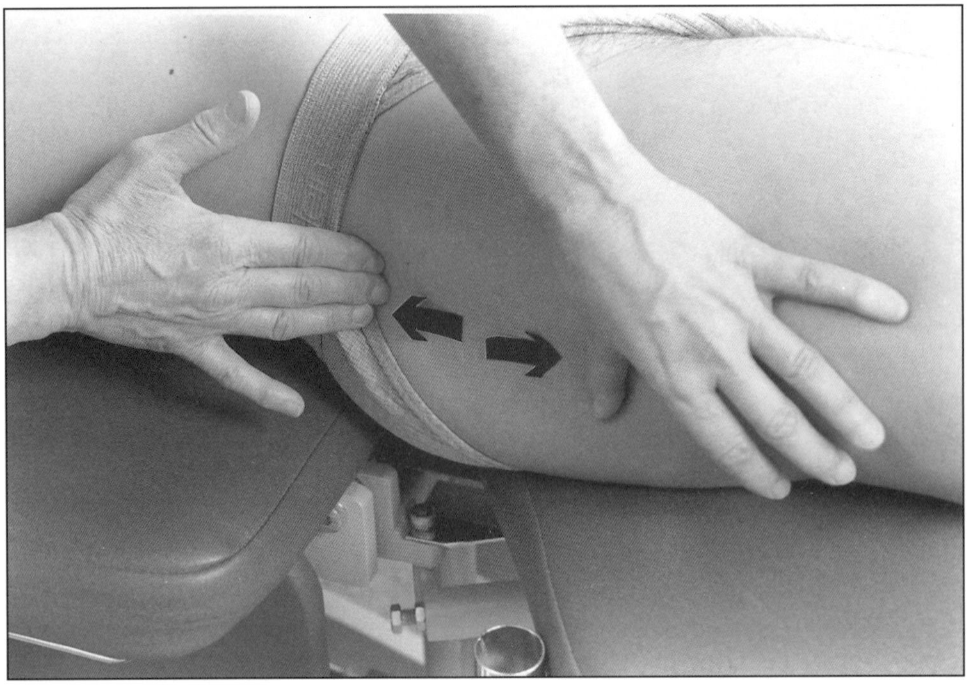

그림 275. 넙다리근막긴장근(대퇴근막장근, tensor fascia lata)의 국소 이완술. 두 손가락을 이용하여 그림과 같이 넙다리근막긴장근의 근복에 위치시킨다. 잠시 기다렸다가 이완과 신장을 반복한다. 끝느낌에 도달할 때까지 이완술을 반복한 후, 넙다리근막긴장근의 대단위 이완을 실시한다.

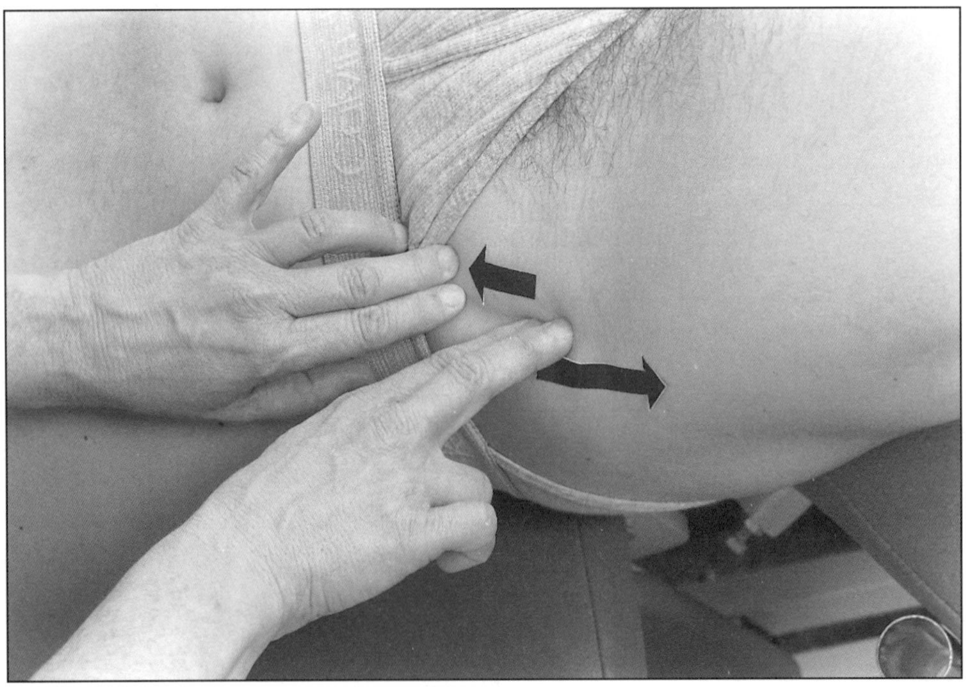

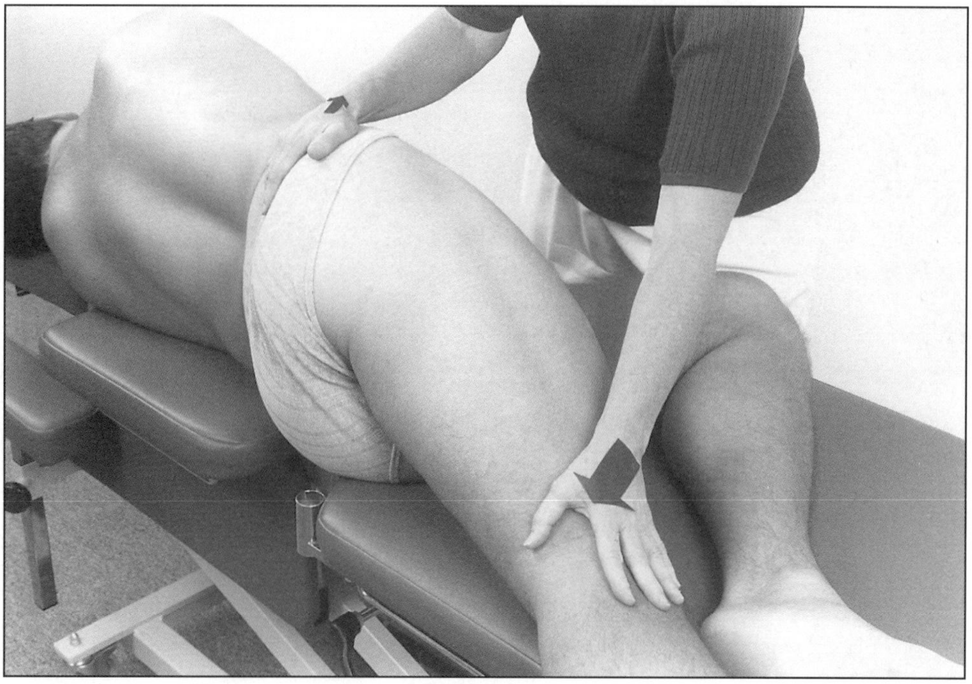

그림 276. 옆으로 누운 자세에서의 넙다리근막긴장근(대퇴근막장근, tensor fascia lata) 대단위 이완술. 환자의 골반을 치료대와 나란히 하여 아래다리(하퇴)는 약간 굽힘(굴곡), 넙다리(대퇴)는 폄(신전) 및 모음(내전)시켜 옆으로 눕게 한 후, 치료사가 앞에 선다. 위 손으로 골반의 수평을 유지한 채, 아래 손으로 엉덩관절(고관절) 젖힘(과신전, hyperextension)과 모음시키면서 아래로 민다. 이때 환자의 다리에서 폄 및 모음의 자발적인 운동이 일어나는데 치료대가 걸리지 않도록 배려한다. 잠시 기다렸다가 이완과 신장을 다시 시작한다. 끝느낌에 도달할 때까지 이완술을 반복한다.

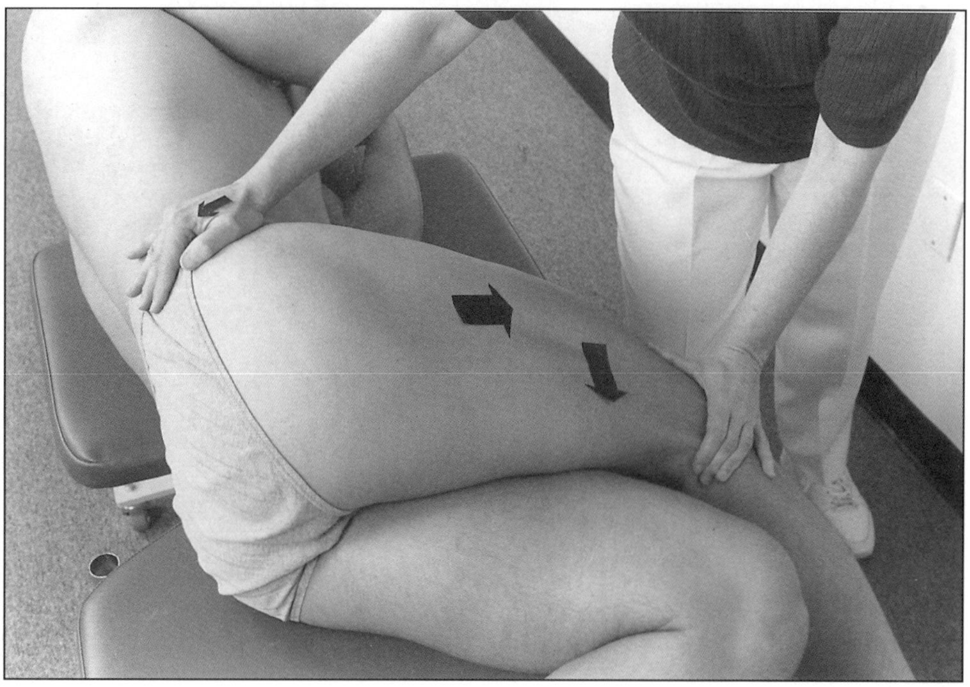

그림 277. 옆으로 누운 자세에서의 넙다리근막긴장근(대퇴근막장근, tensor fascia lata)대단위 이완술. 환자의 엉덩관절(고관절)과 무릎관절(슬관절)을 굽힘(굴곡) 및 모음(내전)시킨 상태에서 하방과 외측방향으로 신장시킨다. 잠시 기다렸다가 이완과 신장을 다시 시작한다. 끝느낌에 도달할 때까지 이완술을 반복한다.

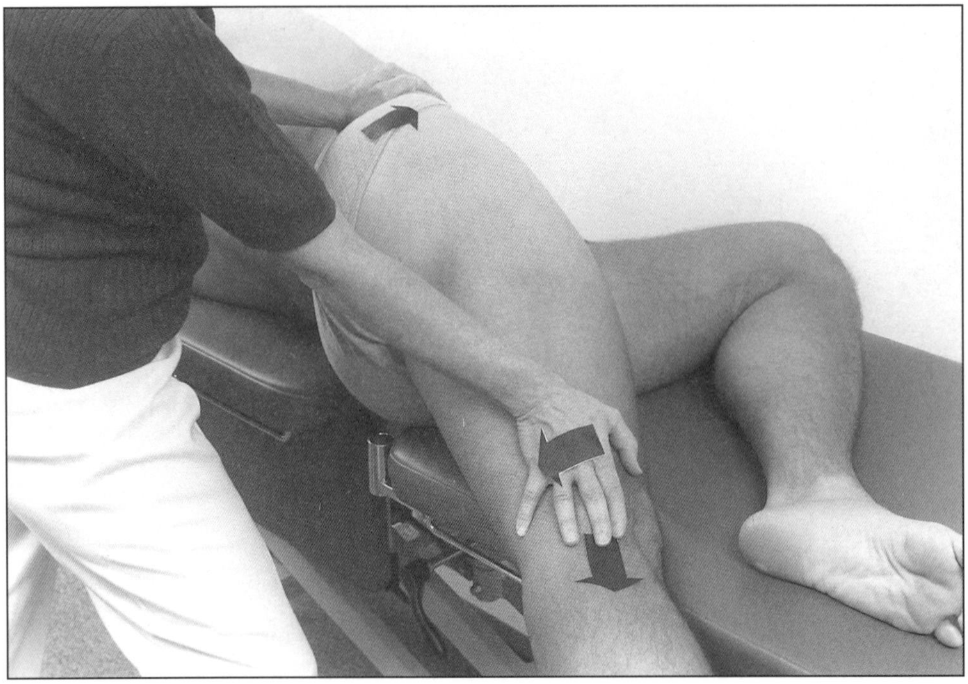

그림 278. 옆으로 누운 자세에서의 넙다리근막긴장근(대퇴근막장근, tensor fascia lata) 대단위 이완술. 환자의 골반을 치료대와 나란히 하여 아래다리(하퇴)는 약간 굽힘(굴곡), 넙다리(대퇴)는 폄(신전) 및 모음(내전)시켜 옆으로 눕게 한 후 치료사가 뒤에 선다. 위 손으로 골반의 수평을 그대로 유지시킨 채, 아래 손으로 엉덩관절(고관절) 젖힘(과신전, hyperextension)과 모음시키면서 환자의 발쪽 아래로 민다. 환자의 다리에서 폄 및 모음의 자발적인 운동이 일어나는데 이때 치료대에 걸리지 않도록 배려한다. 잠시 기다렸다가 이완과 신장을 다시 시작한다. 끝느낌에 도달할 때까지 이완술을 반복한다.

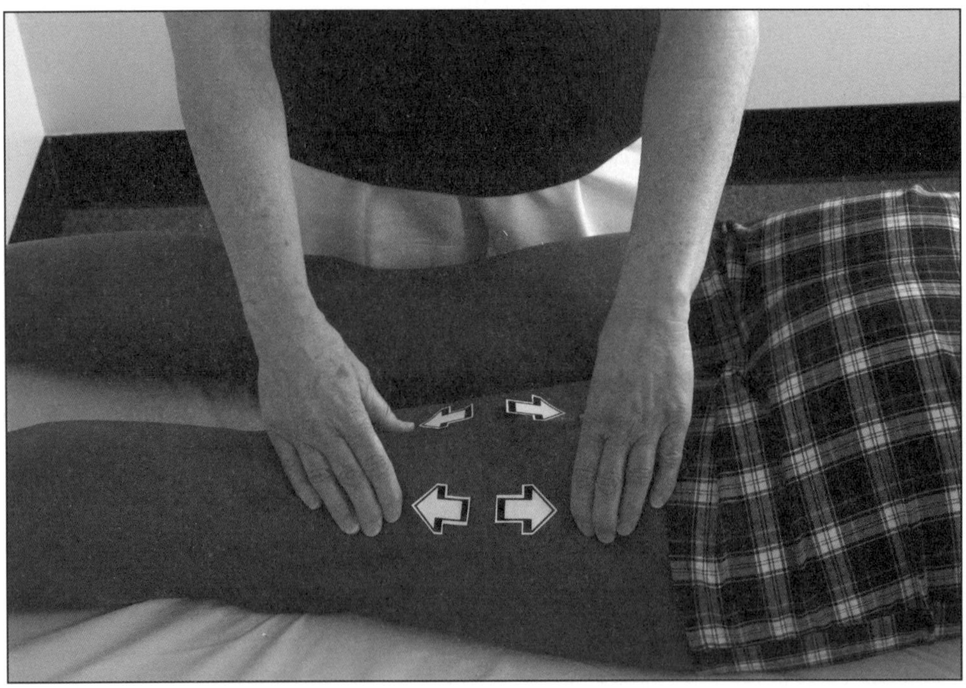

그림 279. 뒤넙다리근(슬괵근, hamstring) 대단위 이완술. 양 손의 엄지와 모은 손가락으로 뒤넙다리근의 근복을 미끄러지지 않게 잡아 적절히 압박한다. 어떠한 장벽이 감지될 때까지 근섬유의 방향에 따라 벌린다. 잠시 기다렸다가 이완과 신장을 다시 시작한다. 끝느낌에 도달할 때까지 이완술을 반복한다.

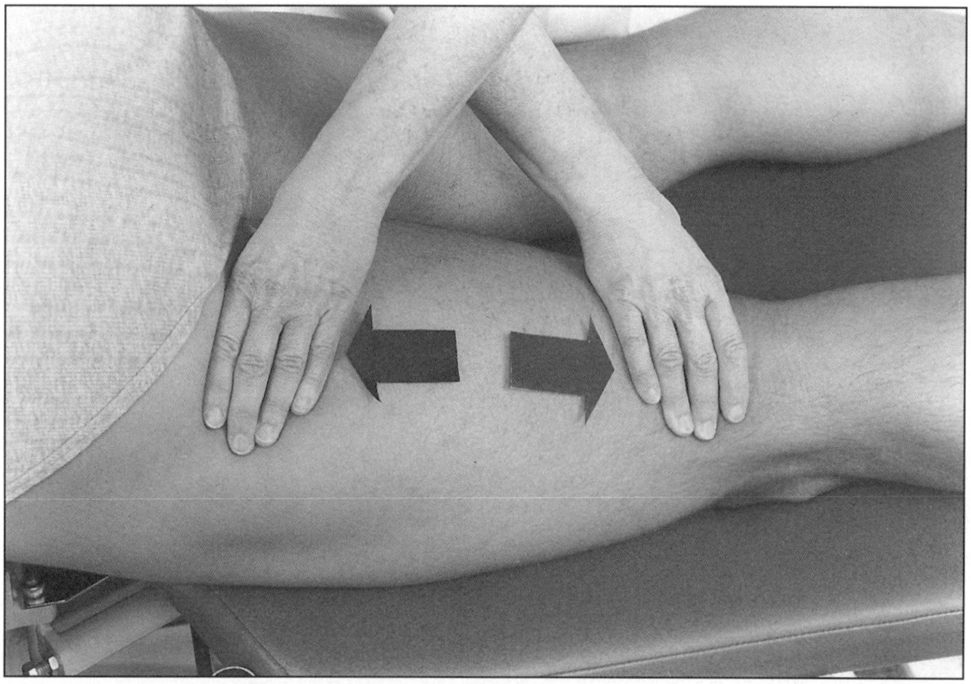

그림 280. 가쪽(lateral) 뒤넙다리근(슬괵근, hamstring)의 대단위 이완술. 손가락을 모아 한 손은 궁둥뼈결절(좌골결절, ischial tuberosity)에 부착하는 뒤넙다리근의 근위부를, 다른 손으로는 무릎관절(슬관절)에 부착되는 뒤넙다리근의 원위부에 서로 교차하여 위치시킨다. 잠시 기다렸다가 이완과 신장을 다시 시작한다. 끝느낌에 도달할 때까지 이완술을 반복한다. 안쪽(medial) 뒤넙다리근의 이완도 시행한다.

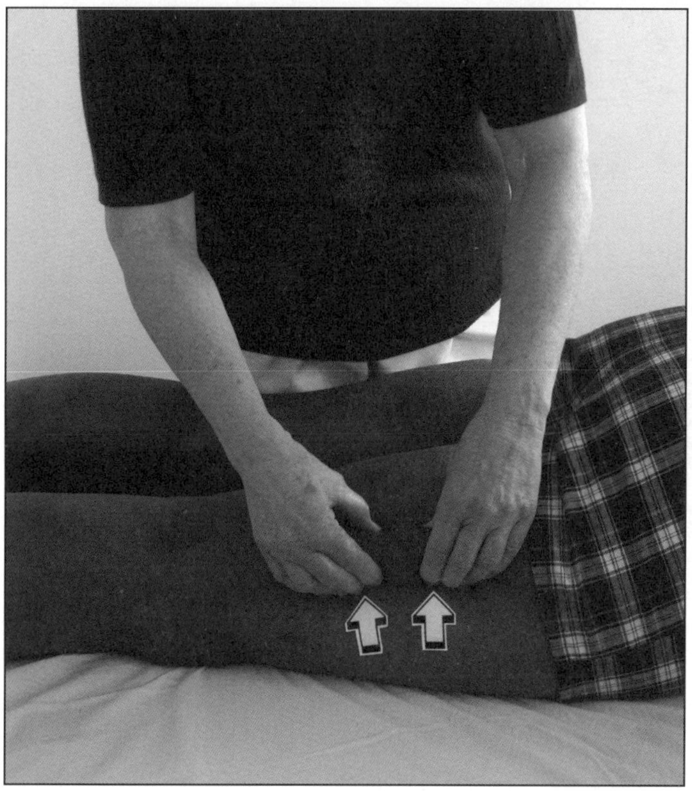

그림 281. 가쪽(lateral) 뒤넙다리근(슬괵근)의 수직 이완술. 양 손가락으로 가쪽 뒤넙다리근의 근복을 쥔다. 잠시 기다렸다가 근섬유와 평행하게 근육을 들어올려 신장을 시작한다. 끝느낌에 도달하거나 더 이상 신장이 되지 않을 때까지 이완술을 반복한다.

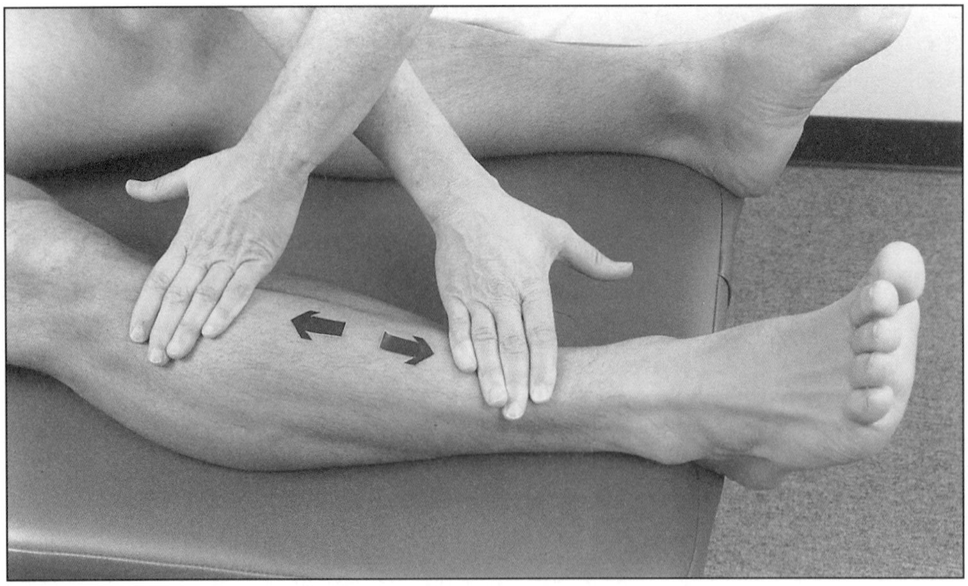

그림 282. 앞정강근(전경골근, anterior tibialis)의 대단위 이완술. 정강이의 앞쪽에는 긴발가락폄근(장지신근, extensor digitorum longus), 긴엄지폄근(장무지신전근, extensor hallucis longus), 제3종아리근(제3비골근, peroneus tertius)을 포함하고 있으므로 앞정강근의 이완과 더불어 이들 심부근의 이완도 함께 일어날 수 있다.

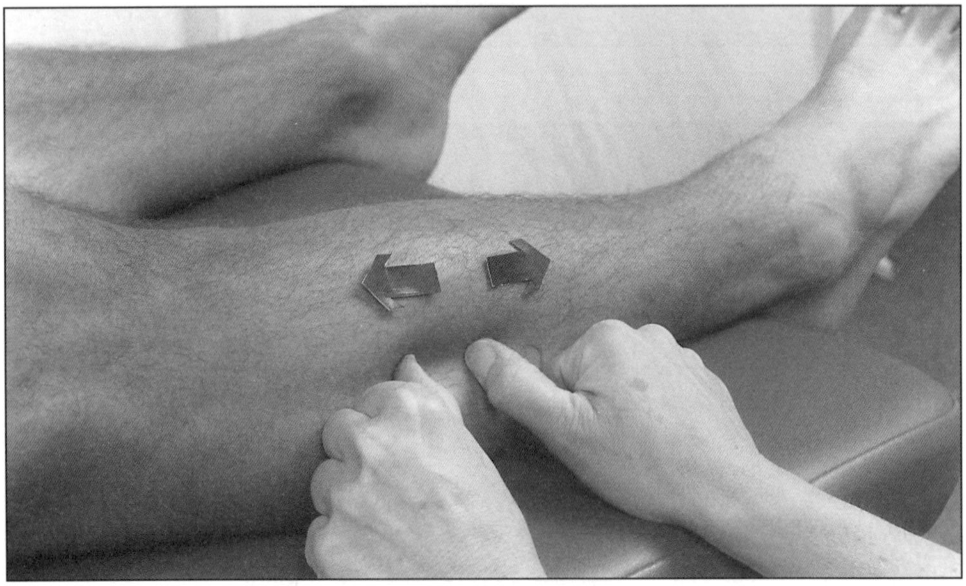

그림 283. 긴종아리근(장비골근, peroneus longus)의 국소 이완술. 양 엄지를 이용하여 종아리근(비골근, peroneus)의 국소적 이완이 달성될 때마다 조금씩 옆으로 이동하여 전체 종아리근의 이완을 도모한다. 긴종아리근(peroneus longus)은 짧은종아리근(단비골근, peroneus brevis)을 덮고 있기 때문에 양쪽에서 모두 이완이 이루어진다.

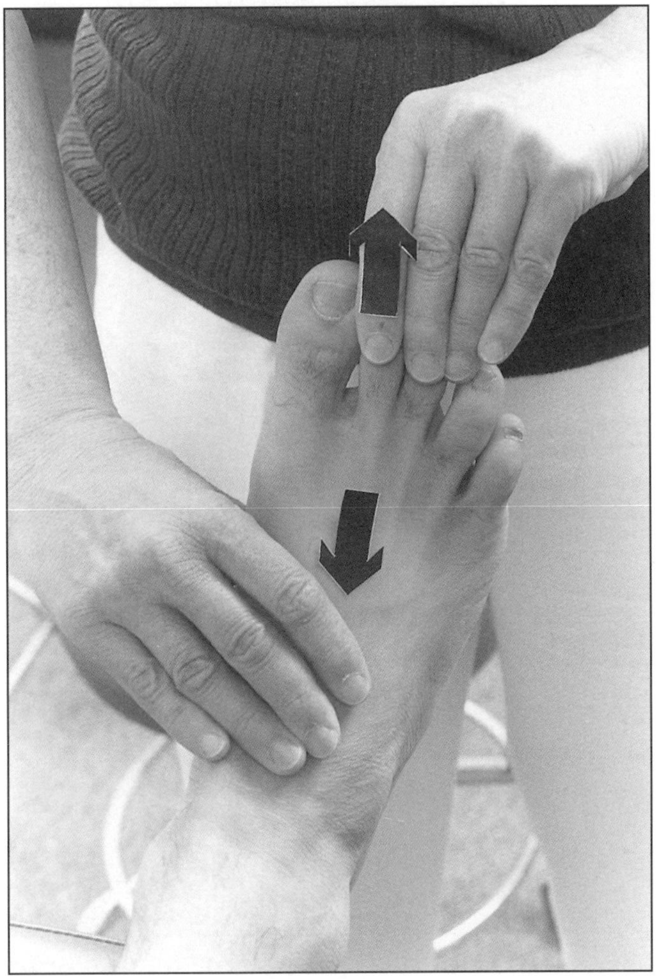

그림 284. 발가락을 아래 방향으로 스트로킹(stroking)하여 전족부의 연부조직들을 우선 이완시킨다. 이후 발가락 하나씩 잡아당겨 관절의 감압술(decompression)을 시행한다. 다른 손으로는 중족부에서 발뒤꿈치 방향으로 신장시킨다. 잠시 기다렸다가 이완과 신장을 다시 시작한다. 끝느낌에 도달할 때까지 이완술을 반복한다.

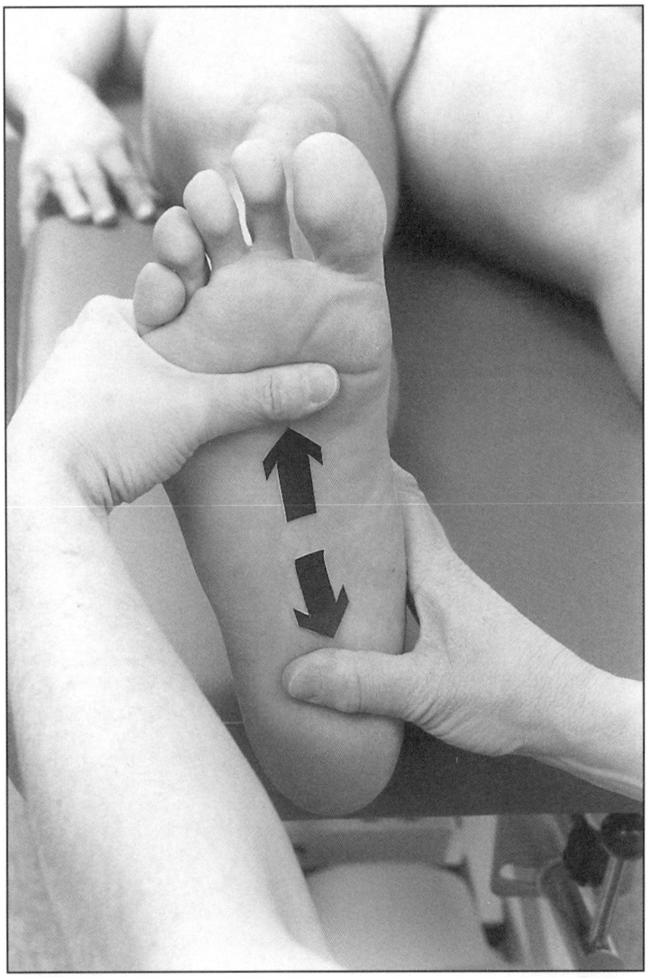

그림 285. 발바닥근막(족저근막, plantar fascia)의 대단위 이완술. 한 손의 엄지는 발허리뼈(중족골, metatarsal bone)의 바닥에, 다른 손의 엄지는 발꿈치뼈(종골, calcaneus) 기시부에 위치시킨다. 발목을 발등굽힘(배측굴곡, dorsiflexion)시키면서 장벽이 감지될 때까지 발바닥근막을 신장시킨다. 잠시 기다렸다가 이완과 신장을 다시 시작한다. 끝느낌에 도달하거나 더 이상 발등굽힘이 일어나지 않을 때까지 이완술을 반복한다.

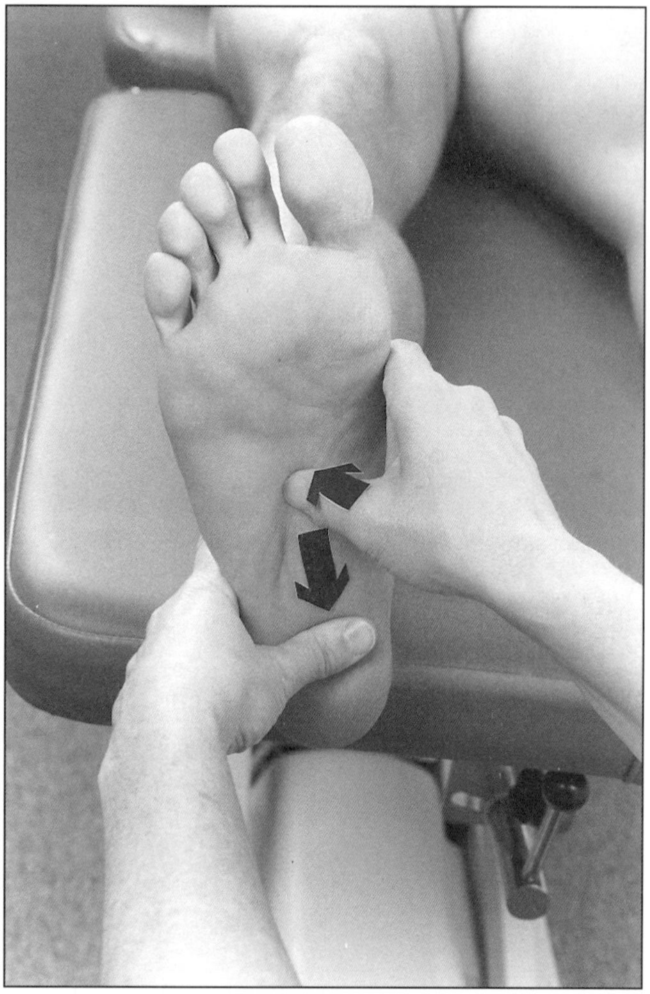

그림 286. 발바닥근막(족저근막, plantar fascia)의 국소 이완술. 한 손의 엄지로는 수직신장을, 다른 손의 엄지로는 발꿈치뼈(종골, calcaneus) 쪽으로 신장시킨다. 잠시 기다렸다가 이완과 신장을 다시 시작한다. 끝느낌에 도달하거나 더 이상 신장되지 않거나, 환자가 참을 수 없는 때까지 이완술을 반복한다.

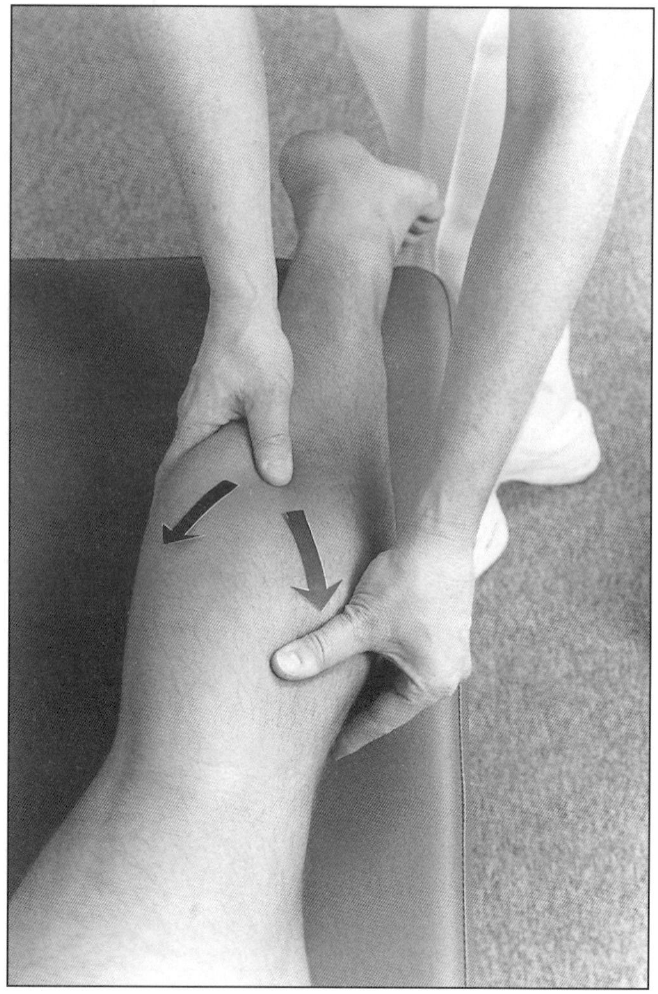

그림 287. 장딴지근(비복근, gastrocnemius)의 대단위 이완술. 아래 손의 엄지는 근육이 갈라지는 지점에, 다른 손의 엄지는 무릎관절(슬관절)의 근위부 근복에 위치한다. 근섬유의 방향에 따라 신장을 실시한다. 잠시 기다렸다가 이완과 신장을 다시 시작한다. 끝느낌에 도달할 때까지 이완술을 반복한다. 장딴지근의 다른 영역에서도 이완술을 실시한다.

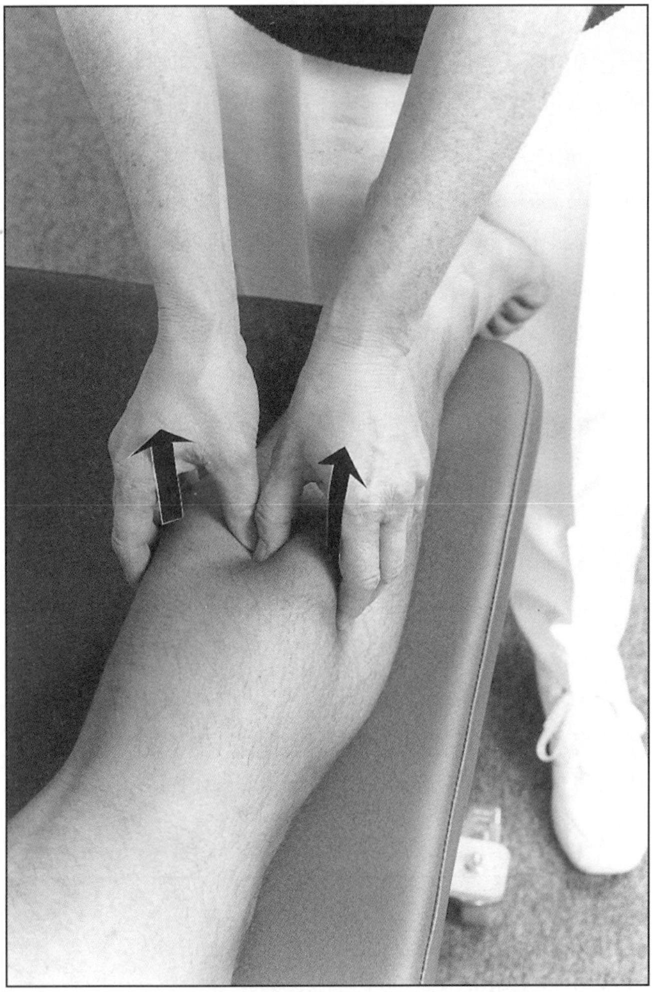

그림 288. 연부조직의 부드러운 끝느낌에 도달하면, 수직 들기로 장딴지근(비복근, gastrocnemius)의 대단위 이완술을 수행한다. 양 엄지를 근육이 분리되는 공통 힘줄(건)에 위치시킨다. 손가락 측면으로 근복을 잡고 천천히 들어 올려 가자미근(soleus)으로부터 장딴지근을 분리시킨다. 잠시 기다렸다가 이완과 신장을 다시 시작한다. 끝느낌에 도달할 때까지 이완술을 반복한다.

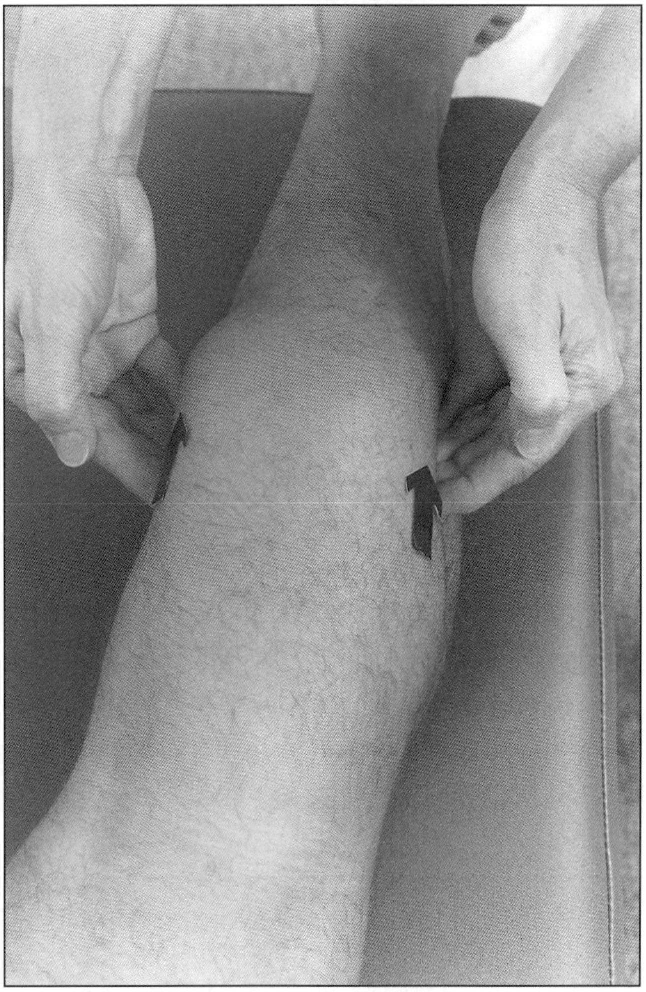

그림 289. 가자미근(soleus)의 대단위 이완술. 양 손가락을 모아 장딴지근(비복근, gastrocnemius)으로부터 분리된 가자미근을 단단히 잡고 적당한 압력을 가한다. 환자의 발쪽으로 신장시킨다. 잠시 기다렸다가 이완과 신장을 다시 시작한다. 끝느낌에 도달할 때까지 이완술을 반복한다.

양측 하지와 하부 몸통(체간)의 대단위 이완술 (Gross Release of Both Legs and the Lower Trunk)

하지의 양측 대단위 이완은 하부 몸통(체간)의 초기 신장 기법으로 종종 사용하지만, 배(복부)나 허리의 MFR 후 남아 있는 타이트함이나 제한을 찾아내기 위해서도 자주 쓰인다. 치료대의 환자 위치는 하지의 양측 대단위 이완을 하는 동안 몸통의 어느 근육이 초기 치료목표인지 판단하여 결정한다. 환자의 다리와 몸통에서 자발적 움직임이 일어나기 시작할 때, 동적인 이완은 2차원적 보다는 3차원적으로 움직임이 일어난다. 치료사는 이완이 일어나기 시작할 때 일어날 수 있는 자발적 움직임을 미리 예상하여야 한다. 치료대 주위로 몸통의 측방굴곡이나 회전 내지 한쪽 하지의 대단위 이완자세로 변경하기 위한 공간을 사전에 확보해 두도록 한다.

하지와 하부 몸통(체간)에서 자발적인 운동이 자주 일어나는데, 의도적으로 이 운동을 멈추지 말고 계속 그 움직임을 계속하도록 환자에게 교육시킨다. 환자의 자발적 운동은 근육손상을 일으켰던 자세와 신장의 방향을 치료사에게 알려 줄 것이다. 환자를 처음 상담하였을 때 얻었던 정보(과거력)는 치료 시 환자의 적합한 치료 자세를 치료사에게 알려 줄 것이다. 느린 움직임을 계속 유지하기 위해 환자의 다리에 충분한 저항을 적용한다. 타이트함이나 제한을 느낄 때에는 그 운동을 그대로 멈추고 이완될 때까지 잠시 기다렸다가 다시 운동이 일어나도록 허용한다.

환자의 다리가 자발적으로 너무 심하게 벌림(외전, abduction)되어 두 다리를 통제하기에 너무 벌어진다면, 이완이 더 잘된 한쪽 다리를 놓고 다른 다리의 움직임에 따르도록 한다. 적절한 시점에서 타이트한 근육에 가벼운 압박이나 발통점 이완의 자극을 수행하기 위한 수직압력을 적용한다. 이러한 움직임이 보다 부드럽고 쉽게 이루어지면 양측 하지와 하부 몸통의 이완을 반복한다. 이완하는 동안 자발적 운동이 일어나기 시작하면 마치 "춤" 추는 것처럼 변하게 된다. 춤추는 파트너를 리더하듯 치료사는 환자와 함께 자연스럽게 움직일 필요가 있다. 타이트함이나 제한을 느끼면서도 치료사가 환자를 잘 따라가지 못한다면, 쉽게 피로해지고 적절한 신장을 적용할 수 없게 될 것이다. 충분한 자발적 운동의 방해로 좋지 못한쪽으로 이완되어서는 안된다. 움직임의 변화

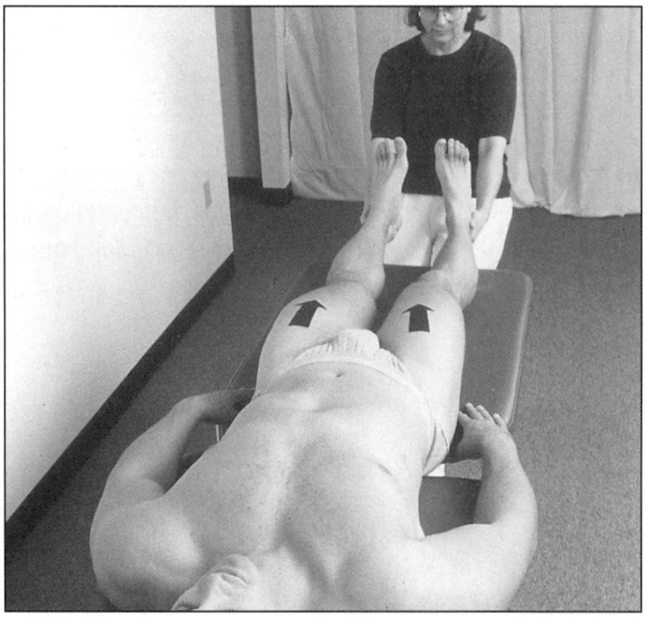

그림 290. 바로 누운 자세에서 양측 하지와 하부 몸통(체간)의 대단위 이완술(gross release of both legs and lower trunk). 환자의 다리를 모음(내전)시켜 발목 위를 잡고 환자의 몸무게에 대항하여 신장을 실시한다. 잠시 기다렸다가 이완과 신장을 다시 시작한다. 끝느낌에 도달할 때까지 이완술을 반복한다. 자발적인 운동이 일어나기 시작하면 어떠한 장벽이 감지될 때까지 그 움직임에 따라 신장을 유지한다. 잠시 기다렸다가 이완과 신장을 다시 시작한다. 끝느낌에 도달할 때까지 이완술을 반복한다.

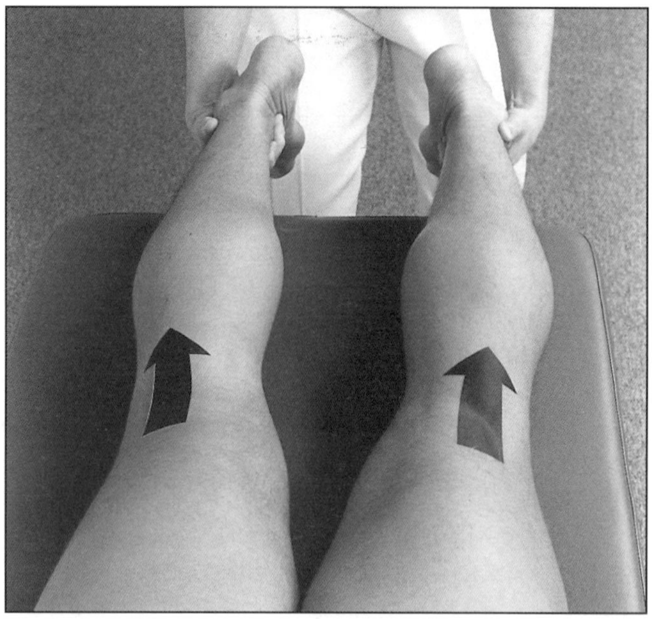

그림 291. 엎드린 자세에서 양측 하지와 하부 몸통(체간)의 대단위 이완술(gross release of both legs and lower trunk). 환자의 다리를 모음(내전)시켜 발목 위를 잡고 환자의 몸무게에 대항하여 신장을 실시한다. 잠시 기다렸다가 이완과 신장을 다시 시작한다. 끝느낌에 도달할 때까지 이완술을 반복한다. 자발적인 운동이 일어나기 시작하면 어떠한 장벽이 감지될 때까지 그 움직임에 따라 신장을 유지한다. 잠시 기다렸다가 이완과 신장을 다시 시작한다. 끝느낌에 도달할 때까지 이완술을 반복한다.

를 감지하는 피드백을 통해 또 다른 타이트함이나 제한을 이완시킬 필요가 생긴다. 예를 들어, 양측 하지와 하부 몸통(체간)의 대단위 이완술을 수행할 때 자발적인 벌림(외전, abduction)운동이 종종 일어나는데, 이러한 벌림운동은 모음(내전, adduction)을 피하기 위한 움직임인 것이다. 환자의 다리가 모음이 될 때에 외측 넙다리(대퇴)와 엉덩관절(고관절)의 타이트함과 제한이 발견된다.

등 근육
Back Muscles

어깨뼈(견갑골) 주위 근육, 척추세움근(척추기립근, erector spinae) 및 하부 허리뼈근(요추근) 등 개별 근육들을 이완하기에 앞서 상지 이완, 어깨뼈 주위 근육의 대단위 이완, 등세모근(승모근)의 대단위 이완과 국소 이완, 뒤목근(후경부근)들을 먼저 이완하여야 한다. 어깨뼈과 목뼈(경추), 등뼈(흉추), 위팔뼈(상완골, humerus) 및 갈비뼈(늑골, rib)에 붙어 있는 근육들의 상호관계는 복잡한 편이지만 치료사의 손에 의한 피드백을 통하여 그들의 상호관계를 어느 정도 알 수가 있지만, 등 근육들의 근막 연결들은 대단히 복합적이어서 피드백으로도 쉽게 알기 힘들다. 이들 근육들의 활동성 근막 발통점은 복잡한 통증패턴을 발생시키지만, 분명한 것은 이러한 통증들은 어떠하든지 해결되고 제거되어야 한다는 것이다.

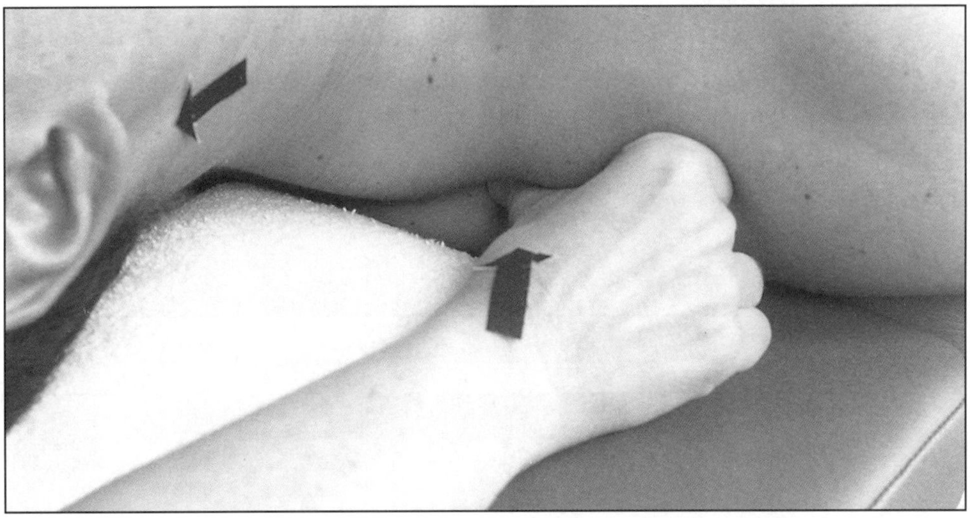

그림 292. 어깨올림근(견갑거근, levator scapulae) 대단위 이완술(gross release)의 시작자세. 바로 누운 자세에서 엄지를 어깨뼈(견갑골)의 상내측 어깨올림근 부착부에 손을 교차시켜 위치시킨다.

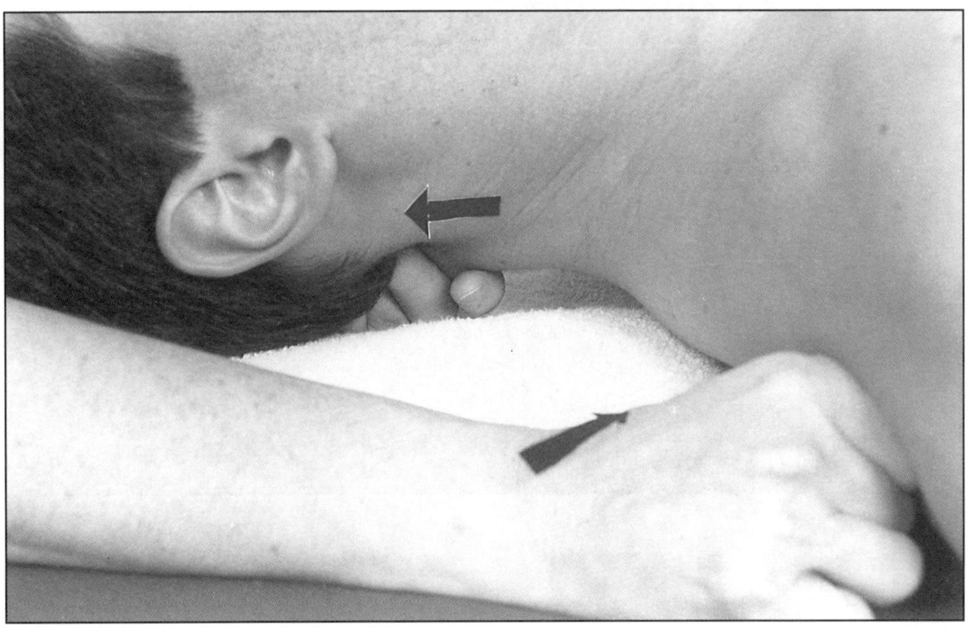

그림 293. 다른 손의 손가락으로 어깨올림근(견갑거근, levator scapulae)이 기시하는 목뼈(경추) 가시돌기(극돌기, spinous process)에 두고 어떠한 장벽이 감지될 때까지 신장시킨다. 잠시 기다렸다가 이완과 신장을 다시 시작한다. 끝느낌에 도달할 때까지 이완술을 반복한다.

등의 큰 근육들은 대단위 이완과 국소 이완에 의해 이완될 수 있다. 대단위 이완이나 국소 이완 후에 수직신장을 추가적으로 적용하면 이차적인 이완이 달성된다. 작은 근육에 대한 대단위 이완술은 국소적 이완과 커다란 차이를 보이지 않는다. 몇몇 근육들은 한 가지 방법의 이완술로만 이완이 가능하다.

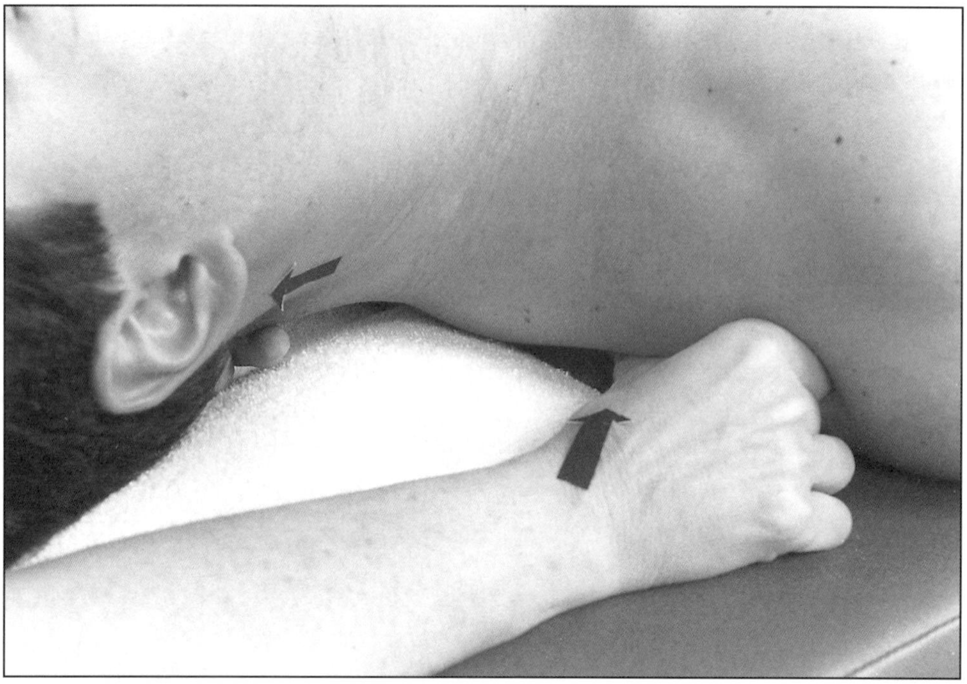

그림 294. 어깨올림근(견갑거근, levator scapulae) 대단위 이완술(gross release). 바로 누운 자세에서 엄지를 어깨뼈(견갑골) 근위부에 대고 다른 손은 어깨올림근이 기시하는 목뼈(경추) 가시돌기(극돌기, spinous process)에 위치하여 하방과 외측으로 신장시킨다. 잠시 기다렸다가 이완과 신장을 다시 시작한다. 끝느낌에 도달할 때까지 이완술을 반복한다.

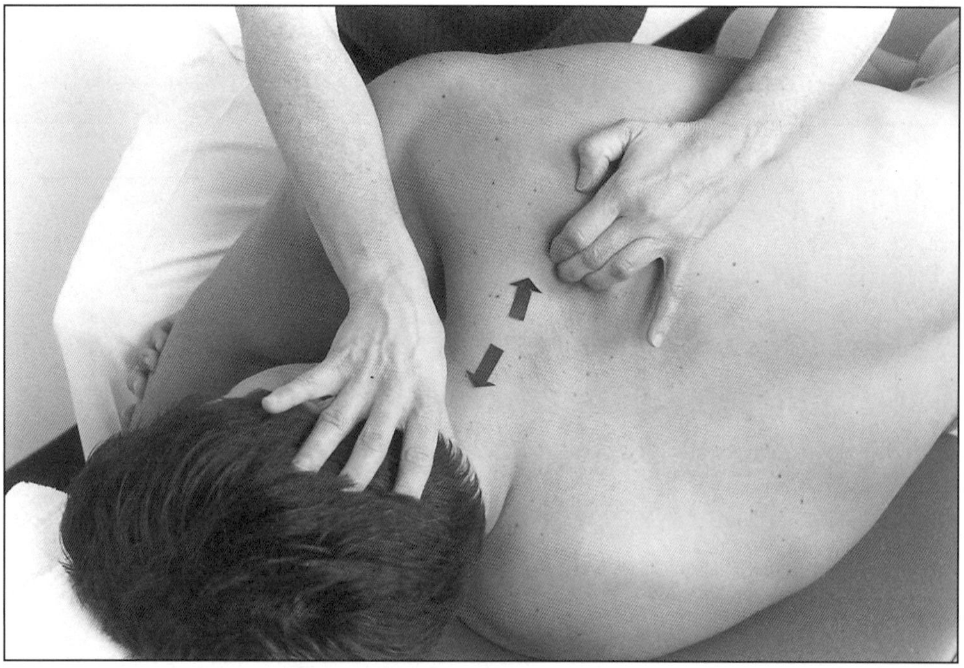

그림 295. 옆으로 누운 자세에서의 어깨올림근(견갑거근, levator scapulae) 대단위 이완술. 엄지로는 어깨올림근이 기시하는 목뼈(경추) 가시돌기(극돌기)를 수직 신장시키면서 동시에 어깨올림근 근위부에 위치한 손가락을 모아 하방과 외측으로 벌린다.

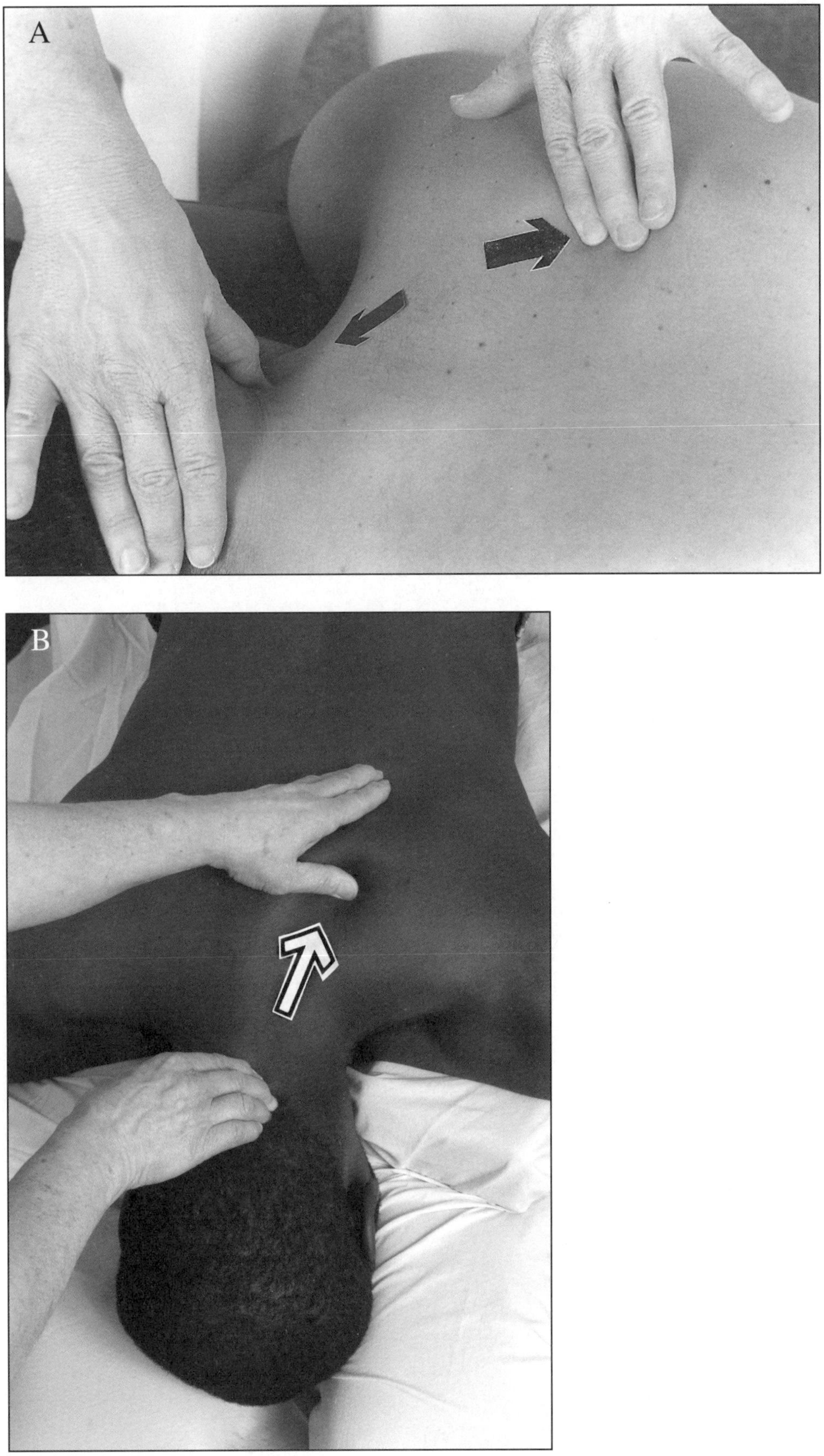

그림 296A–B. 엎드린 자세에서의 어깨올림근(견갑거근, levator scapulae) 대단위 이완술. 엄지로는 어깨올림근이 기시하는 목뼈(경추) 가시돌기(극돌기, spinous process)를 수직 신장시키면서 동시에 어깨올림근 근위부에 위치한 손가락을 모아 하방과 외측으로 벌린다.

그림 297. 옆으로 누운 자세에서 마름근(능형근, rhomboid) 대단위 이완술. 척추 근위부 근육에 위치한 엄지로 수직압박을 준다. 어깨뼈(견갑골) 근위부에 위치한 손가락을 모아 외측으로 신장시킨다. 잠시 기다렸다가 이완과 신장을 다시 시작한다. 끝느낌에 도달할 때까지 이완술을 반복한다.

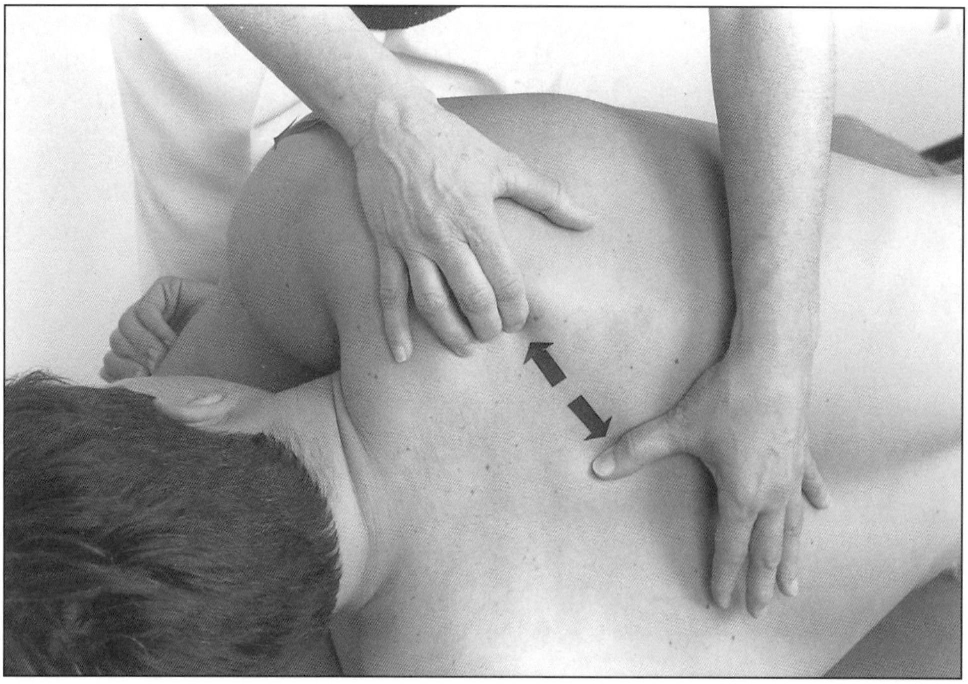

그림 298. 엎드려 누운 자세에서 마름근(능형근, rhomboid), 대단위 이완술. 엄지의 측면은 가시돌기(극돌기, spinous process) 부착점에 두고, 다른 손가락들은 어깨뼈(견갑골) 근위부에 위치하여 벌린다. 잠시 기다렸다가 이완과 신장을 다시 시작한다. 끝느낌에 도달할 때까지 이완술을 반복한다.

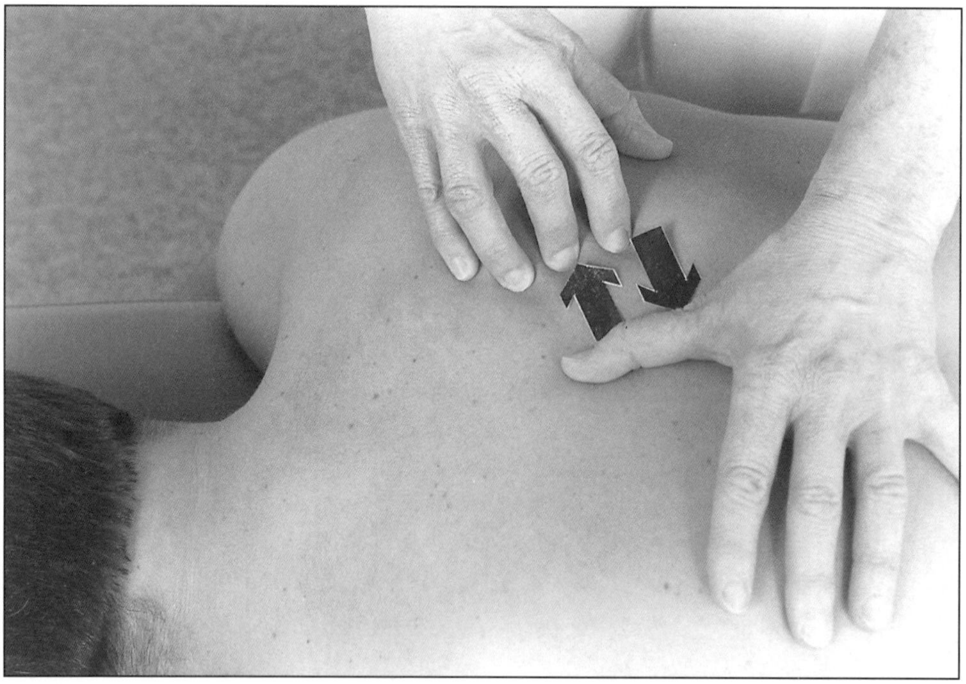

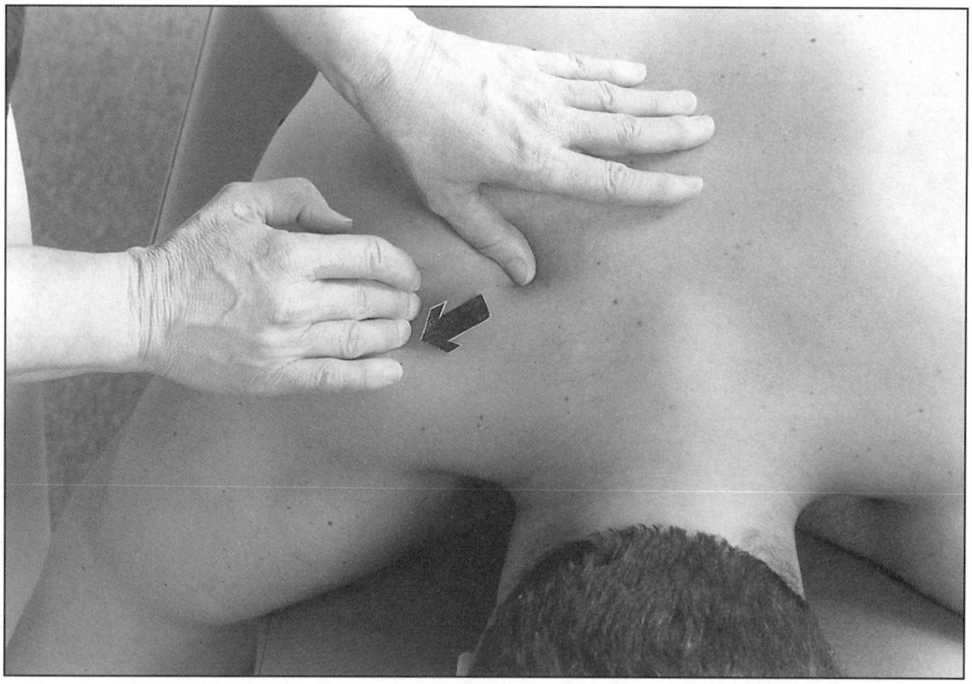

그림 299. 엄지와 다른 손의 손가락으로 시행하는 가시위근(극상근, supraspinatus) 국소 이완술.

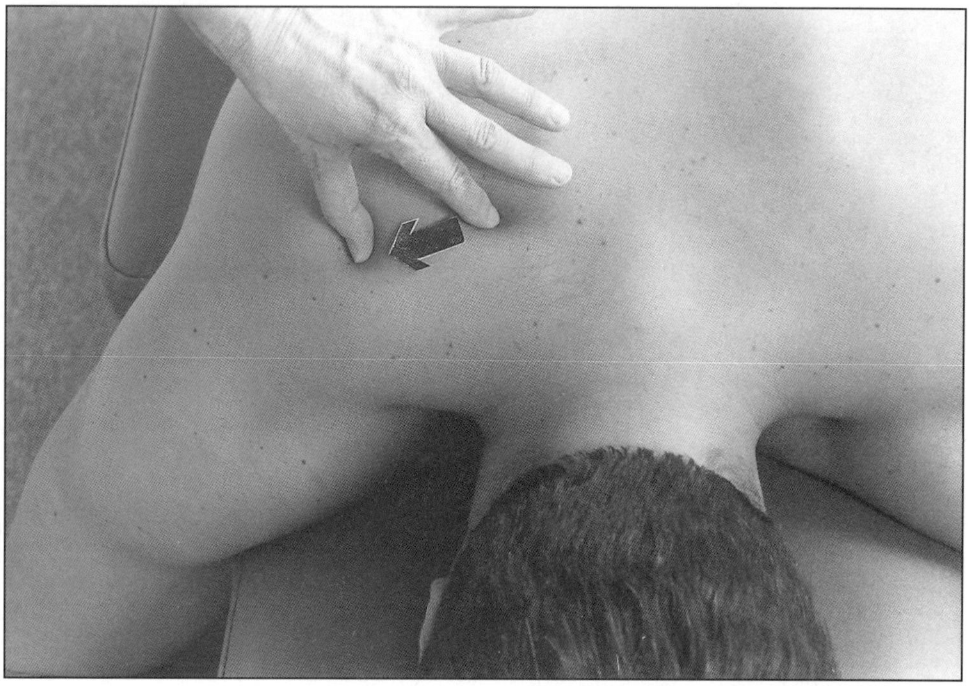

그림 300. 한 손의 엄지와 검지를 사용한 가시위근(극상근, supraspinatus) 국소 이완술. 잠시 기다렸다가 이완과 신장을 다시 시작한다. 수평 모음(내전)시킨 환자의 팔 위치에 따라 추가적인 신장을 수행한다.

그림 301. 부채꼴 모양의 가시아래근(극하근, infraspinatus)은 반드시 신장시켜야 한다. 어깨뼈가시(견갑골극, scapula spine)에 하부에 있는 수평섬유를 양 엄지를 사용하여 국소 이완을 시작한다. 잠시 기다렸다가 이완과 신장을 다시 시작한다. 끝느낌에 도달하면 엄지를 어깨뼈의 내측연으로 이동하여 다음 신장을 실시한다. 가시아래근의 모든 근육이 풀어지거나 끝느낌에 도달할 때까지 이완술을 반복한다. 환자의 팔을 안쪽돌림(내회전)시켜 추가적인 신장을 수행할 수도 있다.

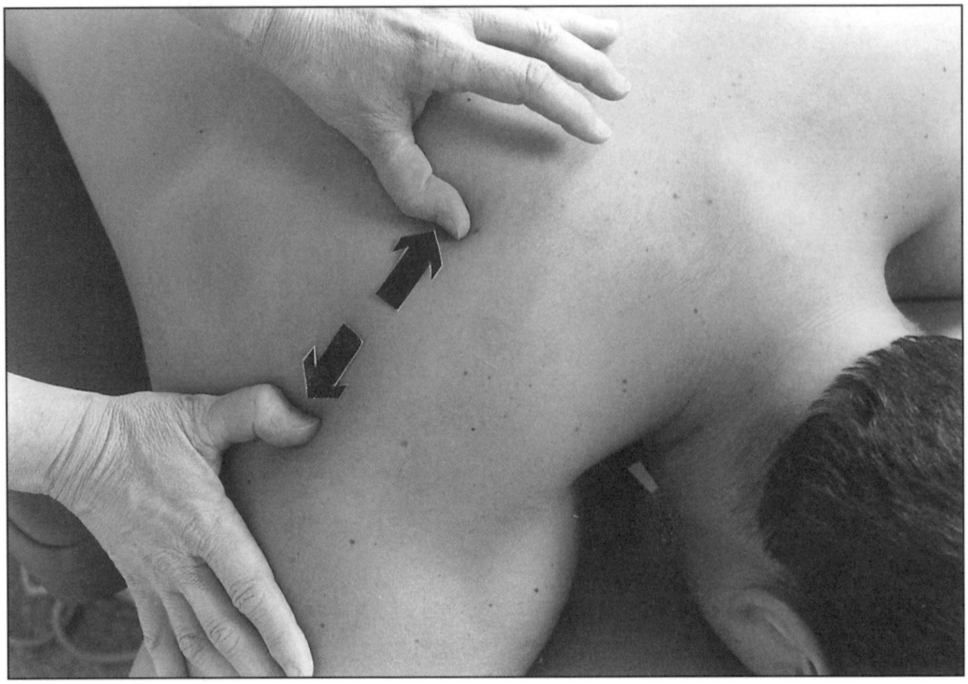

그림 302. 양 엄지를 이용한 가시아래근(극하근, infraspinatus)의 국소 이완술. 잠시 기다렸다가 이완과 신장을 다시 시작한다. 끝느낌에 도달할 때까지 이완술을 반복한다.

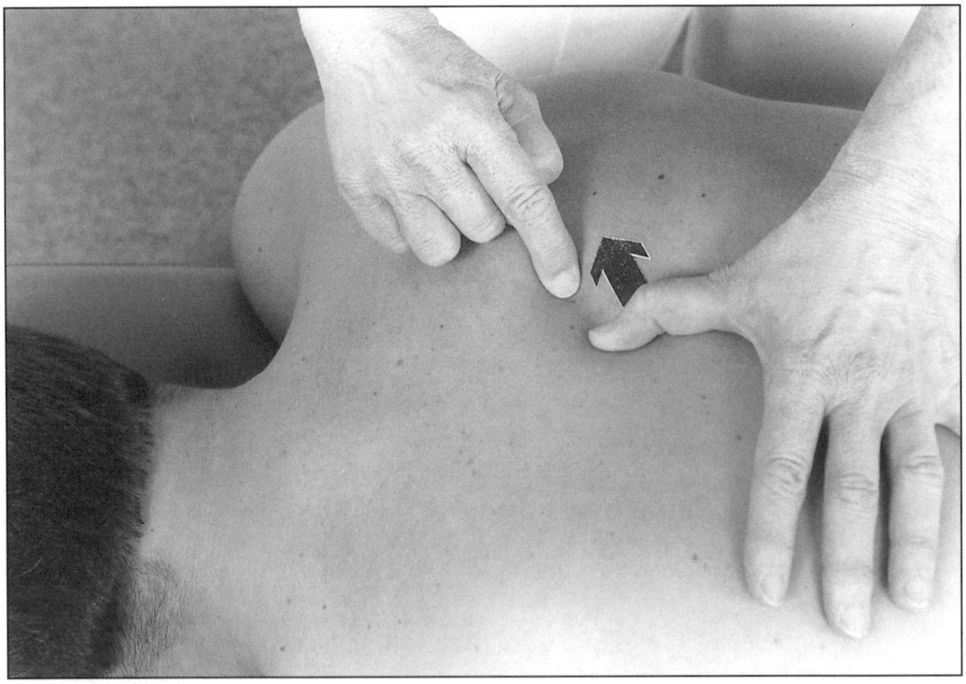

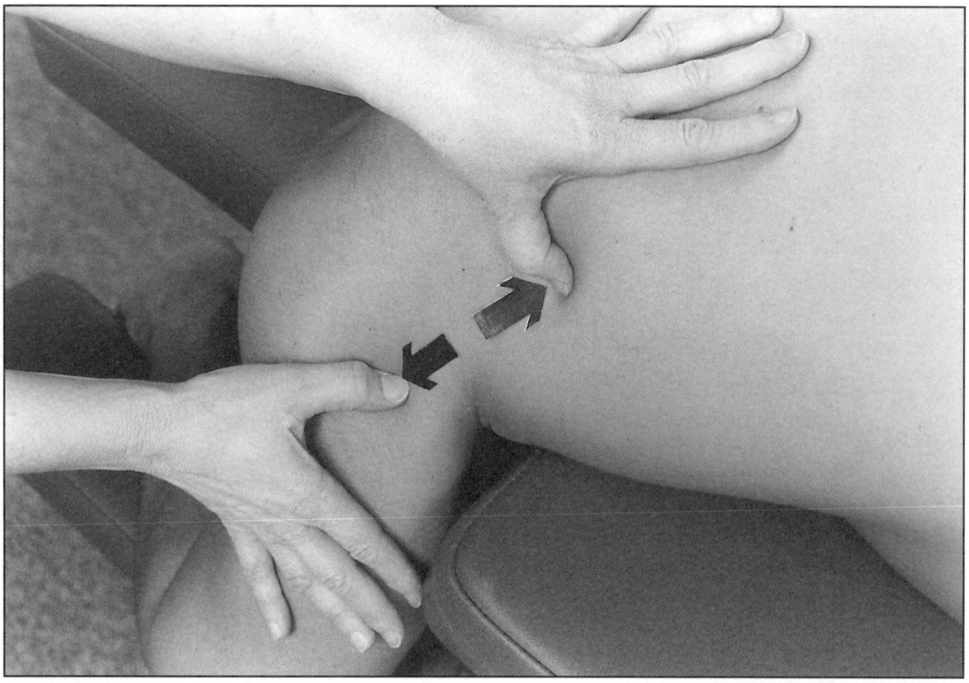

그림 303. 작은원근(소원근, teres minor)의 대단위 이완술. 엄지를 어깨뼈(견갑골) 상연외측에 두고 다른 손의 엄지를 위팔뼈머리(상완골두, humeral head) 부착부에 위치시킨다. 잠시 기다렸다가 이완과 신장을 다시 시작한다. 끝느낌에 도달할 때까지 이완술을 반복한다. 환자의 팔을 안쪽돌림(내회전)시켜 추가적인 신장을 수행한다.

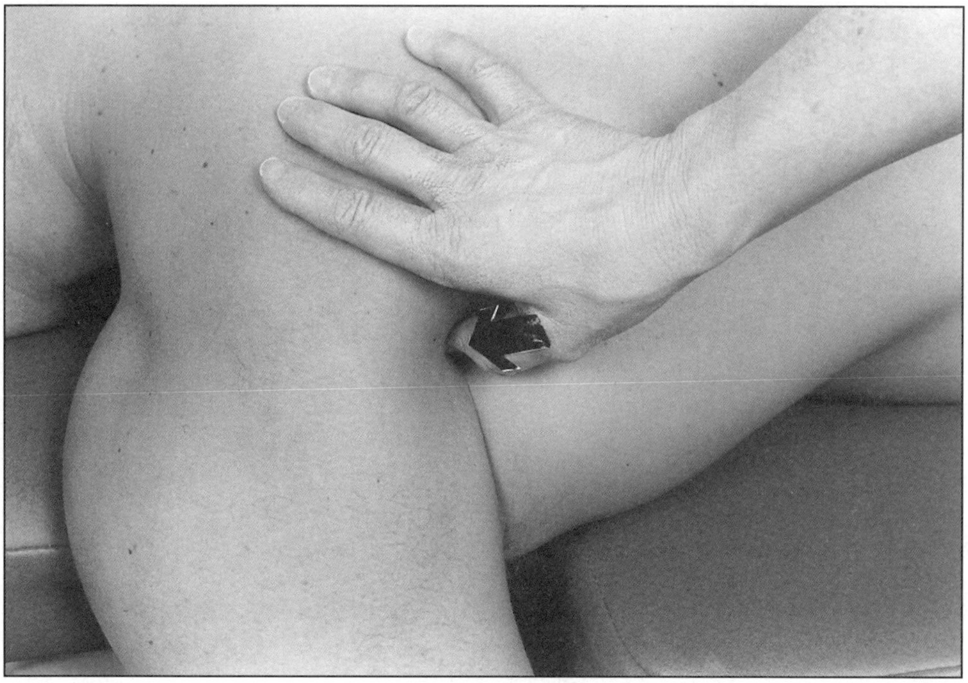

그림 304. 엄지를 이용한 작은원근(소원근, teres minor)의 수직 국소 이완술.

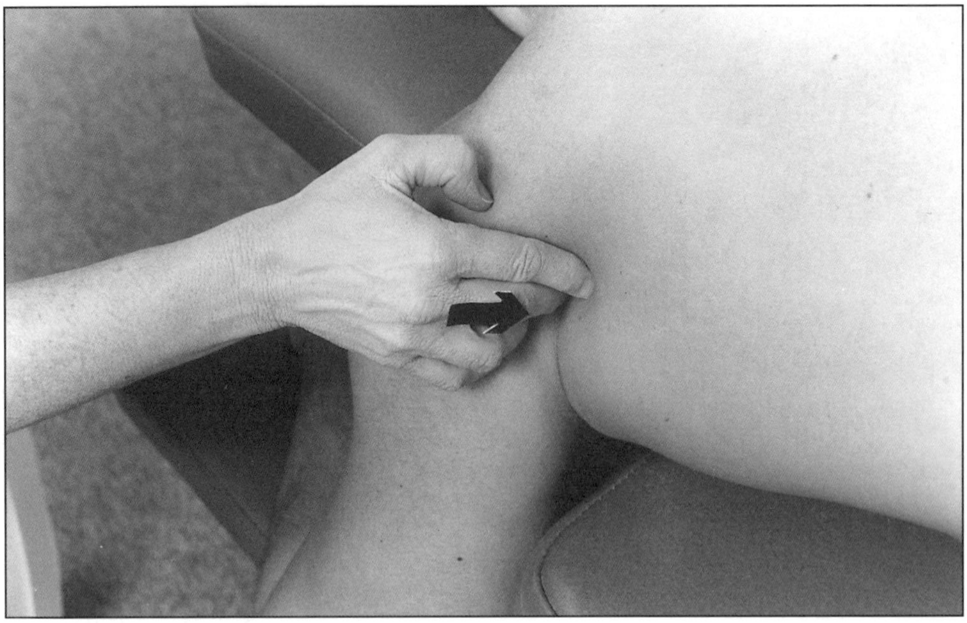

그림 305. 몇 개의 손가락을 이용한 작은원근(소원근, teres minor)의 수직 국소 이완술.

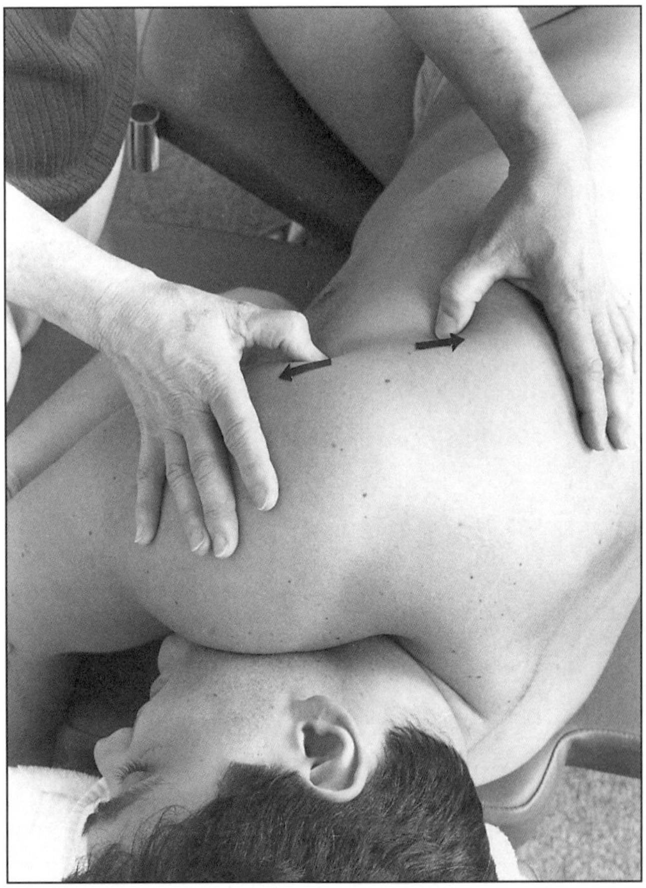

그림 306. 큰원근(대원근, teres major)의 대단위 이완술. 환자를 옆으로 눕혀 엄지를 어깨뼈(견갑골)의 하방외측에 두고, 다른 손의 엄지는 위팔뼈머리(상완골두, humeral head) 내측 큰원근이 부착하는 부위에 위치시킨다.

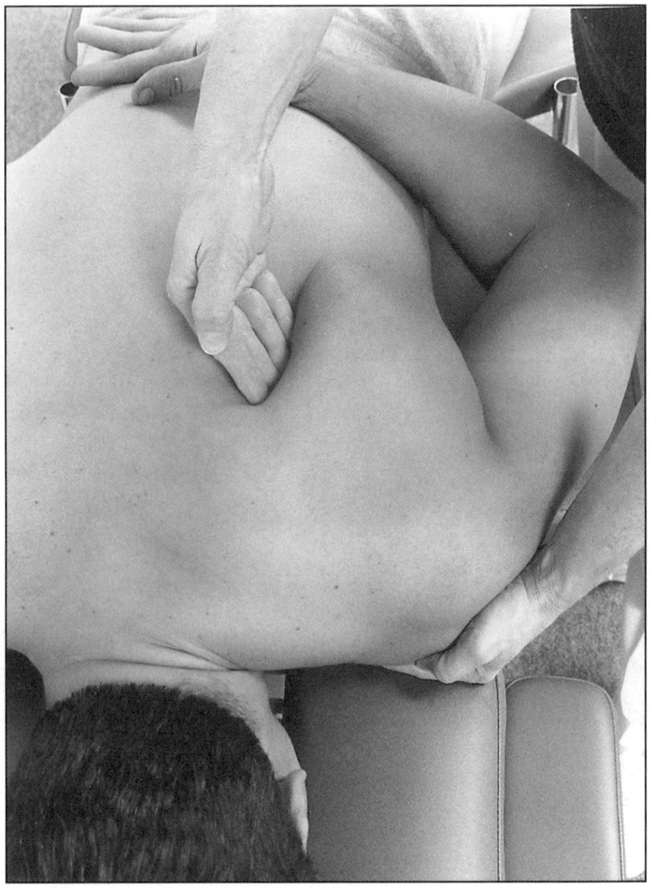

그림 307. 환자의 팔을 등 뒤에 오게 하여 어깨를 들임(후인, retraction)시키고, 들린 어깨뼈(견갑골)의 날개(wing)를 하방으로 민다. 손가락을 단단하게 모아 어깨뼈(견갑골)의 형태에 따라 수직 국소 이완술을 수행한다. 잠시 기다렸다가 이완과 신장을 다시 시작한다. 더 이상 신장되지 않거나 끝느낌에 도달할 때까지 이완술을 반복한다.

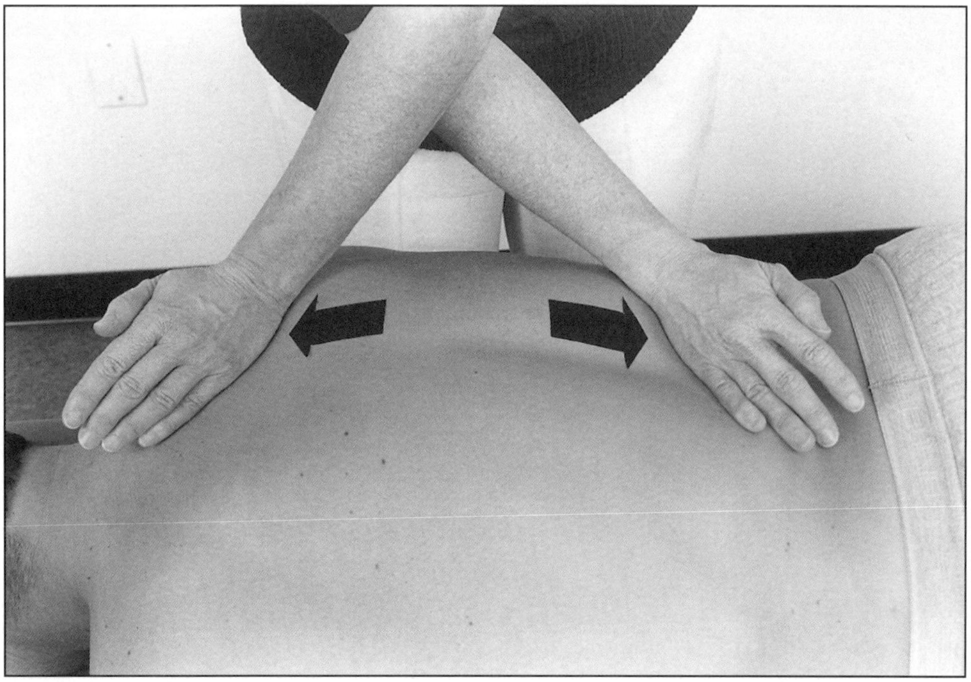

그림 308. 척추세움근(척추기립근, erector spinae)의 대단위 이완술. 손을 넓게 교차시킨다. 잠시 기다렸다가 이완과 신장을 다시 시작한다. 피드백의 반응에 따라 신장의 방향이 바뀔 것이다. 더 이상 신장되지 않거나 끝느낌에 도달할 때까지 이완술을 반복한다.

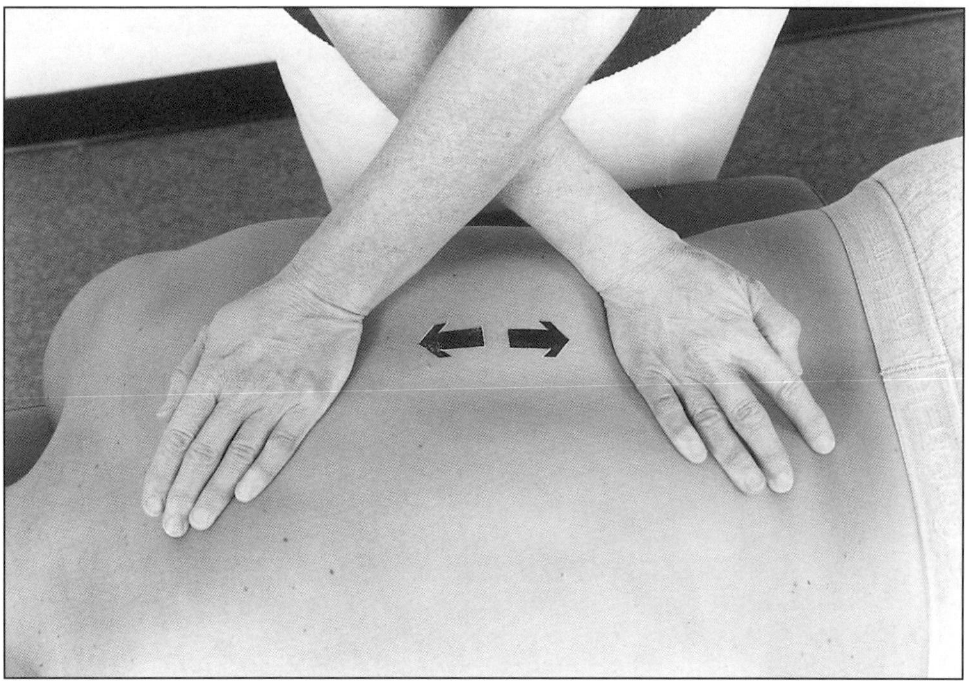

그림 309. 척추세움근(척추기립근, erector spinae)의 국소 이완술. 양 손의 자뼈부(척골부, ulna)를 이용하여 손을 좁게 교차시킨다. 잠시 기다렸다가 이완과 신장을 다시 시작한다.

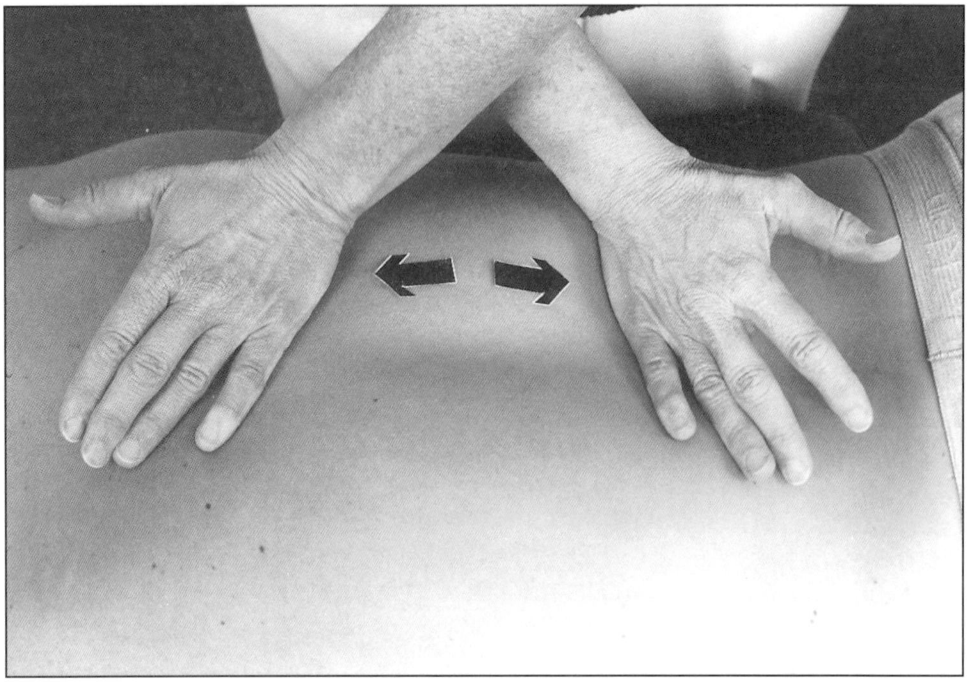

그림 310. 신장되는 정도에 따라 화살표 사이의 거리가 더 벌어진 것에 주목하라.

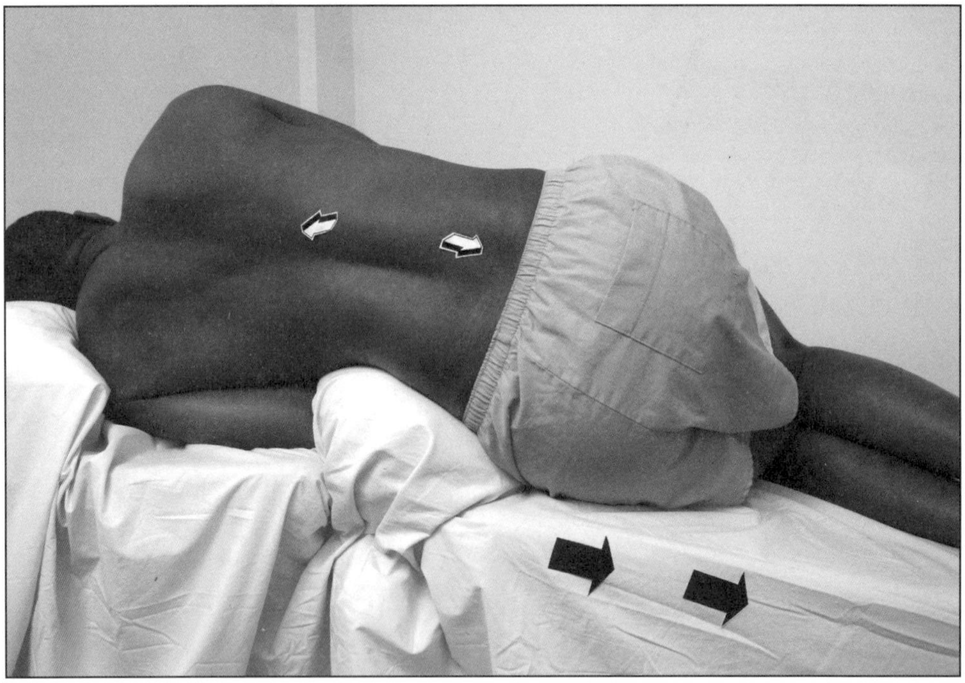

그림 311. 허리네모근(요방형근, quadratus lumborum)의 대단위 이완술. 환자의 허리부분에 롤(roll)을 받쳐 옆으로 눕게 한다. 아래쪽 테이블을 서서히 내리면서 한 손으로 근육의 긴장성을 느끼면서 어떠한 장벽이 나타나는지 감지한다. 골반 테(pelvic rim)를 잡고 있는 손으로 환자의 발쪽으로 신장을 적용한다. 잠시 기다렸다가 이완과 신장을 다시 시작한다. 끝느낌에 도달할 때까지 이완술을 반복한다.

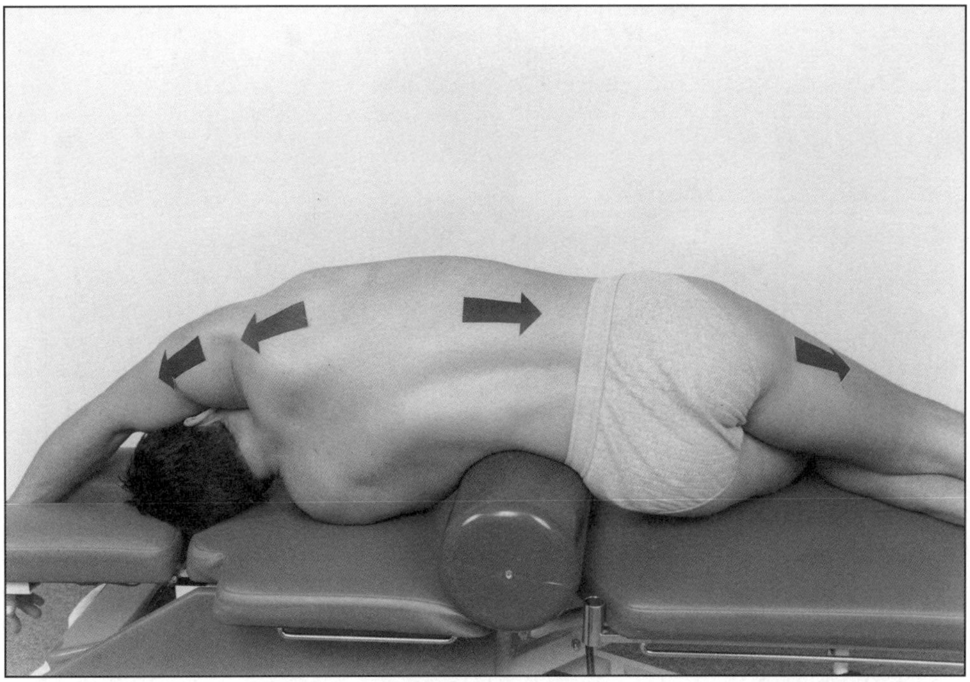

그림 312. 넓은등근(광배근, latissimus dorsi)의 자세 이완술(positional release). 동측의 팔 다리를 펴서 넓은등근이 자세로 인한 수동 신장이 이루어지도록 한다. 목표 근육을 촉진한다. 자세 이완술이 달성되면 어떠한 장벽이 감지될 때까지 팔 다리의 각도를 바꾼다. 끝느낌에 도달할 때까지 이완술을 반복한다.

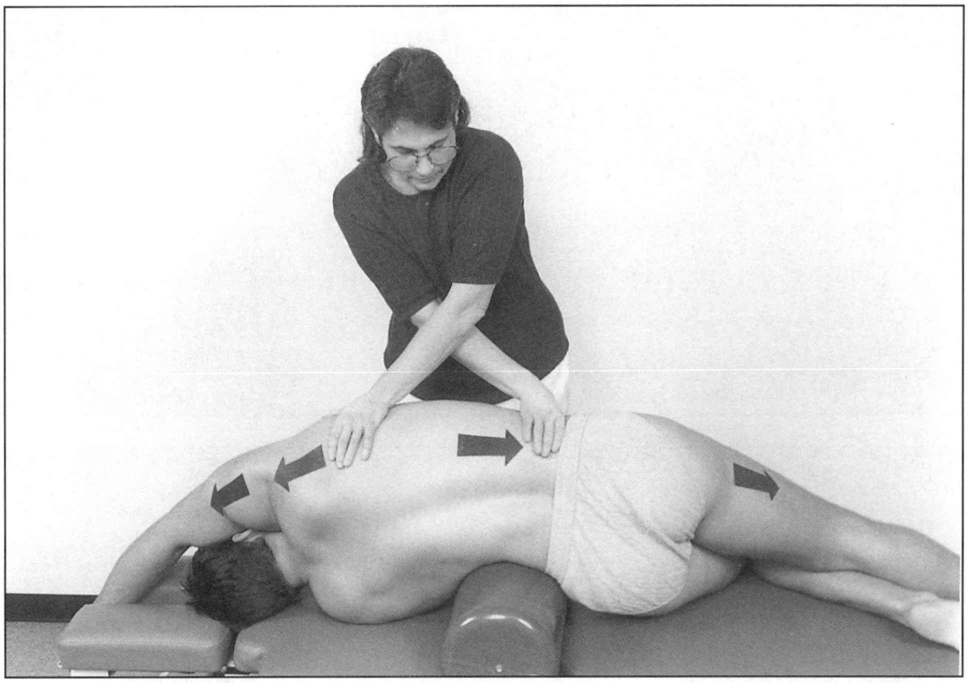

그림 313. 넓은등근(광배근, latissimus dorsi)의 대단위 이완술. 환자의 팔은 귀에, 다리는 모음(내전)시키고 허리부분에 롤(roll)을 받쳐 옆으로 눕게 하여 넓은등근에서 최대한 수동 신장이 일어나게 한다. 어깨뼈(견갑골)를 잡은 손과 골반 근위부를 잡은 손으로 신장을 실시한다. 잠시 기다렸다가 이완과 신장을 다시 시작한다. 환자의 팔 다리가 완전히 펴지거나 끝느낌에 도달할 때까지 이완술을 반복한다.

그림 314A–C. 허리네모근(요방형근, quadratus lumborum)의 대단위 이완술. 환자의 허리부분에 롤(roll)을 받쳐 수동 신장이 일어나게 한다. 한 손은 골반 근위부에, 다른 한 손은 갈비뼈(늑골) 하부에 위치시킨다. 어떠한 장벽이 느껴질 때까지 신장을 적용한다. 잠시 기다렸다가 이완과 신장을 다시 시작한다. 끝느낌에 도달할 때까지 이완술을 반복한다.

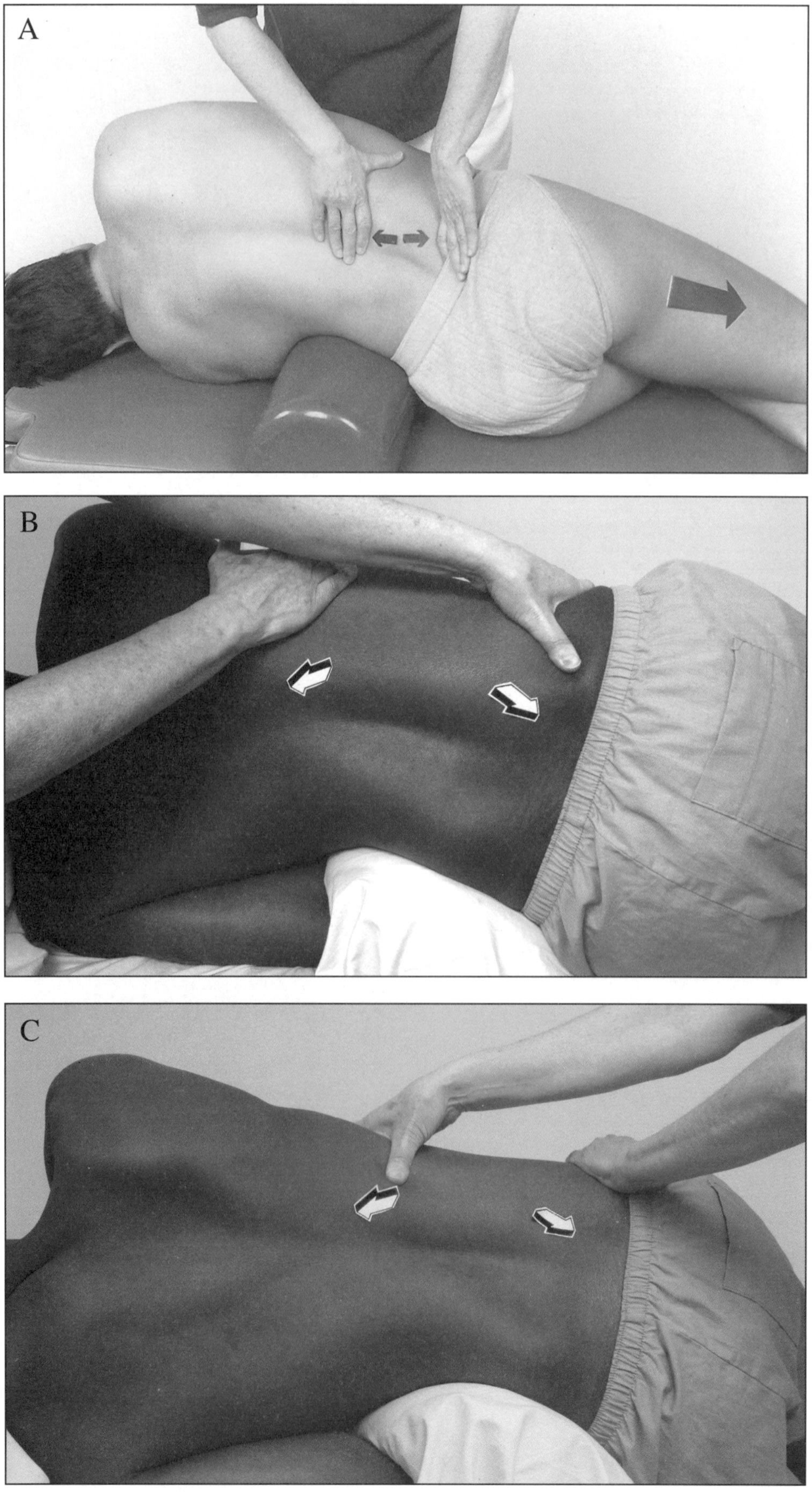

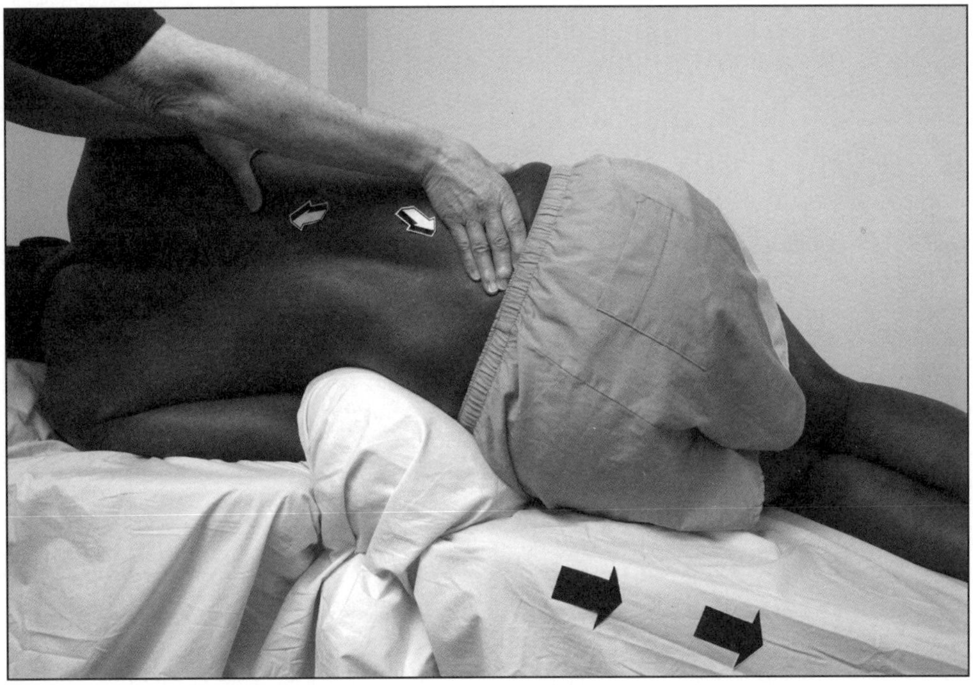

그림 315. 엉덩갈비허리근(요장늑근, iliocostal lumborum)의 대단위 이완술. 환자의 허리부분에 롤(roll)을 받쳐 수동 신장이 일어나게 한다. 한 손은 엉덩뼈능선(장골릉, iliac crest) 위 허리네모근(요방형근, quadratus lumborum)에, 다른 한 손은 갈비뼈(늑골) 하부에 위치시킨다. 어떠한 장벽이 느껴질 때까지 신장을 적용한다. 잠시 기다렸다가 이완과 신장을 다시 시작한다. 끝느낌에 도달할 때까지 이완술을 반복한다.

상지 근육
Upper Extremity Muscles

상지와 어깨의 표층근막은 상당 양의 지방을 함유하고 있고, 신경과 혈관들이 표층 근막과 심층 근막을 통과한다. 상완 근막의 질긴 층은 팔을 감싸고 있으며, 하나의 상지 포피(sheath)를 형성한다. 이런 포피는 근 수축에 의해 근육이 볼록해질 수 있도록 앞쪽이 느슨하게 되어 있으며 후방의 근막은 위팔세갈래근(상완삼두근, triceps brachii)과 연결되어 있다. 그리고 내측과 외측의 근막은 위팔뼈(상완골, humerus)과 붙어 있고, 내측과 외측의 근육 내 중격을 형성한다.

짧은노쪽손목폄근(단요측수근신근, extensor carpi radialis brevis)의 근막은 바깥쪽위관절융기(외측상과, lateral epicondyle)와 아래팔(전완, forearm)의 심부 배측 근막 사이에 근막교각(fascial bridge)을 구성하고, 이 근막교각의 장벽에 의해 심부의 노신경(요골신경, radial nerve)이 압박을 받아서 운동과 감각 증상을 초래할 수 있다.

개별 상지 근육을 이완하기 전에 팔 전체의 대단위 이완술을 먼저 수행한다. 상지의 모든 큰 근육들은 대단위 이완과 국소 이완에 의해 이완될 수 있다. 대단위나 국소적 기법 후에 수직신장을 추가함으로써 부가적인 이완이 이루어진다. 작은 근육의 대단위 이완은 국소 이완과 커다란 차이가 없는 것으로 느껴진다. 몇몇 근육들은 한 가지 방법의 이완술로만 이완이 달성될 수 있다.

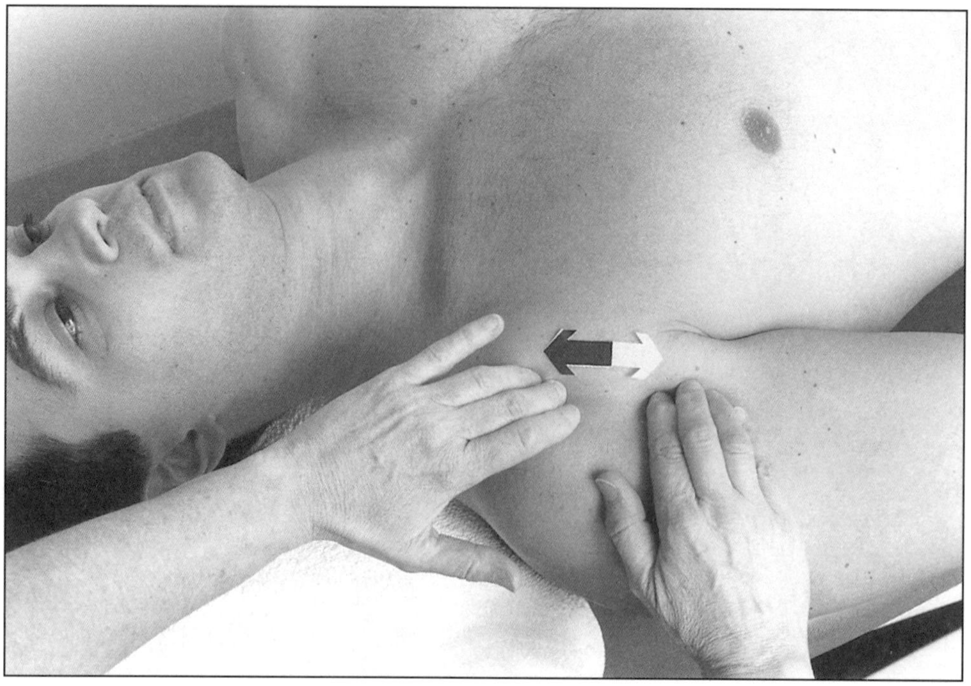

그림 316. 앞쪽 어깨세모근(삼각근) (anterior deltoid)의 대단위 이완술. 양 손가락들을 모아 하방으로 압박을 가하면서 근섬유의 방향에 따라 신장시킨다. 잠시 기다렸다가 이완과 신장을 다시 시작한다. 끝느낌에 도달할 때까지 이완술을 반복한다.

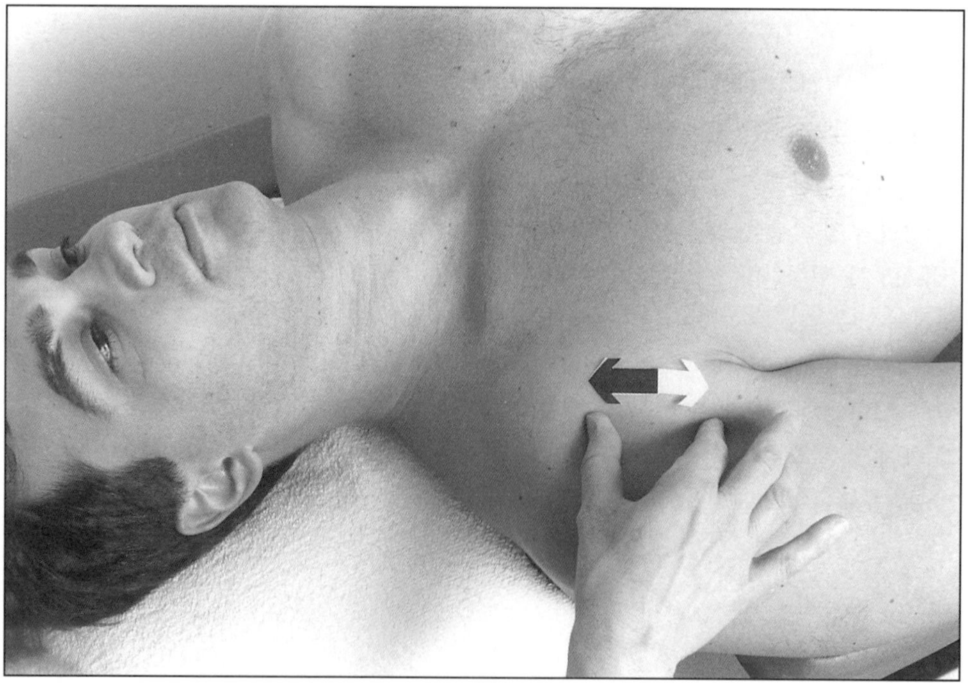

그림 317. 앞쪽 어깨세모근(삼각근) (anterior deltoid)의 대단위 이완술. 한손의 엄지와 검지를 사용하여 하방으로 압박을 가하면서 근섬유의 방향에 따라 신장시킨다. 잠시 기다렸다가 이완과 신장을 다시 시작한다. 끝느낌에 도달할 때까지 이완술을 반복한다.

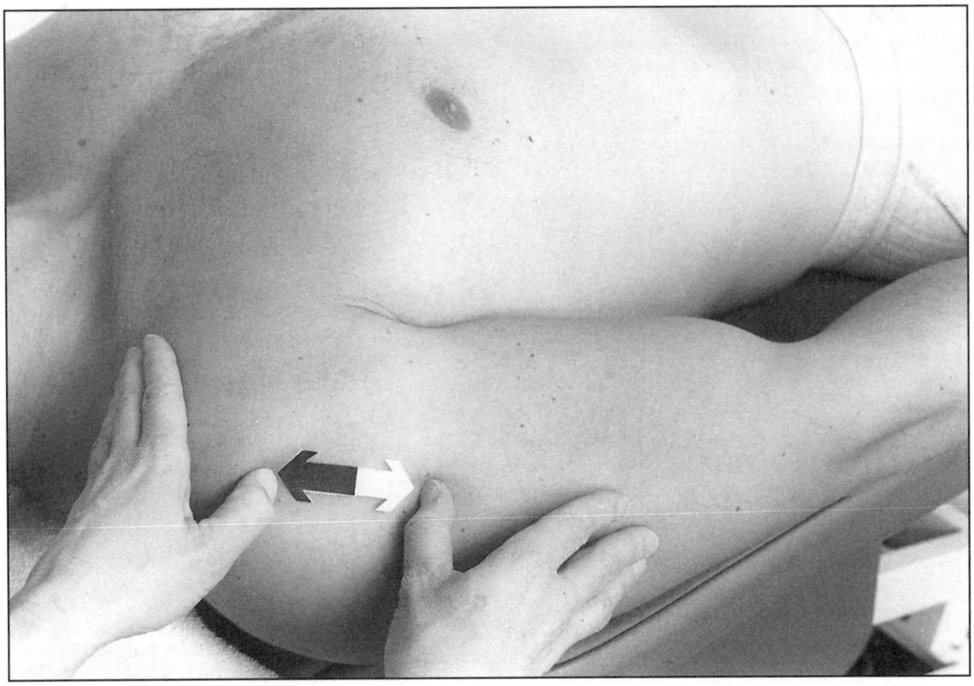

그림 318. 중간 어깨세모근(삼각근) (middle deltoid)의 대단위 이완술. 양 엄지를 사용하여 하방으로 압박을 가하면서 근섬유의 방향에 따라 신장시킨다. 잠시 기다렸다가 이완과 신장을 다시 시작한다. 끝느낌에 도달할 때까지 이완술을 반복한다.

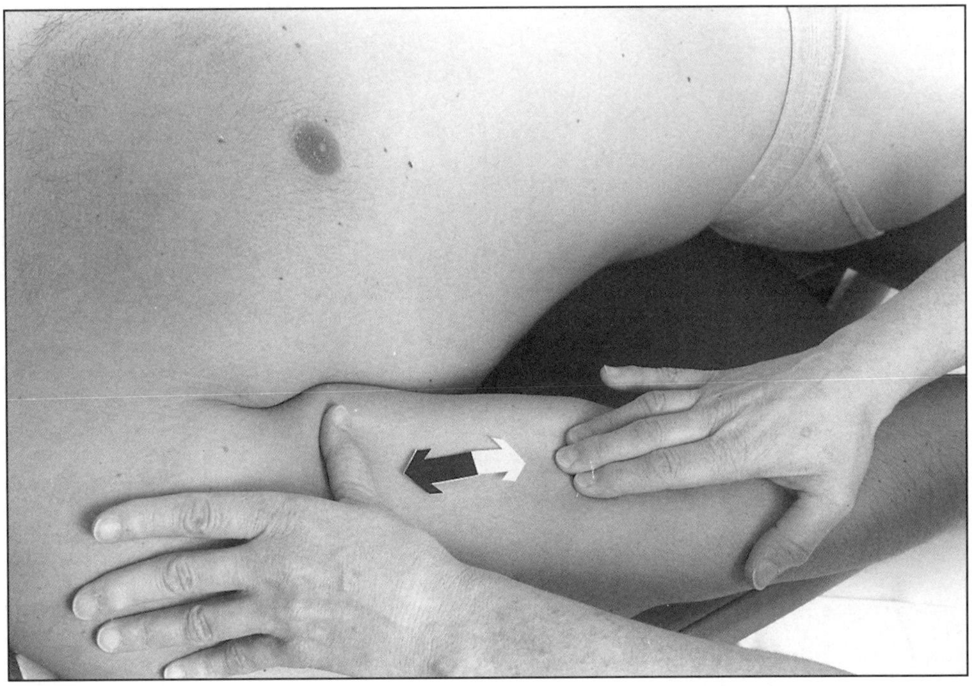

그림 319. 위팔두갈래근(상완이두근, biceps brachii)의 국소 이완술. 한손의 엄지와 다른 손의 손가락을 모아 하방으로 압박을 가하면서 근섬유의 방향에 따라 신장시킨다. 잠시 기다렸다가 이완과 신장을 다시 시작한다. 끝느낌에 도달할 때까지 이완술을 반복한다.

그림 320. 위팔두갈래근(상완이두근, biceps brachii)의 수직 국소 이완술. 한손의 엄지와 손가락으로 근복을 잡는다. 필요하면 몇몇 장벽이 감지될 때까지 다시 들어 올려 기다렸다가 이완과 신장을 다시 시작한다. 끝느낌에 도달할 때까지 이완술을 반복한다.

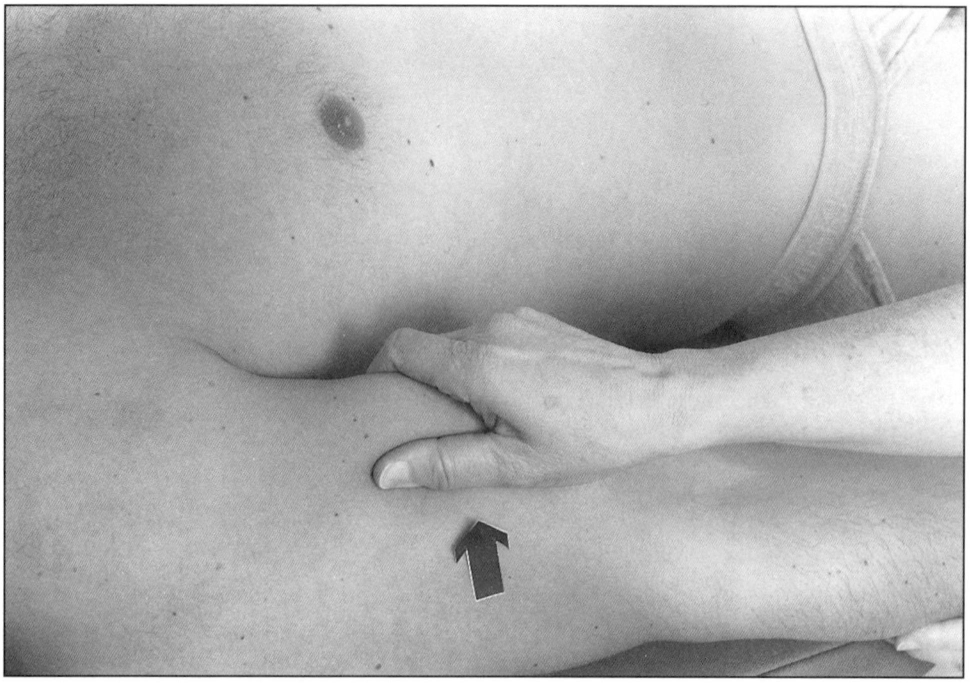

그림 321. 위팔근(상완근, brachialis)의 대단위 이완술. 손가락을 모아 위팔근 외측섬유를 지그시 누르면서 환자의 팔 아랫방향으로 근섬유의 방향에 따라 신장시킨다. 잠시 기다렸다가 이완과 신장을 다시 시작한다. 끝느낌에 도달할 때까지 이완술을 반복한다.

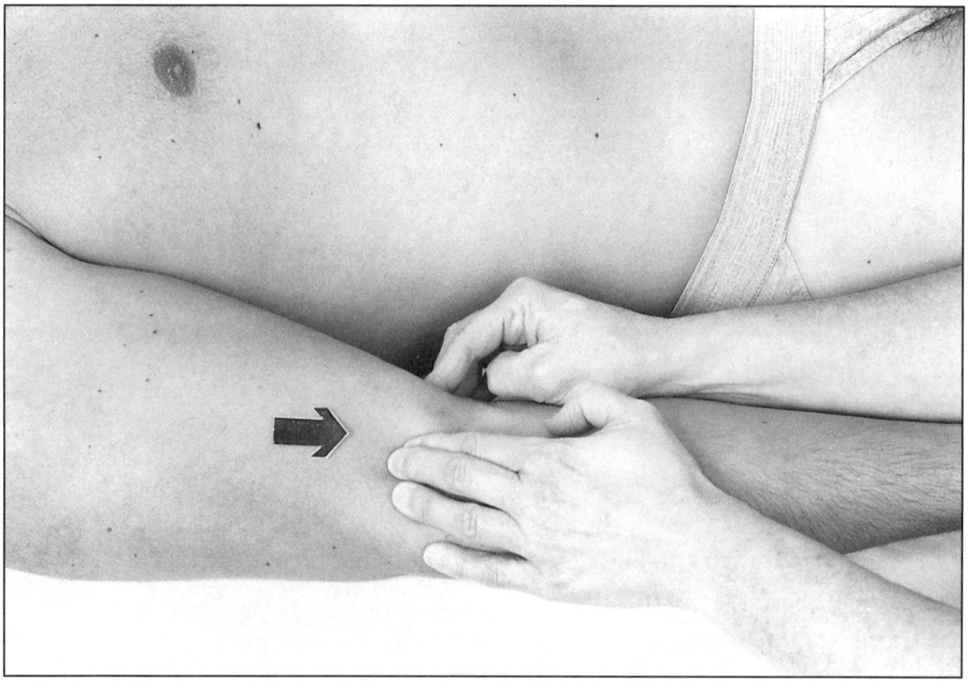

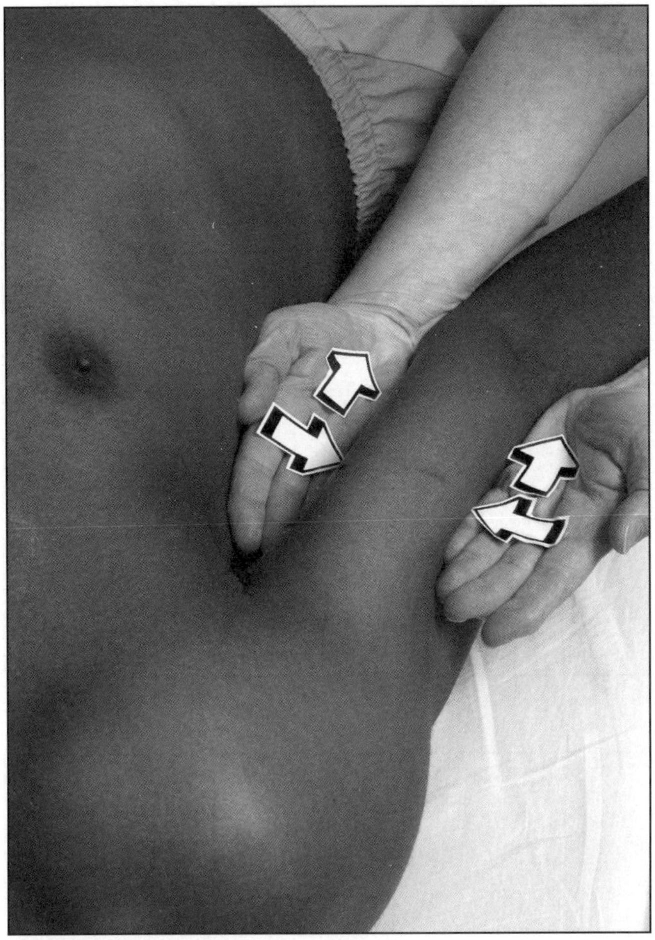

그림 322. 위팔근(상완근, brachialis)의 대단위 이완술. 양 손의 외측면을 사용하여 위팔근의 외측섬유를 지그시 누르면서 환자의 팔 아래방향으로 근섬유의 방향에 따라 신장시킨다. 잠시 기다렸다가 이완과 신장을 다시 시작한다. 끝느낌에 도달할 때까지 이완술을 반복한다.

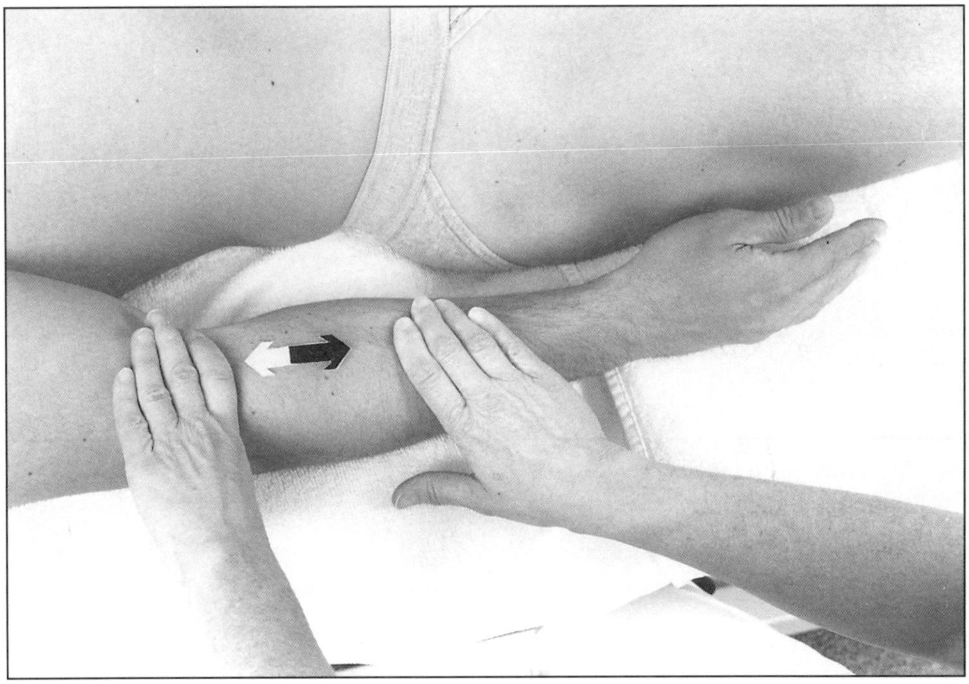

그림 323. 위팔요골근(상완요골근, brachioradialis)의 국소 이완술. 그림과 같이 양 손가락이나 엄지를 이용하여 위팔요골근을 지그시 누르면서 환자의 팔 아래방향으로 근섬유의 방향에 따라 신장시킨다. 잠시 기다렸다가 이완과 신장을 다시 시작한다. 끝느낌에 도달할 때까지 이완술을 반복한다.

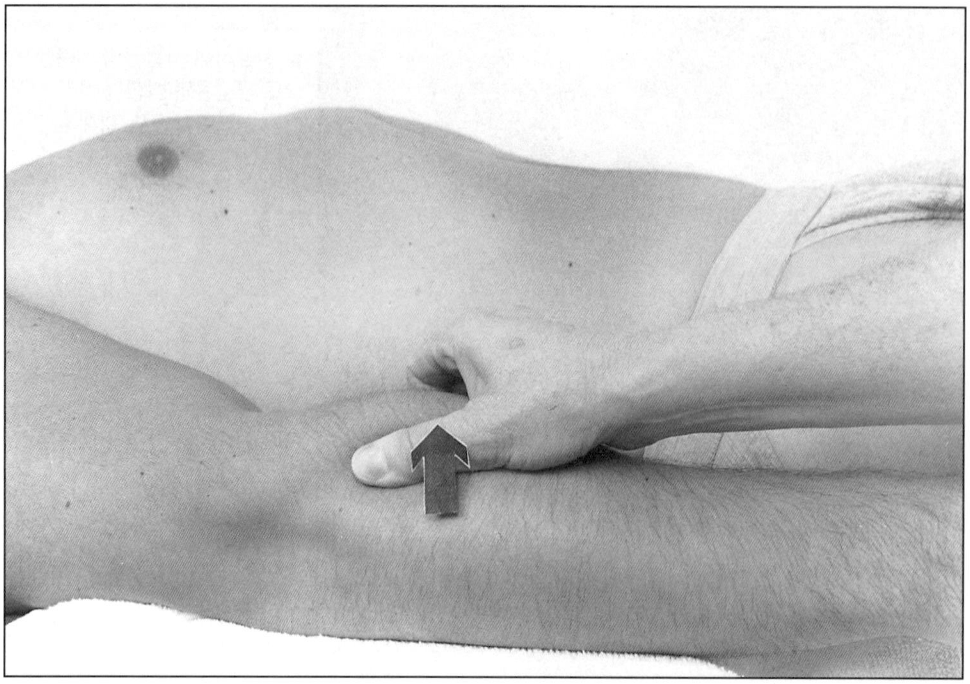

그림 324. 위팔요골근(상완요골근, brachioradialis)의 수직 대단위 이완술. 같은 손의 엄지와 나머지 손가락으로 위팔요골근의 근복을 잡는다. 필요하면 몇몇 장벽이 감지될 때까지 다시 들어 올려 기다렸다가 이완과 신장을 다시 시작한다. 끝느낌에 도달할 때까지 이완술을 반복한다.

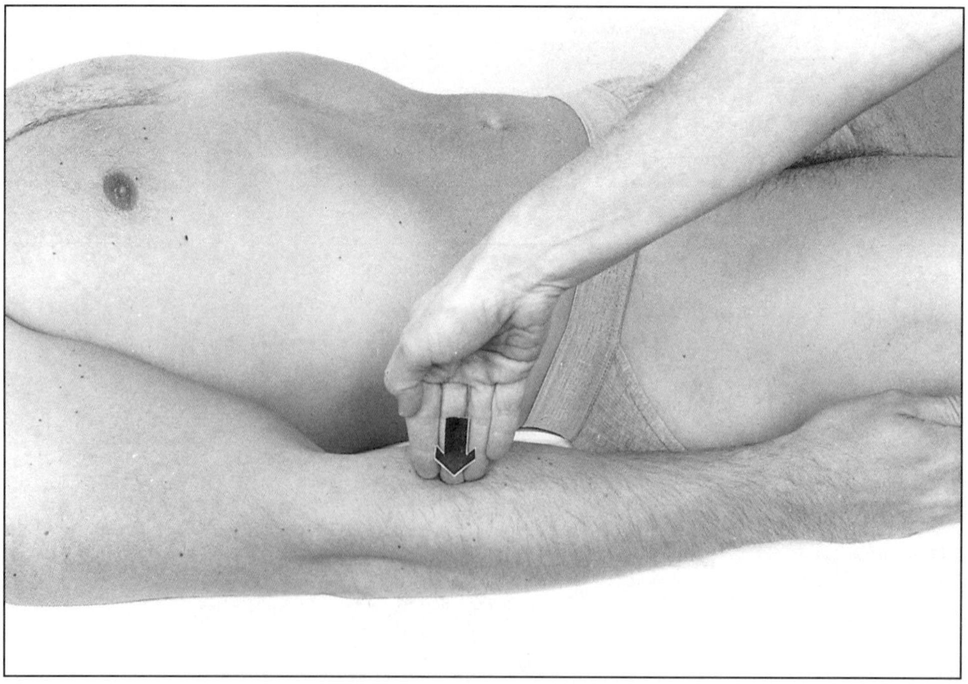

그림 325. 위팔요골근(상완요골근, brachioradialis)의 국소 이완술. 손가락을 단단히 모아 몇몇 장벽이 감지될 때까지 수직으로 누른다. 잠시 기다렸다가 이완과 신장을 다시 시작한다. 근복에서 더 이상 신장이 일어나지 않거나 끝느낌에 도달할 때까지 이완술을 반복한다.

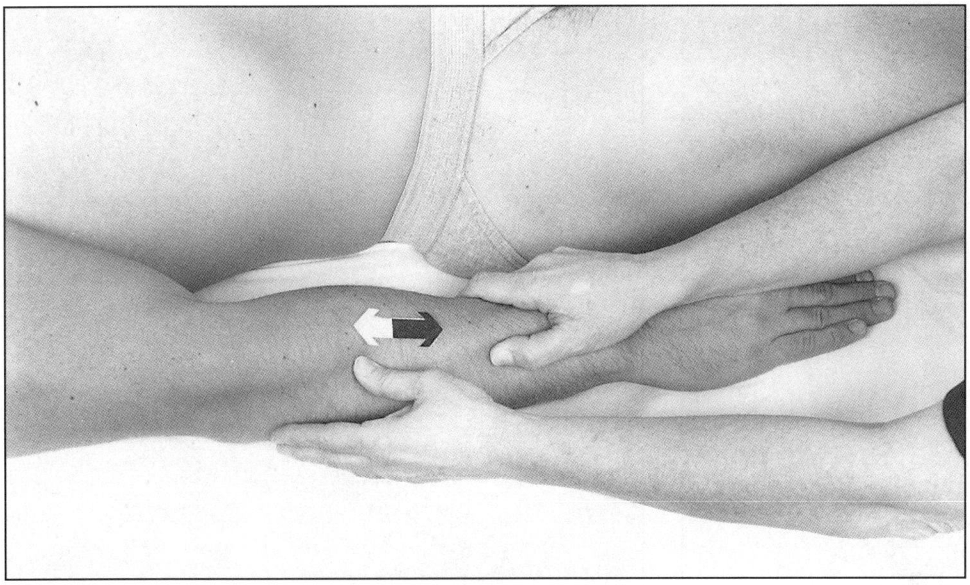

그림 326. 폄근들(신전근, extensors)의 대단위 이완술. 엄지 측면을 폄근의 근복에 둔다. 다른 손의 엄지와 손가락 사이에 폄근의 원위부 힘줄(건)들을 잡고 근섬유의 방향에 따라 압박과 신장을 실시한다. 잠시 기다렸다가 이완과 신장을 다시 시작한다. 끝느낌에 도달할 때까지 이완술을 반복한다.

각각의 폄근들은 피드백 반응에 따라 손의 위치를 변경시켜 신장을 수행한다.

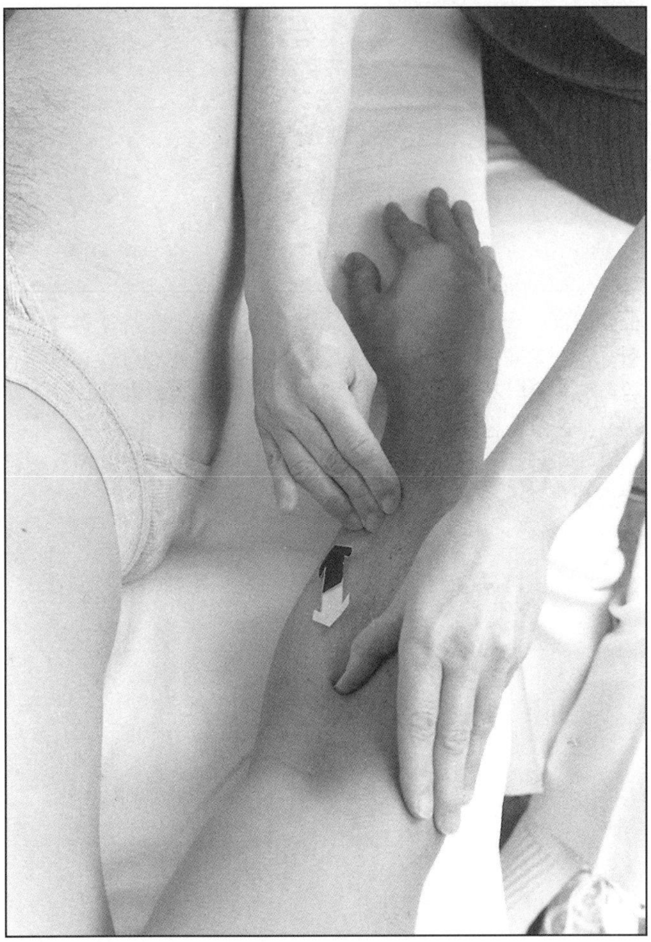

그림 327. 노쪽손목폄근(요측수근신근, extensor carpi radialis)의 대단위 이완술. 모든 손가락과 다른 손의 엄지를 사용하여 지그시 누르면서 환자의 팔 아랫방향으로 근섬유의 방향에 따라 신장시킨다. 잠시 기다렸다가 이완과 신장을 다시 시작한다. 끝느낌에 도달할 때까지 이완술을 반복한다.

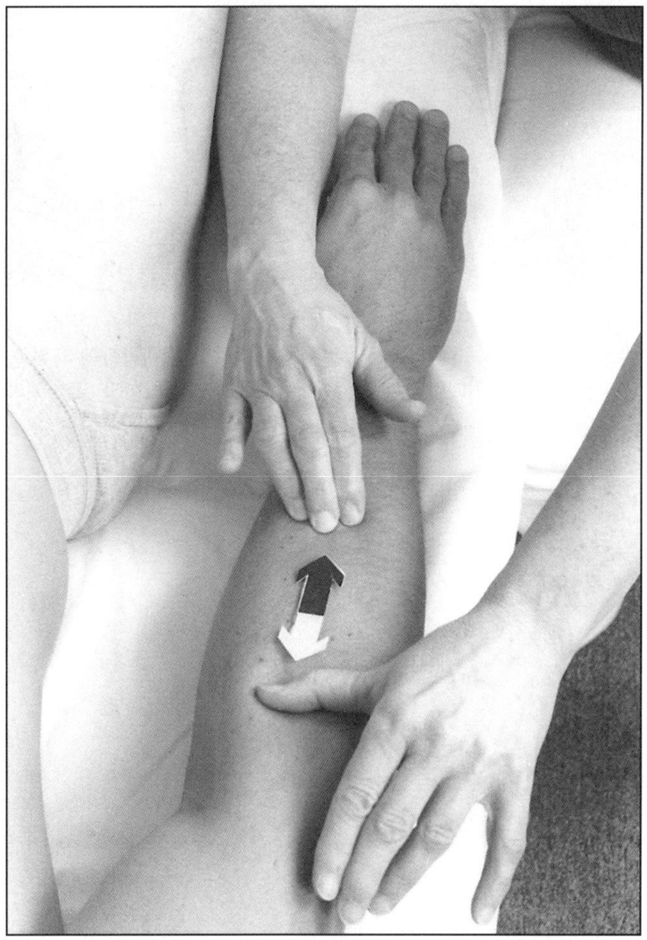

그림 328. 노쪽손목폄근(요측수근신근, extensor carpi radialis)의 국소 이완술. 모든 손가락과 다른 손의 엄지를 사용하여 그림과 같이 지그시 누르면서 환자의 팔 아래방향으로 근섬유의 방향에 따라 신장시킨다. 잠시 기다렸다가 이완과 신장을 다시 시작한다. 끝느낌에 도달할 때까지 이완술을 반복한다.

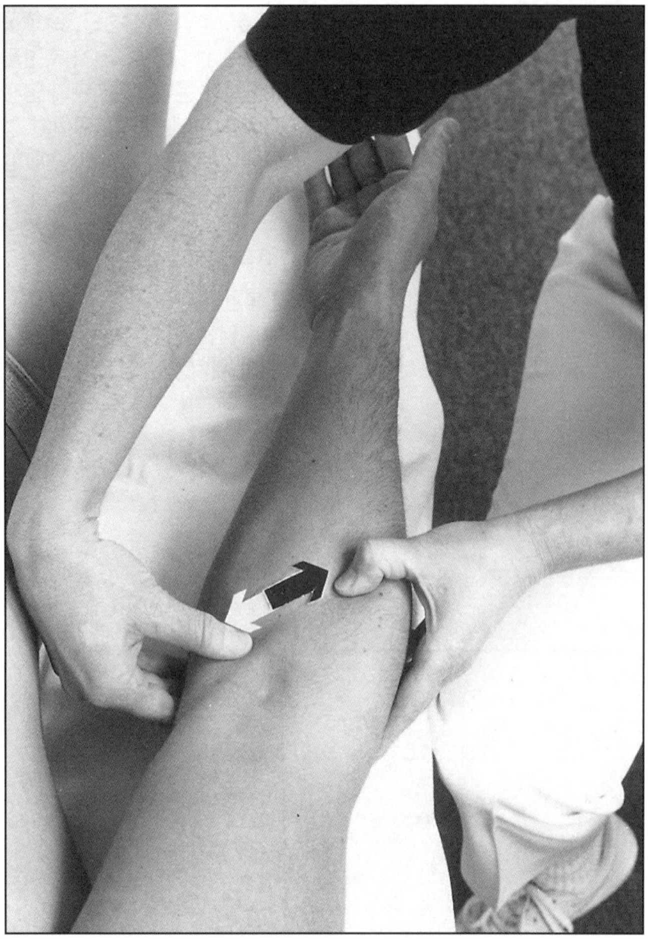

그림 329. 원엎침근(원회내근, pronator teres)의 대단위 이완술. 양손의 엄지를 사용하여 지그시 누르면서 근섬유의 주행방향에 따라 신장시킨다. 잠시 기다렸다가 이완과 신장을 다시 시작한다. 끝느낌에 도달할 때까지 이완술을 반복한다.

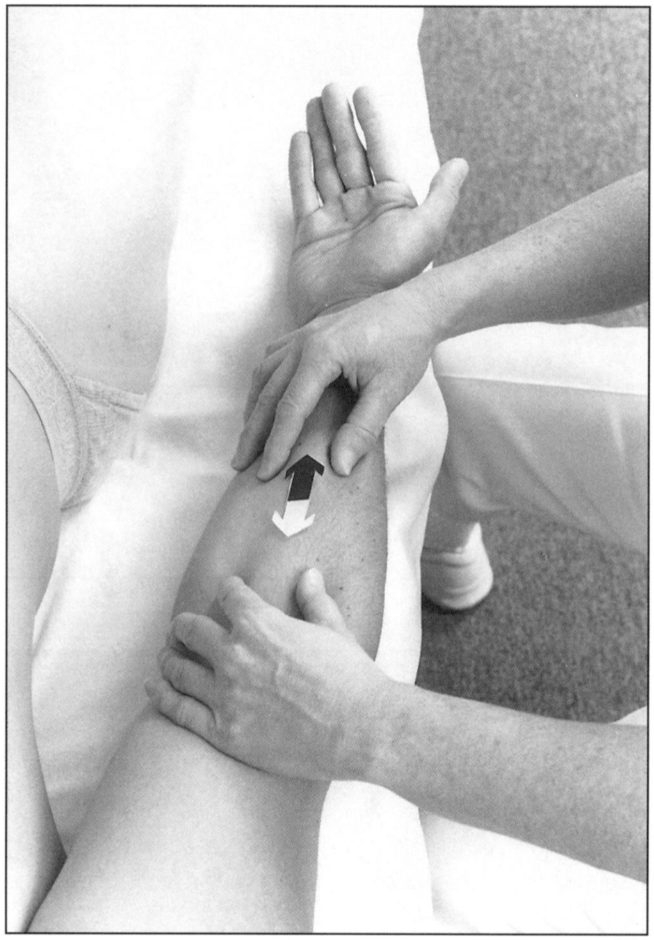

그림 330. 굽힘근(굴곡근, flexor)의 국소 이완술. 엄지와 검지로 굽힘근의 근복을 잡아 근섬유의 방향에 따라 압박과 신장을 실시한다. 잠시 기다렸다가 이완과 신장을 다시 시작한다. 끝느낌에 도달할 때까지 이완술을 반복한다.

각각의 굽힘근들은 피드백 반응에 따라 손의 위치를 변경시켜 신장을 수행한다.

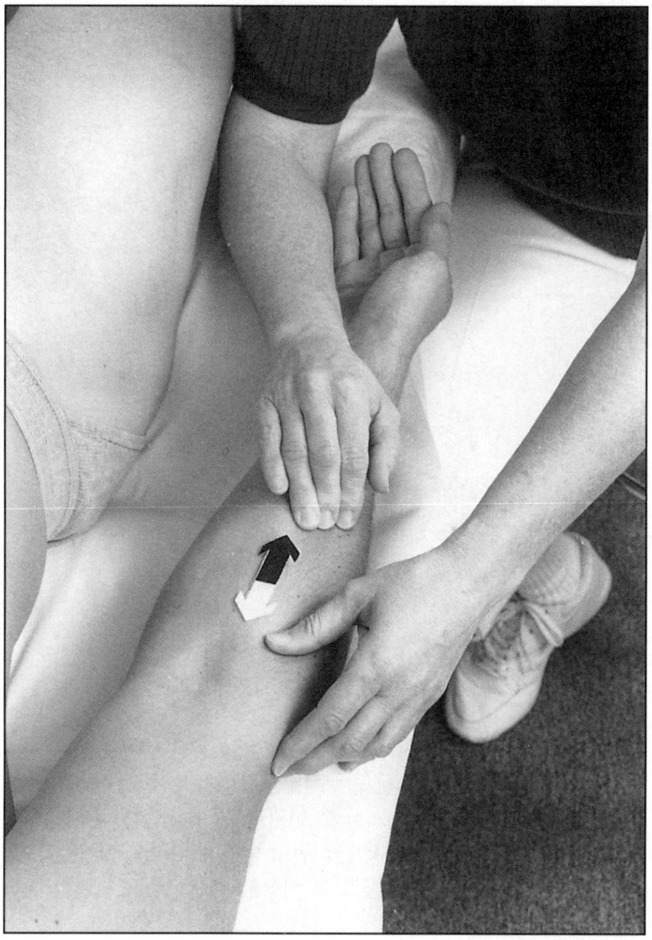

그림 331. 노쪽손목굽힘근(요측수근굴근, flexor carpi radialis)의 국소 이완술. 모은 손가락과 다른 손의 엄지를 사용하여 그림과 같이 지그시 누르면서 환자의 팔 아랫방향으로 근섬유의 방향에 따라 신장시킨다. 잠시 기다렸다가 이완과 신장을 다시 시작한다. 끝느낌에 도달할 때까지 이완술을 반복한다.

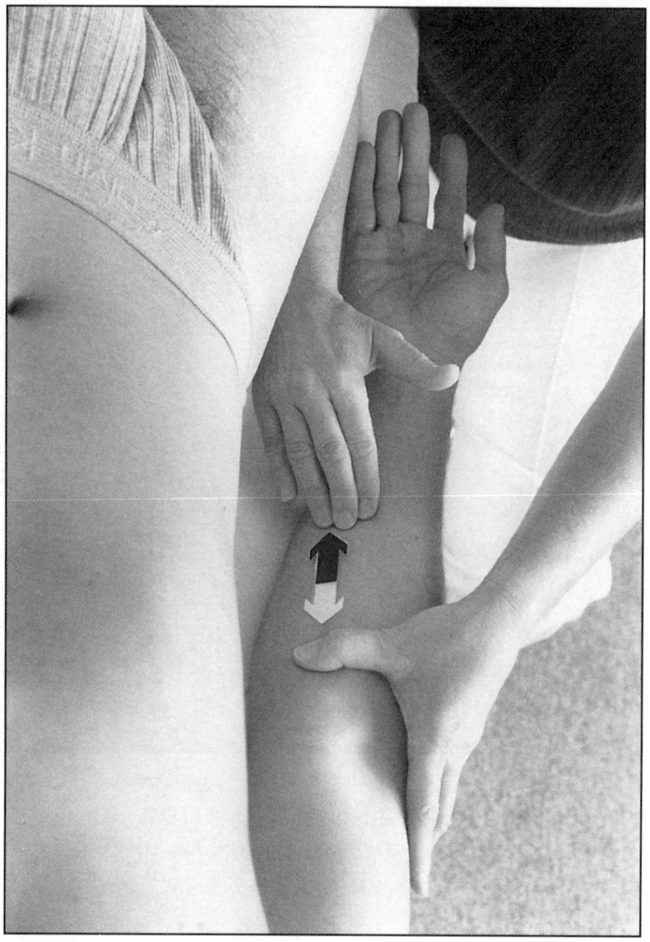

그림 332. 자쪽손목굽힘근(척측수근굴근, flexor carpi ulnaris muscle)의 국소 이완술. 모은 손가락과 다른 손의 엄지를 사용하여 그림과 같이 지그시 누르면서 근섬유의 방향에 따라 신장시킨다. 잠시 기다렸다가 이완과 신장을 다시 시작한다. 끝느낌에 도달할 때까지 이완술을 반복한다.

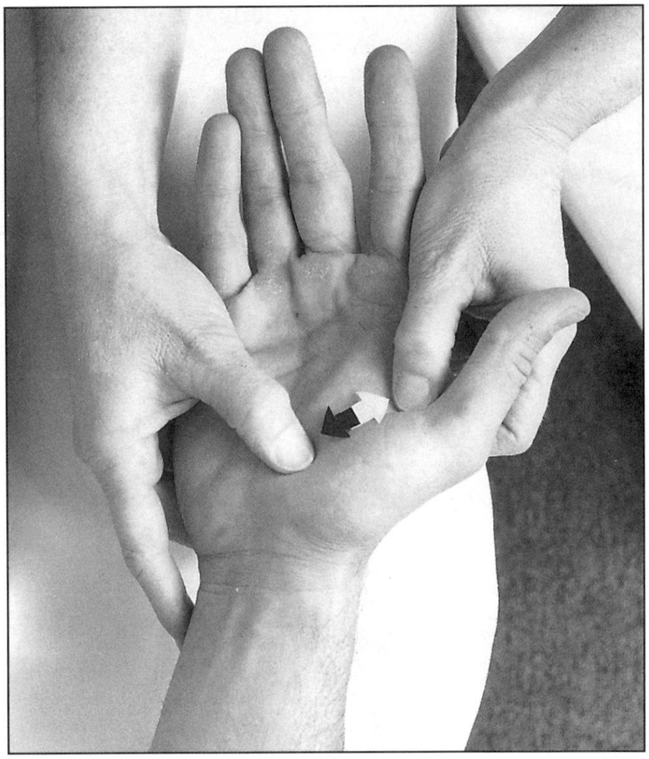

그림 333. 엄지모음근(무지내전근, adductor pollicis) 〔빗갈래(사두, oblique head)〕의 국소 이완술. 양 손의 엄지를 사용하여 그림과 같이 지그시 누르면서 근섬유의 방향에 따라 신장시킨다. 잠시 기다렸다가 이완과 신장을 다시 시작한다. 끝느낌에 도달할 때까지 이완술을 반복한다.

끝느낌에 도달하면 엄지를 약간 위로 이동하여 가로머리(transverse head) 엄지모음근의 이완술을 실시한다.

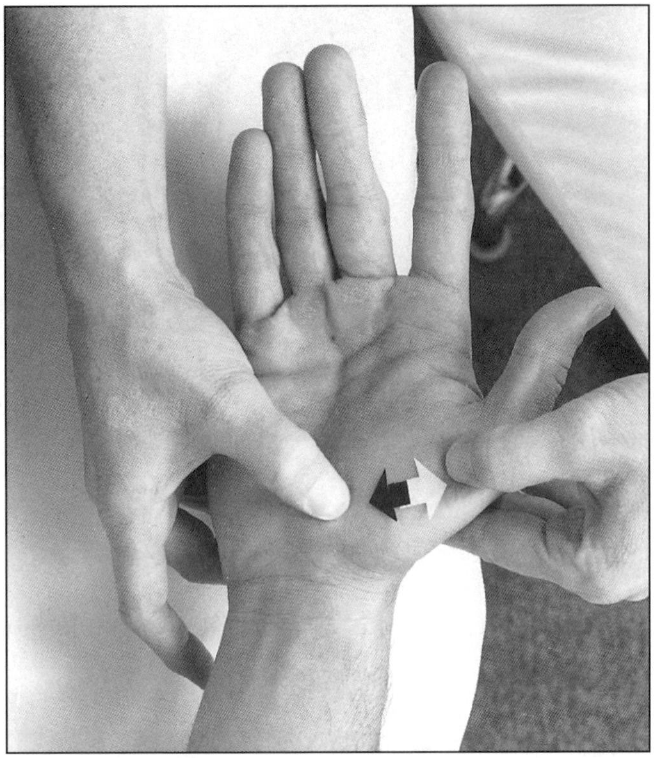

그림 334. 짧은엄지굽힘근(단무지굴근, flexor pollicis brevis) 〔표피 갈래(superficial head)〕의 국소 이완술. 양 손의 엄지를 사용하여 그림과 같이 지그시 누르면서 근섬유의 방향에 따라 신장시킨다. 잠시 기다렸다가 이완과 신장을 다시 시작한다. 끝느낌에 도달할 때까지 이완술을 반복한다.

끝느낌에 도달하면 엄지를 약간 아래로 이동하여 짧은엄지벌림근(단무지외전근, abductor pollicis brevis)와 엄지맞섬근(무지대립근, opponens pollicis)의 이완술을 실시한다.

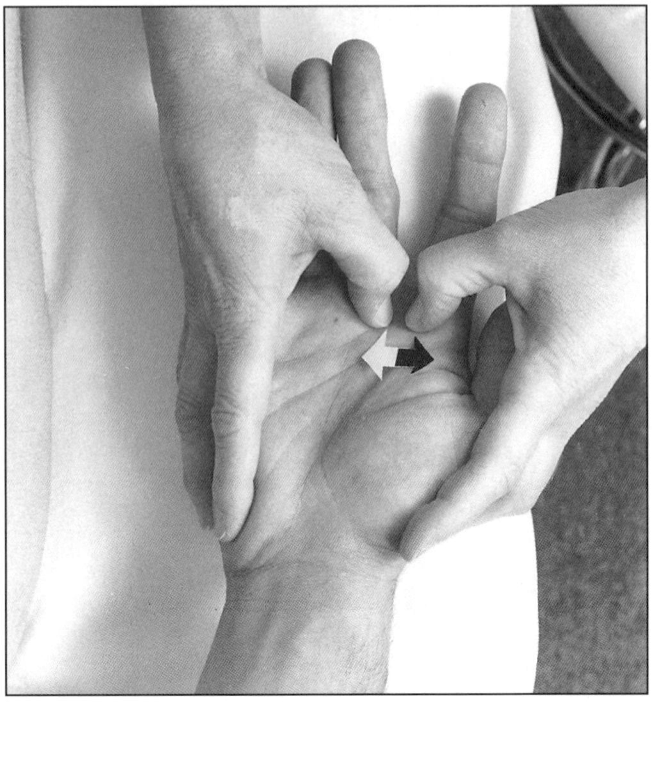

그림 335. 뼈사이근(골간근, interosseous)의 국소 이완술. 양 손의 엄지를 사용하여 지그시 누르면서 근섬유의 방향에 따라 신장시킨다. 잠시 기다렸다가 이완과 신장을 다시 시작한다. 끝느낌에 도달할 때까지 이완술을 반복한다.

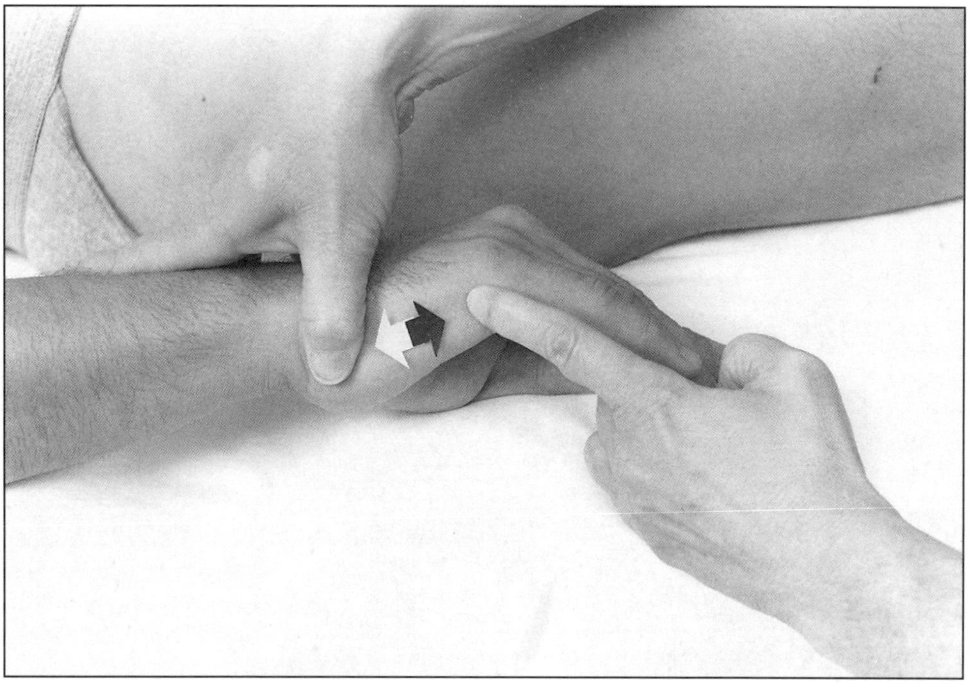

그림 336. 새끼벌림근(소지외전근, abductor digiti minimi)의 국소이완술. 한 손의 엄지와 다른 손의 검지를 사용하여 그림과 같이 지그시 누르면서 근섬유의 방향에 따라 신장시킨다. 잠시 기다렸다가 이완과 신장을 다시 시작한다. 끝느낌에 도달할 때까지 이완술을 반복한다.

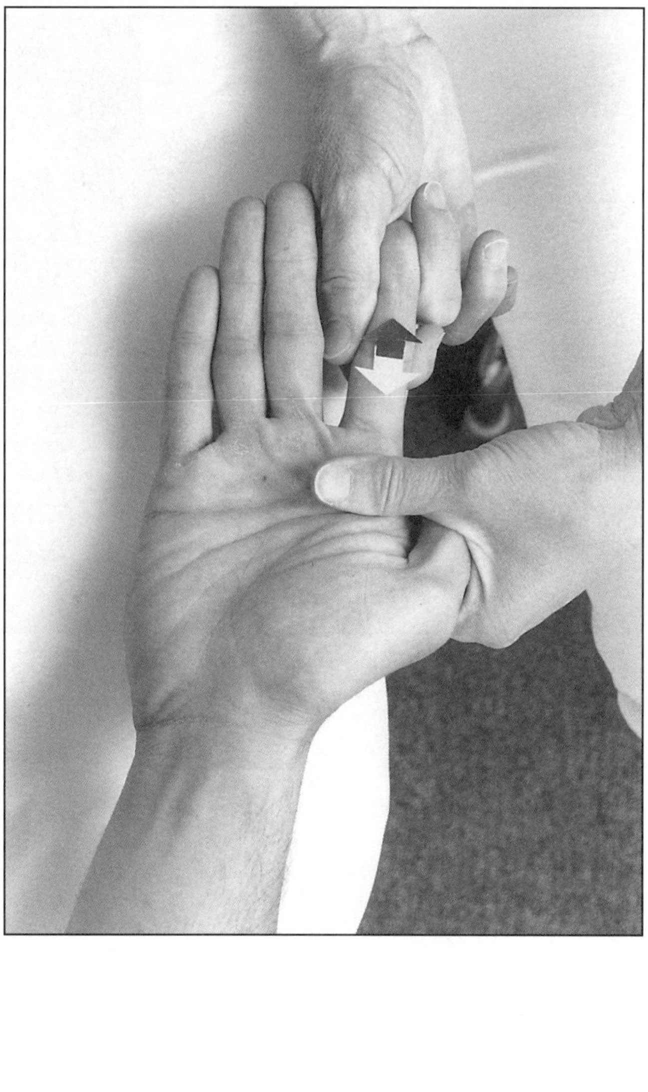

그림 337. 각 손가락의 연부조직 대단위 이완술. 각 손가락의 먼쪽손가락마디(원위지절, distal phalange)를 잡고 스트로킹(stroking)을 먼저 실시한다. 잠시 기다렸다가 신장 후 이완을 시작한다. 엄지와 각 손가락들이 완전히 풀어질 때까지 반복한다.

그림 338. 위팔세갈래근(상완삼두근, triceps brachii)의 대단위 이완술. 환자의 팔꿈치를 굽힘(굴곡)시키고 벌림(외전, abduction)시켜 엎드려 눕게 한다. 엄지와 검지로 위팔세갈래근의 긴머리 근복을 지그시 누르면서 근섬유의 방향에 따라 신장시킨다. 잠시 기다렸다가 이완과 신장을 다시 시작한다. 끝느낌에 도달할 때까지 이완술을 반복한다.

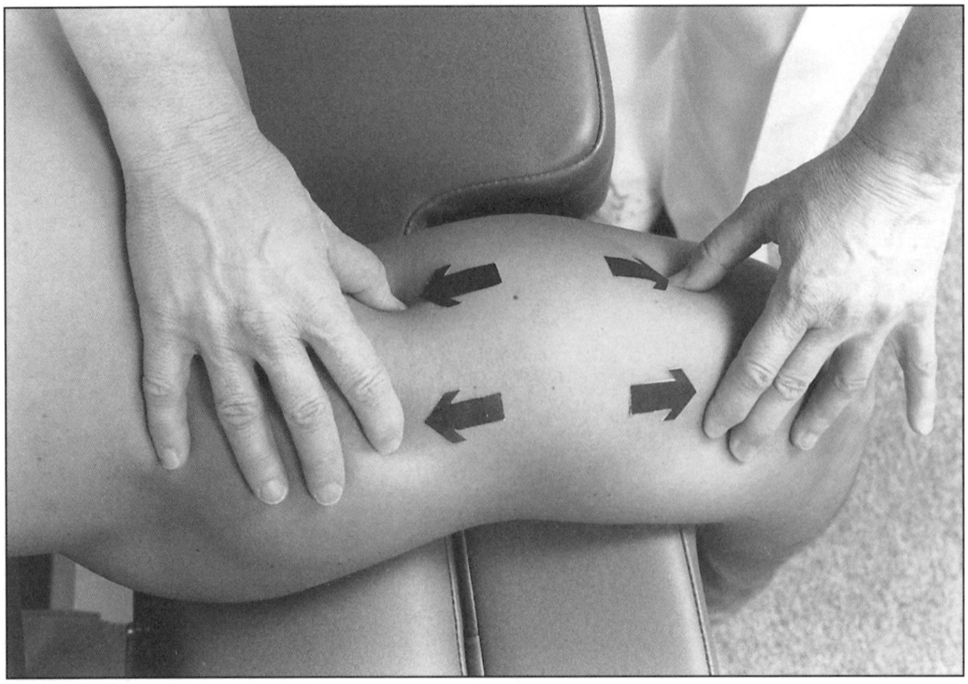

그림 339. 위팔세갈래근(상완삼두근, triceps brachii)의 수직 대단위 이완술. 엄지와 손가락 사이로 근 전체를 잡고 들어올린다. 잠시 기다렸다가 이완과 신장을 다시 시작한다. 끝느낌에 도달할 때까지 이완술을 반복한다.

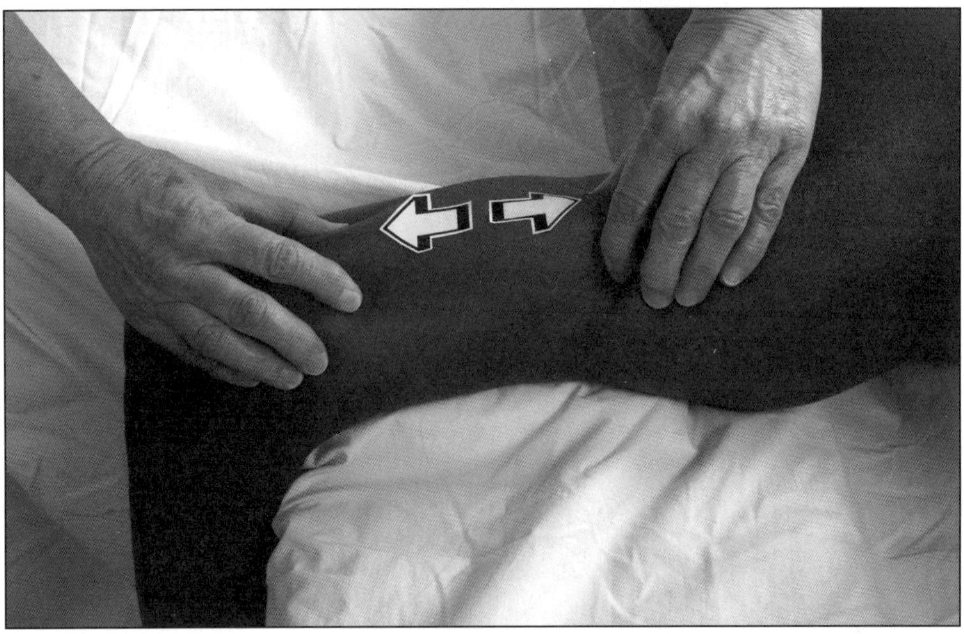

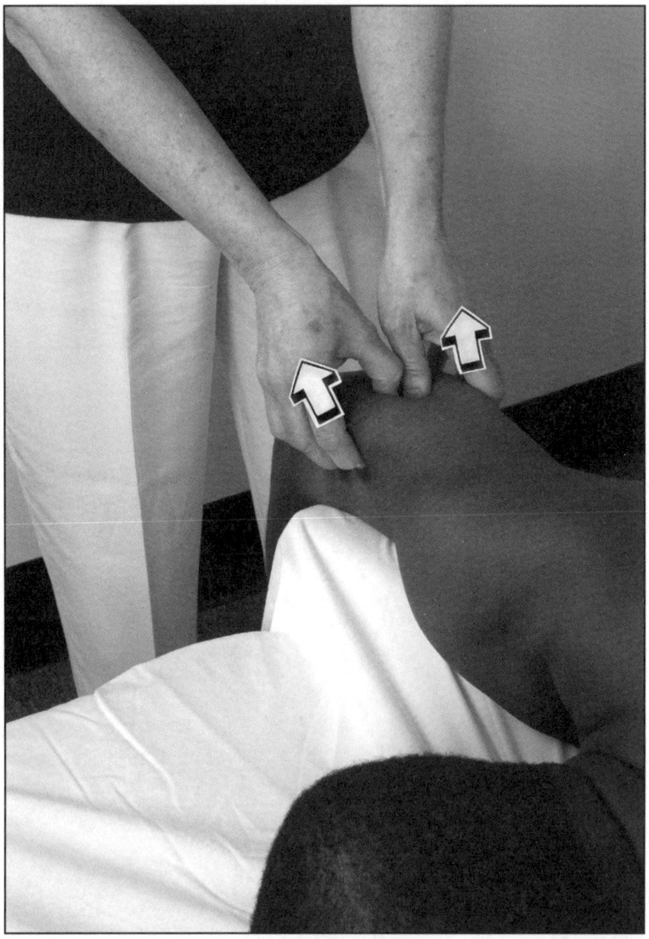

그림 340. 위팔세갈래근(상완삼두근, triceps brachii)의 수직 대단위 이완술. 엄지와 손가락 사이로 위팔근(상완근, brachialis) 안쪽을 잡고 들어올린다. 잠시 기다렸다가 이완과 신장을 다시 시작한다. 끝느낌에 도달할 때까지 이완술을 반복한다.

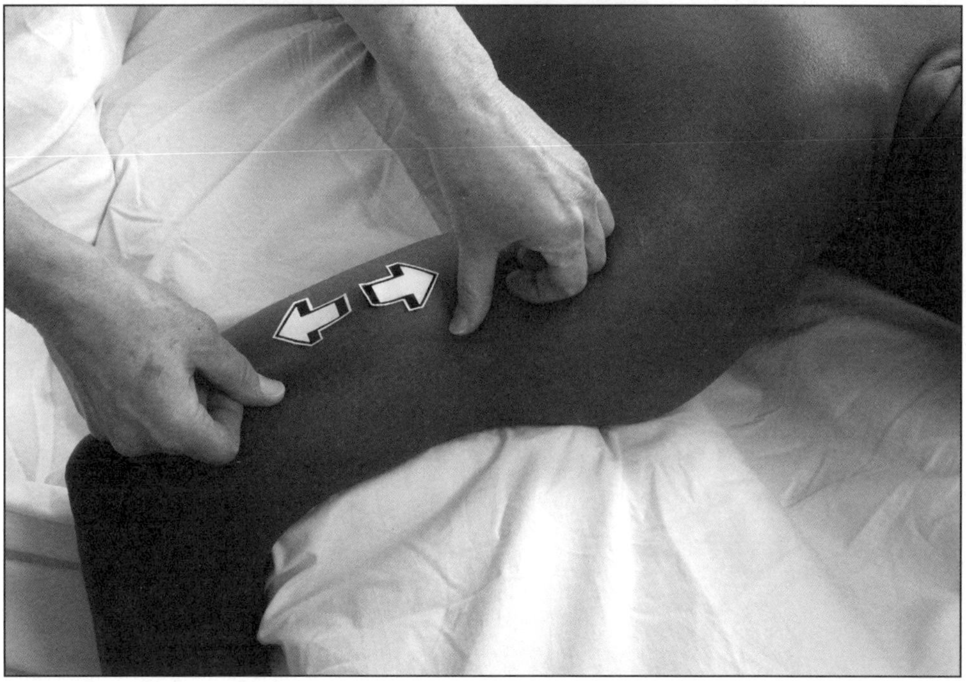

그림 341. 위팔세갈래근(상완삼두근, triceps brachii)의 국소 이완술. 양 엄지를 사용하여 그림과 같이 지그시 누르면서 근섬유의 방향에 따라 신장시킨다. 잠시 기다렸다가 이완과 신장을 다시 시작한다. 끝느낌에 도달할 때까지 이완술을 반복한다.

양측 상지와 상부 몸통(체간)의 대단위 이완술: 양측 상지 이완
(Gross Release of Both Arms and the Upper Trunk: Bilateral Arm Release)

양측 상지와 상부 몸통(체간)의 대단위 이완술(그림 342-343)은 하부 몸통의 초기 신장에 절대 사용되어서는 안된다. 양측 상지와 상부 몸통의 대단위 이완술은 상부 몸통과 어깨의 치료 후 남아 있는 타이트함이나 제한을 찾아내기 위해 주로 사용된다. 치료대에 있는 환자의 자세에서 상지의 양측 대단위 이완을 하는 동안 어느 근육이 초기 치료목표인지 결정한다. 환자의 팔과 상부 몸통에 자발적 움직임이 일어나기 시작할 때에, 이러한 동적인 움직임은 2차원적 보다 3차원적으로 운동이 일어난다. 치료사는 이완이 시작될 때 일어날 수 있는 자발적 움직임을 예상해야 한다. 치료대 주위로 몸통의 바깥굽힘(외측굴곡, lateral flexion)이나 돌림(회전) 또는 한쪽 상지의 대단위 이완으로 쉽게 전환하기 위한 공간을 사전에 확보하도록 한다.

자발적인 운동이 일어날 때에는 의도적으로 운동을 멈추지 말고 계속 움직이라고 환자에게 교육시킨다. 환자의 자발적 운동은 근육 손상을 일으켰던 자세와 신장의 방향을 치료사에게 알려 줄 것이다. 환자와 처음 만났을 때 이야기하였던 자세한 정보(과거력)를 치료를 하는 과정에서 다친 환자의 자세를 치료사에게 지시할 것이다. 환자가 편타증(whiplash injury)이나 등의 젖힘(과신전, hyperextension)으로 인한 손상이 있었다면 자발적인 움직임이 과거 자세를 다시 재현할 것이다. 느린 움직임을 유지하기 위해 환자의 다리에 충분한 저항을 적용한다. 타이트함이나 제한을 느낄 때에는 운동을 그대로 멈추고, 이완될 때까지 잠시 기다렸다가 운동이 다시 일어나도록 허용한다.

환자의 상지가 자발적으로 벌림(외전, abduction)되어 두 팔을 통제하기에 너무 벌어졌다면, 한쪽 팔은 잡고만 있고 다른 팔의 움직임에 따른다. 적절한 시점에서 타이트한 근육에 가벼운 압박을 주거나 발통점 이완을 위해 수직압력을 적용한다. 이러한 운동이 부드럽고 쉽게 이루어지면 양측 상지와 상부 몸통의 이완을 반복한다. 자발적인 움직임이 같은 동작으로 반복되어 나타난다면, 이러한 움직임은 통증이 일어나는 가동범위를 피하기 위한 것이다. 환자의 움직임을 반대 동작으로 유도하여 또 다른 타이트함이나 제한을 감지한다. 환자가 가능한 가동범위에서 타이트함이나 제한이 더 이상 느껴지지 않을 때까지 이완과정을 반복하라.

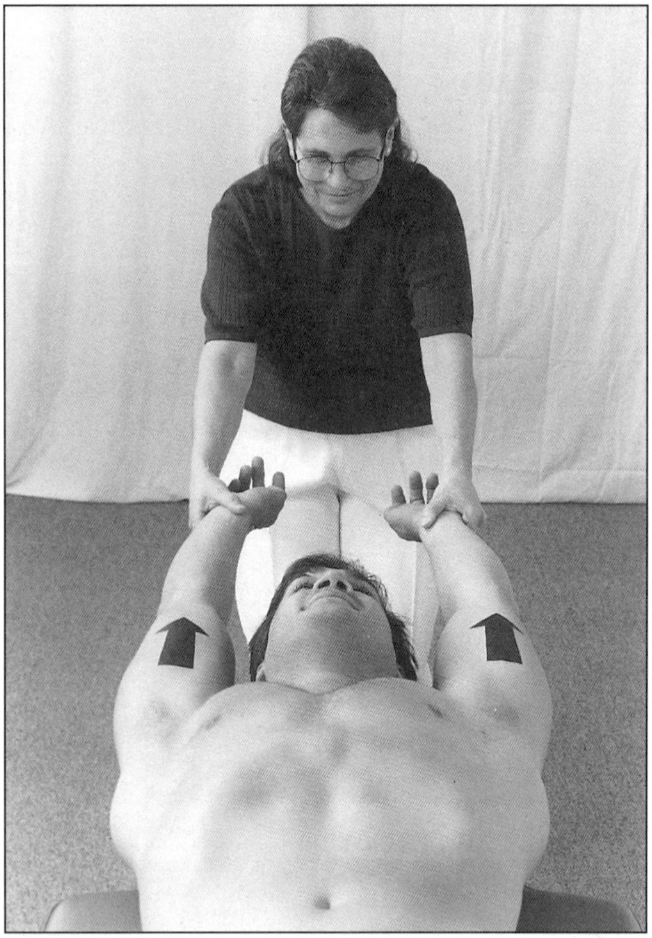

그림 342. 상체와 양 팔의 대단위 이완술. 환자를 바로 눕혀 손목 근위부를 잡고 환자의 귀까지 단단히 잡아당긴다. 잠시 기다렸다가 이완과 신장을 다시 시작한다. 끝느낌에 도달할 때까지 이완술을 반복한다.

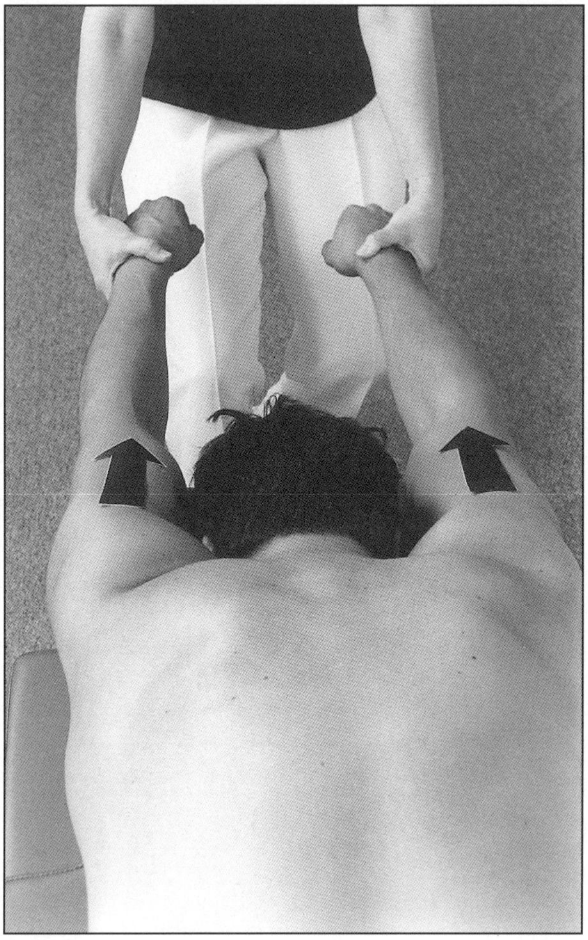

그림 343. 상체와 양 팔의 대단위 이완술. 환자를 엎드려 눕혀 손목 근위부를 잡고 환자의 귀까지 단단히 잡아당긴다. 잠시 기다렸다가 이완과 신장을 다시 시작한다. 끝느낌에 도달할 때까지 이완술을 반복한다.

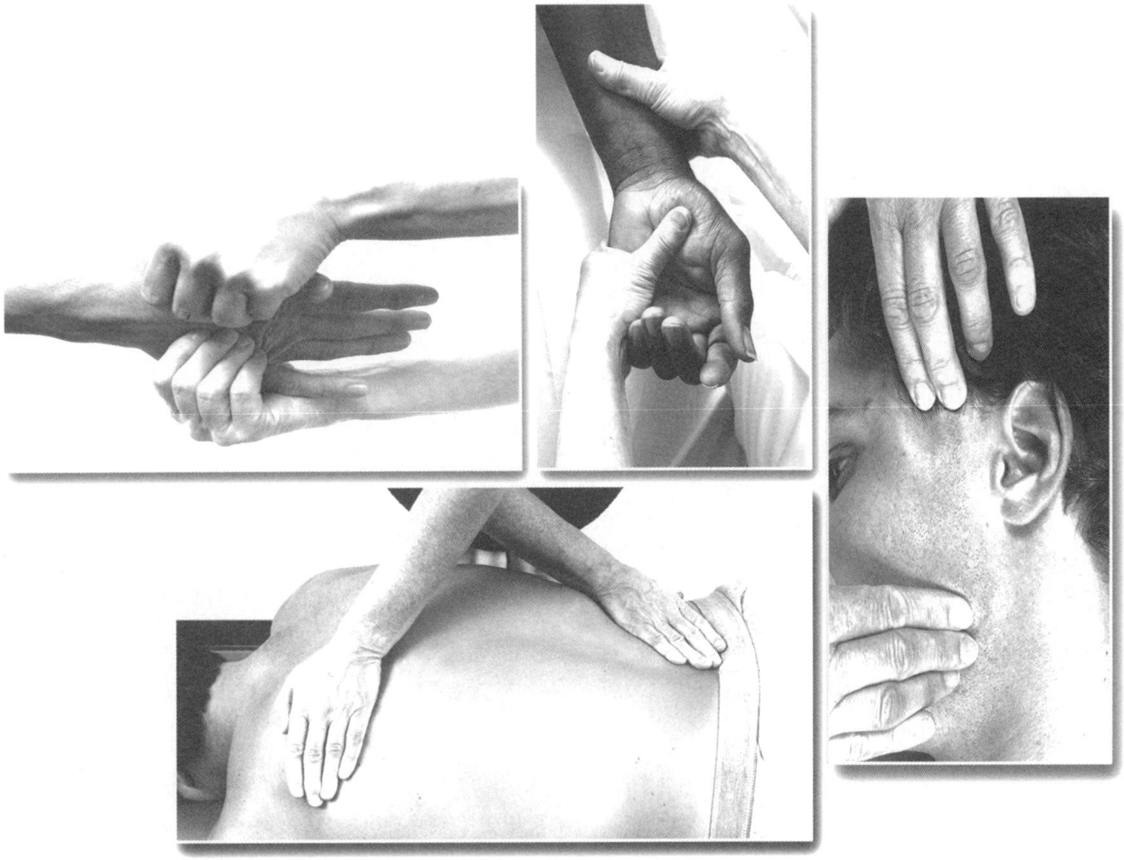

제 Ⅲ 부

근막이완술의 심화 기법

ADVANCED MYOFASCIAL RELEASE TECHNIQUES

앞가슴벽(전방 흉벽) 이완술
Anterior Chest Wall Release

앞가슴벽(전방 흉벽) 이완(그림 344-348)은 종래에 흉곽입구 이완(thoracic inlet release) 또는 흉곽출구 이완(thoracic outlet release)이라고 불러 왔지만, 이는 의미론적으로 잘못된 용어일 뿐만 아니라, 해부적으로도 합당하지 못하다. 가슴벽(흉벽)의 근막은 앞가슴벽 이완술을 적용하는 동안에만 신장이 일어나는 신체 구조물이기 때문에, 이 기법을 앞가슴벽 이완술이라고 부르는 것이 더 타당하다.

앞가슴벽 이완술은 치료사가 이완을 시작하여 종료될 때까지 전적으로 신체의 피드백에 의존해야 할 MFR 심화기법이다. 앞가슴벽 이완을 하는 동안, 치료사와 환자가 느끼는 주관적인 이완의 감각이 "무엇이" 풀어지는 것 같은 느낌을 갖지만, 이 느낌은 어떤 근육이 이완되는 느낌과는 아주 다른 차원의 느낌이다. 앞가슴벽 이완의 끝느낌은 앞가슴벽 전체를 통한 긴장의 깊은 이완이며, 보통 뒷가슴벽(후방 흉벽)에 비해 적게 늘어나는 편이다. 환자는 상부 몸통(체간)의 다양한 이완의 끝느낌에 도달하게 되면 자동적으로 심호흡을 하게 된다. 그러므로 앞가슴벽 이완 역시 일종의 상부 몸통 근막의 대단위 이완인 것이다.

앞가슴벽(전방 흉벽) 이완술은 치료사의 손가락으로 환자의 가슴을 압박함으로서 시작한다. 적당한 압력으로 이완이 시작되면 고유의 조직 움직임이 치료사의 손을 자연스럽게 이끈다. 처음 이 기법을 익힐 때에는 치료사의 한 손을 환자의 앞가슴벽에 올려놓고, 다른 한 손은 환자의 신체로부터 오는 피드백을 증폭시키기 위해 상부 등뼈(흉추) 가시돌기(극돌기, spinous process)에 놓는다. 치료사가 이런 희미한 피드백을 쉽게 따라갈 수만 있다면, 이완은 환자의 앞가슴벽에 놓은 한손만으로 수행할 수 있다. 피드백은 앞가슴벽 주변에서 앞-뒤로 움직이는 운동이나, 원형 또는 타원형 패턴으로 치료사의 손끝에 전달된다.

앞가슴벽 이완술은 주로 흉곽 앞쪽 전체에서 뚜렷한 이완이 일어나지만, 흉곽 후방에서는 거의 일어나지 않는다. 호흡문제를 가진 환자에게 앞가슴벽 이완술을 적용하면 대부분 기침을 하게 마련이다. 그러나 앞가슴벽 이완이 진행됨에 따라 호흡은 깊어지고 느리게 되며, 늑곽의 팽창과 수축의 폭이 커진다. 앞가슴벽 이완은 마음의 진정효과가 있기 때문에 걱정과 불안을 완화시키고 아동을 달래는데 매우 효과적이다. 동작의 폭은 예견할 수 없어 때로 여성의 가슴 접촉을 피할 수 없는 경우가 발생한다. MFR을 시행하기 전에 이 점을 충분히 설명한다. 치료사와 환자 모두는 이런 도수접촉이 성적인 접촉이 아님을 명확하게 이해하도록 한다. 환자의 보호자를 치료실에 입회시키는 것도 한가지 현명한 방법이 될 것이다. 환자가 이런 기법을 원하지 않거나 불쾌하게 생각하면, 앞가슴벽 이완을 적용하지 않도록 한다. **의심을 받는다면 굳이 하지 마라!**

치료사의 손바닥은 모든 방향으로 움직일 수 있고 심지어 손끝이 반대방향으로도 움직일 수 있을 것이다. 이완과정에서 어떠한 타이트함이나 제한이 느껴질 때에는 치료사의 손이 놓인 같은 방향으로 부드러운 신장을 적용하도록 한다. 고유 조직의 운동이 일어나 이완이 달성되었다면, 움직임의 다른 패턴으로 신장을 적용해야 한다. 고유의 조직 운동이 재개될 것이고, 이완이 느껴질 때까지 신장을 유지시킨다.

신장의 시간을 다양하게 조절한 움직임의 패턴에서 약간의 망설임이 나타날 수 있다. 특히 큰 부위의 제한과 마주쳤을 때 조직의 고유운동은 멈추고 치료사의 손이 정지될 것이다. 같은 정도의 신장과 압력을 유지한 상태에서 이완을 기다려라. 치료사와 환자는 환자의 호흡이 잠시 멈추었다고 느낄 것이다. 이러한 느낌은 "조심스러운 기다림"이다. 때로 어떤 환자는 이완이 종료된 후, 심호흡을 하기 전에 호흡을 빠르게 하거나 헐떡거릴 것이다. 이완이 이루어지는 과정에서 치료사는 전과 같은 동작으로 손을 움직이게 하지만, 더욱 쉬워지거나 다른 부위의 제한으로 옮겨갈 것이다. 치료사는 끝느낌에 도달할 때까지 인내하고 지속적으로 이러한 과정을 반복한다.

치료사의 한 손을 환자의 상부 등뼈(흉추) 아래에 배치하면서, 어깨가 이완되고 전완이 잘 지지될 수 있도록 치료대의 높이를 조절한다.

치료사는 환자의 비우성측에 더 많은 시간이 소요될 것이다. 우성과 비우성 양측의 긴장이 거의 같아지는 시점에서 앞가슴벽의 커다란 운동이 치료사의 손을 이끌 것이다. 치료사의 손이 동일한 궤도로 정확하게 여러 번 이끌리게 되면, 그 운동패턴에서 바깥쪽으로 수평 신장을 더욱 증가시킨다. 운동패턴은 3차원적 이완의 촉진과 관계없이 치료사의 신장에 반응하여 더 커지거나, 다른 방향으로 이끌 것이다. 끝느낌을 느낄 때까지 이런 절차를 반복한다.

앞가슴벽의 모든 타이트함과 제한이 이완되면 치료사의

손 운동은 부드럽고 쉽게 동일한 연결패턴(interlocking pattern)을 반복할 것이다. 환자의 앞가슴벽(전방 흉벽)에서 손을 완전히 떼기 전에 치료사의 손의 압력을 천천히 감소시킨다. 다음에 환자의 밑에 남아 있는 다른 손을 부드럽게 빼낸다.

앞가슴벽 이완술을 수행할 때 과도한 압력 때문에 환자의 고유한 조직운동을 방해할 수가 있다. 이러한 현상이 일어난다면, 조직의 고유한 운동을 다시 느낄 때까지 압박하는 힘을 약간 감소시킨다. 압력을 감소시키는 가장 좋은 방법은 "더 가볍게" "더 가볍게"라고 속으로 말하는 것이다. 이런 내적 암시로 손의 압력이 감소되는 것을 스스로 느낄 것이다.

호흡에 문제가 있는 환자들은 이완하는 과정에서 기침을 시작할 것이다. 분비물을 제거하기 위해 쓰레기통을 미리 준비해야 한다. 필요하다면 이완을 다시 시작하라. 이완이 진행되면서 환자의 호흡 시 늑곽의 확장과 수축이 더 증가하면서 숨이 더욱 깊어지고 느려진다. 체위배담을 사용하기에 앞서 앞가슴벽 이완술을 실시한다면, 늑곽 움직임 촉진과 폐점액들을 보다 쉽게 만들 것이다.

치료대의 높이는 치료사의 한 손이 환자 아래의 상부 등뼈(흉추) 가시돌기(극돌기, spinous process)에 놓일 때 아래팔(전완, forearm)이 완전히 지지되고 어깨가 이완될 수 있는 높이로 조절해야 한다. 환자가 일부러 다리를 교차하지 말도록 이야기하라. 치료사의 손과 환자의 피부는 치료사의 손이 미끄러짐을 방지하기 위해 건조하고 기름기를 제거해야 한다. 남성 환자를 치료할 때에는 앞가슴벽 이완술을 환자 머리나 치료대 끝에 앉아 수행할 수 있다. 다만 여성 환자를 치료할 때에는 치료대 끝에 앉아서만 치료할 수 있다.

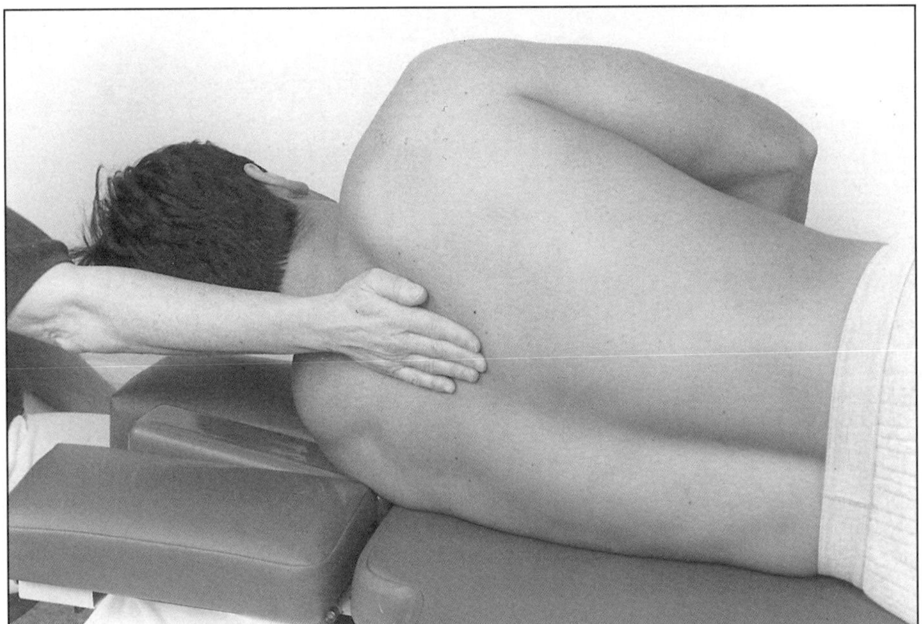

그림 344. 앞가슴벽(전방 흉벽) 이완술(anterior chest wall release)의 시작자세. 환자의 머리 쪽에 앉아 치료사의 비주도적인 손(nondominant hand)을 환자의 상부 등뼈(흉추)와 상응한 등 위쪽에 위치시킨다. 사진의 모델은 치료사의 손 위치를 보여주기 위해 일부러 돌아누웠다. 실제 치료 시에는 손을 상부 등뼈에 밀어 넣는다. 필요하면 손의 적절한 삽입을 위해 환자에게 몸을 약간 돌리라고 주문한다.

그림 345. 주도 손(dominant hand)의 손가락을 모아 복장패임(흉골절흔, sternal notch) 바로 아래에 손꿈치(heel of palm)를 올려놓는다. *적절한 거리를 유지하라. 당신의 손이 환자의 얼굴에 닿지 않도록 주의하라.*

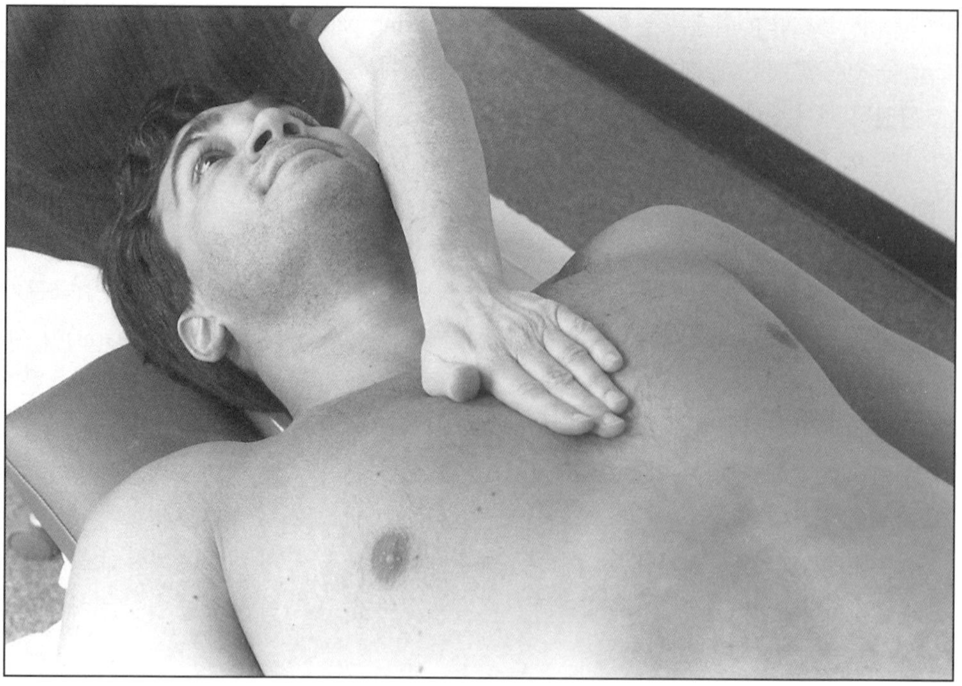

그림 346. 앞가슴벽(전방 흉벽) 이완술(anterior chest wall release)의 시작자세. 환자의 옆에 앉아 치료사의 비주도적인 손(nondominant hand)을 환자의 상부 등뼈(흉추)와 상응한 등 위쪽에 위치시킨다. 사진의 모델은 치료사의 손 위치를 보여주기 위해 일부러 돌아누웠다. 실제 치료 시에는 손을 상부 등뼈에 밀어 넣는다. 필요하면 손의 적절한 삽입을 위해 환자에게 약간 몸을 돌리라고 주문한다.

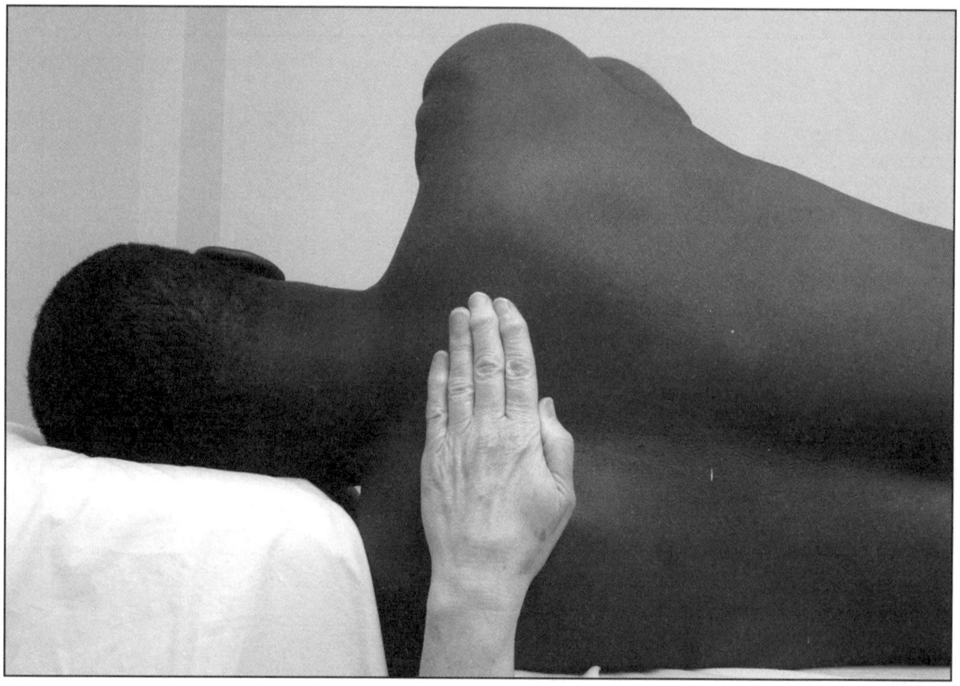

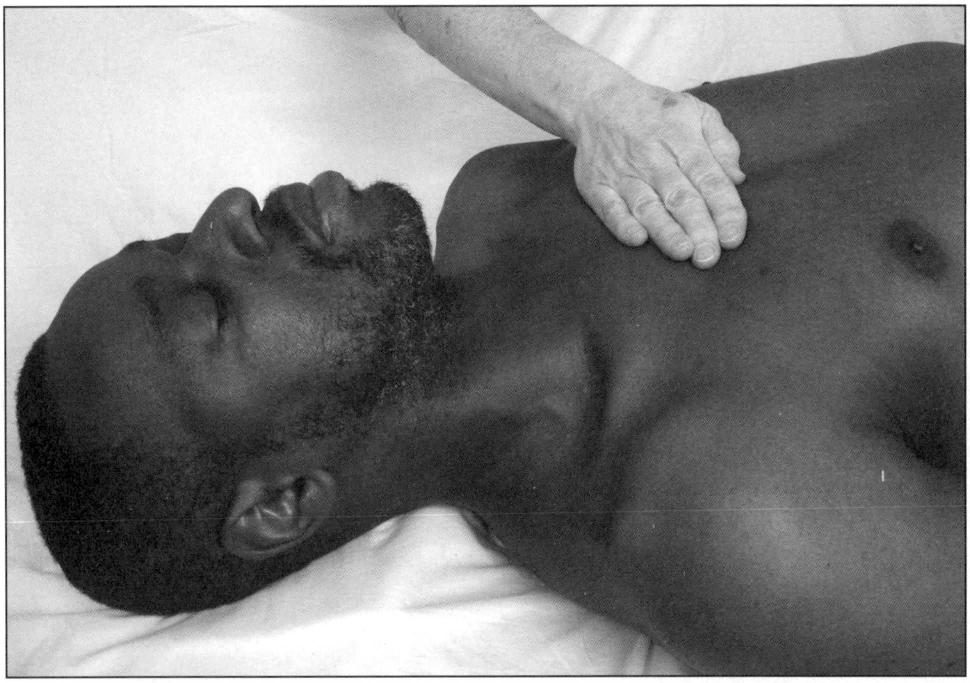

그림 347. 주도 손(dominant hand)의 손가락을 모아 복장패임(흉골절흔, sternal notch) 바로 아래에 손의 자뼈부(척골부, ulnar board)를 올려놓는다. 환자의 상체에서 당신의 손이 가볍고 편안해야 한다.

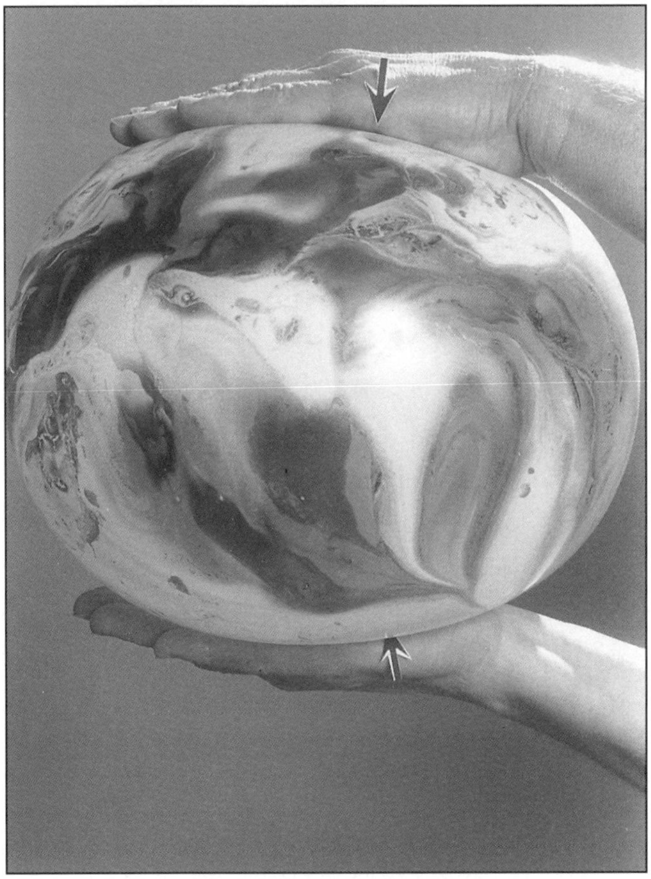

그림 348. 어떠한 제한이 느껴지거나 자발적인 운동이 멈출 때까지 양 손을 지그시 누른다. 압박(compression)을 반 정도 후퇴하여 기다리고 있으면 자발적인 운동이 다시 시작할 것이다. 그래도 자발적인 운동이 느껴지지 않는다면, 좀 더 손의 압박을 감소시킨다. 장벽이 느껴지기 시작하면, 이번에는 압박을 약간 증가시켜 신장시킨다. 잠시 기다렸다가 자발적인 운동에 순응한다. 끝느낌에 도달할 때까지 이완술을 반복한다.

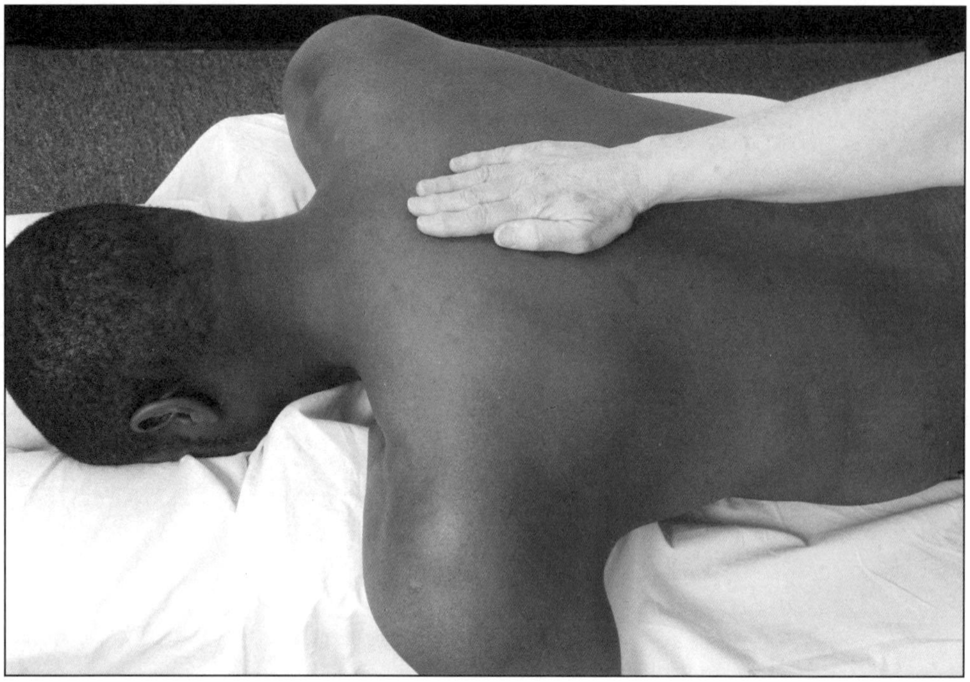

그림 349. 등뼈부(흉추부) 근막(thoracic fascia) 이완술. 어깨뼈(견갑골) 내밈(전인, protraction)을 적게 하기 위하여 어깨 아래에 베개를 대고 엎드리게 한다. 환자의 상부 등에 손을 올려놓고 어떠한 제한이 느껴지거나 자발적인 운동이 중지될 때까지 가볍게 누른다. 압박(compression)을 반 정도 후퇴하여 기다리고 있으면 자발적인 운동이 다시 시작할 것이다. 그래도 자발적인 운동이 느껴지지 않는다면 좀 더 손의 압박을 감소시킨다. 장벽이 느껴지기 시작하면 이번에는 압박을 약간 증가시켜 신장시킨다. 잠시 기다렸다가 자발적인 운동에 순응한다. 끝느낌에 도달할 때까지 이완술을 반복한다.

등뼈부(흉추부) 근막 이완술
Thoracic Fascia Release

앞가슴벽(전방 흉벽) 이완술을 한 손이나 두 손으로 수행할 때에는 먼저 상부 몸통(체간)의 근막을 간접적으로 이완시킨 후, 등세모근(승모근, trapezius)에 부착하는 넓은 근막띠를 이완시키기 위한 등뼈부(흉추부) 근막 이완술(그림 349)을 시작할 준비를 해야 한다. 등뼈(흉추) 가시돌기(극돌기, spinous process)의 직접적인 제한은 등세모근의 비대칭성 긴장을 유발하기 때문이다. 등뼈부 근막의 이완영역은 치료과정에서 처음보다 후기에 더 좋은 결과를 보인다. 등뼈부 근막 이완에 앞서 선행되는 전방 이완은 넓은 근막 띠의 자발적인 운동을 촉진하는 움직임을 유도한다.

가로막(횡격막) 이완술
Diaphragm Release

가로막(횡격막, diaphragm)은 흉곽의 하연과 상부 허리뼈(요추)에 붙어 있는 얇고 넓은 근막이다. 가로막의 중심부위에는 널힘줄(건막, aponeuroses)이 존재하며 칼돌기연골(검상돌기연골, xiphoid cartilage), 6개 또는 7개의 하부 갈비뼈(늑골), 상부 허리뼈에서 시작하는 근조직의 부착점을 제공하고 있다. 가로막은 흉강과 복강을 분리한다. 가로막에 근막발통점이 존재한다는 것을 아직 보고한 적사례는 없다.

이 기법이 가로막 이완술이라고 불리지만, 하부 늑곽 안에 온전히 보호되어 있기 때문에 가로막의 실제적인 신장은 손의 접촉과는 직접적인 관련이 없다.

앞가슴벽(전방 흉벽) 이완술과 유사하게 치료사와 환자가 느끼는 주관적인 이완감각은 "무엇이" 풀어지는 것 같은 느낌을 갖지만, 이 느낌은 특별한 근육이 이완되는 느낌과는 차원이 다른 느낌이다. 이러한 이완은 몸통(체간) 가운데의 근막이 신장되는 물리적인 구조물이다. 그러므로 가로막 이완은 중앙부 몸통(체간) 근막의 대단위 이완인 것이다.

초기의 "신장"은 치료사의 손 사이로 환자 신체를 압박을 시작하여 조직의 고유운동성을 자연스럽게 이끌어내도록 적절한 압력을 적용한다. 이 기법을 처음 익힐 때에는 치료사의 한 손은 환자 늑곽 아래 경계부 복부에 올려놓고, 다른 한 손은 위의 손과 반대로 하부 등뼈(흉추) 가시돌기에 올려놓는다. 압박이 감소되면서 복부와 하부 늑곽 주변에서 앞-뒤 동작이나 원 또는 타원형의 패턴이 치료사의 손끝에 전달된다. 치료사 손바닥 전체가 각 방향으로 움직이지는 않고 대부분 손끝이 반대방향으로 움직일 것이다. 몇몇 타이트함이나 제한이 느껴질 때에 치료사의 손이 놓인 것과 같은 방향으로 부드러운 신장을 적용한다. 멈추고, 이완을 기다린 후 동작을 다시 반복한다. 멈추는 시간은 대개 짧고 움직임을 약간 주저하는 정도일 것이다. 큰 부위의 제한이 신장될 때에는 고유 조직의 움직임이 멈추어 환자도 자발적인 운동이 정지될 것이다. 순간적으로 치료사와 환자는 호흡이 멈추었다고 느낀다. 다음으로 이어지는 이완의 진행에 따라 치료사는 전과 같은 동작으로 손이 움직이지만, 더욱 쉬워지거나 다음 부위의 제한 장벽으로 이동하거나 모든 동작을 그만둘 것이다. 치료사는 끝느낌에 도달할 때까지 인내하면서 이 과정을 반복한다.

치료대의 높이는 치료사의 한 손이 환자 상부 등뼈(흉추) 가시돌기(극돌기, spinous process)에 올릴 때 아래팔(전완, forearm)이 완전히 지지되고 어깨는 충분히 이완되어야 한다. 환자가 다리를 교차하지 않도록 주지시켜라. 치료사의 손과 환자의 피부는 손의 미끄러짐을 방지하기 위해 건조하고 기름기를 제거하여야 한다.

치료사는 주로 위쪽에 있는 손이 자주 이끌리고, 하부 늑곽과 상부 복부를 신장하는데 더 많은 시간이 소요됨을 깨닫게 될 것이다. 위쪽과 아래쪽의 긴장이 거의 같아지거나 동일할 때, 하부 늑곽과 상부 복부를 덮는 큰 운동으로 치료사의 손을 유도할 것이다. 치료사의 손이 동일한 궤도로 정확하게 여러 번 반복하여 이끈다면, 그 패턴의 바깥쪽에서 수평신장을 강화시킨다. 3차원적 이완의 촉진과 관련없이 치료사의 신장에 운동패턴이 더 반응하여 증가하거나 다른 방향으로 이끌게 될 것이다. 끝느낌을 느낄 때까지 이런 과정을 반복한다.

가로막의 모든 타이트함과 제한이 이완되었으면, 치료사의 손 운동은 한결 부드럽고 동일한 연결패턴(interlocking pattern)을 반복할 것이다. 치료사는 우성 손의 압력을 서서히 감소시키면서 환자의 상부 복부에서 손을 뗀다. 환자의 등 쪽에 있는 다른 손을 빼기 위해 그 손을 활주시키거나, 손을 쉽게 뺄 수 있도록 환자에게 몸을 약간 돌려 달라고 주문한다.

가로막 이완술을 수행할 때 과도한 압력 때문에 환자의 고유한 조직운동성을 방해받을 수 있는데, 이러한 현상이 일어난다면, 조직의 고유한 운동을 다시 느낄 수 있을 때까지 압박의 힘을 감소시킨다. 압력을 감소시키는 가장 좋은 방법은 "더 가볍게" "한결 더 가볍게"라고 계속 상상하는 것이다. 이런 내적 암시로 치료사는 압력이 감소되는 것을 스스로 느낄 것이다. 집중이 잘 되지 않아 조직의 고유 운동성을 느끼지 못했을 경우에는 접촉을 더욱 확실하게 한 다음 치료사의 손 감각에 다시 집중하도록 한다.

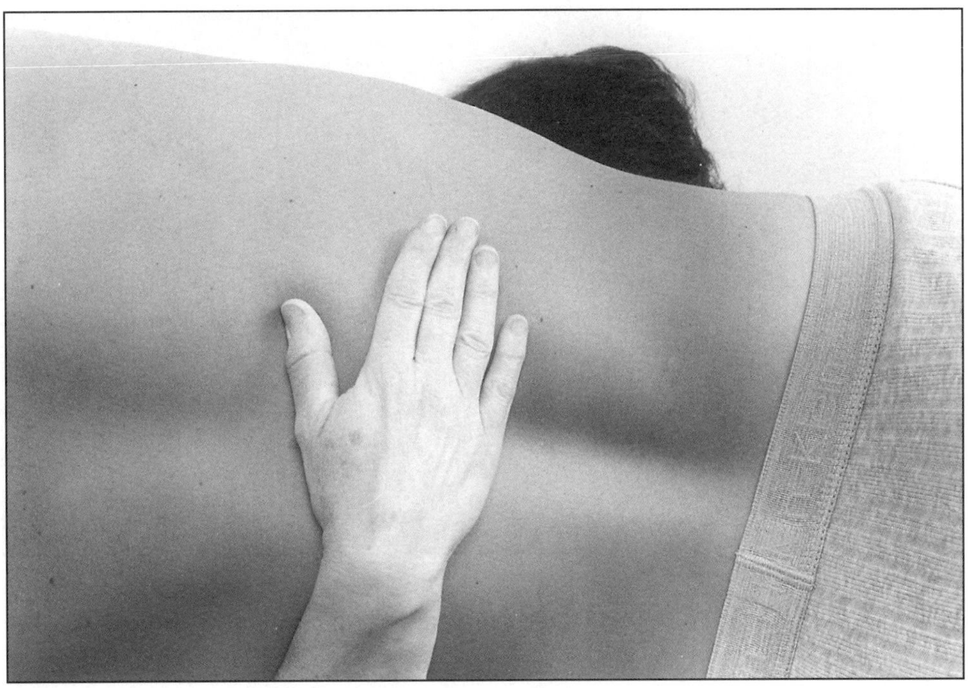

그림 350. 가로막(횡격막) 이완술(diaphragm release)의 시작자세. 환자의 옆에 앉아 치료사의 비주도적인 손(nondominant hand)을 환자의 등허리뼈(흉요추) 접합부와 상응한 등에 위치시킨다. 사진의 모델은 치료사의 손 위치를 보여주기 위해 일부러 돌아누웠다. 실제 치료 시에는 손을 등뼈(흉추) 하부에 밀어 넣는다. 필요하면 손의 적절한 삽입을 위해 환자에게 몸을 약간 돌리라고 주문한다.

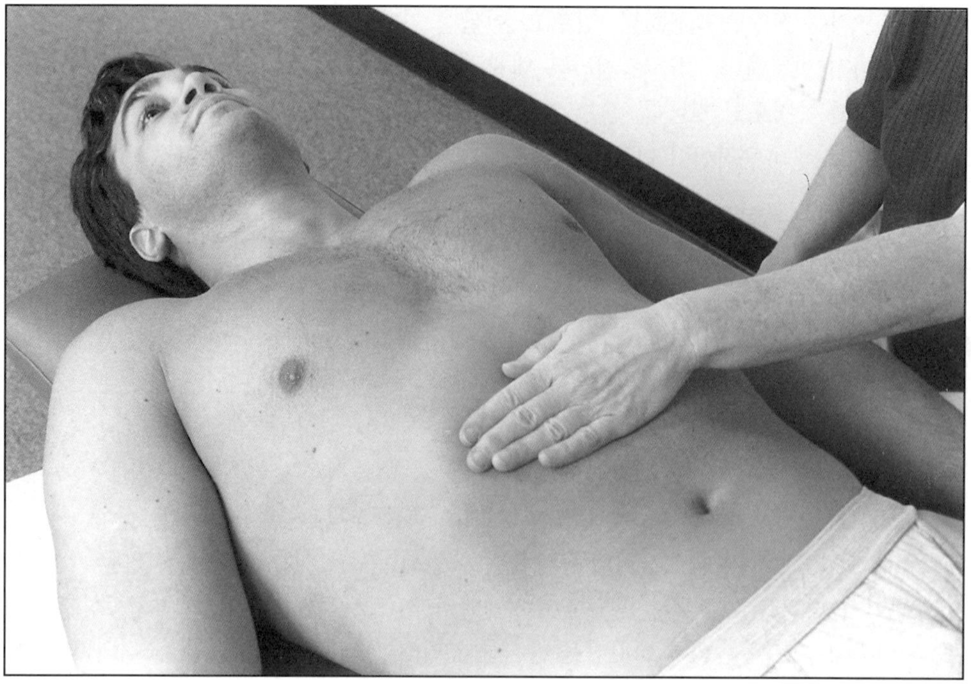

그림 351. 주도 손(dominant hand)의 손가락을 모아 칼돌기(검상돌기, xiphoid process) 바로 아래에 올려놓는다. 치료사는 가급적 환자의 몸과 직각으로 앉아 양 손이 위 · 아래 나란하도록 한다.

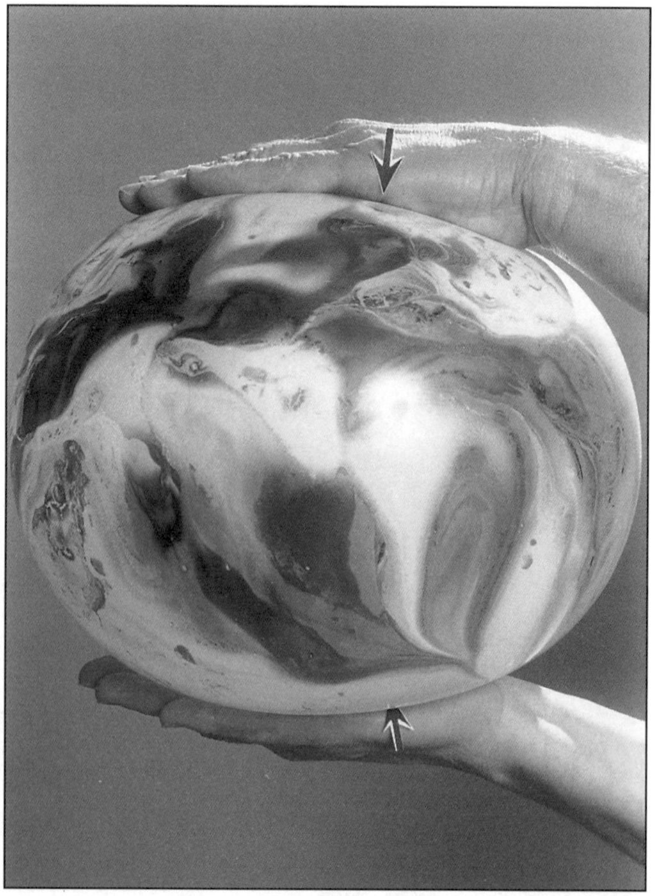

그림 352. 어떠한 제한이 느껴지거나 자발적인 운동이 멈출 때까지 양 손을 지그시 누른다. 압박(compression)을 반 정도 후퇴하여 기다리고 있으면 자발적인 운동이 다시 시작할 것이다. 그래도 자발적인 운동이 느껴지지 않는다면 좀 더 손의 압박을 감소시킨다. 장벽이 느껴지기 시작하면 이번에는 압박을 약간 증가시켜 신장시킨다. 잠시 기다렸다가 자발적인 운동에 순응한다. 끝느낌에 도달할 때까지 이완술을 반복한다.

골반저 이완술
Pelvic Floor Release

골반저 이완술(그림 353-355)은 앞가슴벽(전방 흉벽) 이완술의 몇 가지 해부학적 내용에 준한다. 골반 안에는 많은 근육과 기관들이 있지만, 골반저 이완술 시 근막 이외에 특별히 신장되는 해부학적 구조물이 존재하지 않는다. 골반저 근육의 근막발통점은 회음부(perineum), 뇨생식기(urogenital structure), 골반저의 후부, 천미영역(sacrococcygeal region), 질(vagina), 항문미추부(anococcygeal region) 및 넙다리(대퇴) 후연에 통증을 유발시킨다. 이들 근막발통점들은 골반저 이완기법에 의해 간접적으로 치료될 뿐만 아니라, 타이트하거나 제한된 주위 근막들의 반사적 이완에 의해 장벽(barrier)이 해소된다.

골반저의 이완으로 자궁내막증(endometriosis)의 통증과 월경전 경련을 완화시킬 수 있다. 생리 중인 여성에게 수행한다면, 치료기간 동안 일시적으로 월경의 양이 많아질 수 있다. 골반저 이완은 만성 요통을 완화시킬 뿐 아니라, 내폐쇄근의 타이트함이나 발통점으로 오는 심부의 엉덩관절(고관절) 통증도 완화시킨다.

치료부위는 특별히 한정되어야 하고 치료사와 환자에 의해 서로 이해가 선행되어야 한다. 즉, 치료사와 환자 모두는 치료에 필요한 도수접촉이 성적인 접촉이 아님을 명확하게 한다. 환자의 보호자를 치료실에 입회시키는 것도 현명한 하나의 방법이 될 것이다. 환자가 이런 기법을 굳이 원하지 않거나 불쾌하게 생각한다면, 이완술을 더 이상 진행시키지 말라. 환자가 일단 동의를 하였어도 환자나 치료사가 불편하다고 생각되면, 이완을 더 이상 진행시키지 않도록 한다.

앞가슴벽(전방 흉벽) 이완술, 가로막(횡격막, diaphragm) 이완술과 유사하게 치료사와 환자가 느끼는 주관적인 감각은 "무엇이"이완되는 느낌을 갖지만, 이 느낌은 특별한 근육이 이완되는 느낌과는 다른 느낌이다. 하부 몸통(체간)과 골반저의 근막들은 이러한 이완술을 통해서만 신장되는 물리적 구조물로 알려져 있다. 그러므로 골반저 근육 이완은 하부 몸통과 골반저 근막의 대단위 이완인 것이다.

초기의 "신장" 기법은 치료사의 손가락 사이로 신체를 압박할 때 치료사의 손을 이끌어 내는 조직의 고유 운동성에 대한 적절한 압력이다. 이 기법을 처음 배울 때에는 치료사의 한 손 자뼈부(척골부, ulna)를 환자 하복부와 치골결합 사이에 올려놓고, 다른 한손은 위쪽 손과 반대로 엉치뼈부(천골부)의 아래에 위치시킨다. 치료사가 이완에 숙달되고 편한 느낌을 가지게 되면, 골반저 근육이완은 하복부에 한 손을 올리는 것만으로 수행이 가능하다. 압박이 감소되기 시작하면, 하복부 주변에서 앞-뒤 동작이나 원 또는 타원형 패턴의 움직임이 치료사의 손끝으로 전달된다. 치료사 손바닥 전체로 모든 방향을 따라 움직이기는 어렵고, 대부분 손끝이 반대방향으로 움직여 자발적인 운동에 따라갈 것이다. 몇몇 타이트함이나 제한이 느껴질 때에는 치료사의 손이 놓인 동일한 방향으로 부드러운 신장을 적용한다. 이완을 위해 잠시 멈추어 기다린 후 동작을 다시 반복한다. 멈추는 시간은 짧고 움직임을 약간 주저하는 정도일 것이다. 큰 부위의 제한이 신장될 때에는 고유 조직의 운동성이 멈추며 환자의 움직임이 정지할 것이다. 치료사는 일시적으로 환자의 호흡이 멈추었다고 느낄 것이다. 다음 이완에 따라 치료사는 전과 같은 동작으로 손이 움직이지만, 더욱 쉬워지거나 이완을 향한 다른 부위의 제한으로 이동하거나 모든 동작이 끝날 것이다. 치료사는 이러한 끝느낌에 도달할 때까지 인내하여 이 과정을 반복한다.

치료사는 위쪽에 있는 손이 더 자주 이끌리고 하복부의 한쪽을 신장하는데 더 많은 시간이 소요됨을 알게 될 것이다. 위쪽과 아래쪽의 긴장이 거의 같아지거나 동일할 때, 하복부 전체를 덮는 큰 움직임으로 치료사의 손은 이끌 것이다. 치료사의 손을 동일한 궤도로 여러 번 이끌게 된다면, 그 패턴의 바깥쪽에서 수평신장을 증가시킨다. 3차원적 이완의 촉진과 관계없이 치료사의 신장에 반응하여 운동패턴이 더 커지거나 다른 방향으로 이끌 것이다. 끝느낌을 느낄 때까지 이런 과정을 반복한다.

골반저의 모든 타이트함과 제한이 이완되었다면, 치료사의 손 운동은 좀 더 부드럽고 동일한 연결패턴(interlocking pattern)을 반복할 것이다. 치료사는 우성 손의 압력을 천천히 감소시키면서 환자의 하부복에서 손을 뗀다. 환자의 등쪽에 있는 손을 빼기 위해 그 손을 활주시키거나, 손을 쉽게 뺄 수 있도록 환자에게 몸을 약간 돌리라고 주문한다.

골반저 이완술을 수행할 때에 너무 과도한 압력 때문에 환자의 고유한 조직운동을 방해할 수 있는데, 이런 현상이 일어나면, 조직의 고유한 운동성이 느껴질 때까지 압박하는 힘을 감소시킨다. 압력을 감소시키는 가장 좋은 방법은 "더 가볍게" "더 가볍게"라고 속으로 주문한다. 이런 내적 암시로 치료사의 손에서 압력이 서서히 떨어지는 것을 느끼게 될 것이다. 집중이 되지 않아 조직의 고유운동성을 잘 느끼지

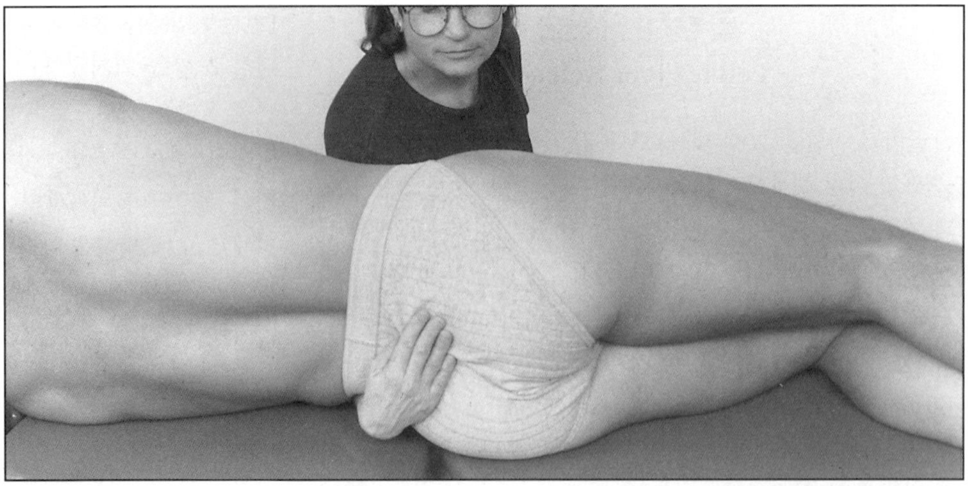

그림 353. 골반저 이완술(pelvic floor release)의 시작자세. 환자의 옆에 앉아 치료사의 비주도적인 손(nondominant hand)으로 환자의 엉치뼈(천골)을 감싼다. 사진의 모델은 치료사의 손 위치를 보여주기 위해 일부러 돌아누웠다. 필요하면 손의 적절한 삽입을 위해 환자에게 약간 몸을 돌리라고 주문한다.

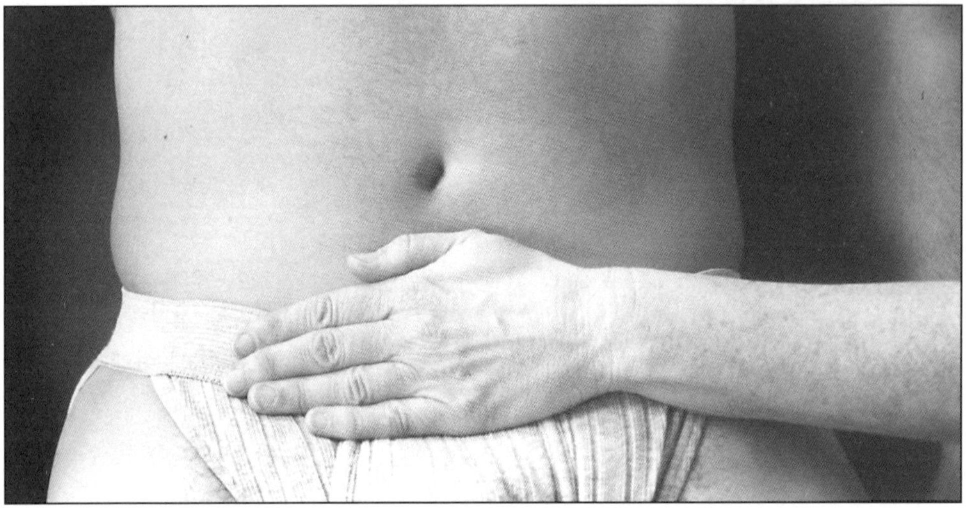

그림 354. 주도 손(dominant hand)의 손가락을 모아 두덩결합부(치골결합부, pubis symphysis) 바로 위에 올려놓는다. 치료사의 몸은 환자의 몸과 직각으로 나란히 앉도록 한다.

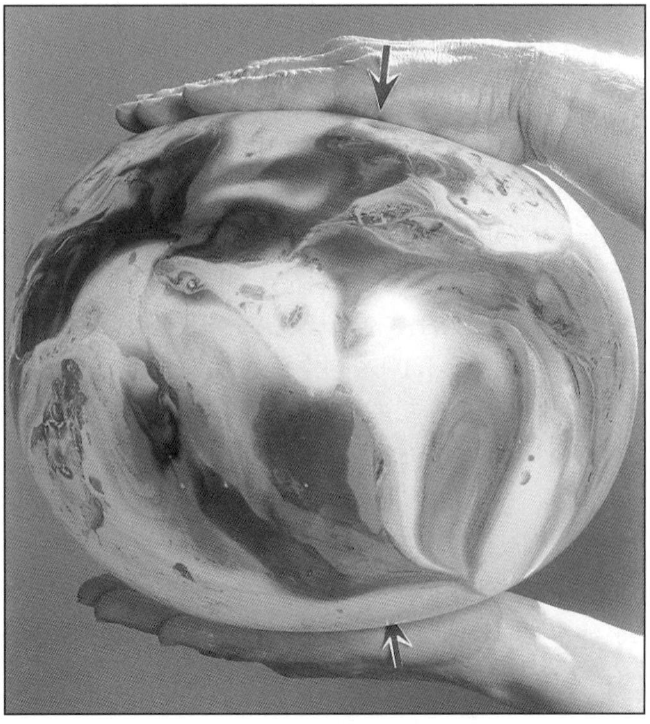

그림 355. 어떠한 제한이 느껴지거나 자발적인 운동이 멈출 때까지 하부 복부를 양 손으로 지그시 누른다. 압박(compression)을 반 정도 후퇴하여 기다리고 있으면, 자발적인 운동이 다시 시작할 것이다. 그래도 자발적인 운동이 느껴지지 않는다면, 좀 더 손의 압박을 감소시킨다. 장벽이 느껴지기 시작하면 이번에는 압박을 약간 증가시켜 신장시킨다. 잠시 기다렸다가 자발적인 운동에 순응한다. 끝느낌에 도달할 때까지 이완술을 반복한다.

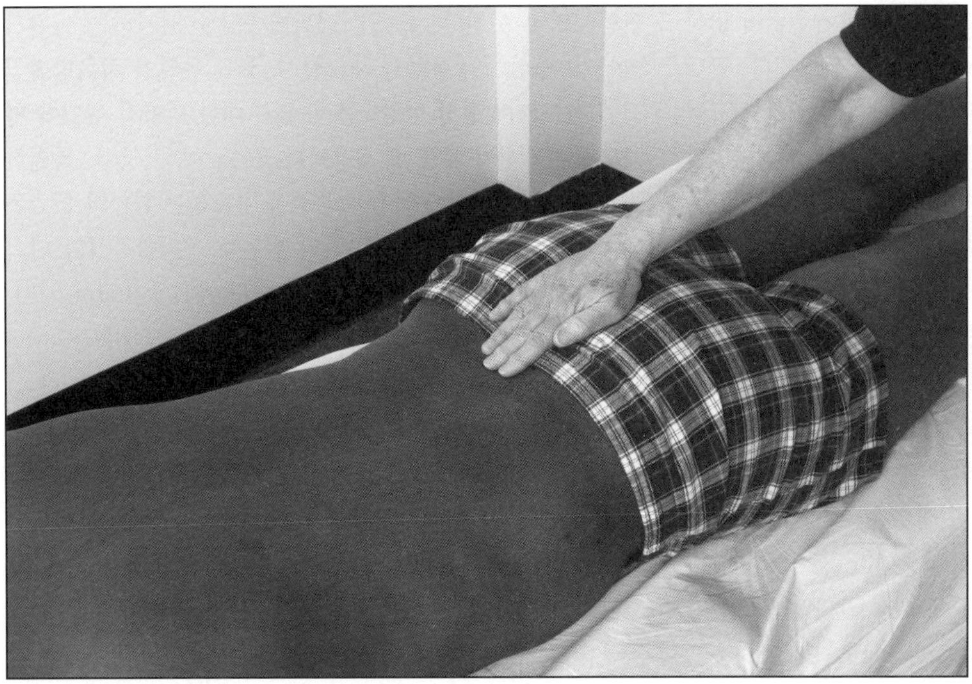

그림 356. 엎드린 자세에서 엉치뼈(천골) 근막이완술(sacral fascia release). 손으로 엉치뼈와 허리부(요부) 아래를 지그시 누른다. 손의 누르는 압박(compression)을 반 정도 후퇴하여 기다리고 있으면 자발적인 운동이 다시 일어날 것이다. 그래도 자발적인 운동이 느껴지지 않는다면, 좀 더 손의 압박을 감소시킨다. 장벽이 느껴지기 시작하면 이번에는 압박을 약간 증가시켜 신장시킨다. 잠시 기다렸다가 자발적인 운동에 순응한다. 끝느낌에 도달할 때까지 이완술을 반복한다.

못할 경우에는 도수접촉을 확실하게 한 다음, 환자와 치료사의 손 감각에 집중하도록 한다.

주의할 점은 이완술을 시작하기에 앞서 환자의 방광을 미리 비워야 한다는 사실이다. 치료대의 높이는 치료사의 한 손이 환자 엉치뼈(천골) 아래에 놓을 때 아래팔(전완, forearm)은 완전히 지지되고 어깨는 충분히 이완되어야 한다. MFR 중 환자가 다리를 교차하지 않도록 이야기하라. 치료사의 손과 환자의 피부는 손의 미끄러짐을 방지하기 위해 건조하고 기름기가 없어야 한다.

엉치뼈(천골) 근막 이완술
Sacral Fascia Release

치료사가 신장하는 손의 피드백에 전적으로 의존하여 골반저 근육 이완을 수행하거나 환자가 참기 어려우면 엉치뼈 근막이완술(그림 356)을 수행하도록 한다. 엉치뼈를 덮어 근육의 부착점을 제공하는 근막초는 연관된 근육들에서 독립적인 타이트함이나 제한을 일으킬 수 있다. 엉덩엉치관절(천장관절, sacroiliac joint)의 가동술(mobilization)을 실시하기에 앞서 시행하는 엉치뼈 근막이완술은 성공적/비성공적인 가동술의 차이를 보인다. 한편 엉덩엉치관절에 부정렬이 있을 때에는 이완하는 동안 환자는 불편함이나 "상쾌한 통증"을 호소할 것이다. 환자는 골반저를 통해 볼기근(둔근, gluteal)의 안쪽과 엉덩관절(고관절) 내측 또는 그 주위가 충분히 늘어난 것을 느끼게 될 것이다.

근막발통점
Myofascial Trigger Points

활동성 근막발통점(active TP)은 특별한 자극을 가하지 않아도 통증이 발생하는 매우 민감한 부위이다. 주동근의 일차적인 (활동성) 근막발통점(primary trigger point)은 협력근과 길항근의 이차적 근막발통점을 만들 수 있다. 일차적 근막발통점을 지닌 근육을 보상하기 위하여 관련 근육들이 부목(splinting)이나 과부하(overload)에 반응하여 이차적인 발통점을 만드는 것이다. 위성발통점(stellite trigger point)은 일차적 발통점의 동일영역(same reference zone) 주변에 위치하는 근육들에서 주로 발생한다. 잠재성 발통점(latent trigger point)은 활동성 근막발통점과는 달리, 외부 자극이나 촉진에 의해서만 통증이 유발되는 특징이 있다. 발통점이 일단 자극 받으면, 활동성/잠재성 근막발통점은 피절, 근절 및 경절에 상관없이 방사통(radiating pain)과 연관통(referred pain)을 일으킨다. 근막발통점의 유발 가능성 및 호발부위에 관한 자세한 설명은 이 책에서 생략하기로 한다. 근막이완술을 하는 치료사는 근막발통점에 대한 책을 한권 이상 갖고 있어야 한다.[24]

근막발통점은 운동을 제한시키고 근 위축과 보호성 근경련을 일으키는 한편, 때로 자율신경계 반응도 일으킨다. 혈관수축이나 혈관확장이 보편적으로 일어나는 현상이지만, 자율신경계 반응에 의하여 다양한 형태로 나타나게 되는데, 이러한 반응들은 발통점의 위치와 자율신경계의 지배 분포도에 의해 좌우된다. 자율신경계의 반응으로 나타나는 현상들은 과분비(hypersecretion), 과민성(hypersensitivity) 및 발통점의 원위부에서 일어나는 통증들이다. 근막발통점은 종종 섬유결절과 관련되어 촉진에 에 대해 환자가 움찔하거나 피하려고 하는 '점프 징후(jumping sign)'를 일으킨다. 그러나 해부학적으로는 활동성 근막발통점을 정확하게 확인할 수는 없다. 근막발통점은 시간의 경과에 따라 작은 자극에도 크게 반응하기 때문에 통증의 급격한 증가를 호소하는 대부분 환자들은 급성 환자이며, 만성 환자에게는 그 빈도수가 떨어지는 편이다. 연구자들은 섬유통이 있는 사람들에게는 낮은 자극에도 발통점이 빈발하며, 중추신경계 환자들은 낮은-각성에 대한 예민한 반응과 관련있다고 주장하고 있다.[103-105]

발통점의 특성은 연관통 패턴과 자율신경계의 반응으로서 알 수 있다. 압통점(tender point)은 발통점과는 별개의 병태생리적 현상일 뿐만 아니라, 다른 민감도를 지니고 있다. 압통점은 발통점보다 촉진에 덜 민감하고, 촉진하는 부위에서만 통증이 발생하며, 연관통, 자율신경계 반응, 감각이나 운동현상이 일어나지 않을 뿐 아니라, 이차적 또는 위성 압통점을 만들지는 않는다. **압통점이 국소적인 증상을 일으키는 반면, 발통점은 전신적인 증상을 일으킨다.**

발통점은 반흔조직, 힘줄(건, tendon), 인대, 피부, 지방주머니, 관절주머니(관절낭, joint capsule) 및 골막에서 주로 발견된다.[106] 특별히 근막발통점은 근복이나 근육내의 단단한 띠와 근막부위에서 많이 발견된다. 촉진 또는 신장을 할 때에는 유착된 조직이 발통점에 따라 같은 형태의 방사패턴과 자율신경적인 증상들을 일으킨다.

근막발통점은 일부 의학적 질환의 증상과 유사할 수도 있다. 그러나 모든 표준화된 진단학적 검사로는 그 원인을 찾지 못하며 경험적인 치료로도 근막발통점에 의한 증상들을 완화시키지 못한다. 활동성 근막발통점을 제거하는 이완기법이 그 증상이나 통증을 해소할 수 있는 유일한 치료방법인 것이다. **근막발통점 이완술은 증상에 대한 의학적 원인이 명확하게 존재하지 않을 때 유용하다(표 1).** 예를 들어, 특별한 심장질환은 없으면서 가슴에 통증을 호소하는 환자가 있었는데, 그는 앞가슴벽(전방 흉벽)의 활동성 근막발통점과 타이트함을 가지고 있었다. 이런 환자에게 상지 당김(arm pull), 갈비사이근(늑간근, intercostal)과 큰가슴근(대흉근, pectoralis major)의 국소 신장, 앞가슴벽 이완술, 근막발통점 이완술을 적용하였더니 가슴 통증을 완화시킬 수 있었다.

의학적 문제들이 성공적으로 치료되었다 하더라도, 환자의 일상생활에 부정적인 영향을 미치는 근막의 타이트함이나 활동성 근막발통점이 제대로 치료 안되는 경우도 왕왕 있다. 예를 들어, 어떤 환자가 자동차 사고로 광범위한 성형수술을 받았지만, 계속 어지러움(vertigo)을 호소하였다. 머리를 조그만 움직여도 어지러움이 증가하였으며 속이 메스꺼웠기 때문에 아예 머리를 움직이지 못하도록 고정하였다. 사고 후 몇 달이 지나 물리치료 평가를 받았는데, 경부근의 심한 다발성 염좌(sprain)와 좌우 목빗근(흉쇄유돌근, sternocleidomastoid) 및 머리널판근(두판상근, splenius capitis)에 활동성 근막발통점이 존재한다는 것을 발견하였다. 이들 근막발통점을 촉진하면 어지러움이 다시 재발할 뿐만 아니라, 오히려 점점 더 심해지는 양상이 나타났다. 환자의 증상이 심각하여 환자를 바로 눕히지 못하고 의자에 앉혀서 MFR 치료를 하기 시작하였다. 뒷목근(후경부근)의 부드러운 신장으로 환자의 증상이 점차 호전되어 이제는 바로 누운 자세로 치료받을 수 있을 만큼 좋아졌다. 목빗근의 대단위 신장과 국소 신장으로 일차적 근막발통점을 이완시켰다. 활동성 발통점을 치료함으로써 어지러움이 해소되어 현재는 정상적인 일상생활을 할 수 있게 되었다.

발통점 이완술 (Trigger Point Release)

발통점을 치료하기 위한 여러 가지 치료접근법들이 사용되고 있다. 치료의 성공여부도 치료 방법보다는 치료사 개인의 치료기술에 더 많이 좌우되는 것으로 사료된다. 즉, 여러 가지 치료방법 중 "어떤 치료방법이 더 좋다"고 단정 지어 말하기가 어렵다. 또한 당뇨병, 근섬유통(fibromyalgia) 및 기타 만성 질환과 복합적 요인들은 발통점의 근본적인 제거를 어렵게 만든다. 그러나 환자의 신체로부터 오는 피드백을

표 1

근막발통점에 의해 발생하는 일반적인 증상들
(Symptoms commonly caused by myofascial trigger points)

증상/주소	일반적인 의학적 진단	발통점의 위치
복부 통증(abdominal pain)	충수염(appendicitis)	오른쪽 배곧은근(복직근)
손의 둔감을 가진 상지 통증	흉곽출구 증후군(thoracic outlet syndrome)	목갈비근(사각근), 작은가슴근(소흉근)
허리 통증(back pain)	추간판 탈출증(HLD)	엉덩허리근(장요근), 허리네모근(요방형근), 등뼈세움근(흉추기립근)
가슴 통증(chest pain)	비전형적인 협심증(atypical angina)	갈비사이근(늑간근), 목갈비근, 가슴근(흉근), 목빗근(흉쇄유돌근), 왼쪽 위배곧은근(상복직근)
설사(diarrhea)	위장염(gastroenteritis)	배곧은근, 하배바깥빗근(외복사근/배속빗근(내복사근), 허리세움근(요추기립근)의 L4-L5
어지러움(dizzinss), 현훈(vertigo)	미로염(labyrinthitis)	목빗근(흉쇄유돌근), 위등세모근(상승모근)
팔꿉관절(주관절) 통증(테니스 엘보우)	위관절융기(상과염, epicondyle)	위팔요골근(상완요골근), 손뒤침근(회외근)
서혜부 통증(groin pain)	서혜허니아(inguinal hernia)	두덩근(치골근), 넙다리빗근(봉공근)
두통(headache)	후두신경통(occipital neuralgia), 편두통(migraine), 근긴장(muscle tension), 부비동염(sinusitis)	뒷목 근조직, 머리널판근(두판상근), 어깨올림근(견갑거근)
발뒤꿈치 통증(heel pain)	뒤꿈치 골극(heel spur), 족저근막염(plantar fasciitis)	가자미근, 엄지벌림근(무지외전근)
엉덩관절(고관절) 통증(hip pain)	관절염(arthritis), 전자활액낭염(trochanteric bursitis)	넙다리근막긴장근(대퇴근막장근), 궁둥구멍근(이상근), 큰볼기근(대둔근), 작은볼기근(소둔근), 허리네모근(요방형근)
턱 통증(jaw pain)	TMJ 기능장애(TMJ dysfunction), 치아 농양(tooth abscess)	관자근(측두근), 깨물근(교근)
무릎관절(슬관절) 통증(knee pain)	관절염(arthritis), 활액낭염(bursitis), 연골연화증(chondromalacia)	오금근(슬와근), 넙다리네갈래근(대퇴사두근)
하지 통증(leg pain)	좌골신경통(sciatica), 요추추간판탈출증(HLD)	궁둥구멍근(이상근), 넙다리근막긴장근(대퇴근막장근)
월경성 경련(menstrual pain)	월경 불순(dysmenorrhea)	아래배곧은근(하복직근)
골반통증(pelvic pain)	골반염증 질환(pelvic inflammatory), 난소 낭종(ovarian cyst)	속폐쇄근(내폐쇄근), 궁둥구멍근(이상근), 모음근(내전근), 배속빗근(내복사근)
어깨 통증(shoulder pain)	삼각하 활액낭염(subdeltoid bursitis)	큰원근(대원근), 작은원근(소원근), 어깨밑근(견갑하근)
구토(vomiting)	급성 위장염(acute gastroenteritis)	배곧은근(복직근)
손목 통증(wrist pain)	수근관 증후군(carpal tunnel syndrome)	작은가슴근의 힘줄(건)

통하여 근막발통점 이완술을 제대로 적용한다면 예상 외로 양호한 효과를 얻을 수 있다.

하나의 통증패턴을 지닌 일차적 발통점을 이완시킨다면 관련된 감각신경, 운동신경 및 자율신경계 현상에 따라 같은 양상의 통증패턴을 야기시키는 이차적 또는 위성발통점을 충분히 이완시킬 수 있다. 발통점의 종류로는 앞서 언급한 한 가지의 통증패턴을 가지는 일차적 발통점과 다른 양상의 통증패턴을 지니는 이차적 발통점, 삼차적 발통점, 위성 발통점, 잠재적 발통점들이 있다. 통증패턴의 참고서적들을 통하여 치료사가 발통점을 제대로만 찾을 수 있다면, 발통점 이완술이 성공적으로 달성되었는지를 쉽게 알 수 있다. 근막의 양파이론(myofascial Onion Metaphor)의 또 다른 예가 바로 근막발통점 치료법이다. 일단 발통점이 재발하면, 치료사는 이것이 양파층처럼 여러 층으로 구성된 근육층의 다른 층에서 일어나는 또 다른 양상의 통증패턴인지를 판단하여야 한다. 예를 들어, 치료 받은 후 근막발통점이 해소되었다가 환자가 치료실을 떠나기도 전에 즉시 재발하는 근막발통점들은 대부분 일차적 근막발통점이 아니라, 이차성, 삼차성 또는 위성 발통점일 경우가 많다. 이와 같이 다루기 어려운 영구적인 발통점은 통증의 주 원인인 일차적 근막발통점을 먼저 이완시켜야 완전한 제거가 가능한 것이다.

일차적 발통점의 지도그리기(trigger point mapping)는 치료방법을 결정하고 치료의 효율성을 평가하는데 있어서 매우 유용한 도구이다. 근육 이완제 주사는 근경직(muscle splinting)을 억제하여 일단 이차적 발통점, 위성 발통점들을 제거하여 일차적 발통점만 남긴다. 발통점 지도그리기는 기록에는 매우 유용한 도구이지만, 치료에 직접 이용되지는 않는다. 오로지 치료사의 도수 피드백만으로 발통점 이완을 적절하게 조정할 수 있기 때문이다.

다른 심부 이완기법에서와 마찬가지로 발통점의 이완도 혈당의 레벨을 낮출 수 있기 때문에 당뇨병 환자를 치료할 때 특별한 주의를 요한다. 혈당강하제를 복용하는 당뇨병 환자를 치료할 때는 저혈당 사고를 예방하기 위해 치료하기 전과 직후에 혈당수치를 반드시 체크하도록 한다. 대체로 근막발통점 이완술은 혈압을 감소시킨다. 일반적으로 심부 이완술 후, 15~30분 동안은 환자가 수평자세로 안정을 취해야 하며, 이러한 이유 때문에 근막이완술의 반응으로 인한 기립성 저혈압을 경험하거나 혈압강하제를 복용하는 환자들은 심부 이완술 후 세심한 주의가 필요하다.

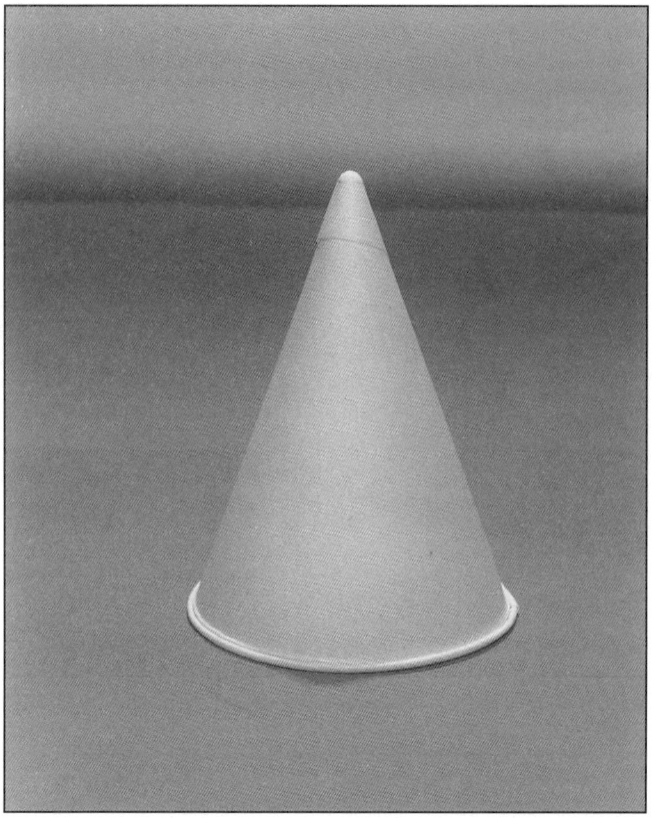

그림 357. 근막발통점(myofascial trigger points) 이완술은 마치 뾰쪽 종이컵을 거꾸로 엎어 놓는 것과 같은 느낌으로 실시한다.

근막발통점 이완을 시작하기에 앞서 표적 근육과 이에 관련된 부위의 대단위 이완이나 국소 이완을 먼저 수행하도록 한다. 같은 영역의 근육에 위치한 제한이 일단 이완되면서 발통점들이 나타난다(그림 357). 직접적인 압박을 제한부위에 적용하면, 목표 근육과 주위 연부조직에서 긴장성을 증가시킨다. 이때 매우 민감하게 제한되었거나 심한 통증을 호소하는 지점이 발통점이다. 직접적이고도 확실한 압박(그림 358-359)은 환자가 발통점과 방사패턴의 통증을 호소하게 만든다.

처음 이완 후, 조직의 고유한 움직임은 치료사의 손가락이 발통점 안으로 나선형을 그리면서 아래로 내려간다(그림 360). 이완이 일어나면 치료사의 손가락이 고유한 조직 운동에 의해 다음 분절로 끌어당겨질 때 증가하던 통증이 갑자기 감소되었다고 환자들은 이야기 한다. 실제 신체 구조물에 발통점이 몇 개 있던지 간에 이완의 특성은 변하지 않는다. 치료사는 하방 압박과 후퇴를 계속 반복하며, 신장을 유지한 채 이완될 때까지 잠시 기다렸다가 다시 신장하도록 한다.

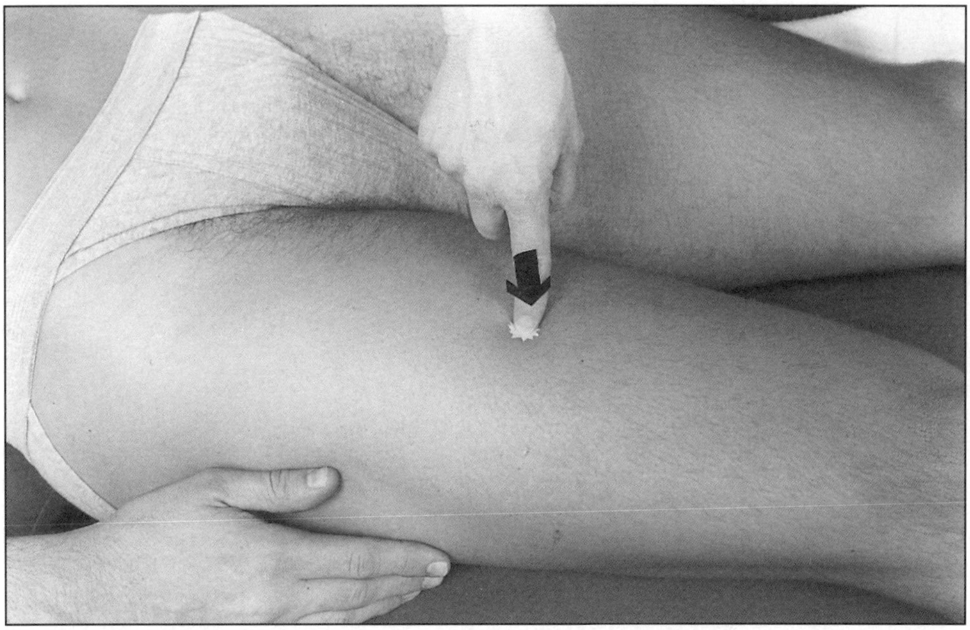

그림 358. 손가락 한 개로 수행하는 근막발통점(myofascial trigger points) 이완술. 어떠한 제한이나 타이트함이 감지될 때까지 천천히 수직으로 누른다. 이완을 위해 잠시 기다렸다가 다음 제한된 지점으로 당신의 손가락을 유도하는 대로 따라가라. 끝느낌에 도달할 때까지 이완술을 반복한다.

치료사의 손가락은 조직의 고유한 운동에 의해 목표 조직 안으로 계속 빨려 들어간다.

환자의 통증한계를 절대로 초과해서는 안된다. 환자가 "상쾌한 통증(good hurt)"으로 발통점 이완을 경험하지 못한다면, 발통점에 적용한 압박을 즉시 후퇴(감소)시켜야 한다.

발통점 이완을 진행할 때 환자는 때로 심한 통증을 경험할 수 있다. 마지막 이완이 일어날 때에는 조직의 고유한 운동성에 의해 치료사의 손가락이 더 깊이 내려가며, 통증이 멈추면서 환자는 손가락의 압력을 더 이상 느끼지 못하게 된다.

그리고 목표 발통점의 근위부나 원위부에서 추가적인 이완이 일어날 수 있다. 이런 추가적인 이완은 동시에 일어날 수도 있고, 환자 신체 전반에 걸쳐 파도치는 것처럼 순차적으로 일어나기도 한다. 끝느낌에 도달하면, 치료사는 서서히 하방 압력을 감소시키다가 완전히 손가락을 뗀다. 손가락을 뗀 후 즉시 치료사는 자신의 손가락에 대한 감압술과 손 흔들기를 실시하여야 피곤으로부터 해방된다.

근막발통점 이완술은 대부분 한 개 또는 두 개 손가락에 의해 수행된다. 환자로부터의 신체 피드백과 고유한 조직 운동성을 통해서만 발통점의 형태를 알 수가 있다. 치료사는 환자의 신체에 직접 손을 접촉하여 어떤 감각이 오는지를 느껴 가면서 발통점 이완술을 수행하여야 한다. 그러므로 둥근 나무 막대나 플라스틱 같은 도구를 사용해서는 안된다. 그러나 환자 스스로 치료하고자 할 때에는 자신의 통증 한계와 느낌을 알기 때문에 이런 도구를 보조적으로 사용할 수 있다.

근막발통점 이완을 하기에 앞서 치료사는 손톱을 깎고 잘 둥글게 잘 다듬어야 하며, 환자의 피부를 깨끗하게 건조시켜야 한다. 근막발통점 이완술이 치료사의 손가락에 무리를 주기 때문에 이완하는 동안 손과 손가락에 약간의 변화를 주어야 한다. MFR은 이론이 아닌 충분한 연습을 통해 MFR 적용에서 어떠한 지장 없이 부드럽게 수행할 수 있는 능력을 습득할 수 있는 것이다.

압통점 이완술
Myofascial Tender Point

근막의 압통점은 통증의 형태(그림 361), 통증 수준 그리고 압박에 대한 조직 긴장도 측면에서 근막발통점과는 완연히 다르다. 목표 근육과 그에 관련된 영역에 대한 대단위 신장과 국소 신장은 그 근육 내에 있는 제한부위들을 신장시킬 것이다. 이 제한된 부위에 직접 압박을 가하면 제한된 부위에서만 조직의 긴장이 상승하고, 주위 조직에서는 긴장의 상승이 일어나지 않는데, 이러한 제한부위를 근막 압통점이라 부른다(그림 362-363). 또한 압통점을 압박해도 방사통은

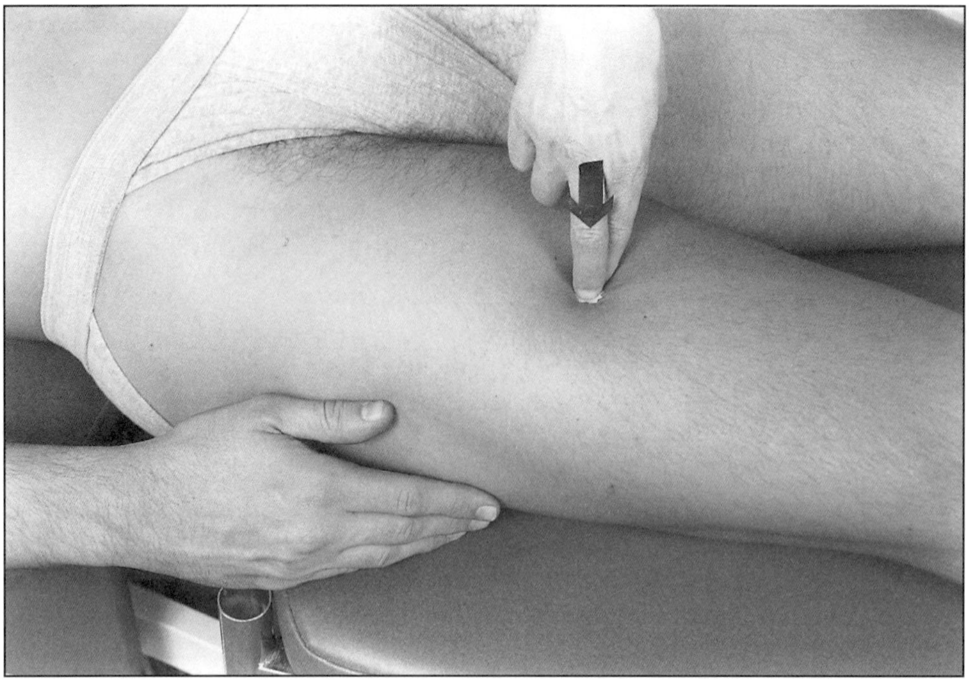

그림 359. 손가락 두 개로 수행하는 근막발통점(myofascial trigger points) 이완술. 어떠한 제한이나 타이트함이 감지될 때까지 천천히 수직으로 누른다. 이완을 위해 잠시 기다렸다가 다음 제한된 지점으로 당신의 손가락을 유도하는 대로 따라가라. 끝느낌에 도달할 때까지 이완술을 반복한다.

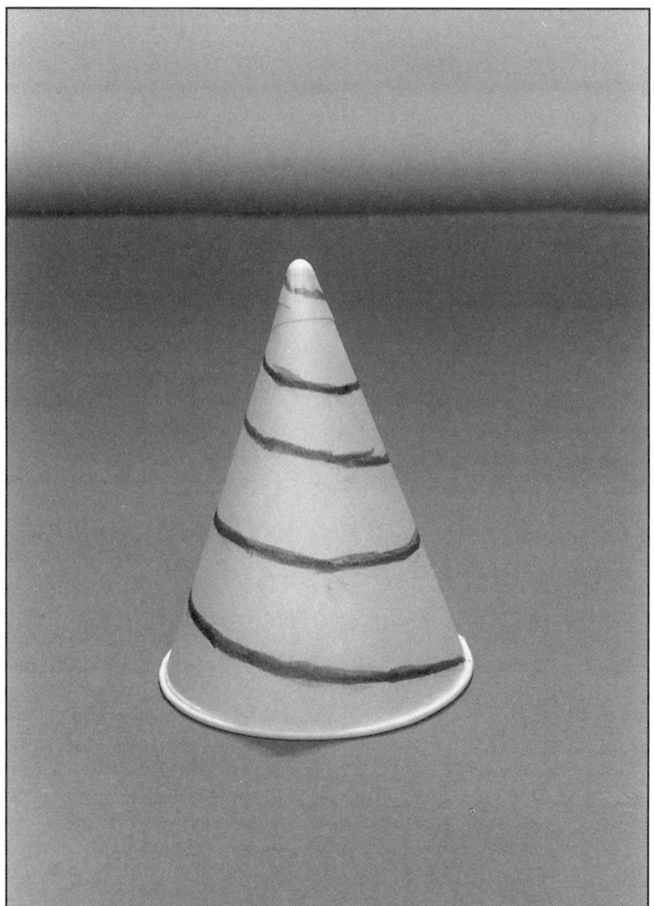

그림 360. 근막발통점(myofascial trigger points) 이완술을 수행할 때에 당신의 손가락이 움직이는 방향은 나선형 원을 그리면서 위에서 아래로 점점 깊이 들어갈 것이다.

일어나지 않으며 치료사의 손가락이 압통점 안으로 잘 들어가지도 않는다. 압통점에 대한 치료사의 압박은 "통증"보다는 대부분 "시원한 느낌"을 갖는다. 그러나 수직 압박을 시작할 경우에는 딱딱한 느낌을 갖는다. 발통점 이완술과는 달리, 압통점 이완술은 느리고도 지속적인 하방 신장으로 이루어진다. 압통점의 이완은 신체 다른 부위의 이완을 유도하지는 못한다. 이완이 일어나는 상태를 환자는 종종 느낌이 "좋아진다."라고 표현한다.

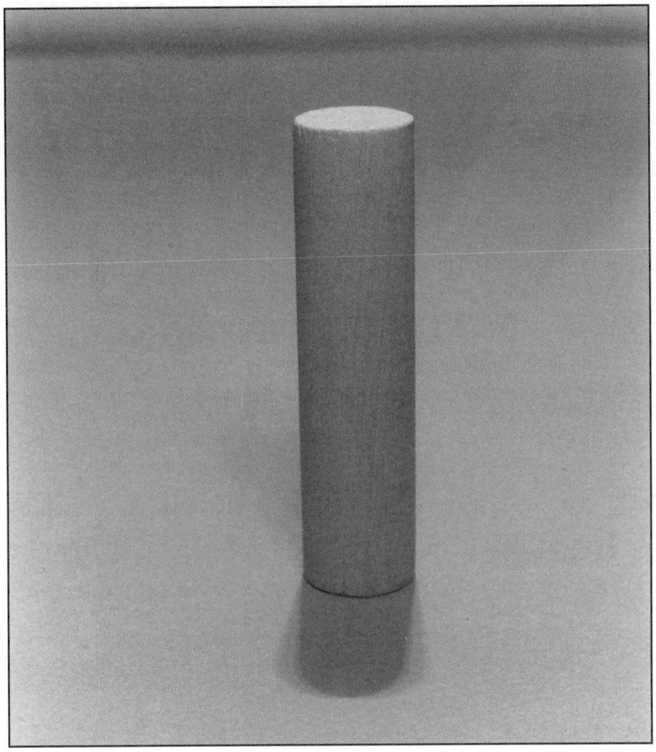

그림 361. 근막발통점(myofascial trigger points) 이완술은 마치 실린더(cylinder) 모양과 같다. 이완술을 수행할 때에 당신의 손가락을 처음 시작위치에서 아래로 빨아들이듯 인도할 것이다. 끝느낌에 도달하면 하방력을 서서히 감소시켜 손가락을 후퇴시킨다. 끝느낌에 도달한 후 즉시 손가락을 빼지 말라.

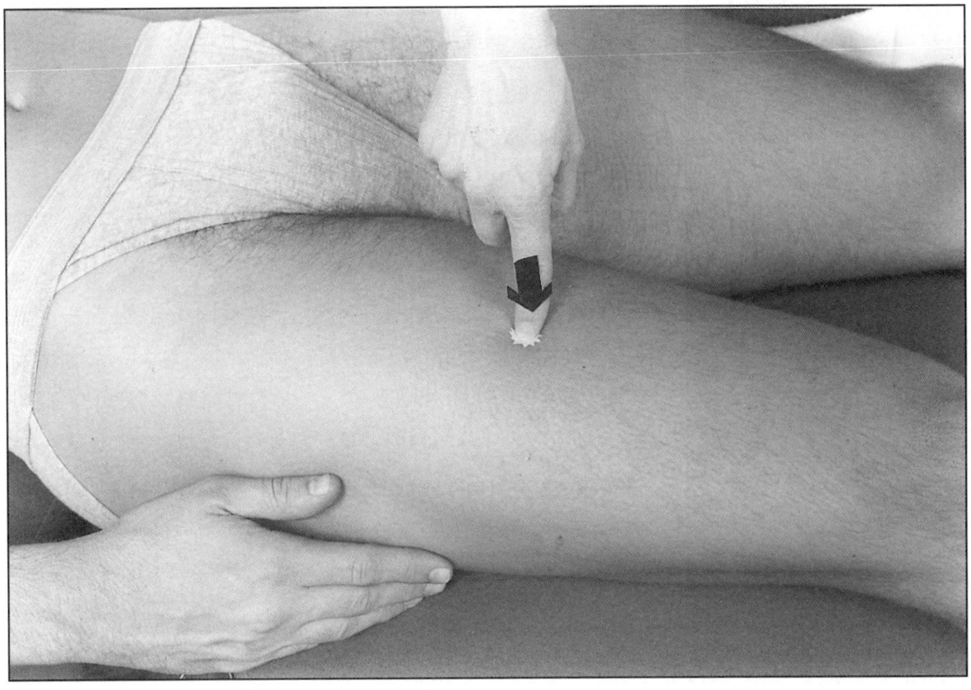

그림 362. 한 두 손가락으로 근막발통점을 해결할 수 없다면 손마디(knucle)를 이용하여 이완시킬 수도 있다.

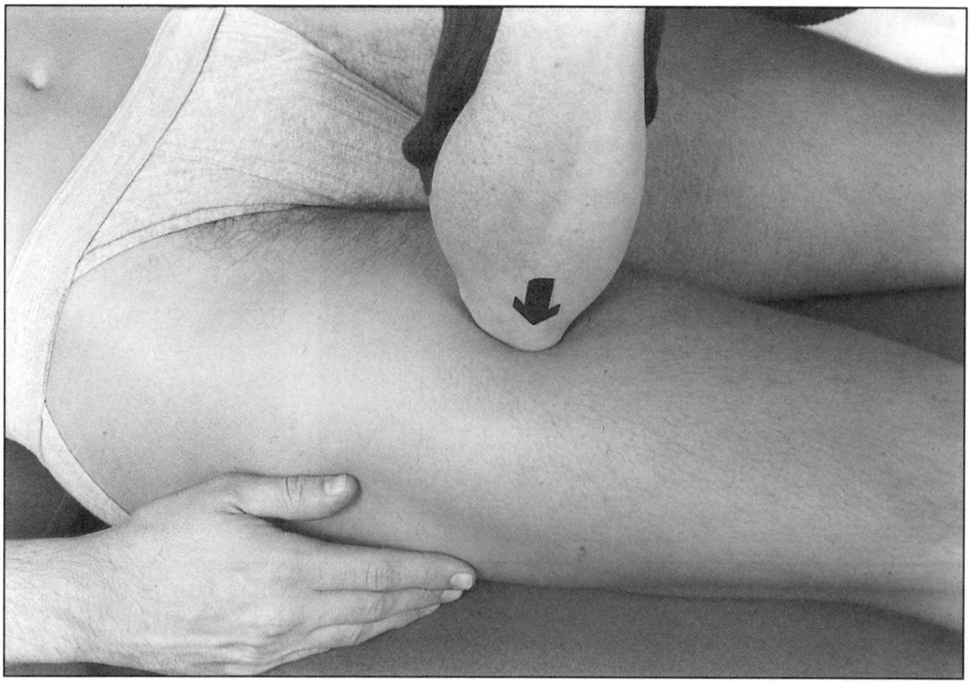

그림 363. 큰볼기근(대둔근, gluteus maximus)이나 넙다리네갈래근(대퇴사두근, quadriceps femoris)과 같이 큰 근육의 근막발통점을 해결할 경우에는 손가락으로 시작하다가 팔꿉관절(주관절)을 사용하여 이완술을 실시한다.

피부와 반흔조직 제한
Skin and Scar Restrictions

대부분의 표층부 제한은 피하조직에 대한 피부와 피하조직의 움직임을 감소시킨다. 치료사는 처음에 피부 아래 구조들을 촉진하기 위해 도수접촉으로 제한부위를 찾는다. 대부분의 피부제한들은 대단위 이완술이나 국소 이완술로 이완이 가능하다. 그러나 대단위 이완이나 국소 이완이 끝나고도 비대칭성 타이트함이 아직 남아 있거나, 신체 부위에서 피드백이 제대로 전달되지 않을 경우에는 피부 밑 연부조직에 확실하게 도수접촉을 하여 적절한 신장을 다시 적용하여야 한다.

피부제한이 척주에 있으면, 대칭적인 움직임에서 몇몇 제한이 나타날 것이다. 대단위 이완술이나 국소 이완술을 적용하면 움직임이 원위부에서 척주로 이동하며 멈출 것이다. 초기 치료에서 양호한 척추의 가동범위를 얻기 위하여 척주 피부제한에 대한 이완술을 선택한다. 피부와 척추사이에 지방조직이 적거나 없는 부위의 피부제한들은 이완이 쉽지 않다. 환자는 반흔조직 이완술에서와 유사한 감각들을 호소할 것이다. 반복적인 치료 횟수가 요구되며 그리고 나서도 작은 피부제한들은 완전히 이완되지 않는다.

피부 가동성(skin mobility)의 부족을 보상하기 위해 에너지가 더 소비된다. 복잡한 신경학적 문제를 지닌 환자들의 표층 피부제한들은 이완이 더욱 효과적이고 기능적인 움직임을 촉진시킬 것이다. 피부 움직임에서 나타나는 작은 제한에 대한 이완술은 바디빌더(body builder)의 근육을 100의 1초 기록 단축하거나, 체육인, 스케이트 선수, 테니스 선수 등의 관절손상을 예방할 수 있다.

신체의 반흔조직들은 피부의 운동성뿐만 아니라, 반흔조직과 유착된 모든 조직들의 움직임을 방해한다. 반흔조직의 유착은 사람으로 하여금 일상생활 활동에서 신장을 하는 동안 부수적인 의학적 문제들을 초래하거나, 활동적 근막발통점과 유사한 패턴의 통증을 유발시킬 수 있다. 특히 복부의 반흔조직들은 눈에 띄는 비대칭 자세와 방사통을 유발한다. 환자가 처음 내원하였을 때, 피부제한과는 별도로 모든 반흔조직의 가동성과 환자의 주관적인 반응들을 평가하도록 한다.

반흔조직의 크기와 신체면적을 기준으로 반흔조직 가동성 검사(scar mobility test)를 손가락으로 할 것인지 아니면 손바닥 전체로 할 것인지를 결정한다. 검사하는 방법은 동일하다. 도수접촉하여 반흔조직을 위, 아래, 좌, 우로 가볍게 민다. 제한이 있을 때에는 미는 움직임에서 저항이 나타나 멈추게 될 것이다. 주위 피부에서 더 이상 움직이지 않으려고 주름이 지거나 타이트해질 것이다. 때로 피부나 반흔조직의 가동성 검사 자체로서 유착이 이완되며 가동범위가 증가될 것이다.

치료대의 높이는 치료사의 충분한 어깨 이완과 편안한 신체 정렬을 유지할 수 있도록 미리 조절한다. 물론 환자의 자세도 목표 피부영역에서 최대한 이완되도록 편한 위치를 잡는다. 피부와 반흔조직 가동성을 평가하기 전에 치료사의 손과 환자의 피부는 건조하고 기름기가 없어야 한다.

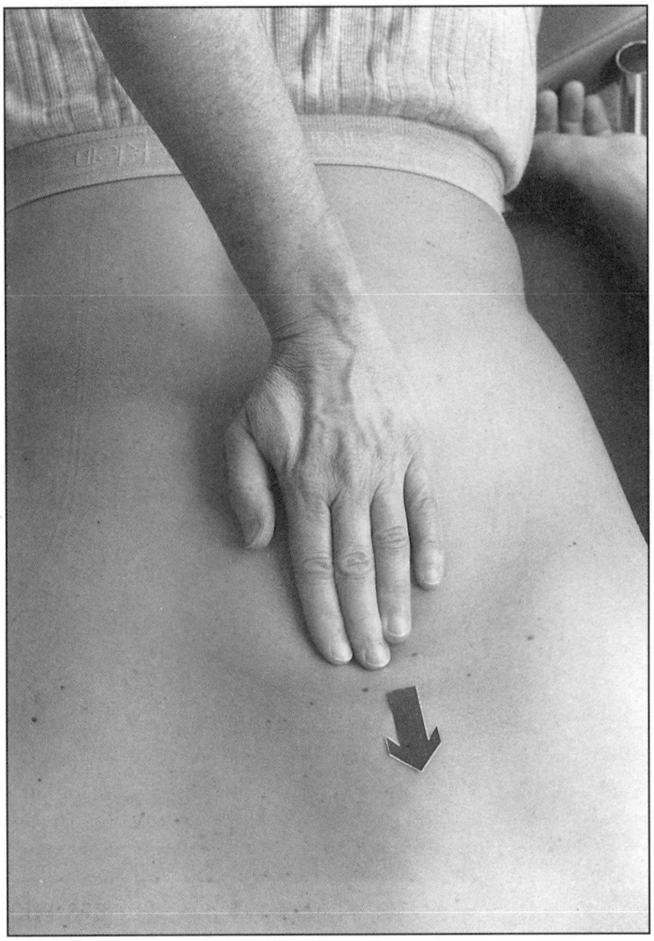

그림 364. 검사하려는 피부 위에 손바닥 전체를 올려놓고 환자의 머리쪽 방향인 위로 밀어 올린다. 치료사의 손가락 앞에 피부의 제한을 의미하는 피부의 주름에 주목하라.

피부와 반흔조직 제한의 평가 (그림 364–372)
(Evaluating Skin and Scar Restrictions)

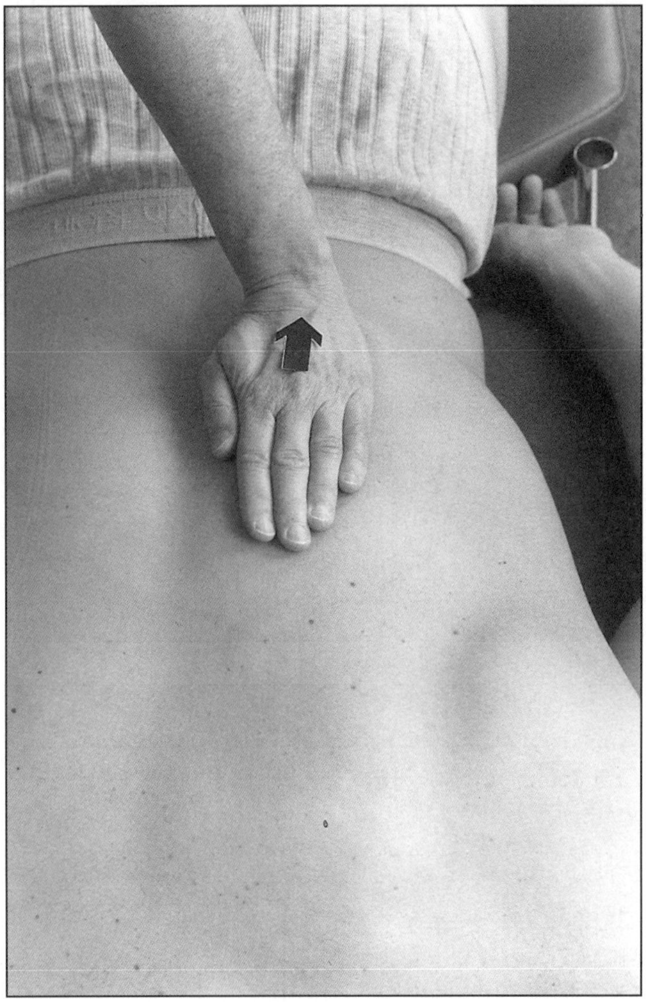

그림 365. 손바닥을 떼지 말고 환자의 발쪽 방향인 아래로 끌어당긴다. 이 사진에서는 피부에 제한이 없는 상태이다.

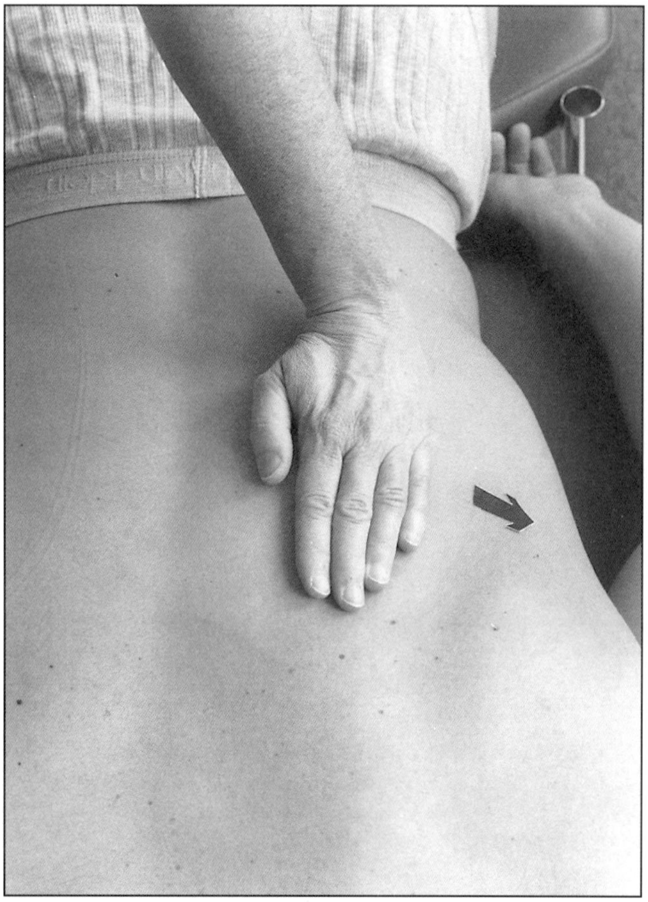

그림 366. 손바닥을 떼지 말고 환자의 왼쪽 방향으로 민다. 이 사진에서는 피부에 어떠한 제한이 없는 상태이다.

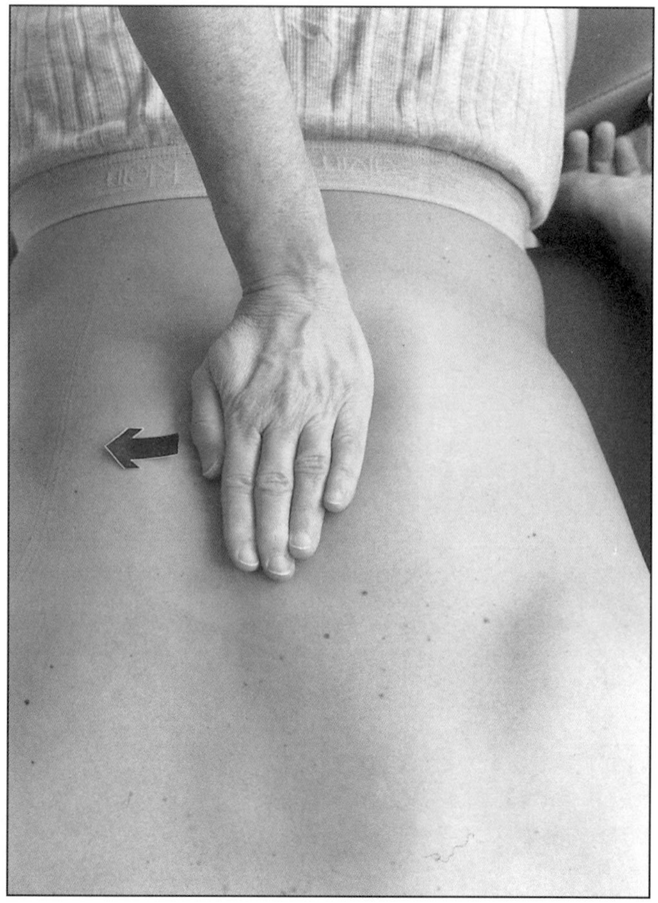

그림 367. 손바닥을 떼지 말고 환자의 오른쪽 방향으로 민다. 이 사진에서 치료사의 손이 왼쪽으로 커브가 생기며 피부제한이 나타나는 것에 주목하라.

그림 368. 육안만으로는 반흔조직에 어떠한 문제가 없는 것으로 보인다. 그러므로 각 반흔조직들은 어떠한 제한이나 타이트함이 있는지 반드시 평가되어야 한다.

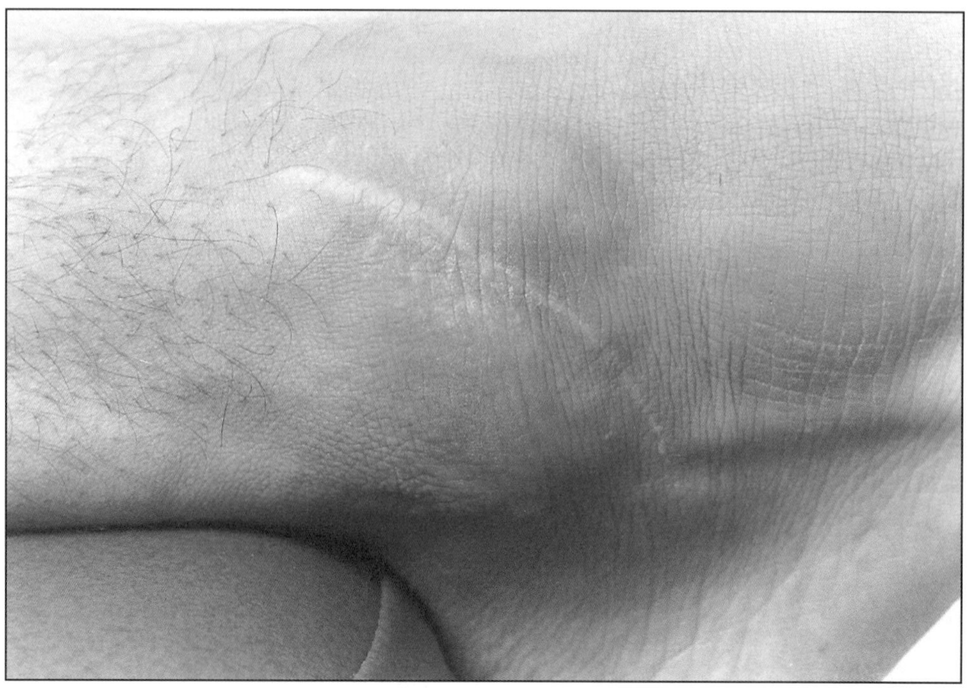

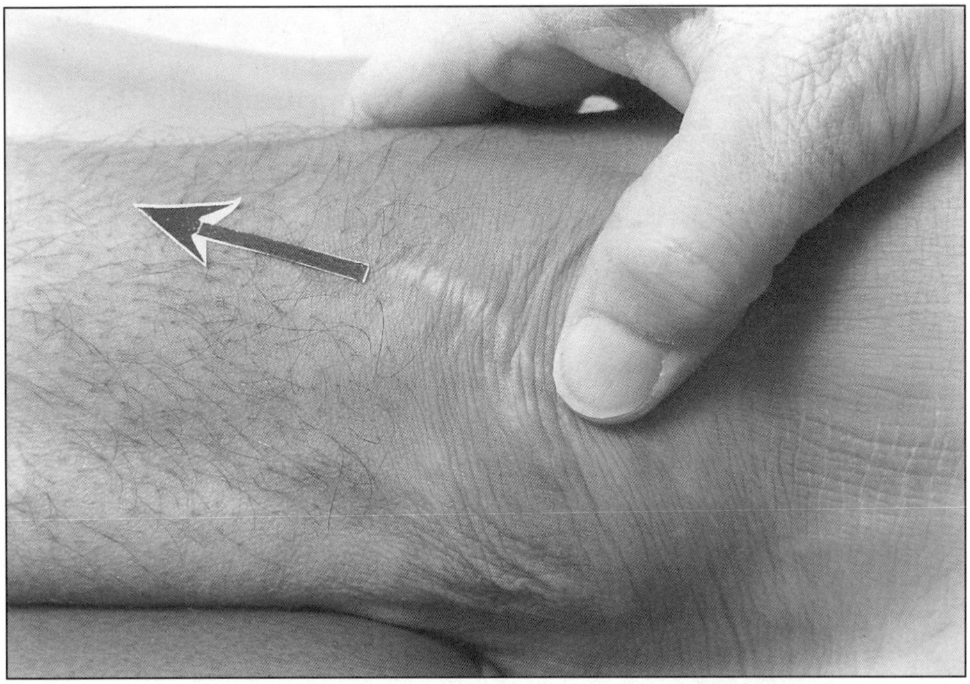

그림 369. 엄지를 반흔조직 장축 가운데에 위치시킨다. 손가락 패드로 단단히 접촉하여 환자의 머리 쪽으로 민다. 치료사의 엄지손가락 앞에 피부의 유착을 의미하는 피부의 주름에 주목하라. 손을 떼지 말고 신장과 이완을 실시한다.

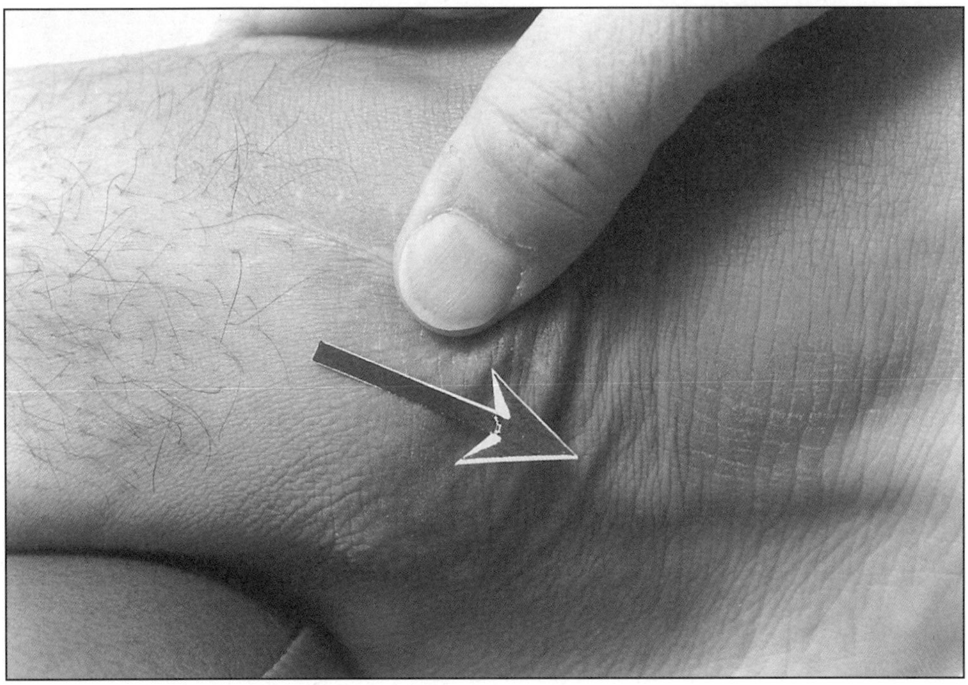

그림 370. 엄지를 반흔조직 가운데에 위치시킨다. 손가락 패드로 단단히 접촉하여 환자의 발쪽으로 잡아당긴다. 치료사의 엄지손가락 앞에 피부의 유착을 의미하는 피부의 주름에 주목하라. 손을 떼지 말고 신장과 이완을 실시한다.

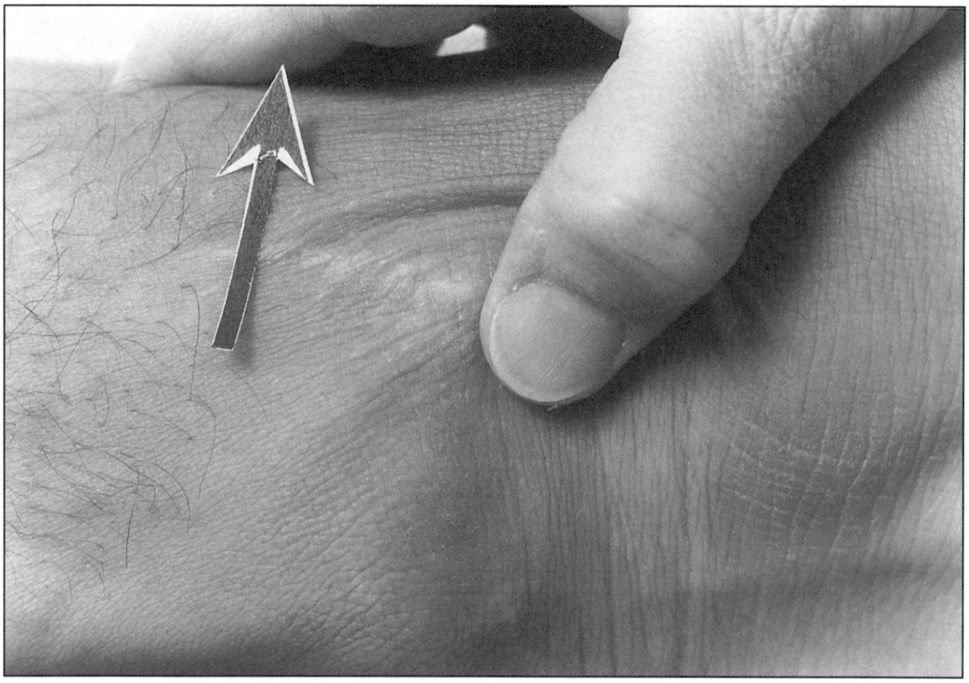

그림 371. 엄지를 반흔조직 가운데에 위치시킨다. 손가락 패드로 단단히 접촉하여 환자의 발목 쪽으로 민다. 치료사의 엄지손가락 앞에 피부의 유착을 의미하는 피부의 주름에 주목하라. 손을 떼지 말고 신장과 이완을 실시한다.

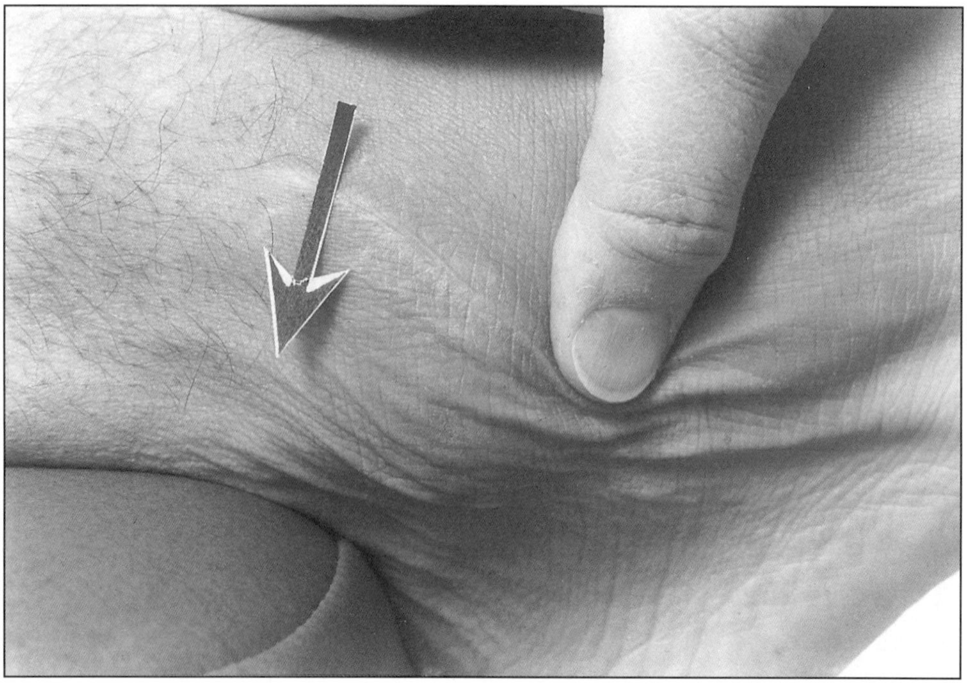

그림 372. 엄지를 반흔조직 가운데에 위치시킨다. 손가락 패드로 단단히 접촉하여 환자의 아킬레스힘줄 쪽으로 잡아당긴다. 치료사의 엄지손가락 앞에 피부의 유착을 의미하는 피부의 주름에 주목하라. 손을 떼지 말고 신장과 이완을 실시한다.

피부 굴리기 이완술 (Skin Roll Release)

피부 굴리기 이완술(그림 373-377)은 연부조직의 대단위 이완이나 국소 이완 치료 후에도 아직 남아있는 표층 피부제한의 이완을 해소하기 위해 우선적인 치료기법으로 사용한다. 부드럽고 편안한 피부 굴리기 이완방법은 치료사의 엄지와 손가락 사이로 잡히는 피부의 양만큼 어떠한 신체 부위도 적용할 수 있다. 피부가 근비대나 지방조직에 의해 굵어져 있으면 피부 굴리기를 적용하기가 쉽지 않다. 피부와 근막 연결부의 발통점과 압통점은 피부 굴리기 이완술로 제거되기도 한다. 이전의 모든 이완술과는 달리, 피부 굴리기 이완술에서는 마지막 끝느낌이 없다.

피부제한이 심하거나 두꺼워 피부를 제대로 굴릴 수 없을 때에는 먼 원위부에서부터 시작하여 피부를 충분히 잡아당긴 후 제한이 있는 방향으로 피부를 굴린다. 별 모양의 다양한 방향으로 피부 굴리기를 반복하라. 적절한 양의 피부와 탄력성이 있다면, 이러한 방법으로 장벽을 완전히 이완시킬 수 있다.

치료사의 충분한 어깨 이완과 편한 신체 정렬을 유지할 수 있도록 치료대의 높이를 조절한다. 환자의 자세도 목표 피부영역에서 최대한 이완되도록 편한 위치를 잡는다. 피부 굴리기에 앞서 치료사의 손과 환자의 피부는 건조하고 기름기가 제거되어야 한다.

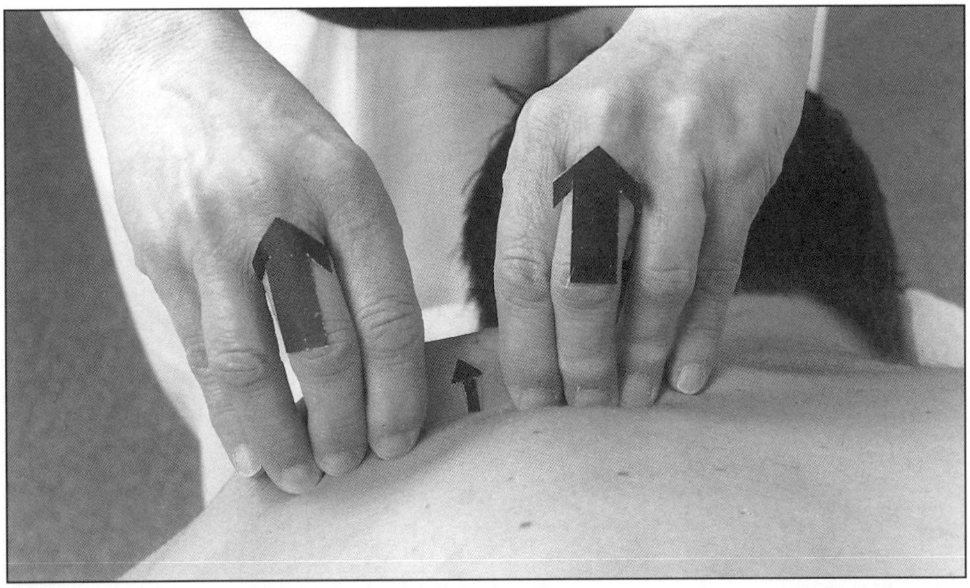

그림 373. 피부 굴리기 이완술(skin roll release)의 시작자세. 양손의 엄지와 손가락으로 피부를 넓게 잡는다. 어떠한 제한이 느껴지면 잠시 기다렸다가 이완시키고 피부를 다시 잡는다.

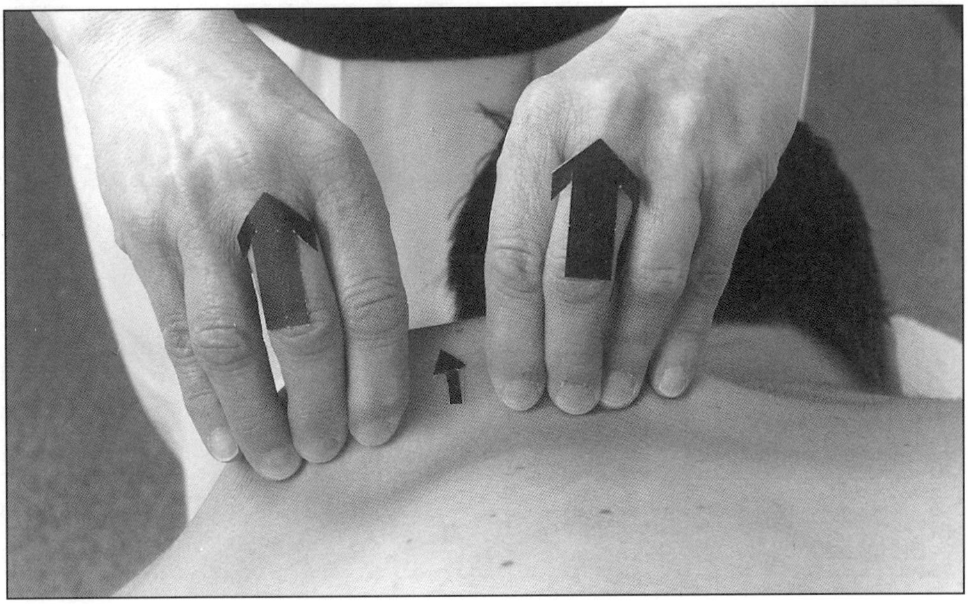

그림 374. 이어 어떠한 제한이나 타이트함이 느껴질 때까지 천천히 피부를 들어올린다. 잠시 기다렸다가 수직 들기를 증가시킨다. 추가적인 수직 들기가 더 이상 이루어지지 않을 때까지 이완술을 반복한다.

그림 375. 이번에는 환자의 머리 쪽으로 방향을 바꾸어 사선으로 수직 들기를 수행한다. 잠시 기다렸다가 신장을 다시 시작하든지 드는 각도를 증가시킨다. 더 이상 이완이 이루어지지 않든가 부드러운 끝느낌에 도달할 때까지 이완술을 반복한다.

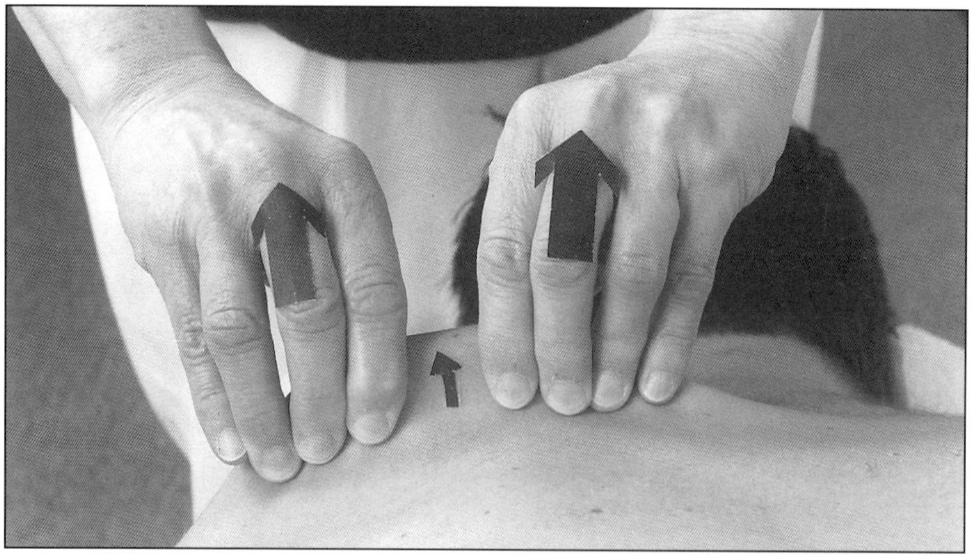

그림 376. 환자의 몸에 직각이 되게 피부각도를 원 위치하여 수직 들기를 지속한다. 어떠한 저항이 감지될 때까지 엄지와 손가락 사이의 피부를 굴린다. 더 이상 이완이 이루어지지 않든가 부드러운 끝느낌에 도달할 때까지 수직 들기의 증가와 들어 올리는 각도를 변경하여 이완술을 반복한다. 사진에서 환자의 발쪽으로 피부 굴리기를 수행하는 작은 화살표에 주목하라.

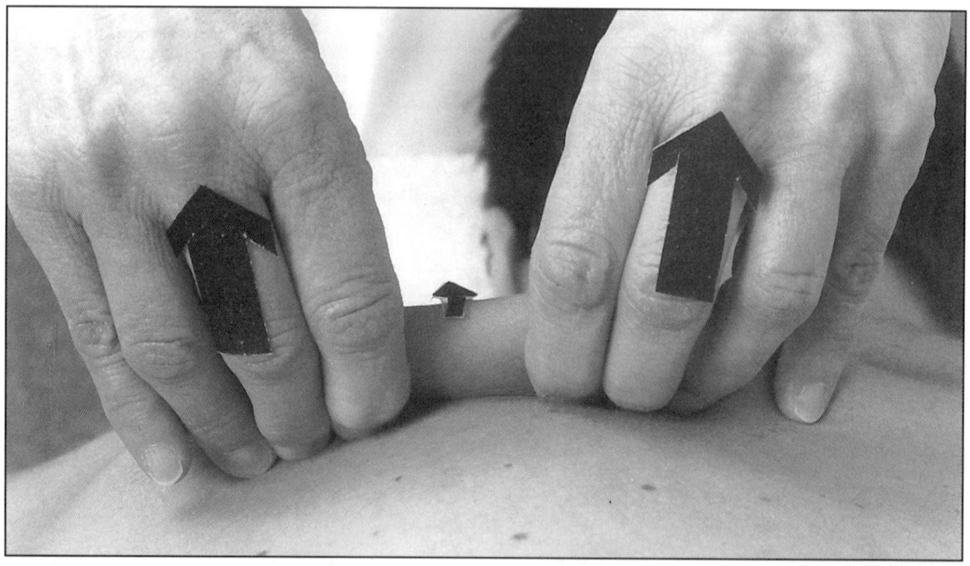

그림 377. 추가적인 이완이나 저항감이 나타나지 않을 때까지 피부 굴리기를 계속한다. 손을 떼거나 재위치시키기 전까지 수직 들기를 서서히 풀도록 한다. 환자의 신체 반대편에서도 피부 굴리기를 반복한다.

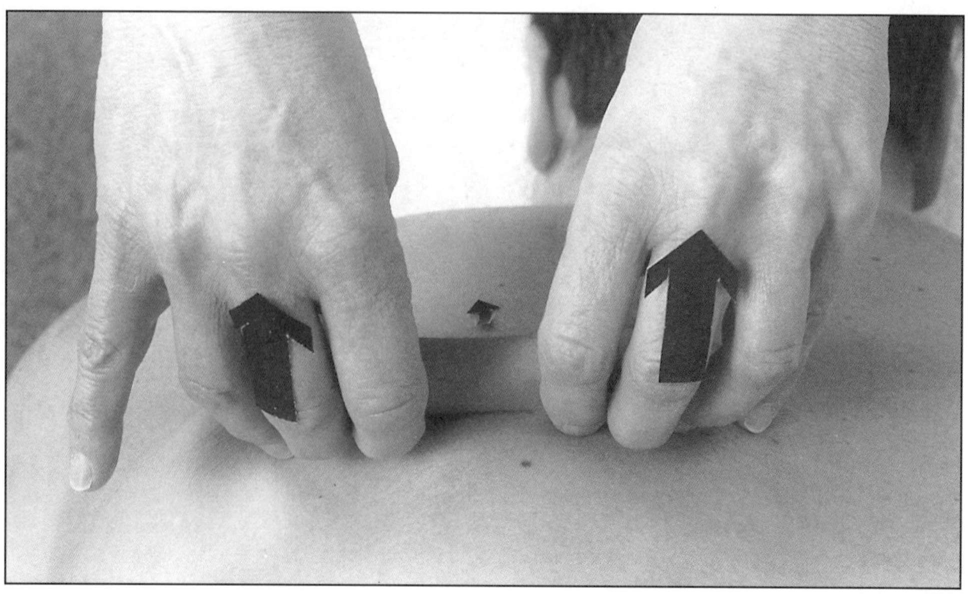

"J"스트로킹 이완술 (J Stroke Release)

"J"스트로킹 이완술(그림 378-381)은 강한 국소적 기법으로써 피부 굴리기 이완술(skin roll release)에 반응하지 않거나, 치료되지 않는 피부의 제한 그리고/또는 유착을 이완하기 위해 주로 사용된다. "J"스트로킹 이완술은 환자의 신체 피드백에 의해 유도되지 않으므로 선택적으로 사용하여야 한다. 이러한 이완술은 주로 큰 피부영역의 장벽에서 피부의 유착이 이 큰 영역의 움직임을 제한하기 때문에 아래방향으로의 스트로킹은 유착된 외측 경계부와 최대 신장위치와 서로 나란하여야 한다. MFR 시 더 이상 추가적인 신장을 적용하기 어려운 때, 빠르고 갑작스런 "J"스토로킹으로 유착을 깨트리기 위해 이용된다. 하지만 발통점 위에 "J"스트로킹을 하면 이완을 오히려 방해하는 근경련 반응을 유발할 수 있다.

"J"스트로킹 이완 후에 피부 가동성을 재평가한다. 제한이 아직 남아있다면, "J"스트로킹을 처음의 직각방향으로 반복하라. 끝느낌에 도달할 때까지 제한부위에서 별모양의 패턴으로 스트로킹 동작을 반복하라.

"J" 스트로킹을 하는 동안 또는 직후에 환자가 찢어지는 듯한 심한 통증을 호소하기도 하는데 이런 현상은 유착된 부위를 이완시키는 일시적 과정이지, 연부조직을 손상시키는 것은 아닌 것이다. 깨뜨려진 유착부위가 다시 유착되는 것을 방지하기 위해 다음 며칠 동안 환자에게 피부 마사지하는 방법을 가르쳐 준다. 환자의 피부 민감도에 따라 표적 부위에 J자 모양의 일시적인 충혈이나 피부그림(dermographia)이 생기지만, 점차 사라지므로 그리 염려할 필요는 없다. 그렇지만 *"J"스트로킹의 과도한 힘은 피하 출혈을 일으킬 수 있기 때문에 타박상을 쉽게 입거나, 항응고제를 복용하는 환자에게는 적용하지 않도록 한다.*

치료사의 충분한 어깨 이완과 편한 신체 정렬을 유지할 수 있도록 치료대의 높이를 조절한다. 환자의 자세도 목표

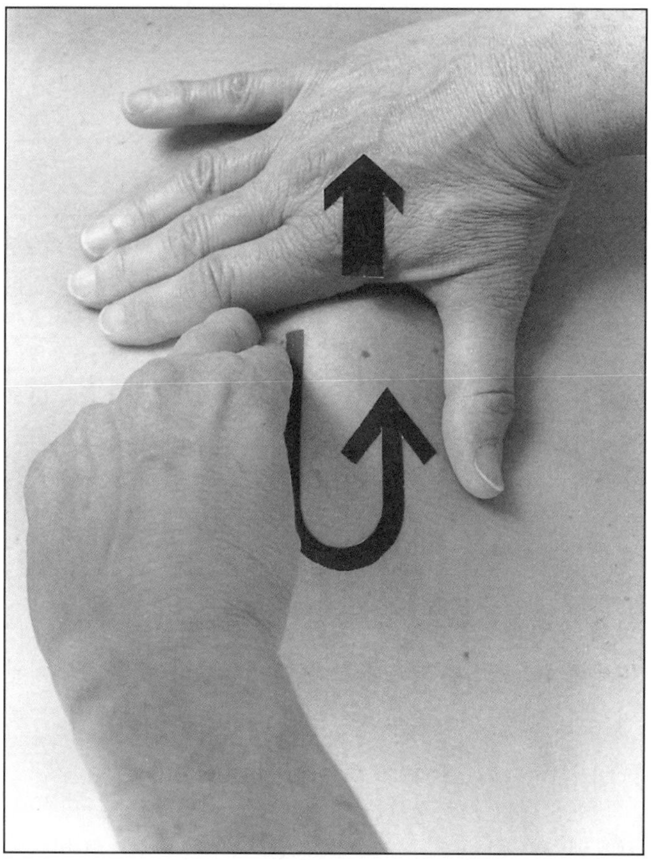

그림 378. "J" 스트로킹 이완술(J stroke release)의 시작자세. 비주도 손의 손갈퀴(web space)를 피부 제한 상부에 올려놓는다. 어떤 저항이 감지될 때까지 피부를 위로 끌어당긴다. 주도 손의 한 두 손가락은 피부 제한부위의 근위부에 세워 미끄러지지 않게 적절히 누른다.

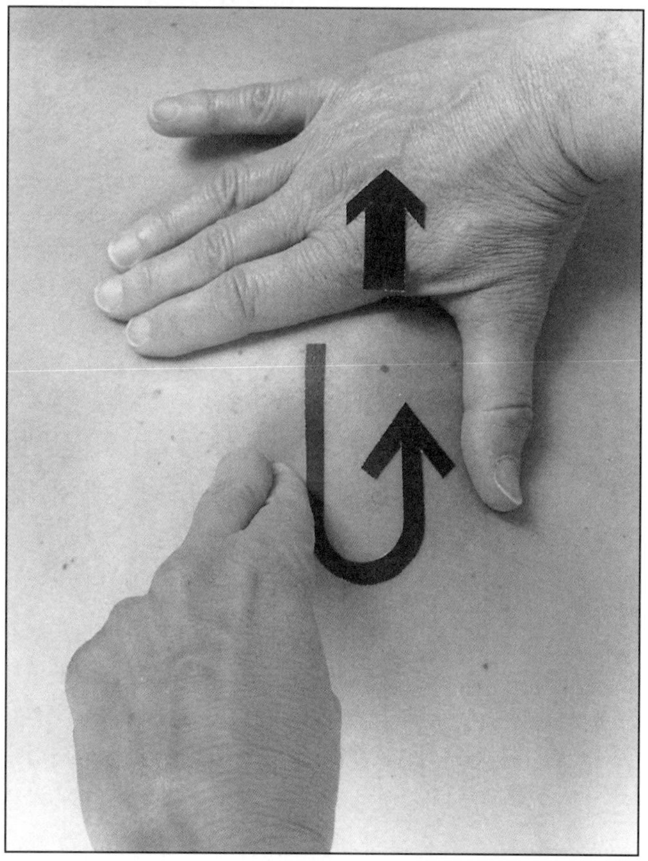

그림 379. 비주도 손의 상방 당김을 유지한 상태에서 주도 손가락을 장벽과 나란하게 "J" 자 꼬리 쪽으로 끊어 내린다.

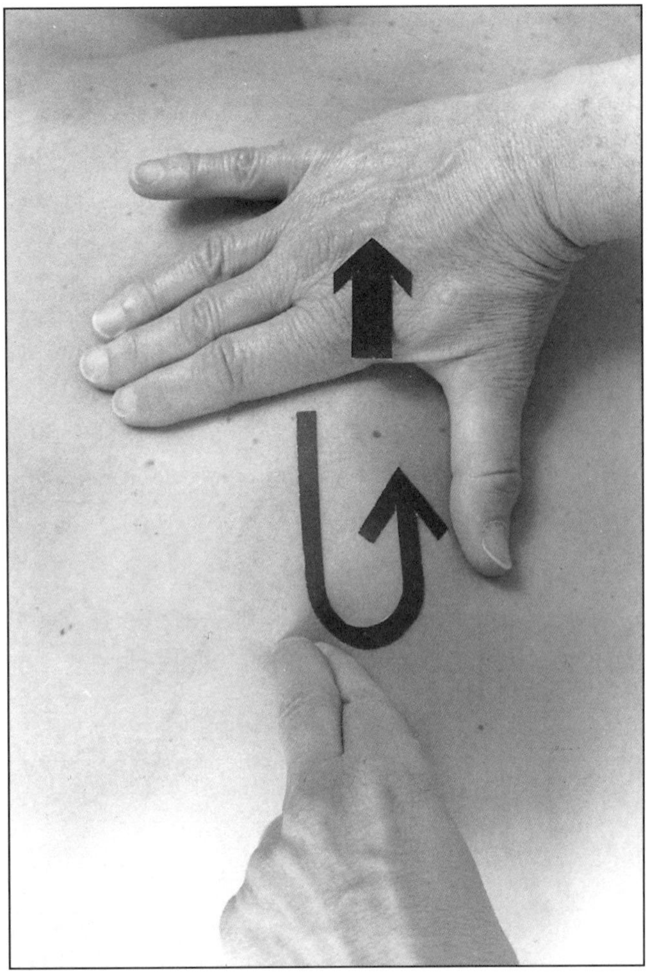

그림 380. "J"자 꼬리 쪽으로 끊어 내릴 때 어떠한 저항감이 감지되면 "J"자 커브를 그리기 시작한다.

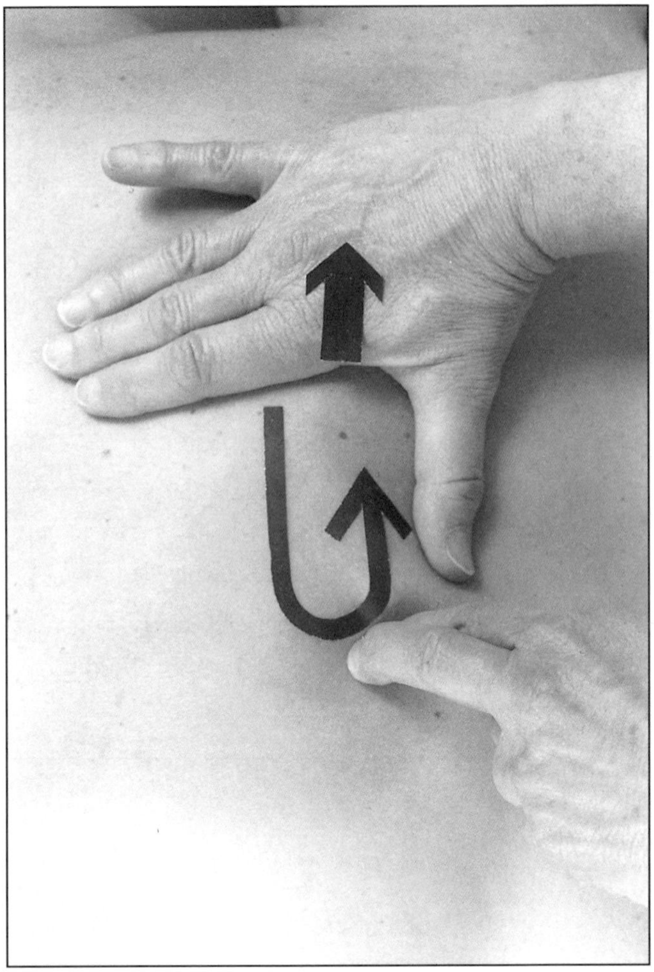

그림 381. 추가적인 신장에 대한 저항이 느껴지면, 비주도손 쪽으로 재빨리 방향을 바꾸어 제한을 완화시킨다.

피부영역에서 최대한 이완되는 편한 위치를 잡는다. 스트로킹에 앞서 치료사의 손과 환자의 피부는 건조하고 기름기가 제거되어야 한다. 그림을 강조하기 위해 "J" 스트로킹 이완술 사진의 움직임을 확대하였다.

반흔조직
Scars

근막발통점에서와 마찬가지로 반흔조직도 근막의 긴장에 광범위한 영향을 미칠뿐만 아니라, 연부조직의 제한과 자세의 변화를 일으킨다. 특히 반흔조직은 심부 구조물까지 뻗어 있어 표층과 심층의 연결된 유착에 의해 연부조직의 움직임을 심하게 방해한다. 반흔조직은 연부조직의 충분한 이완을 일정하게 제한하고, 끝느낌을 느끼지 못하게 하는 해부학적 장벽인 것이다. 제한된 반흔조직에 압박을 가하면 근막발통점에 의한 통증패턴과 유사한 방사통을 유발시킨다. 감각신경이 반흔조직 주위의 유착부분에서 압박을 받게 되면 독특한 국소적 통증과 방사통 패턴을 일으킨다. 반흔조직에 영향을 받는 표층 감각신경의 정도에 따라 무감각해지거나, 감각이 떨어지거나 과민해질 수 있다. 그러나 심부의 감각신경은 대체로 반흔조직의 영향을 크게 받지 않는다. 반흔조직 이완의 초기 단계는 심부 제한이 이완되는 후기 단계에 비해 통증이 덜하다.

반흔조직의 형성기간은 이완의 가능성에 영향을 미친다. 새롭게 형성된 반흔조직은 쉽게 이완되지만, 오래된 반흔조직과 관련된 조직의 유착은 포괄적인 MFR 치료 프로그램을 통해서만 이완이 가능하다. 반흔조직은 또 다른 근막발통점의 근원이 될 수도 있다. 시간이 경과하면 할수록 반흔조직에 의한 제한된 움직임의 조절에 더 많은 에너지와 치료기간이 소요되며, 또 다른 부위에 통증을 유발시킬 수 있다.

예를 들어, 악성 종양 제거를 위해 흉부 절제술을 받은 환자가 수술 후 6개월 쯤 흉곽 뒤 중앙부위에 통증이 생겼다. CT와 MRI를 포함한 전반적인 의학적 검사를 실시하였으나 환자의 통증 원인을 찾지 못해 결국 물리치료실로 의뢰되었다. 물리치료 평가 시 가슴튜브(chest tube)로 초래된 반흔조직의 가동성을 검사하였을 때 심한 통증이 환자의 등(back) 부위에서 발생하였다(그림 312). 치료사는 통증과 반흔조직과의 연관성에 관심을 갖고 반흔조직과 관련된 유착부를 이완시켰더니 등의 통증이 완전히 사라졌다.

반흔조직 이완술은 근막발통점의 양파이론을 축약한 것이다. 반흔조직 이완술은 단 한번의 MFR로 표층부 반흔조직과 심층부 유착을 완전하게 이완시키는 것이 아니라, 차근차근 근육층을 한 층씩 양파껍질 벗겨 내듯 층별로 이완시켜 나가는 것이다. 국소적인 신장은 표층부 반흔조직의 존재에 의해 제한받는다. 일단 반흔조직의 이완이 시작되면 원래 타이트하거나 다른 층에서의 제한이 국소적인 신장에 의해 이완이 일어난다. 이들 이완의 최종 목적은 끝느낌의 도달과 자유로운 조직의 운동성을 회복하는 것이다.

직접적인 국소 반흔조직 이완술 시 나타나는 통증은 참을 수 없을 정도의 심한 통증으로써, 대부분의 환자들이 마치 "마취하지 않고 수술 받는 느낌"이라고 말한다. 환자들은 반흔조직 이완술 과정에서 느끼는 통증을 "상쾌한 통증(good hurt)"라기보다는 "반드시 거쳐야 하는 통증(necessary pain)"이라고 생각한다. 환자들은 제한된 움직임으로부터 자유로워지는데 누구나 거쳐야 하는 통증이라고 말한다. 그러나 환자가 참을 수 있는 통증의 한계 때문에 이완되는 조직의 양은 어느 정도 제한받는다. 직접적인 국소 반흔조직 이완술은 통증이 보다 덜한 포괄적인 이완술을 수행한 후 사용하는 것이 바람직하다. 직접적인 국소 반흔조직 이완술을 시행하기 전에 환자에게 물리적 또는 감정적인 통증 한계에 도달하면 즉시 치료사가 MFR을 중단할 수 있도록 "그만"이라고 말하게 한다.

치료사는 최대 이완이 이루어질 때까지는 최소한 두 번 이상의 치료를 실시하여 반흔조직을 충분히 이완시킬 필요가 있다. 반흔조직의 이완은 환자 스스로 자신의 신체 전반에 영향을 미치는 감각입력의 변화를 조절하거나 움직임을 조정할 수 있는 충분한 시간을 배려하여 여러 번의 치료기회를 제공한다.

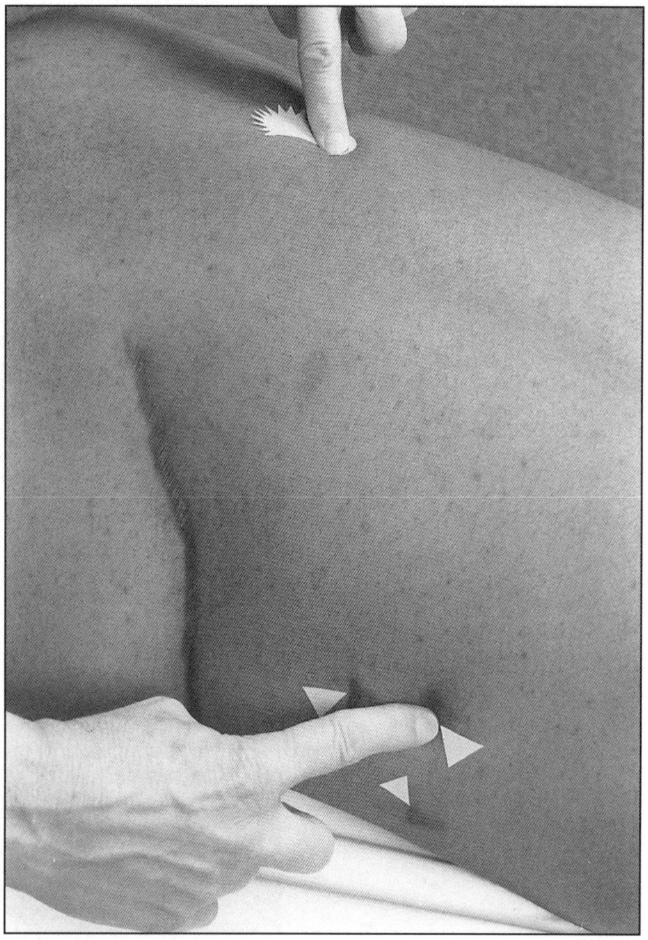

그림 382. 가슴절개술(흉곽절개술, thoracotomy) 수술 후 6개월 된 환자로서 특별한 의학적 소견 없이 가슴 중앙에 통증을 호소하기 시작하였다. 반흔조직 운동성 검사에서 가슴관을 삽입했던 왼쪽 등에서 통증이 재현되었다. 반흔조직 이완술로 등의 통증이 완전히 사라졌다.

간접적인 반흔조직 이완술(그림 383-388)은 표층적이며 거의 통증을 일으키지 않는 이완기법이다. 이러한 간접적인 이완기법은 주로 저면의 조직들과 유착되어 있는 쪼그라든 상처(retracted scar)들을 치료하는데 이용된다. 쪼그라든 정도(depth of retraction)를 관찰하여 반흔조직의 가동성을 간접적으로 평가한다. 반흔조직과 수직되게 치료사의 양 손을 배치하여, 한 손은 위쪽으로 신장시키고, 다른 손은 아래쪽으로 신장한다. 직접적인 반흔조직 이완술에서는 상처 양쪽 끝에 손가락을 배치하는 일직선 형태로 반흔조직을 들어 치료한다. 그러므로 직접적인 수직 반흔이완은 엄지와 손가락으로 잡을 수 있는 타이트한 상처의 유착을 해소하는데 이용된다. 피부 굴리기는 치료사가 상처부위나 피부를 잡을 수 있는 신체 부위의 반흔조직들을 치료하는데 이용할 수 있다. 반흔조직이 잘 움직인다할지라도, 작은 유착이 남아있지 않게 하기 위해 반흔조직 피부 굴리기를 수행하도록 한다. 반흔조직에서 가동성의 제한이 존재할 경우에는 피부 굴리기기에 앞서, 간접적인 반흔조직 이완술을 먼저 수행하도록 한다. 간접적인 반흔조직 피부 굴리기 이완술은 가동성이 거의 없는 상처나 척추의 가시돌기(극돌기, spinous process)처럼 튀어나온 뼈 바로 위의 반흔조직을 더욱 유연하게 만들기 위해 적용된다.

간접적인 반흔조직 이완술 (그림 383-388)
(Indirect Scar Release)

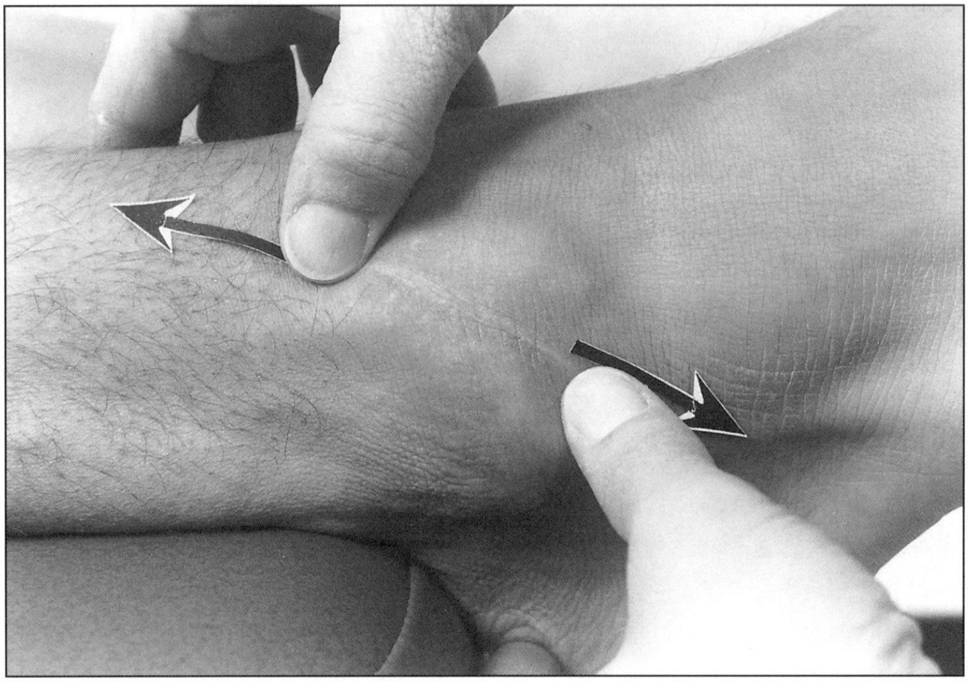

그림 383. 간접 반흔조직 이완술 (indirect scar release). 사진과 같이 양 손의 엄지를 상처의 양쪽 끝에 둔다. 적절한 압력으로 누르면서 상처의 가로 선에 따라 몇몇 저항이 감지될 때까지 벌린다. 잠시 기다렸다가 이완과 신장을 다시 한다. 더 이상 신장이 되지 않거나 끝느낌에 도달할 때까지 이완술을 반복한다.

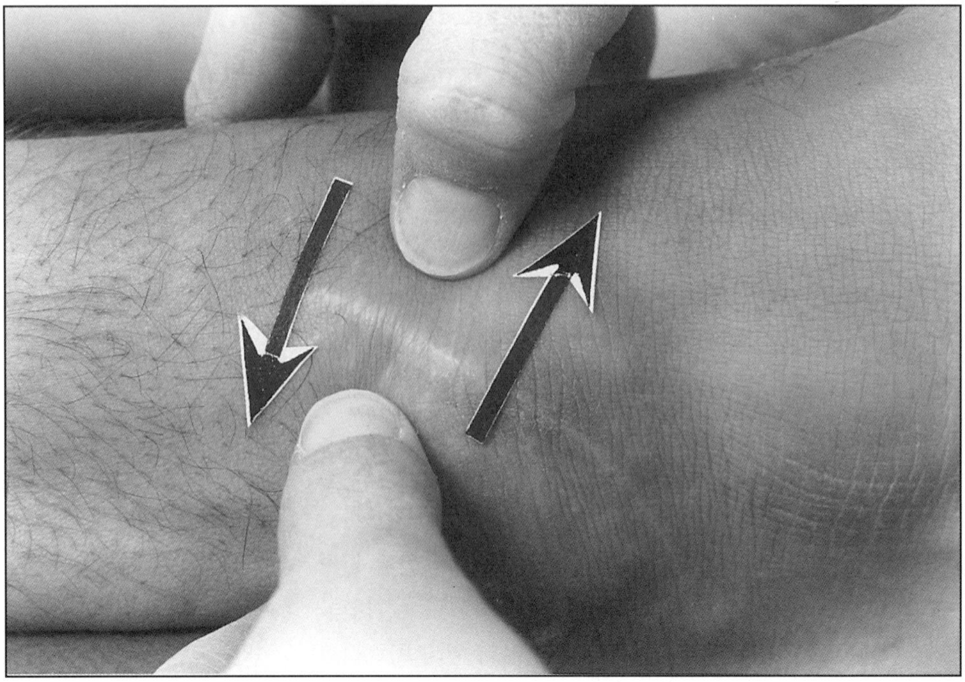

그림 384. 간접 반흔조직 이완술 (indirect scar release). 사진과 같이 양 손의 엄지를 상처의 중앙부나 제한부에 직각으로 위치시킨다. 적절한 압력으로 누르면서 상처의 직각 방향으로 몇몇 저항이 감지될 때까지 벌린다. 잠시 기다렸다가 이완과 신장을 다시 한다. 더 이상 신장되지 않거나 끝느낌에 도달할 때까지 이완술을 반복한다.

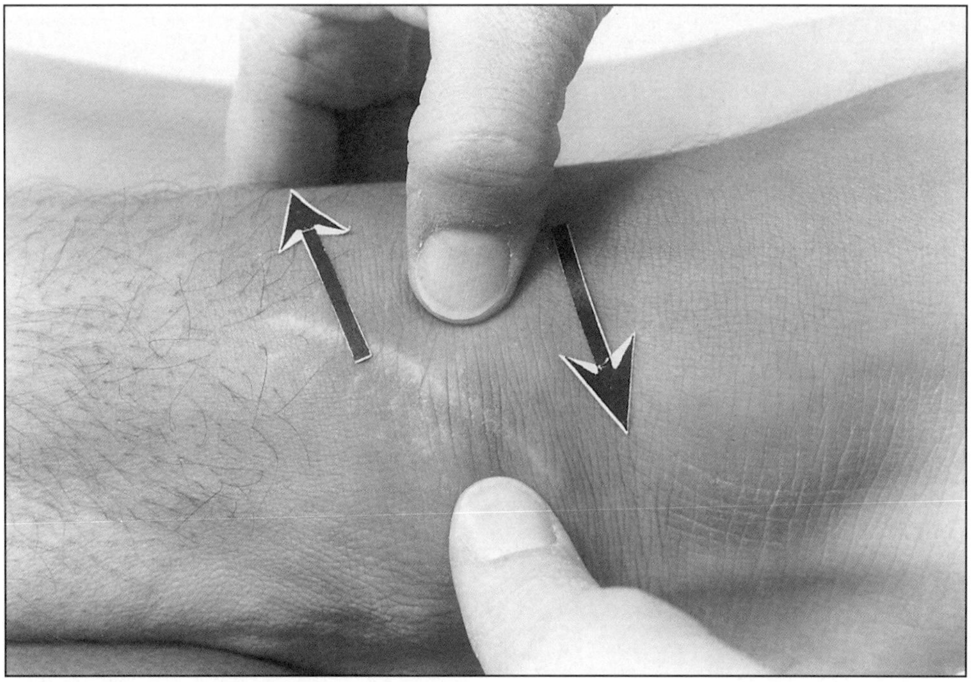

그림 385. 양 엄지를 45°로 변경시켜 간접 반흔조직 이완술을 계속한다. 더 이상 신장되지 않거나 끝느낌에 도달할 때까지 이완술을 반복한다.

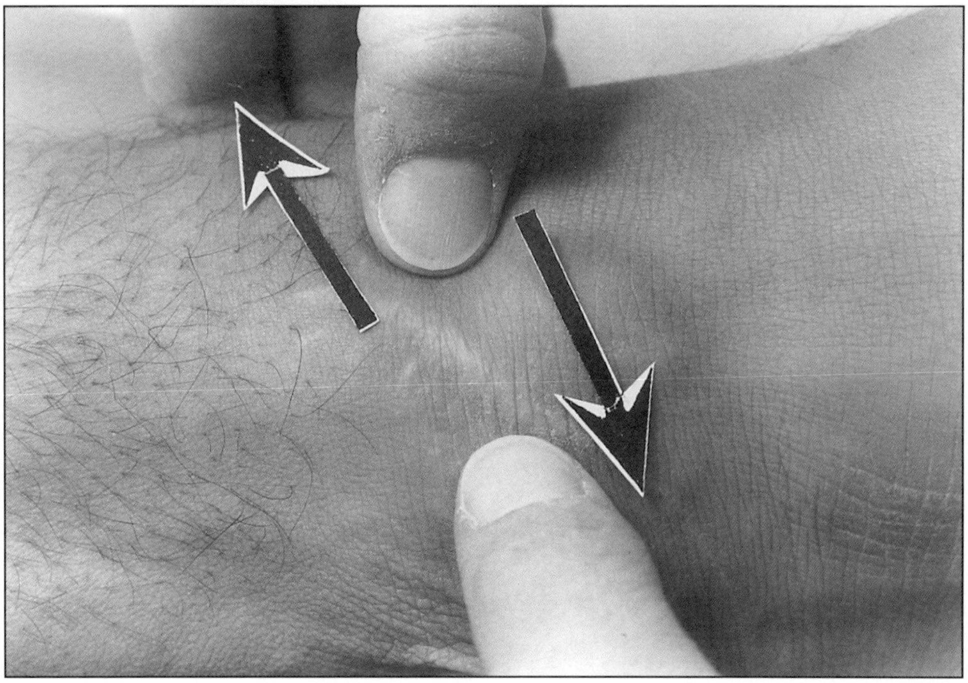

그림 386. 양 엄지를 가장 중요하게 치료해야 할 부위에 대고, 간접 반흔조직 이완술을 계속한다. 더 이상 신장되지 않거나 끝느낌에 도달할 때까지 남아 있는 제한부위에서 반복한다. 각각의 이완술이 종료된 후 반흔조직 가동성 검사(scar mobility test)를 다시 한다.

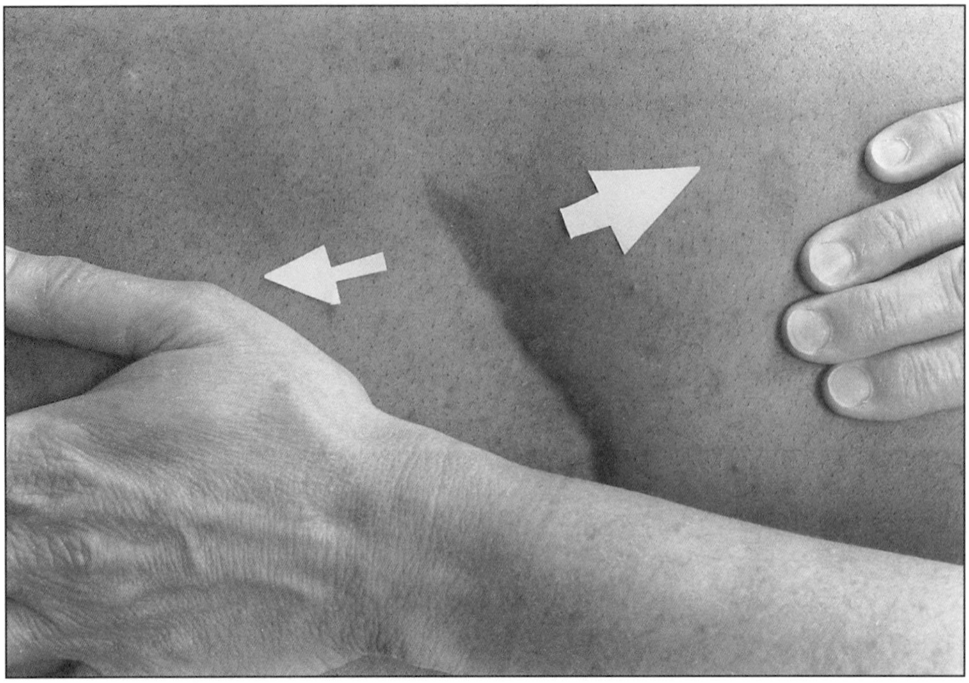

그림 387. 가장 유착된 상처부위에 대한 간접 반흔조직 이완술. 양 엄지를 가장 유착된 조직의 직각방향으로 위치시킨다. 미끄러지지 않게 적절한 압력으로 누르면서 상처의 직각 방향으로 벌려 몇몇 제한을 감지한다. 잠시 기다렸다가 이완과 신장을 다시 한다. 더 이상 신장 되지 않거나 끝느낌에 도달할 때까지 이완술을 반복한다. 이번에는 상처 전체 길이에 대한 이완술을 실시한다.

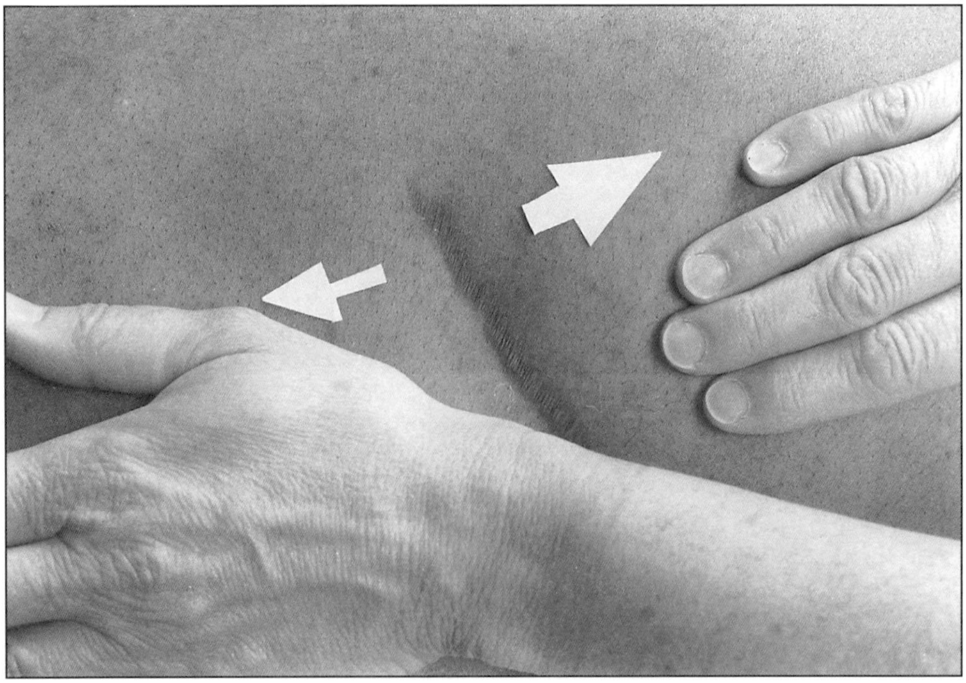

그림 388. 유착이 어느 정도 풀어지면, 양 엄지를 좀 더 가까이 모아 신장력을 증가시킨다. 시진에서 상처의 깊이가 얕아진 것에 주목하라.

직접적인 반흔조직 이완술 (Direct Scar Release)

직접적인 반흔조직 이완술(그림 389-393)은 두꺼운 연부조직 위의 상처부위에 주로 적용된다. 이 이완을 직접 적용하기에 앞서, 통증을 일으키지 않는 반흔조직 이완술 또는 목표 근육과 연관된 영역의 대단위 신장과 국소 신장을 먼저 수행한다. 다른 이완기법으로 잘 이완되지 않는 반흔조직이 존재할 때, 직접적인 반흔조직 이완술을 적용한다. 대개 복부와 흉부의 상처나 이에 관련된 유착부를 직접적인 반흔조직 이완술로 치료한다. 그러나 튀어나온 뼈 바로 위의 상처들은 직접적인 반흔조직 이완기법으로 치료하지 않는다.

환자가 특별히 '중단'이라고 이야기하지 않으면, 이 이완기법을 계속 진행한다. 때로 환자는 눈물을 흘리면서 칼로 찌르는 것 같은 통증이라고 호소하기도 한다. 환자는 평상 시에 잘 표현하지 않던 단어로 자신의 느낌을 표현한다. 직접적인 반흔조직의 이완으로 통증을 참을 수 있는 정도의 반응들은 굳이 억제하지 말아야 하겠지만, *이 이완이 조직의 긴장도를 증가시키고 치료사의 손가락을 밀어내기 때문에 환자에게 심호흡을 하도록 주문한다.* 이 기법의 수행과정에서 국소적인 저혈압, 열 소실 및 체온 하강이 일어날 수 있다. 자주는 아니지만 혈관수축이 이 이완 기법과정에서 일어나기도 한다.

직접적인 반흔조직 이완의 끝느낌은 드라마틱하다. 치료사 손가락 주위의 모든 긴장성이 완전히 이완되고, 환자 몸에서 방사되던 열도 사라지게 된다. 환자는 상처의 근위부나 원위부에서 자발적인 동시 이완이 일어나거나 파도형태처럼 순서적으로 풀어지는 것을 경험하게 될 것이다. 대부분의 환자는 치료사가 압박을 계속 하고 있는데도 도수접촉을 느끼지 못하여 지금도 손으로 압박하고 있는지를 물어 보기도 하며, 통증이 완전히 사라졌다고 이야기하곤 한다. 환자는 깊은 편안함을 경험하게 될 것이다. 또한 피곤함을 느껴 졸기 시작하고 치료가 끝난 후에도 일어나지 않고 더 자기를 원할 것이다. 그러므로 환자로 하여금 치료대 위에 편안히 누워 생

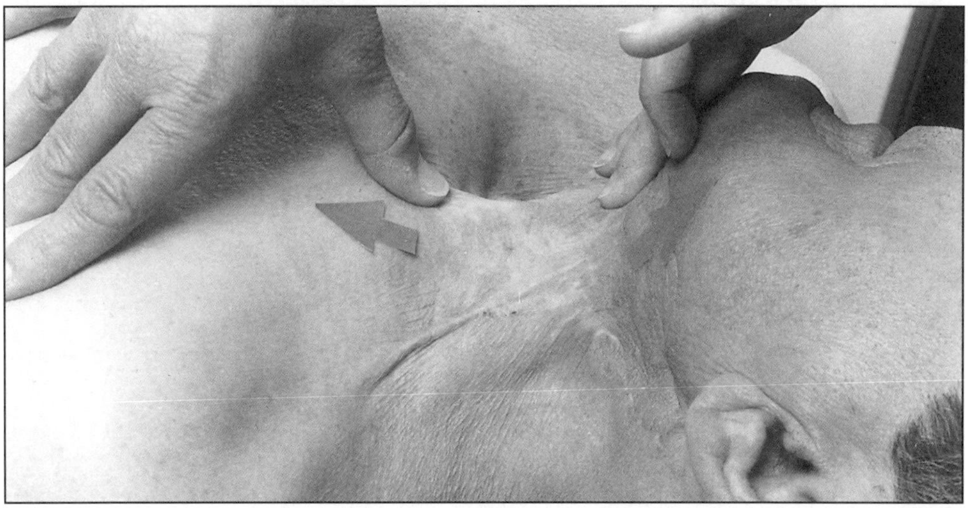

그림 389. 직접 반흔조직 이완술(direct scar release). 엄지와 다른 손가락을 상처의 양 끝에 위치시킨다. 적절한 압력으로 누르면서 상처의 주행방향으로 몇몇 저항이 감지될 때까지 벌린다. 잠시 기다렸다가 이완과 신장을 다시 한다. 더 이상 신장되지 않거나 끝느낌에 도달할 때까지 이완술을 반복한다. 이 사진의 환자는 MFR 시행 전에는 상처의 유착으로 입을 제대로 다물지 못하였다. 현재는 모습은 치료 3개월 후 찍은 사진이다.

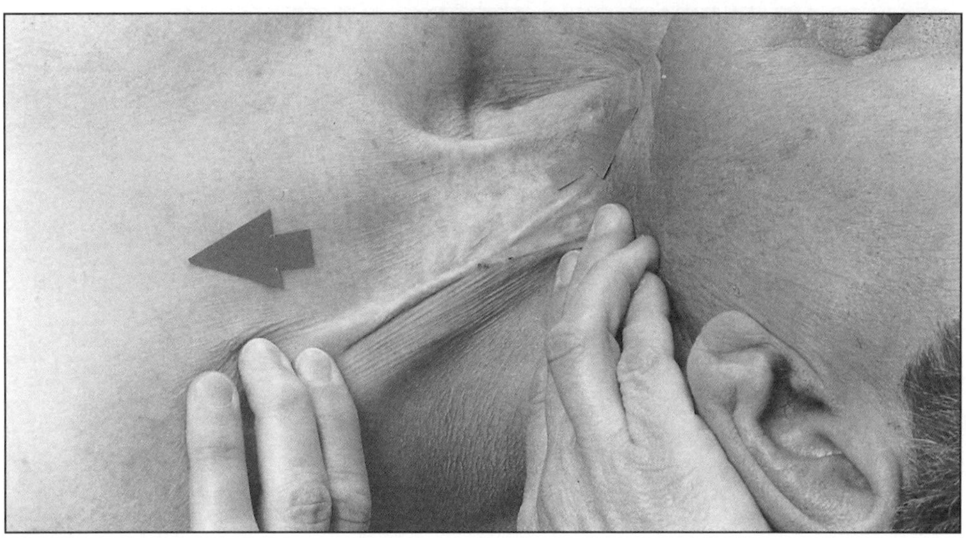

그림 390. 직접 반흔조직 이완술(direct scar release). 여러 손가락을 상처의 양 끝에 위치시킨다. 더 큰 신장에서 한쪽에 해부학적 장벽에 도달하면, 적절한 압력으로 누르면서 반대쪽으로 벌린다. 더 이상 신장 되지 않거나 끝느낌에 도달할 때까지 이완술을 반복한다. 이 환자는 타이트한 상처로 머리가 최대 측방굽힘(굴곡)되었다. MFR 3개월 후 환자의 머리를 잡을 수 있게 되어 운전을 시작하였다. 현재 잔디 깎기도 가능하게 되었다.

체항상성을 되찾는 충분한 시간 휴식을 취하게 한다. 환자의 혈압을 주시하며, 특히 당뇨가 있는 사람은 치료실을 떠나기 전에 혈당수준을 체크하도록 한다.

직접적인 수직 반흔조직 이완술 (그림 391-393) (Vertical Direct Scar Release)

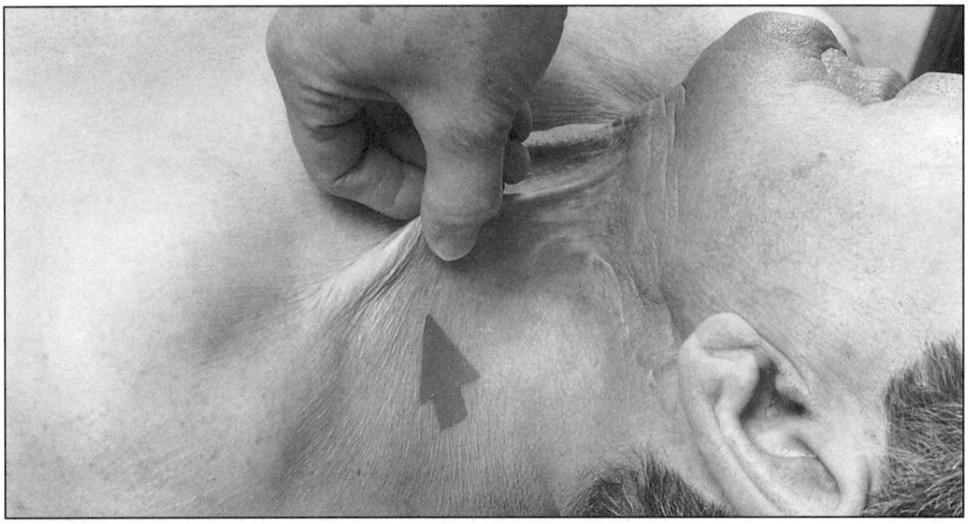

그림 391. 직접적인 수직 반흔조직 이완술(vertical direct scar release). 엄지와 손가락 사이로 상처를 잡아 어떠한 제한이 감지될 때까지 들어올린다. 잠시 기다렸다가 더 들어 올려 신장과 이완을 다시 한다. 더 이상 신장되지 않거나 끝느낌에 도달할 때까지 이완술을 반복한다.

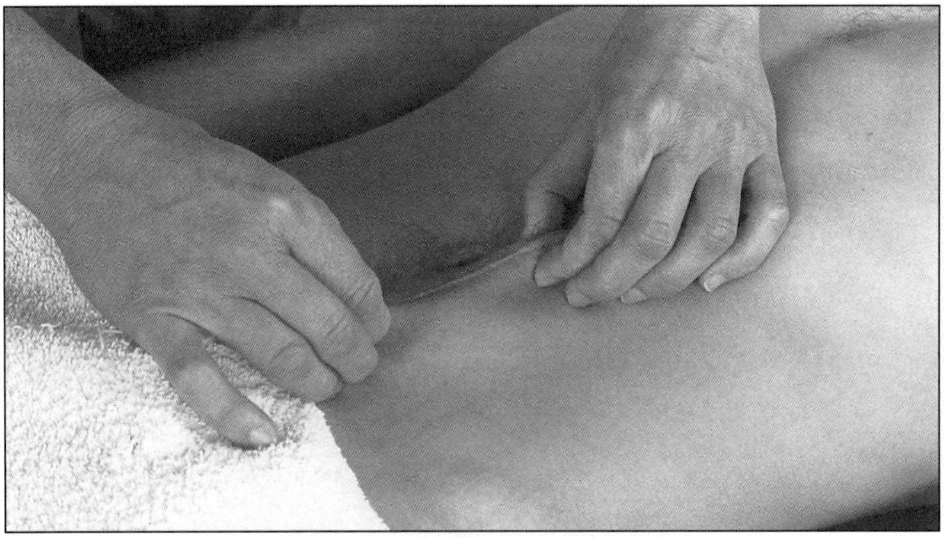

그림 392. 직접적인 수직 반흔조직 이완술(vertical direct scar release). 엄지와 손가락으로 상처의 긴 방향에 따라 양 끝을 잡아 몇몇 제한이 감지될 때까지 들어올린다. 잠시 기다렸다가 더 들어 올려 신장과 이완을 다시 한다. 더 이상 신장되지 않거나 끝느낌에 도달할 때까지 이완술을 반복한다.

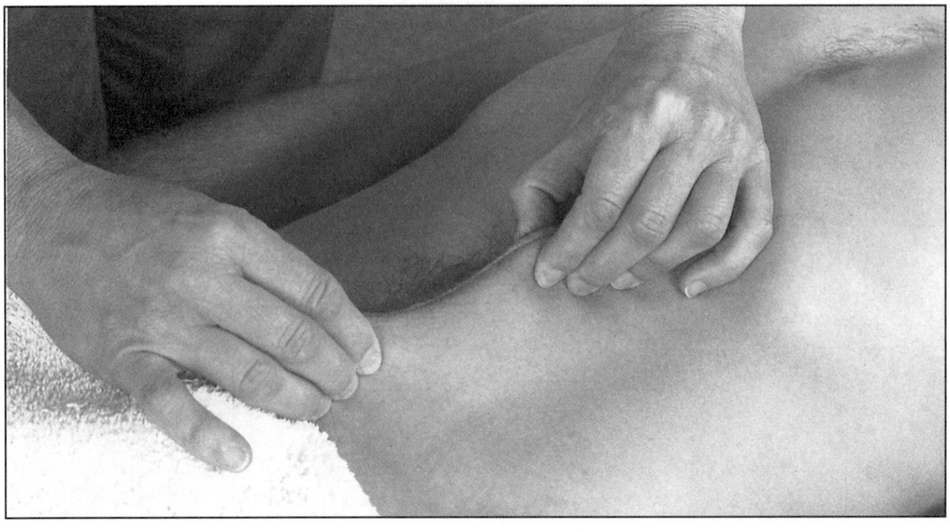

그림 393. 직접적인 수직 반흔조직 이완술(vertical direct scar release)의 계속. 상처를 약간 한쪽으로 기울여 몇몇 제한이 감지될 때까지 들어올린다. 잠시 기다렸다가 더 들어 올려 신장과 이완을 다시 한다. 반대방향으로 기울여 이완술을 반복한다. 더 이상 신장되지 않거나 끝느낌에 도달할 때까지 신장의 각도를 바꾸어 이완술을 반복한다.

직접적인 반흔조직 피부 굴리기 이완술 (그림 394-397)
(Direct Scar Skin Roll Release)

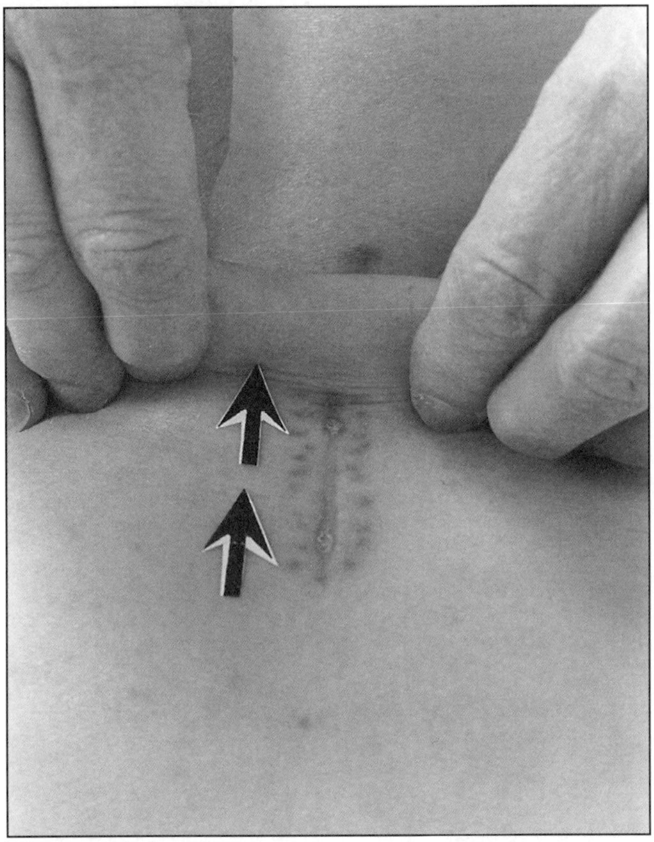

그림 394. 직접적인 반흔조직 피부 굴리기 이완술(direct scar skin roll release)의 시작자세. 양쪽 엄지와 손가락으로 상처의 한쪽 끝 말은 피부를 잡아 끝느낌에 도달할 때까지 수직이완술을 실시한다.

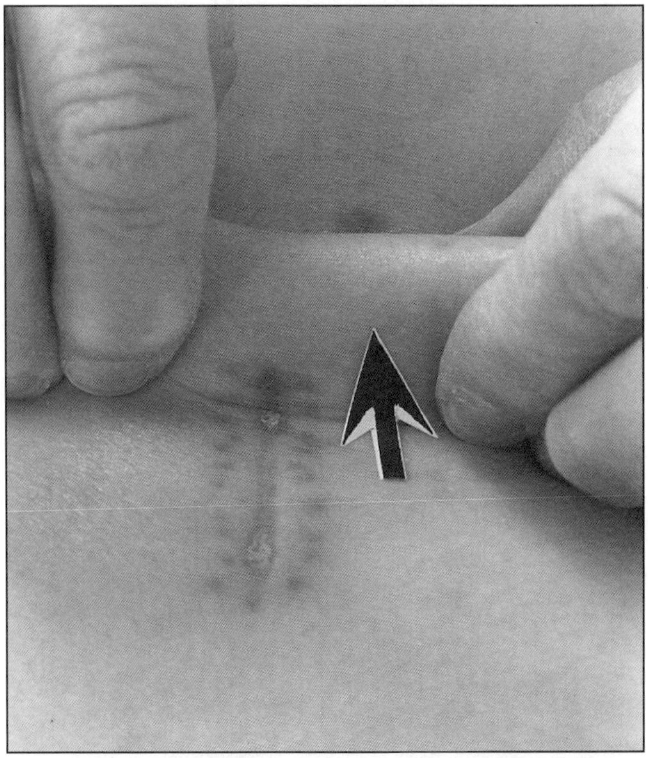

그림 395. 수직 신장 상태에서 한쪽으로 기울여 잡는 신장의 각도를 변화시킨다. 끝느낌에 도달할 때까지 이완술을 반복한다. 이번에는 반대쪽으로 기울여 끝느낌에 도달할 때까지 이완술을 반복한다.

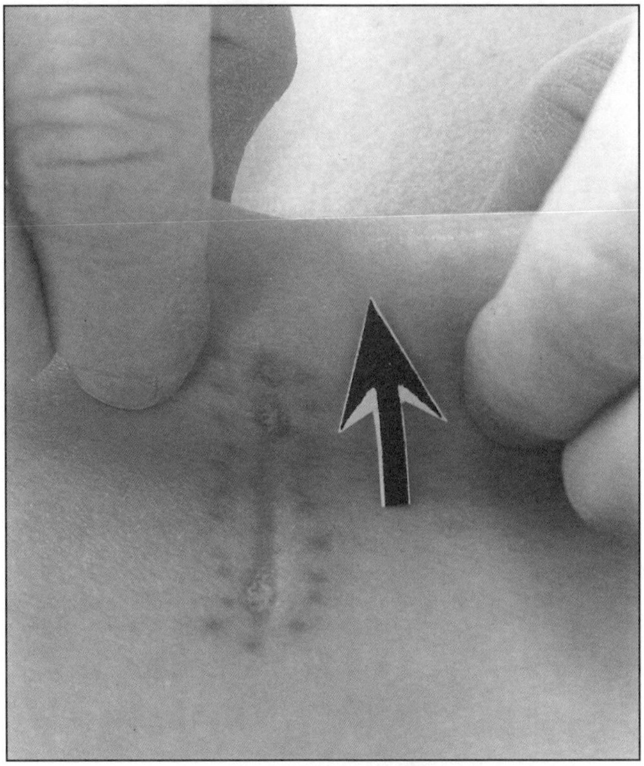

그림 396. 수직으로 당긴 상태에서 앞으로 반흔조직 굴리기를 시작한다. 제한이나 타이트함이 풀린 때까지 이완술을 반복한다.

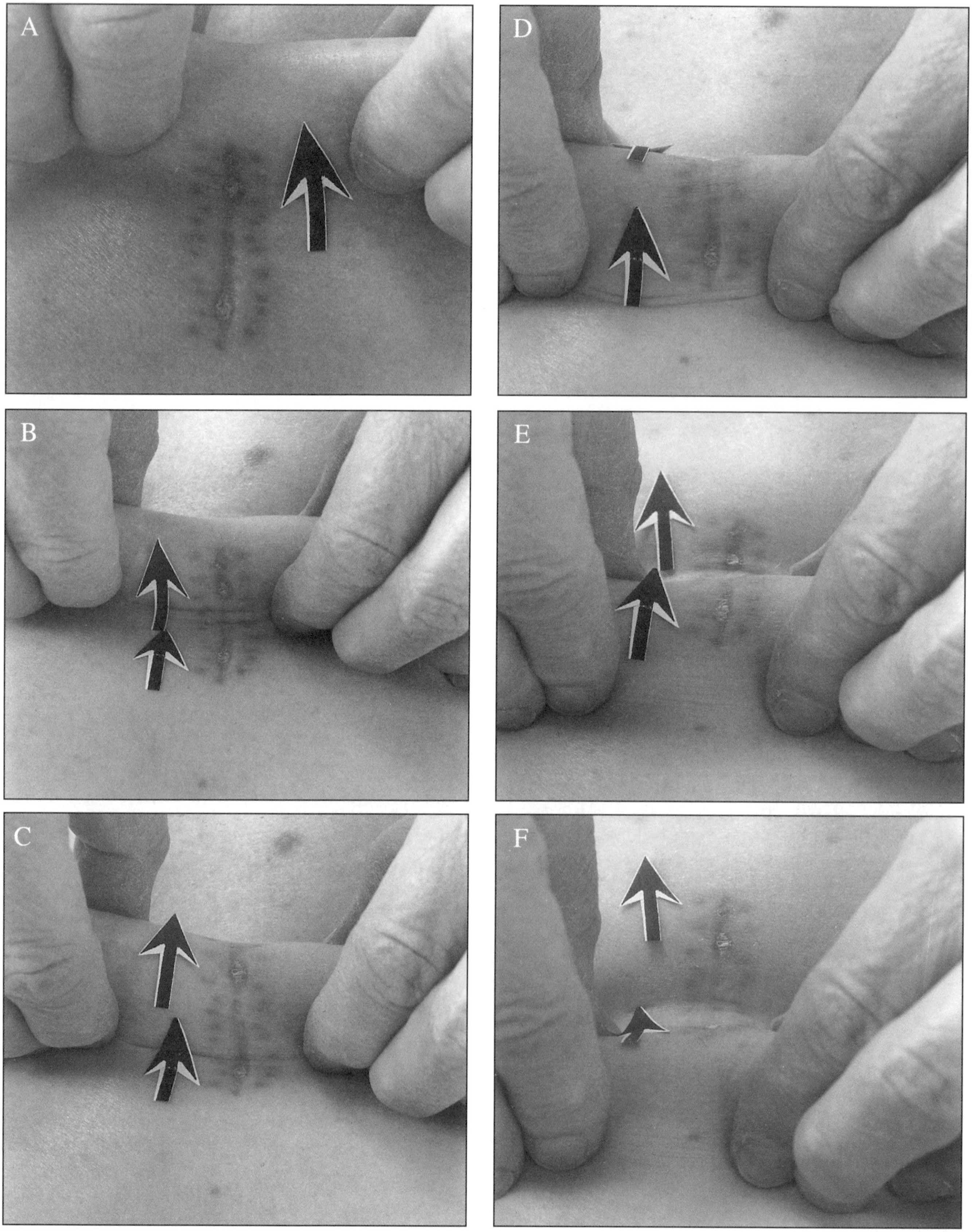

그림 397A–F. 주위에 있는 피부에도 직접적인 반흔조직 피부 굴리기 이완술을 계속한다. 환자의 피부에서 손을 떼기에 앞서 수직 신장력을 서서히 감소시킨다. 몇몇 유착이 아직도 남아 있다면, 시행한 신장의 직각방향으로 직접적인 반흔조직 피부 굴리기 이완술을 반복한다.

간접적인 반흔조직 피부 굴리기 이완술 (그림 398-399)

(Indirect Scar Skin Roll Release)

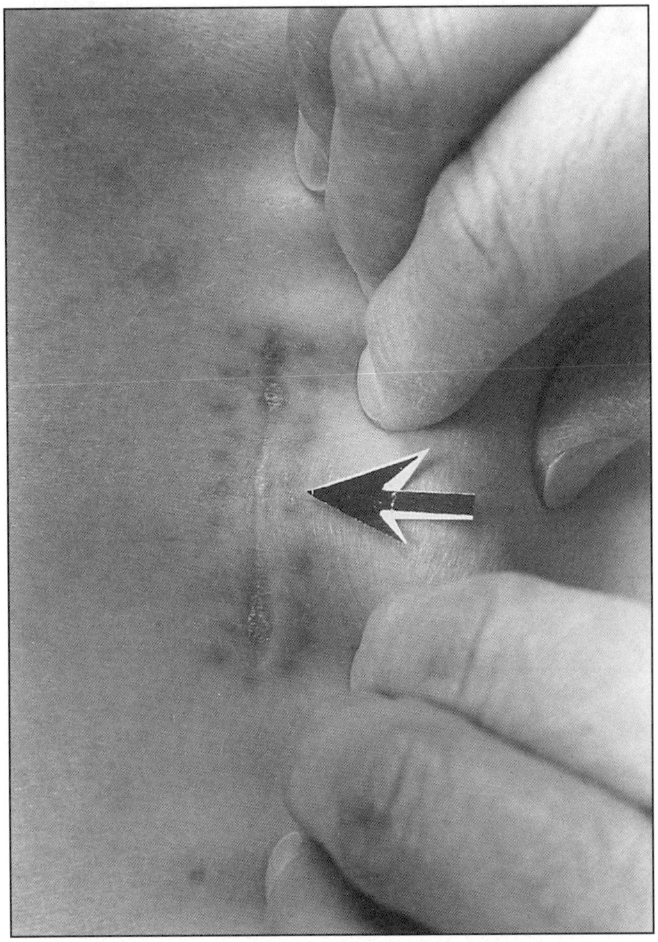

그림 398. 간접적인 반흔조직 피부 굴리기 이완술(indirect scar skin roll release). 유착된 상처의 주위에 타이트함이 있을 때 몇몇 제한이 감지될 때까지 상처의 원위부를 잡고 피부 굴리기를 실시한다. 잠시 기다렸다가 더 들어 올려 신장과 이완을 다시 한다. 더 이상 신장되지 않거나 끝느낌에 도달할 때까지 이완술을 반복한다.

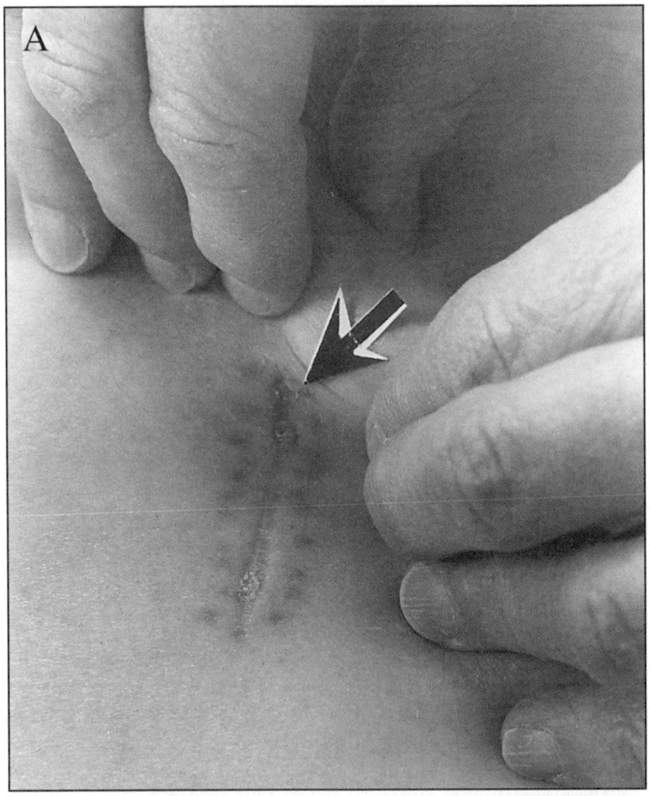

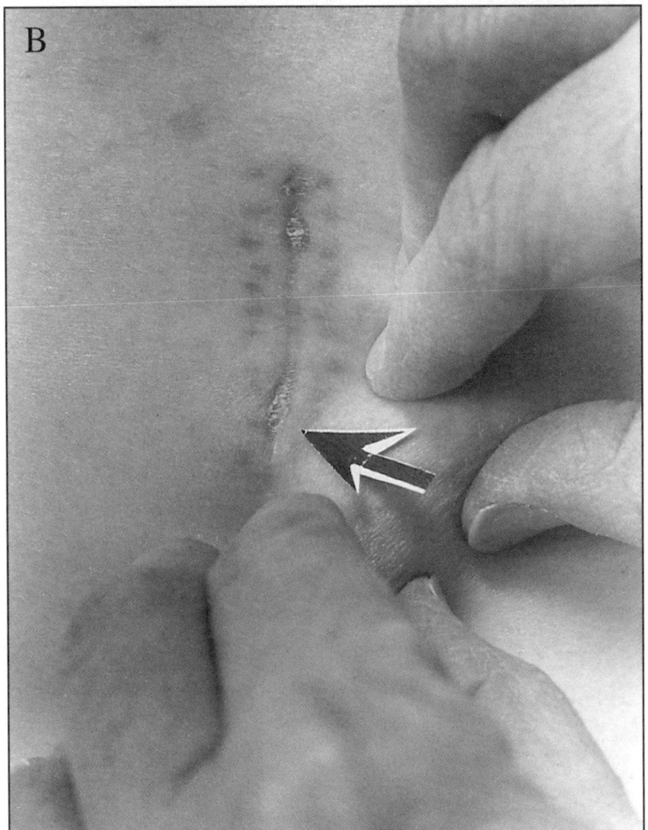

그림 399A-B. 상처의 모서리를 잡고 다양한 각도에서 직접적인 반흔조직 피부 굴리기 이완술이 가능할 때까지 간접적인 반흔조직 피부 굴리기 이완술을 반복한다.

직접적인 국소 반흔조직 이완술 (그림 400–402)
(Direct Focused Scar Release)

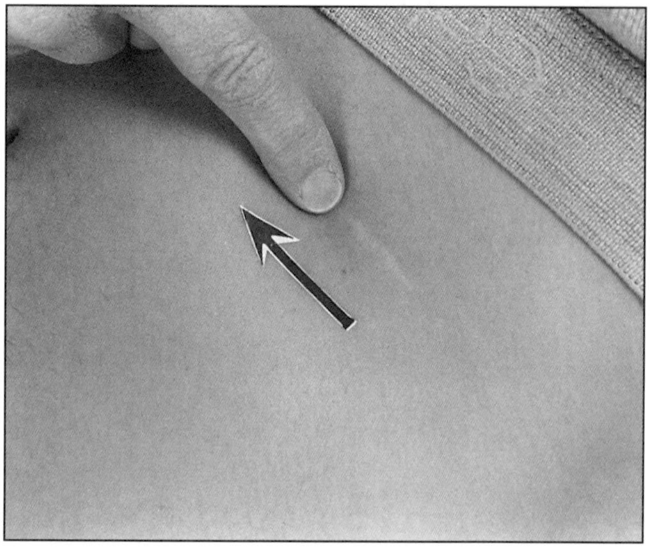

그림 400. 직접적인 국소 반흔조직 이완술(direct focused scar release)의 시작자세. 상처의 끝 부분을 한 손가락으로 단단히 누르고 예민한 부위가 감지될 때까지 상처의 긴 방향에 따라 천천히 스트로킹을 실시한다. 유착부위에서는 몇 번 반복한다.

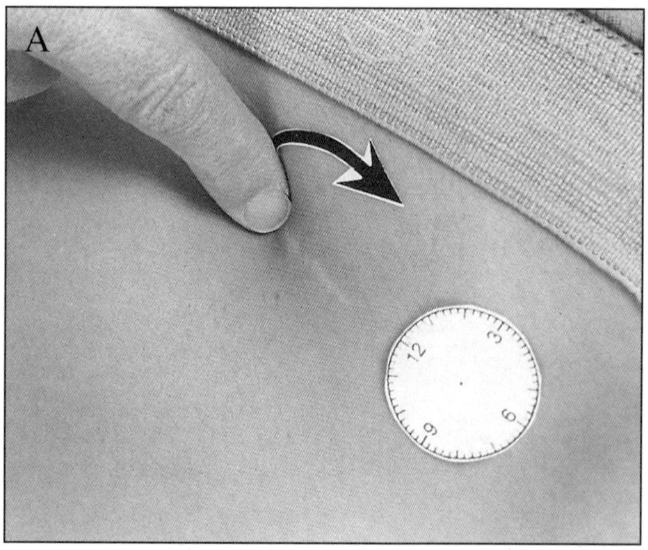

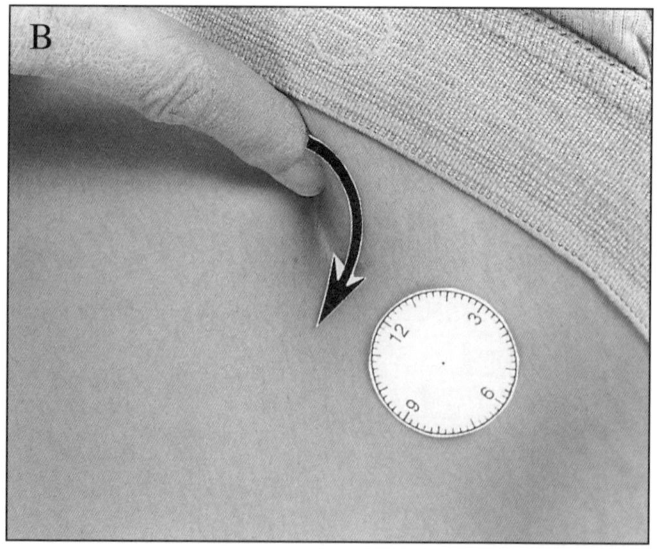

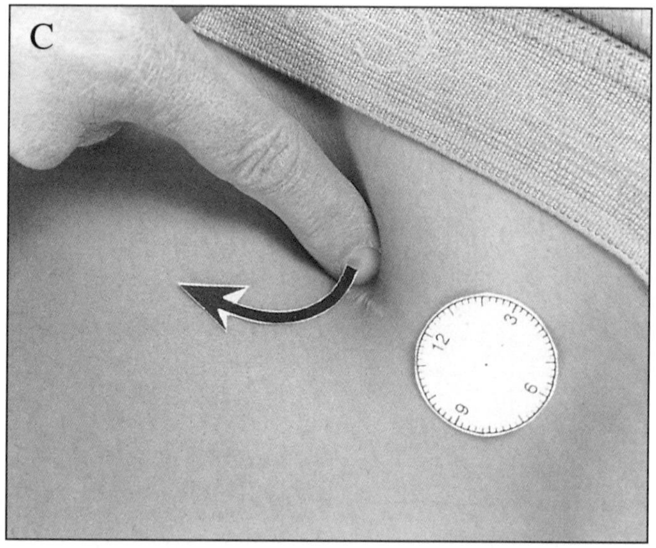

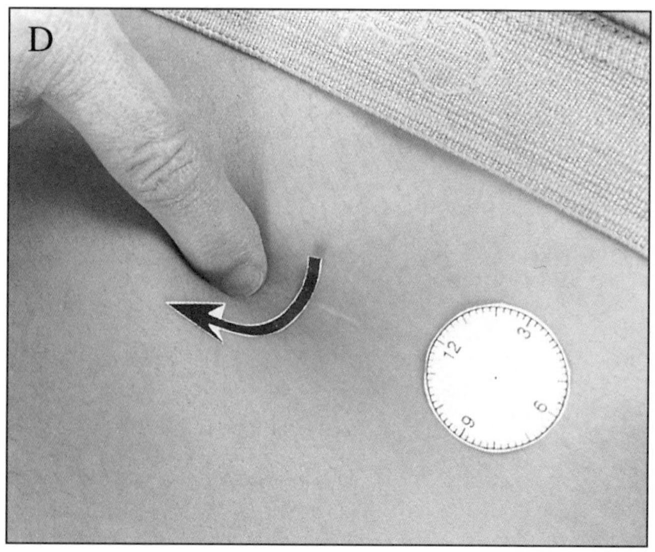

그림 401A–D. 유착부위를 누르고 있는 상태에서 가장 예민한 곳이 확인될 때까지 시계방향으로 돌린다.

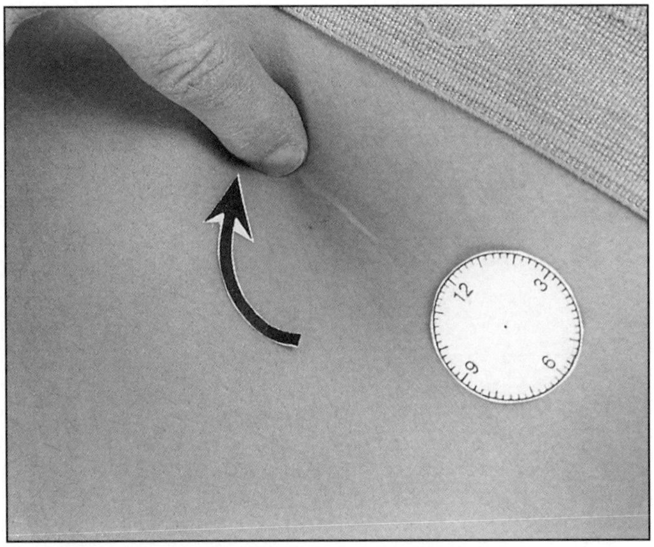

그림 402. 저항이 느껴질 때까지 수직압박을 서서히 증가시킨다. 잠시 이완하기를 기다렸다가 피드백에 의해 각도를 바꾸어 신장시킨다. 직접적인 국소 반흔조직 이완술은 근막발통점 이완술과 매우 유사하다. 손가락이 들어가는 신장은 나선형으로 점점 들어가나 근막발통점에 비해 덜 대칭적이다. 끝느낌에 도달할 때까지 반복한다. 손가락의 압박을 서서히 풀어 손을 뗀다.

근막 스트럼 이완기법
Myofascial Strum Release

스트럼 기법은 모든 대단위 이완이나 국소 이완으로 끝느낌에 도달한 후에 적용한다. 근막 스트럼 이완 기법은 섬유조직의 주름을 이완시키는 것과 유사하다. 주위 조직과 비교하여 도두라진 타이트함이나 제한이 느껴질 때, 확실한 심부 압력을 적용하여 스트럼을 적용한다. 피드백은 매우 희미하여 치료사가 손끝에 집중하지 않는다면, 쉽게 느끼지 못할 것이다. 이러한 근막 스트럼은 척추세움근(척추기립근, erector spinae), 엉덩정강근막띠(장경인대, iliotibial band), 발바닥근막(족저근막, plantar fascia)과 같은 긴 근육이나 근막의 띠 이완에 주로 사용된다.

대부분의 환자는 강하고 심부 압박을 필요로 할 때 근막 스트럼 이완술로 치료받기 원한다. 예를 들어, 한 여자 환자는 "누가 하이힐을 신고 내 등을 밟아 주었으면 좋겠다." 하고 말한다. 작은 진폭의 스트로킹 스트럼(short stroke strum) 기법은 최대한 동작의 끝 범위에서 적용하면, 굳은 인대나 관절주머니(관절낭, joint capsule) 제한에 의해 야기되는 유착부를 깨트릴 수 있다.

큰 진폭의 스트로킹 스트럼(long stroke strum)은 넙다리근막긴장근(대퇴근막장근, tensor fascia lata)과 같은 긴 근막과 연결된 근복부(muscle belly)에 적용된다. 팔꿈치나 가운데 손허리뼈(중수골, metacarpal)를 이용하여 큰 진폭의 스트럼을 수행하는 느리고 깊은 이 이완기법은 환자에게 오히려 상쾌한 느낌을 준다. 작은 진폭의 스트럼은 골반의 가장자리와 발바닥근막(족저근막) 또는 반흔조직의 이완효과를 재평가 할 수 있으며 이완도 가능하다.

환자의 위치는 전체적인 길이의 이완을 위해 치료사가 편안한 신체 정렬을 유지하도록 한다. 가급적 목표 조직이 수동 신장되도록 환자의 위치를 조절한다. 환자의 피부는 건조하고 기름기가 없어야 한다.

그림 403A-B. 팔꿈치나 검지의 중간마디를 이용하여 근막이나 근복의 수직 이완을 수행한다. 수직 압박의 각도 변화없이 타이트함이 느껴질 때까지 천천히 환자의 발쪽으로 강한 스트로킹(stroking)을 실시한다. 잠시 이완을 기다렸다가 스트로킹을 다시 시작한다. 근막의 끝부분에 도달할 때까지 이완술을 반복한다. 근막이나 근육 전체가 풀어질 때까지 몇 번 반복한다.

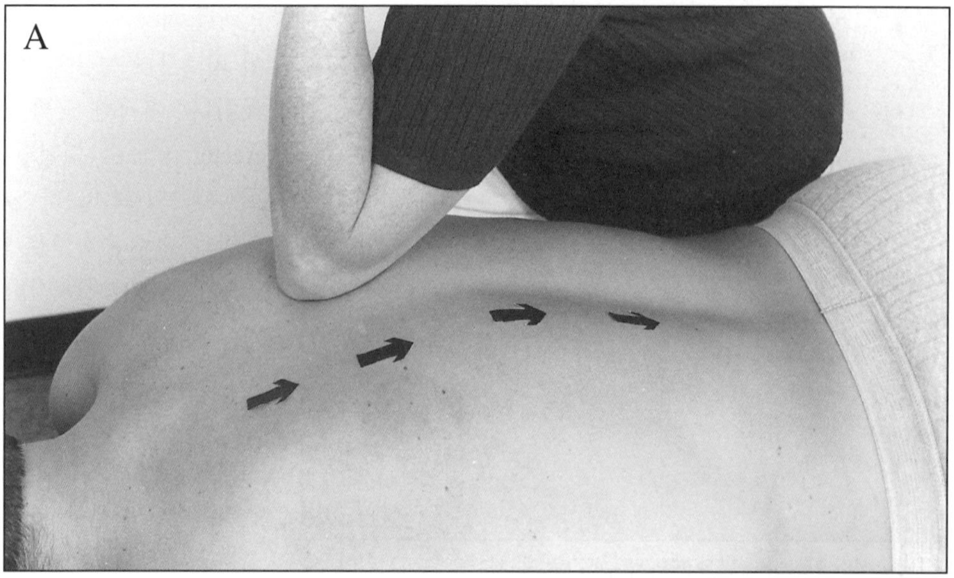

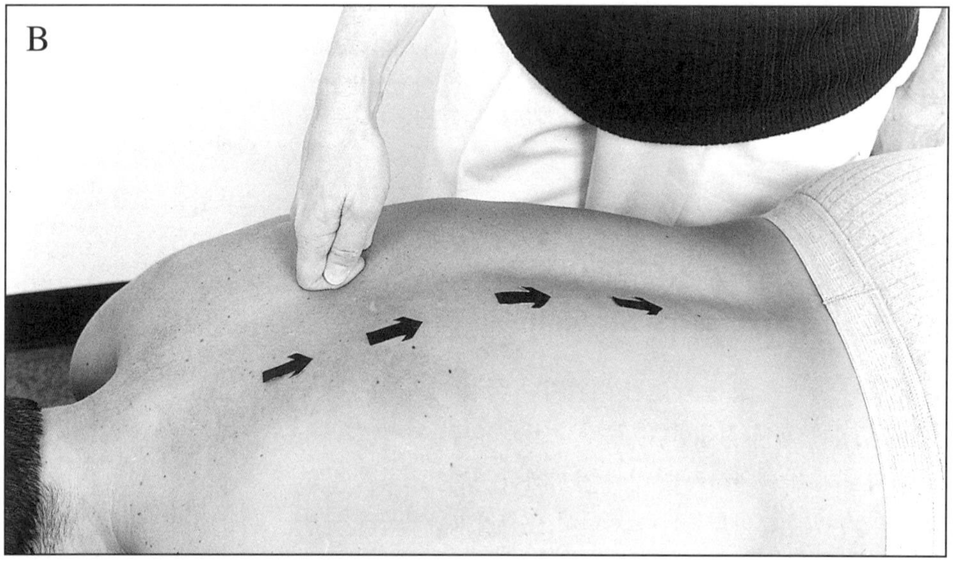

그림 404. 골반 테 주변에서는 한 두 손가락으로 짧고 강한 스트로크 스트럼(short stroke strum)을 적용한다. 타이트함이 느껴질 때까지 수직으로 누른다. 수직 압박의 각도 변화없이 타이트함이 느껴질 때까지 골반의 테를 천천히 압박한다. 잠시 이완을 기다렸다가 신장을 다시 시작한다. 골반 주위 전체가 이완될 때까지 이완술을 반복한다. 목표 조직 근위부나 원위부에 추가적인 이완이 일어나면 자세의 변화가 현저하게 나타난다.

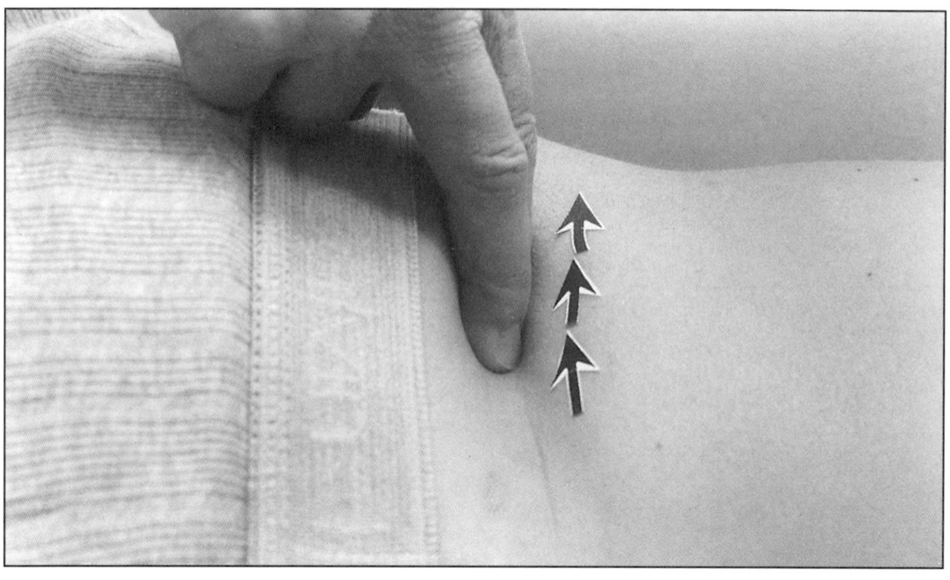

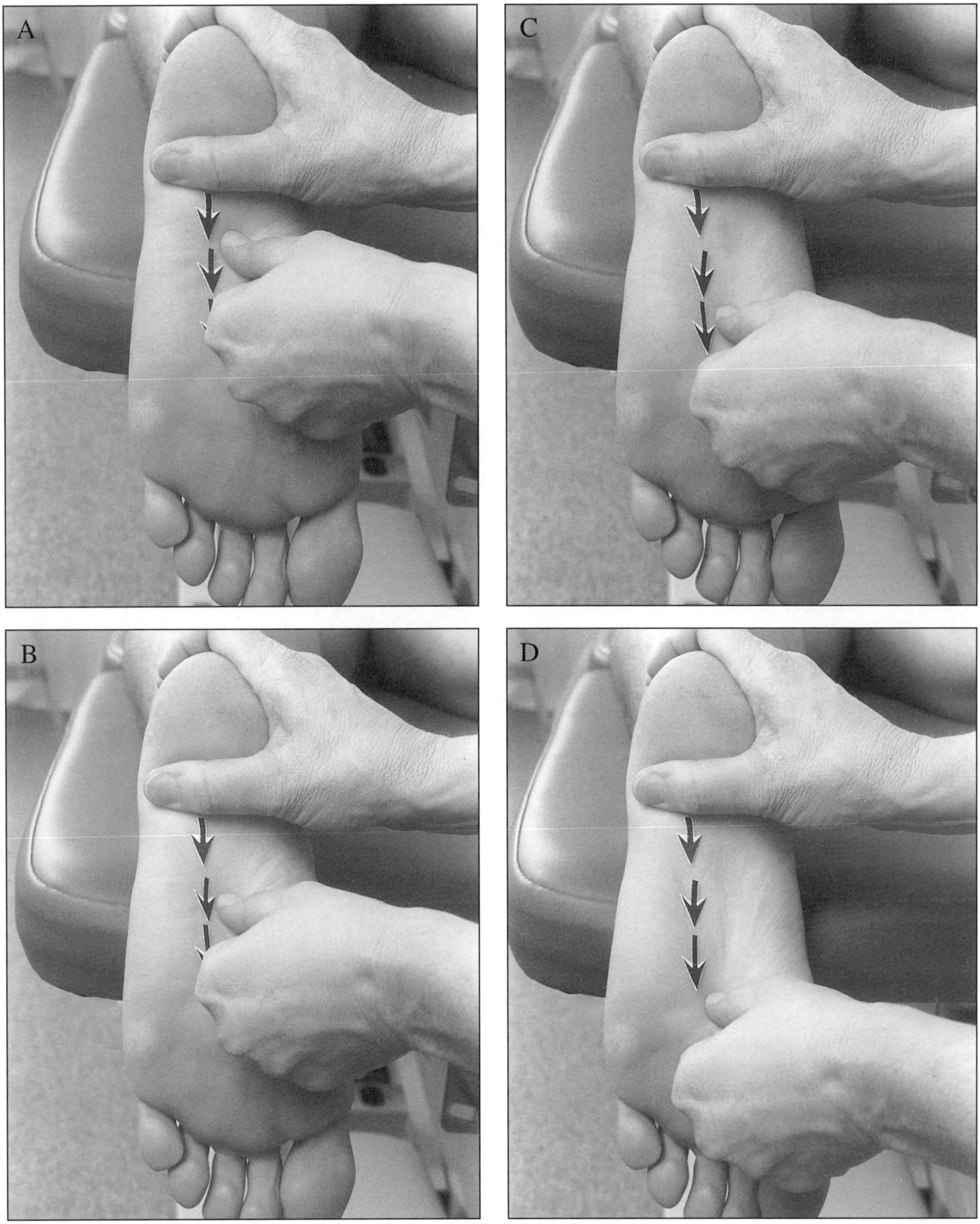

그림 405A–D. 발바닥근막(족저근막, plantar fascia)의 짧고 강한 스트로킹 스트럼(short stroke strum). 한손을 발꿈치뼈(종골, calcaneus), 근막 부착부를 잡고 다른 엄지로 수직 신장을 실시한다. 수직 압박의 각도 변화없이 타이트함이 느껴질 때까지 환자의 발가락쪽으로 천천히 끊어 내린다. 잠시 이완을 기다렸다가 신장을 다시 시작한다. 발바닥 전체가 이완될 때까지 이완술을 반복한다. 발바닥근막의 전체적인 끝느낌에 도달할 때까지 반복한다.

그림 406. 긴근(장근, tensor)의 이완술이 끝나면 근육과 근막의 이행부에 검지 가운데 마디를 위치시켜 넙다리근막긴장근(대퇴근막장근, tensor fascia lata)에 대한 길고 강한 스트로킹 스트럼(long stroke strum)을 실시한다. 끝느낌에 도달할 때까지 수직 이완술을 적용한다. 수직 압박의 각도 변화없이 타이트함이 느껴질 때까지 환자의 발쪽으로 끊어 내린다. 잠시 기다렸다가 스트로킹을 다시 실시한다. 넙다리근막긴장근 전 길이에 따라 이완술을 수행한다. 넙다리근막긴장근 전체에서 끝느낌에 도달할 때까지 처음에 시행한 스트로킹 스트럼(strum stroking)을 반복한다.

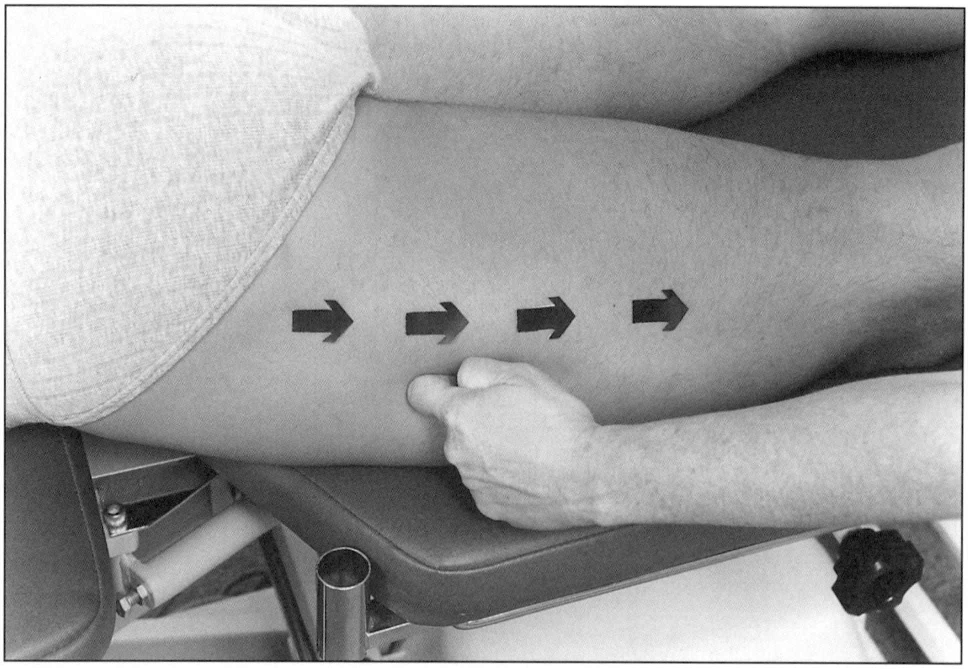

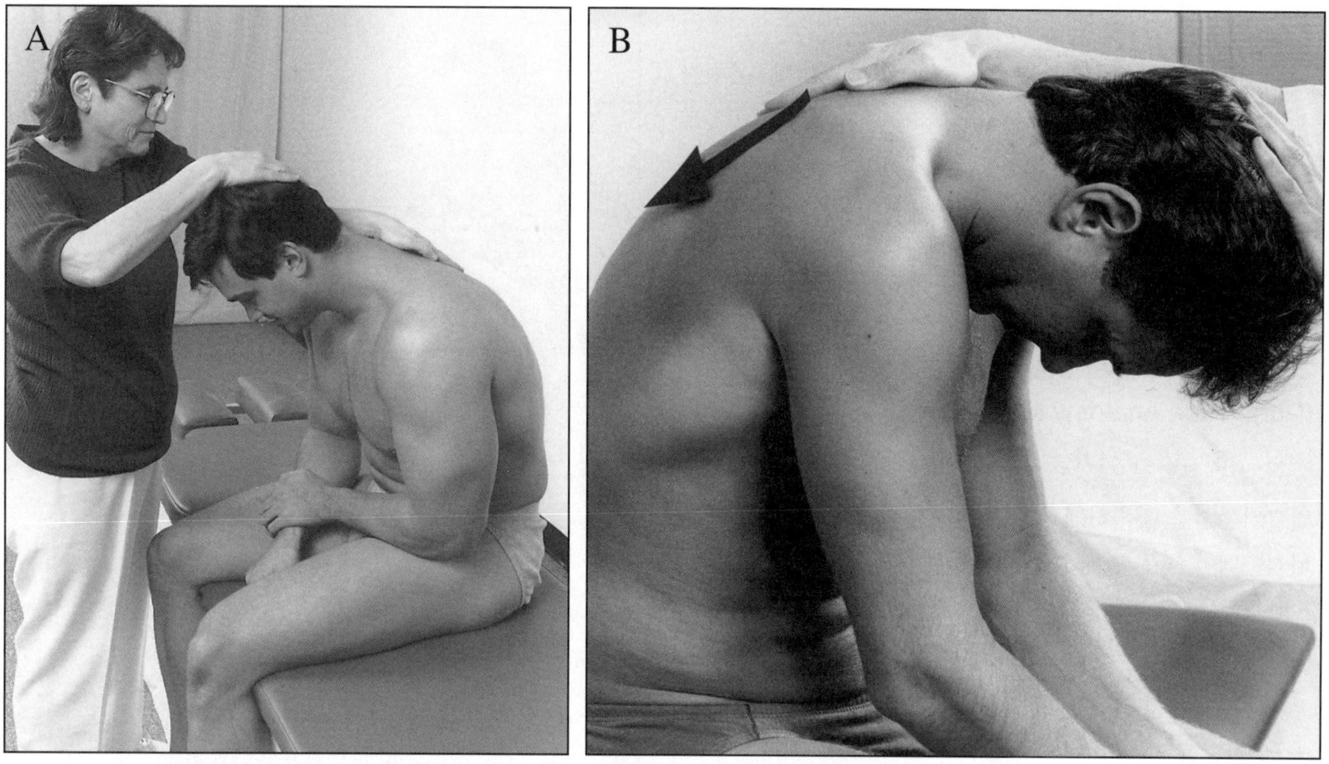

그림 407A–B. 경막관 이완술(dural tube release). 환자의 힘을 뺀 앉은 자세에서 머리를 한손으로 압박하고 환자의 척추에 위치한 다른 손으로 아래로 지그시 누른다. 이때 경막관 기능장애(dural tube dysfunction)가 있는 환자들은 퍼지는 비특이성 통증(diffuse non-specific pain)을 호소한다.

경막관 기능장애
Dural Tube Dysfunction

경막관 기능장애 검사는 촉진에 의해 감소하지는 않지만 기침으로 인해 발생하는 퍼지는 통증을 환자가 호소하면, 초기평가의 한가지로 포함하여야 한다. 경막통은 근막발통점의 통증 방사패턴과 동일하지는 않으며 피드백에 의해서도 발견되지 않는다. 예를 들어, 목뼈부(경추부)의 경막 제한은 목의 가운데부터 시작하여 목갈비근(사각근, scalenes), 측두부와 이마, 양 눈 뒤에까지 방사하는 통증을 유발시킨다. 이러한 통증양상은 활동적인 근막발통점이 있을 때에는 잘 발견되지 않는다.

경막관 이완술의 선정기준
(Criteria for the Dural Tube Release)

경막관 이완술은 MFR 치료과정에서 **드물게 수행하는 일종의 두개천골기법**(craniosacral therapy)이다. 아래 둘 이상의 조건에 부합할 때 수행한다.

1. 모든 대단위 신장과 국소 신장을 수행한 후, 다리 길이, 팔 길이 및 골반 높이 등에서 차이는 없었지만 피드백을 통해 환자의 신체가 전반적으로 불균형할 때.
2. 특별한 근막조직의 제한을 발견할 수 없지만, 피드백을 통해 장벽의 존재를 인지할 때.
3. 치료대 위에 누워 있을 때에는 자세가 대칭적이지만, 앉거나 일어서자마자 육안적으로도 비대칭적 상태로 자세가 변할 때. 그리고 누운 자세의 자세 대칭성을 다시 얻기 위해 최소한의 근막 신장이 필요로 할 때.
4. 치료대 위에 누워 있을 때는 통증이 없지만, 앉거나 일어서자마자 통증이 발생하거나 증가할 때. 그리고 통증이 없는 상태로 되돌리기 위해 최소한의 근막 신장이 필요할 때.
5. 심한 두통을 가지고 있던 환자가 치료 동안에는 완전히 사라지지만, 앉거나 일어서자마자 두통이 원래대로 재현되거나 더 심해질 때.
6. 어떤 도수치료나 이완기법을 사용하여도 환자의 연부조직으로부터 오는 피드백을 통하여 마지막 끝느낌에 도달하지 못할 경우.
7. 환자가 "불안하다"고 느끼지만 이 감각을 어떻게 설명

할 수 없을 때, 환자가 갑자기 숨을 빠르게 쉬기 시작하고 사고의 걱정에 대한 느낌을 수시로 느낄 때, 환자가 메스껍거나 어지러움을 호소할 때, 환자가 감정적으로 스트레스를 받아 울거나 언어로 상대방을 공격할 때
8. 기침에 의해 확산성 통증(diffuse pain)이 발생할 때.
9. 목을 구부리거나 다리 뻗기 시 또는 슬럼 검사(slump test)시 퍼지는 통증을 호소할 경우.[40-42,150-158]

경막관의 해부학적 이해 (Dural Tube Anatomy Metaphor)

실제 해부학적으로는 경막관 이완술이 경막관에 무엇을 일으키는지를 정확하게 설명하기 어렵다. 경막관 이완술은 뇌척수액이 외부 힘에 반응하여 움직이게 되는 닫힌 시스템(closed system)을 통하여 경막관의 장애를 치료한다. 물론 이는 해부학적으로나 생리학적으로는 맞지 않다.

경막관 이완의 느낌을 느낄 수 있는 최고의 방법은 한쪽으로 길게 팽창하는 풍선 안에 물이 차 있고, 이 물이 앞뒤로 출렁거리면서 풍선을 팽창시킨다고 상상하는 것이다. 풍선이 크게 팽창하면 풍선 안으로 더 많은 물이 들어가 풍선을 대칭적으로 팽창시킨다. 해부학적으로 설명하기 힘든 경막관의 형태도 경막관 이완술 동안 치료사의 느낌이나 때로 환자의 감각에 의해 묘사될 수 있다.

경막관 이완술 (Dural Tube Release)

경막관 이완술(그림 409-414)은 특별한 도수치료 기법으로서 피드백을 이용한 일종의 심화 기법이다. 일반적인 근막이완술 기법과는 달리 경막관 이완술은 환자를 대상으로 반복하여 연습할 수는 없다. 경막관은 균형적(balanced)이나 불균형적(unbalanced) 상태 둘 중의 하나다. 균형적이라면 연습할 여지가 없다. 균형 잡힌 경막관은 부드럽고 잘 흔들리며 안팎으로 유연한 움직임을 가진다. 불균형적인 경막관(unbalanced dural tube)은 하나의 단위처럼 묶여 앞-뒤로 흔들리거나, 하나로 묶여져 움직이지 않고 비틀어져 있다고 느끼게 될 것이다.

경막관의 미세한 신장은 조직 고유의 운동을 멈추게 하고 다시 운동을 재개하여 이완시킨다. 이때 자발적 운동은 치료사의 손을 하나의 "원"이나 "8자"를 그리게 하며, 치료사의 양 손을 아래위로 흔들리게 만들거나 환자마다 독특한 운동 패턴으로 움직이게 만들 것이다. 환자의 머리를 양손으로 안

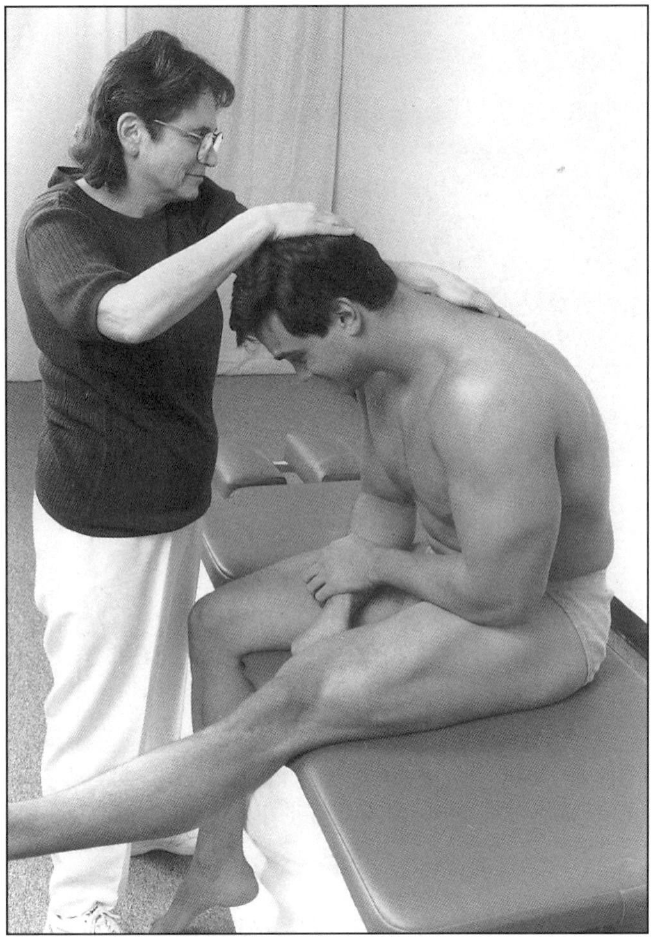

그림 408. 환자의 힘을 뺀 앉은 자세에서 머리를 한손으로 누른다. 환자에게 무릎을 펴라고 주문한다. 경막관에 기능장애(dural tube dysfunction)가 있는 환자들은 이때 퍼지는 비특이성 통증을 호소한다.

팎 흔들리는 동작을 적용하면서 경막관을 균형잡는다. 신장과 압박을 번갈아 적용할 때에 안팎으로 흔들리는 움직임이 일어나 마지막 끝느낌에 도달하게 된다.

초기 신장에서 자발적 운동이 반응하지 않는다면, 주는 힘을 약간 증가시켜 재신장을 실시한다. 신장력이 너무 강하다면 치료사는 손을 움직이지 말고 견고한 도수접촉을 유지한 채, 원래의 신장력 보다 절반가량 감소시킨 후 자발적 운동이 일어날 때까지 조용히 기다린다. 그래도 자발적인 운동이 일어나지 않는다면, 그대로 도수접촉을 유지한 채 접촉력을 완전히 감소시킨다. 일반적으로 자발적인 운동이 일어나지 않는 이유는 접촉하는 힘이 너무 약하거나 너무 강한 경우이며 또한 치료사 어깨와 팔의 긴장, 치료사와 환자의 호흡의 불일치, 환자의 불편한 자세에 의한 통증에 의해서도

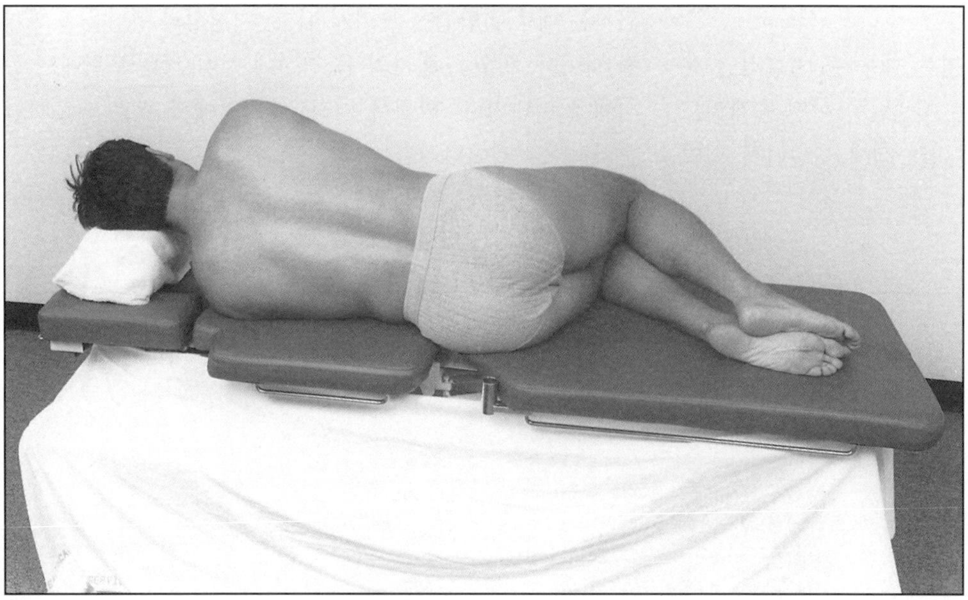

그림 409. 옆으로 누운 자세에서 경막관 이완술(dural tube release)의 시작자세. 환자의 머리를 가운데 오게 하고 엉덩관절(고관절)과 무릎관절(슬관절)을 굽힘(굴곡)시켜 치료대와 나란히 눕게 한다. 환자의 머리와 엉치뼈부(천골부)를 잡은 치료사의 팔이 충분히 이완되게 치료대 높이를 조절한다. 치료사의 팔 긴장은 이완에 따른 환자의 자발적인 운동을 억제할 것이다.

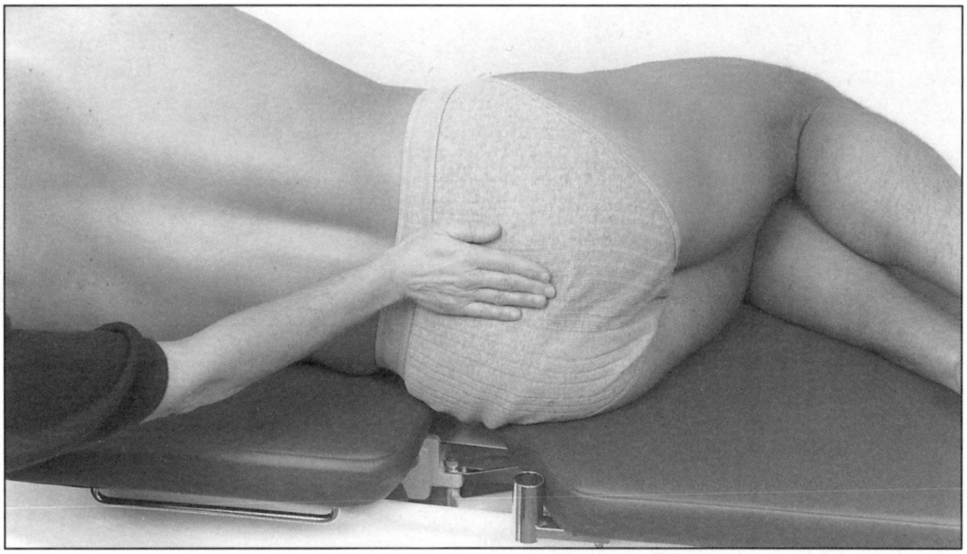

그림 410. 손가락 끝은 꼬리뼈(미골, coccyx)을 향하고 손바닥의 둔덕(heel)으로 환자의 엉치뼈부(천골부)를 감싼다.

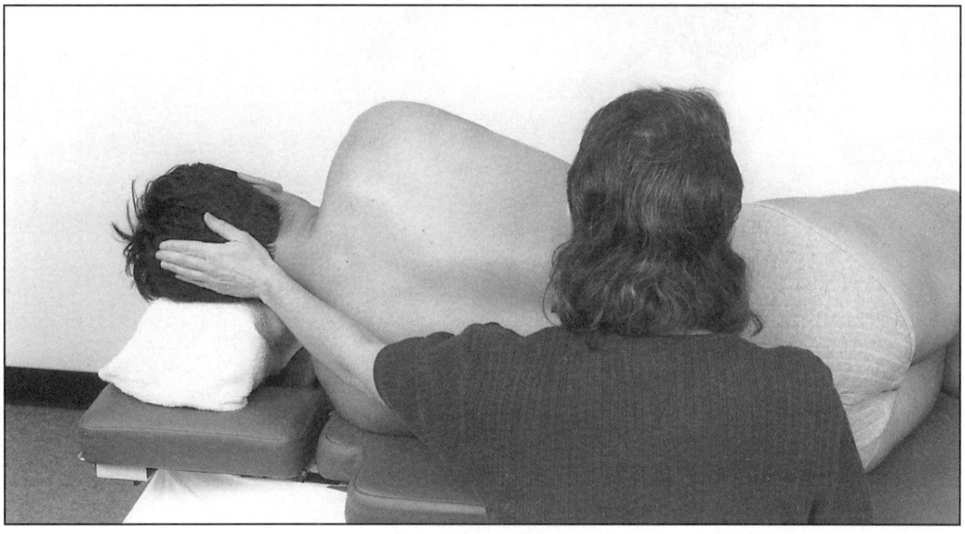

그림 411. 다른 손으로 환자의 머리 뒤통수(후두)를 컵 모양으로 잡는다.

일어나지 않을 수 있다.

경막관 이완술 시 치료사와 환자는 매우 큰 자발적인 운동성을 느끼지만, 옆에서 지켜보는 사람들은 어떤 움직임도 육안으로 확인할 수 없을 것이다. 끝느낌에 도달하게 되면 환자는 매우 편안함을 느끼게 되고, 대칭성의 향상을 느끼게 될 것이다. 이완은 환자의 몸 전신에 걸쳐 모든 부위에서 동시에 일어나거나, 발에서 머리로, 머리에서 발로 파도처럼 순차적으로 일어나기도 한다.

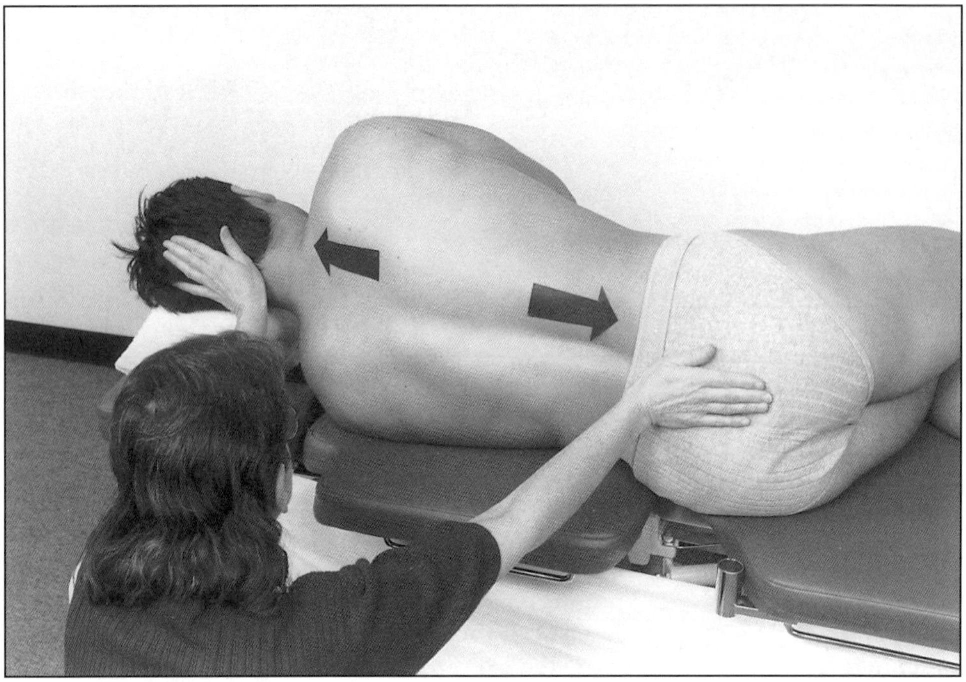

그림 412. 양 손을 척추의 "C" 자 형태에 따라 몇 미리 미터만 앞으로 민다. 1~2초간 기다리되 양 손은 가볍게 접촉하고 있으면서 자발적인 운동을 기다린다. 전후 흔들거림(back & forth rocking)이 대칭적으로 일어나는 것이 마지막 끝느낌이다.

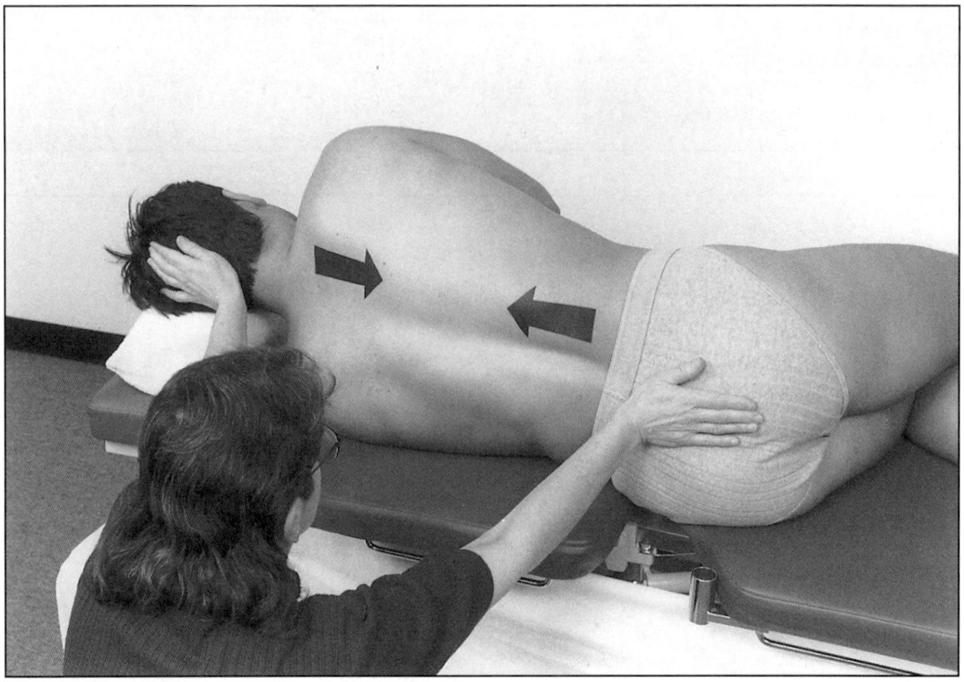

그림 413. 이번에는 몇 mm 척추가 펴지게 양 손을 끌어당긴다. 1~2초간 기다리되 양 손은 가볍게 접촉하고 있으면서 자발적인 운동을 기다린다. 전후 흔들거림(back & forth rocking)이 대칭적으로 일어나는 것이 마지막 끝느낌이다.

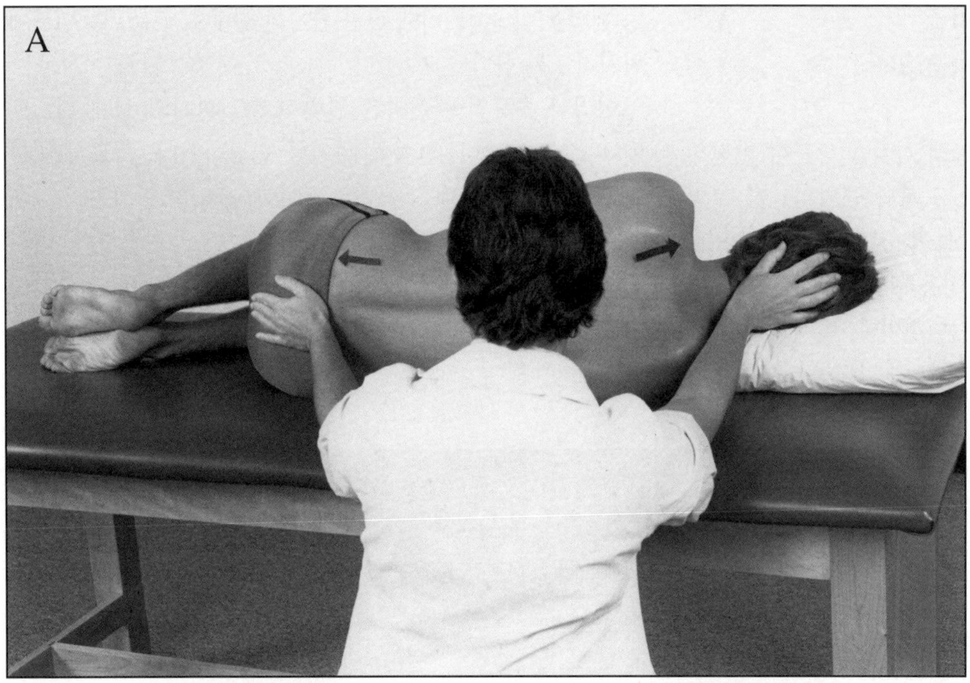

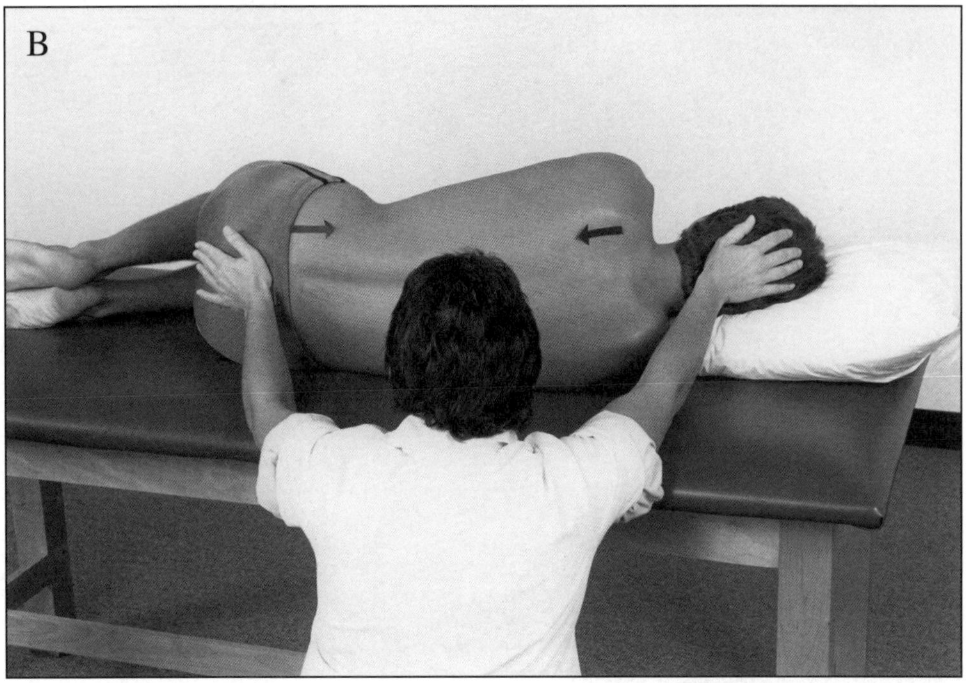

그림 414A–B. 경막관 이완술(dural tube release)의 반복. 자발적인 운동으로 전후 흔들거림(back & forth rocking)이 비대칭적으로 일어난다면, 마지막 끝느낌에 도달할 때까지 반복하여야 한다.

복합 이완술
Combination Releases

개별 이완술을 연습하고 손 피드백 감각을 충분히 발전시키면 대부분의 치료사들은 자동으로 복합 근막이완술(그림 413-435)을 시작할 수 있다. 예를 들어, 치료사가 한 손으로 상지나 하지의 대단위 이완술을 적용하면서 다른 손으로는 국소 근막발통점 이완술을 적용하는 것이다. 이때 치료사는 혼자서도 복합 이완술을 원활히 수행할 수 있도록 타이트함이나 제한을 이완시키기에 편한 환자의 연부조직 끝 가동범위에 위치하도록 한다.

이러한 수동적인 신장은 전반적으로 환자의 신체 피드백에 의해 일어난다. 환자가 위치를 변경하거나, 치료사가 환자에게 원하는 자세를 구두로 지시한다. 어떤 환자는 치료에 잘 반응할 수 있도록 신장의 위치를 알아서 변경한다. 이러한 수동적인 신장자세는 치료에 효과적인 위치가 되어 집에서 가정 신장프로그램으로 수행하기에 적절한 자세를 제공하기도 한다.

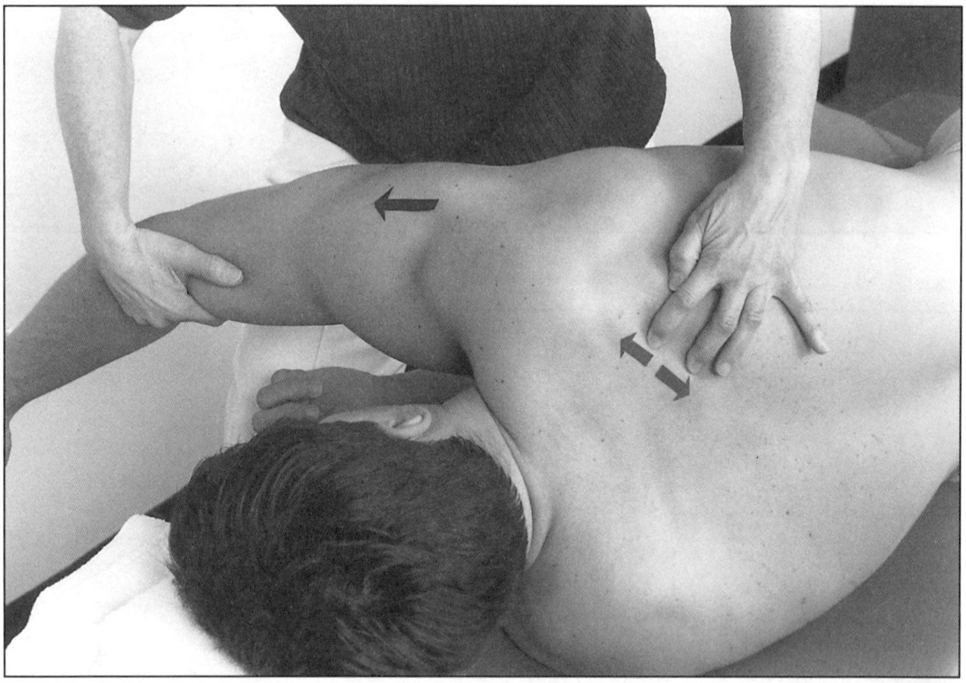

그림 415. 한 손의 두 손가락으로 마름근(능형근, rhomboid)에 대한 국소 이완술을 시행하면서 다른 손으로는 옆으로 누운 자세에서 어깨뼈(견갑골) 주위근(parascapular muscle)에 대한 대단위 이완술을 동시에 수행한다.

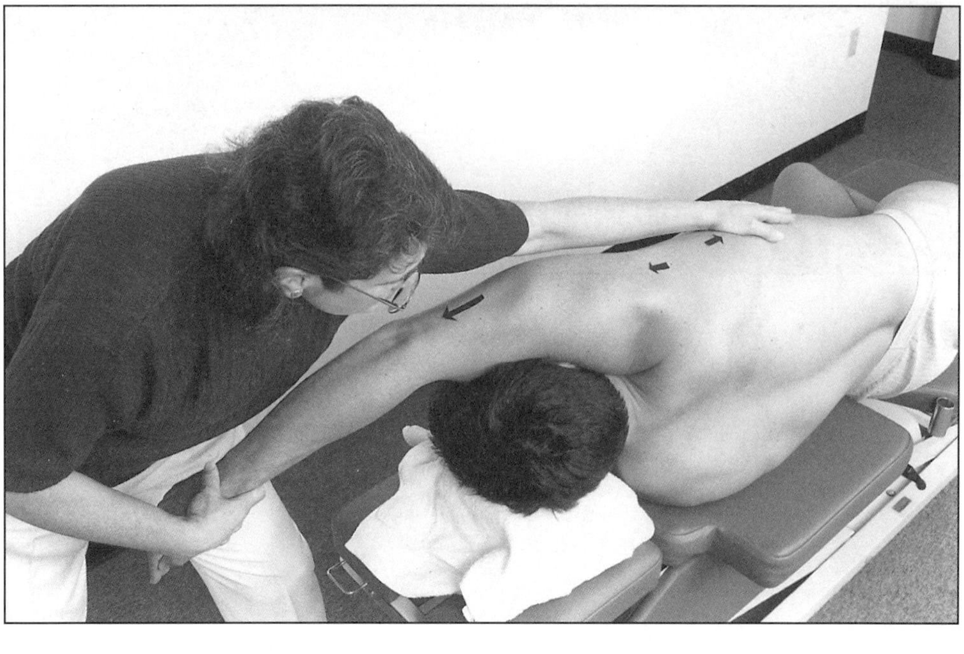

그림 416. 옆으로 누운 자세에서 환자의 발쪽으로 미는 넓은광근(광배근, latissimus dorsi)의 대단위 이완술을 시행하면서 다른 손으로는 팔의 대단위 이완술을 동시에 수행한다.

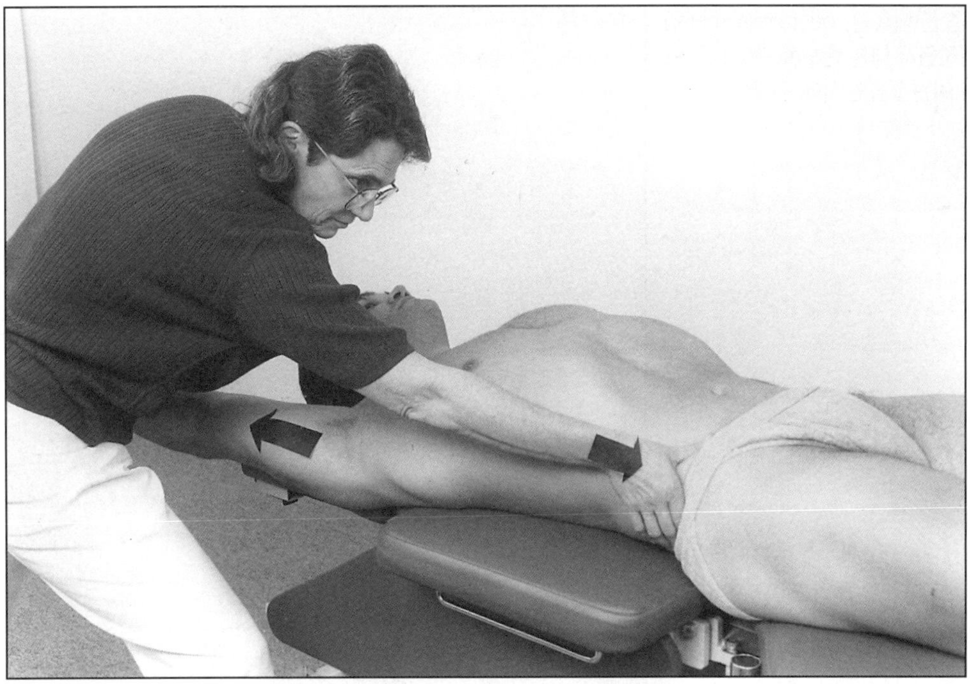

그림 417. 바로 누운 자세에서 골반의 근위부를 잡은 손으로 환자의 발쪽으로 미는 넓은광근(광배근, latissimus dorsi)의 대단위 이완술을 시행하면서 다른 손으로는 팔의 대단위 이완술을 동시에 수행한다.

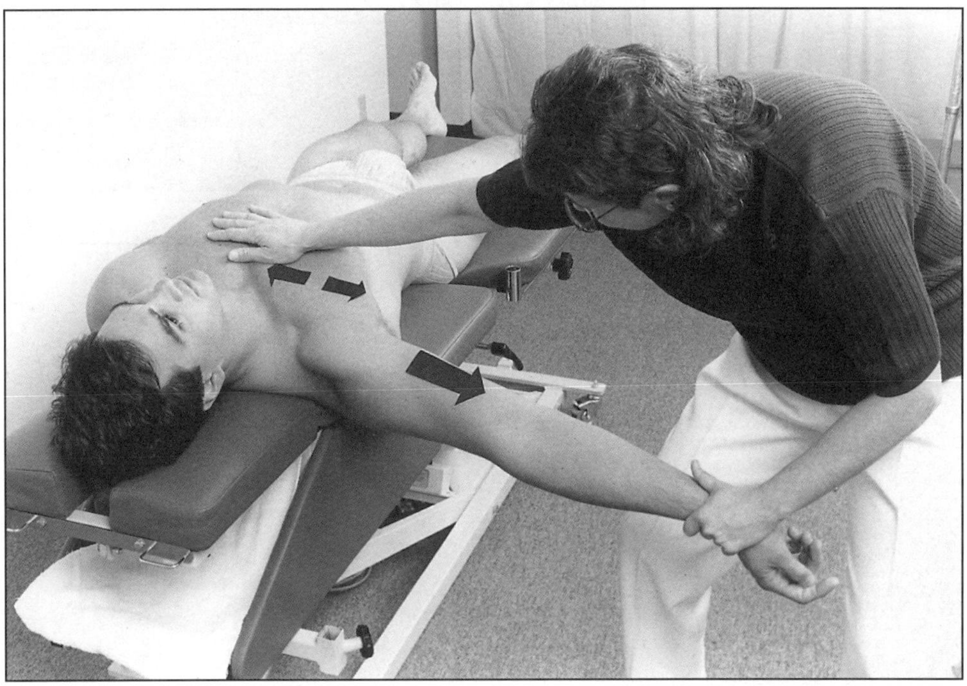

그림 418. 바로 누운 자세에서 대흉근 수평섬유(horizontal fiber of pectoralis major)에 대한 대단위 이완술을 시행하면서 다른 손으로 큰가슴근(대흉근, pectoralis major)의 수평섬유 주행방향에 따른 팔의 대단위 이완술을 동시에 수행한다.

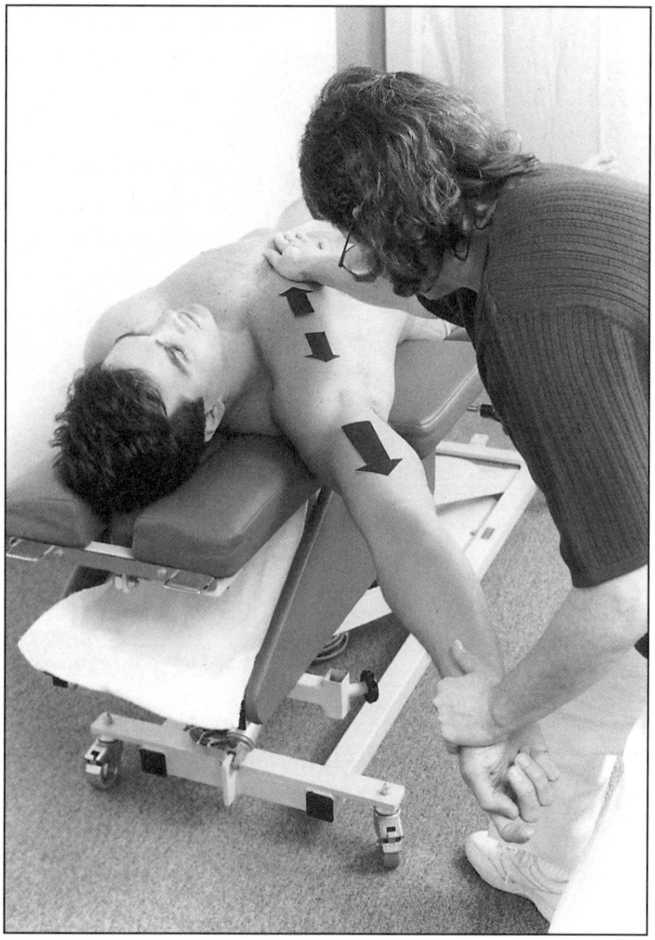

그림 419. 바로 누운 자세에서 큰가슴근(대흉근, pectoralis major) 사선섬유에 대한 대단위 이완술을 시행하면서 다른 손으로 큰가슴근의 사선섬유 주행방향에 따른 팔의 대단위 이완술을 동시에 수행한다.

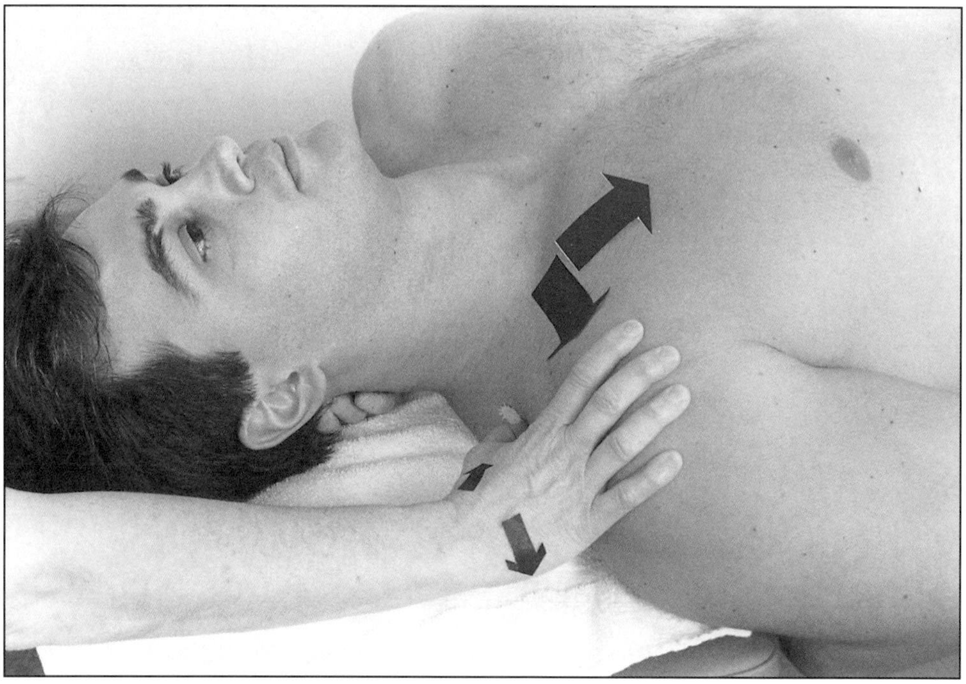

그림 420. 한 손의 엄지로 근막발통점 이완술을 시행하면서 다른 손가락으로는 하방과 외측으로 신장시켜 한쪽 위등세모근(상승모근, upper trapezius) 대단위 이완술을 동시에 수행한다.

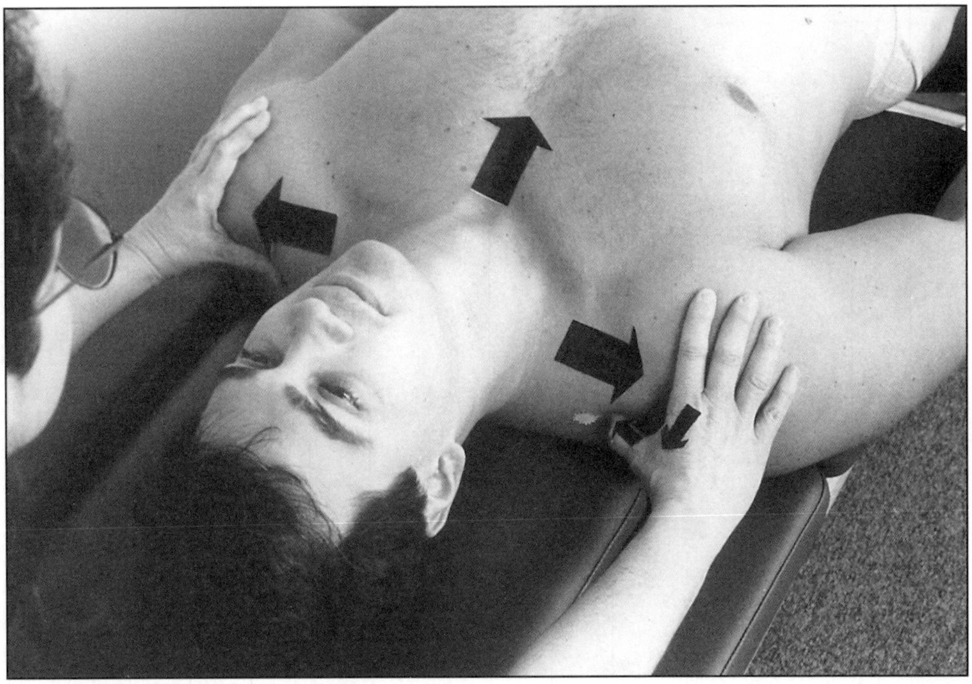

그림 421. 양쪽 손의 엄지로 근막발통점 이완술을 시행하면서 다른 손가락으로는 하방과 외측으로 신장시켜 양쪽 위등세모근(상승모근, upper trapezius) 대단위 이완술을 동시에 수행한다.

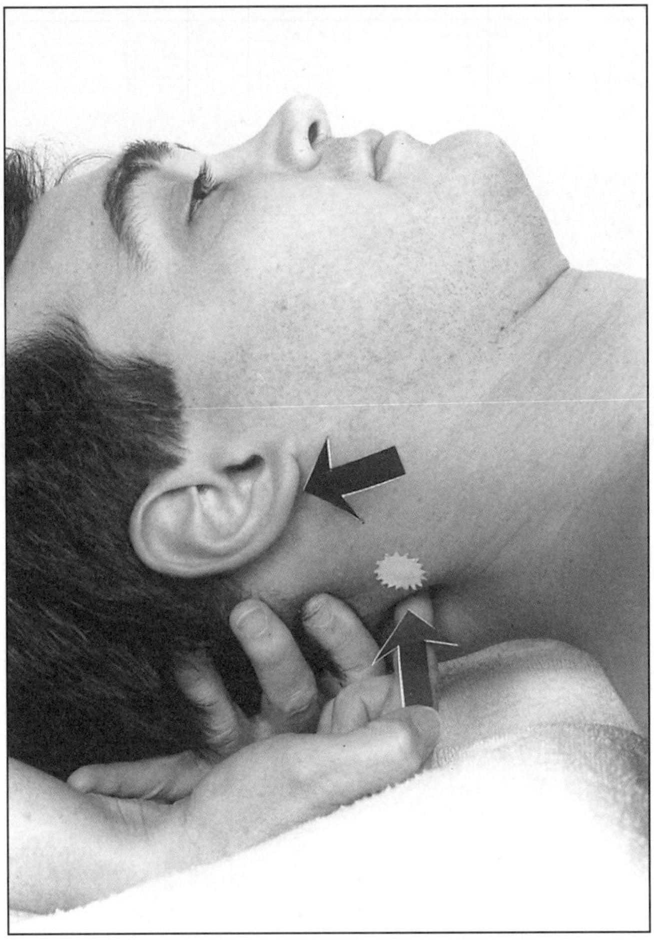

그림 422. 한 손으로 머리널판근(두판상근, splenius capitis)의 근막발통점 이완술을 시행하면서 다른 손으로는 뒷목근(후경부근, posterior cervical ms.) 대단위 이완술을 동시에 수행한다.

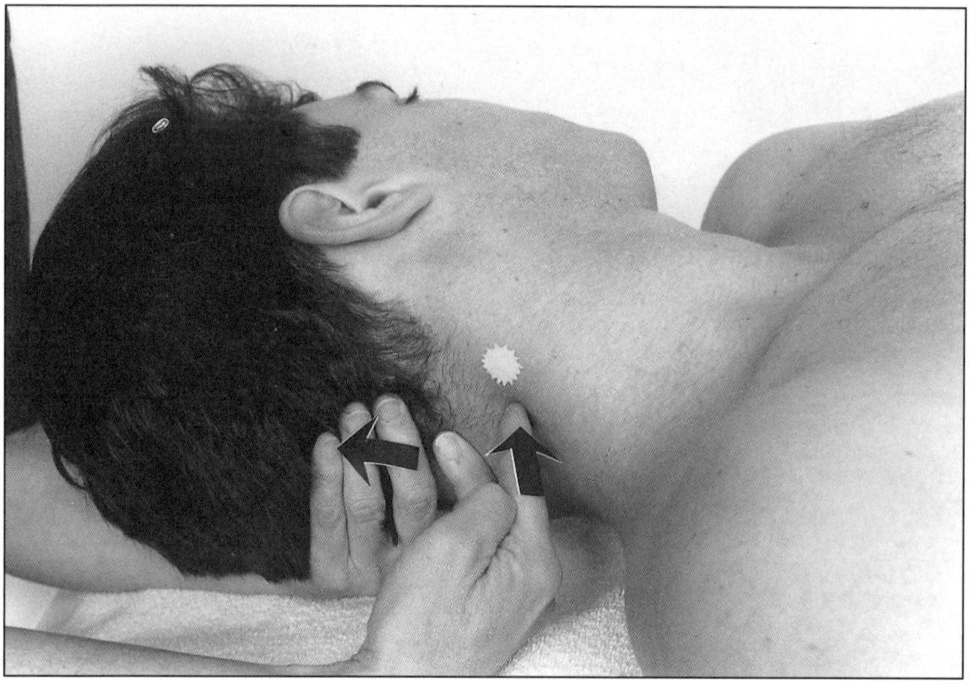

그림 423. 한 손으로 목의 심부 폄근(신전근)(deep neck extensor)에 대한 수직 이완술을 시행하면서 다른 손으로는 환자의 머리를 돌리는 뒷목근(후경근) 대단위 이완술을 동시에 수행한다.

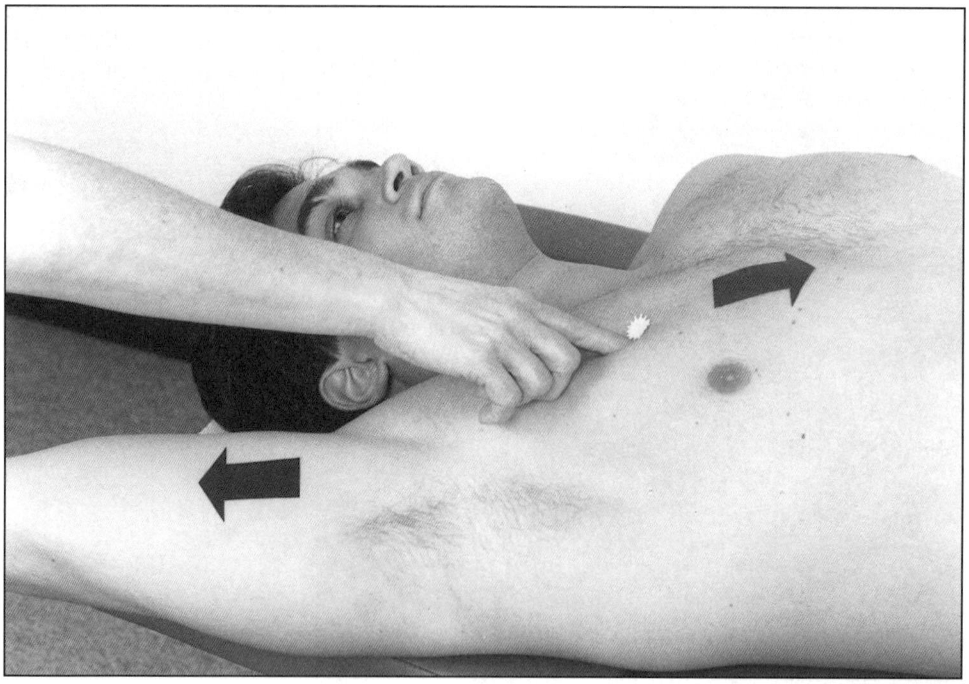

그림 424. 바로 누운 자세에서 큰가슴근(대흉근) 사선섬유(diagonal fibers of pectoralis major)에 대한 근막발통점 이완술을 시행하면서 다른 손으로 큰가슴근의 사선섬유 주행방향에 따른 팔의 대단위 이완술을 동시에 수행한다.

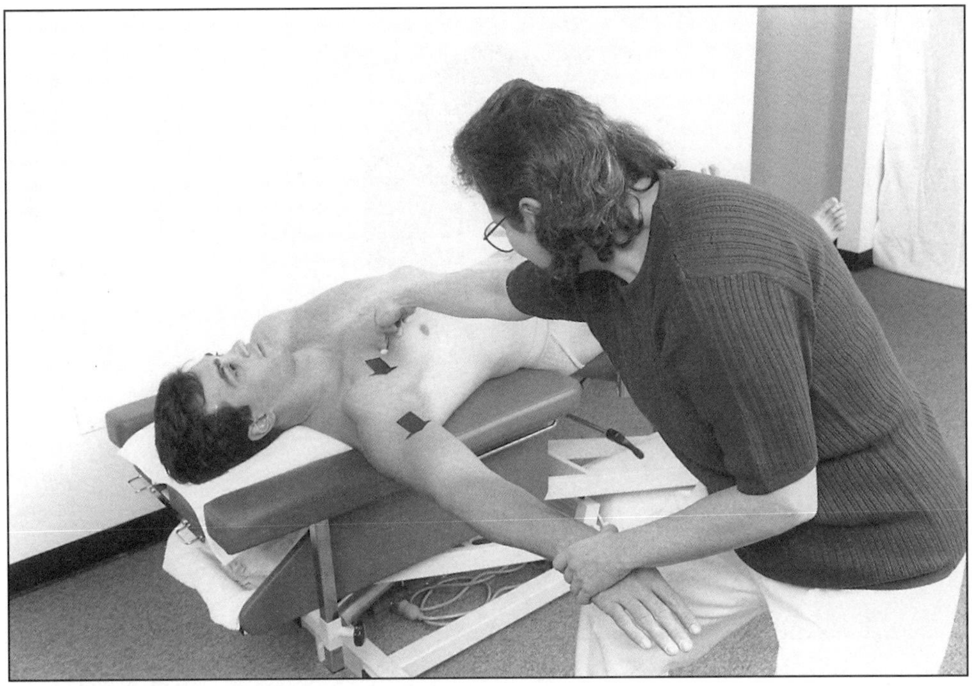

그림 425. 바로 누운 자세에서 큰 가슴근(대흉근, pectoralis major) 수평섬유에 대한 근막발통점 이완술을 시행하면서 다른 손으로 큰가슴근의 수평섬유 주행방향에 따른 팔의 대단위 이완술을 동시에 수행한다.

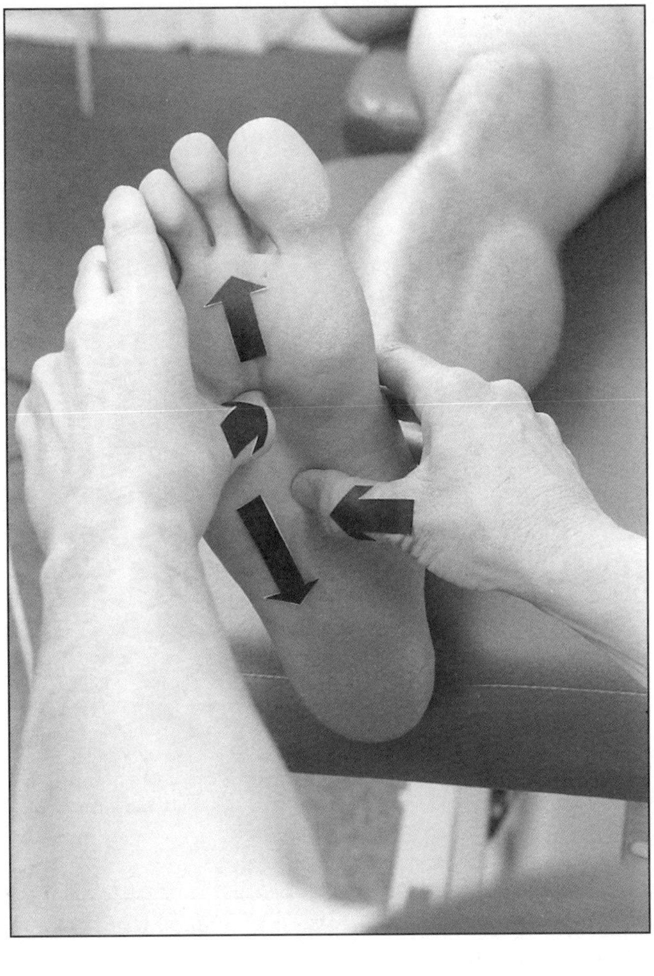

그림 426. 발바닥근막(족저근막, plantar fascia)에 대한 발통점 이완술을 시행하면서 양 엄지를 벌려 발바닥근막 대단위 이완술을 수행한다.

그림 427. 팔과 다리를 벌림(외전)시켜 배빗근(복사근, abdominal oblique)을 촉진한다. 배빗근이 최대한 수동 신장되도록 각도를 조정한다. 한쪽의 배속빗근(내복사근, internal oblique) 대단위 이완술과 반대쪽의 배바깥빗근(외복사근, external oblique) 대단위 이완술을 동시에 실시한다.

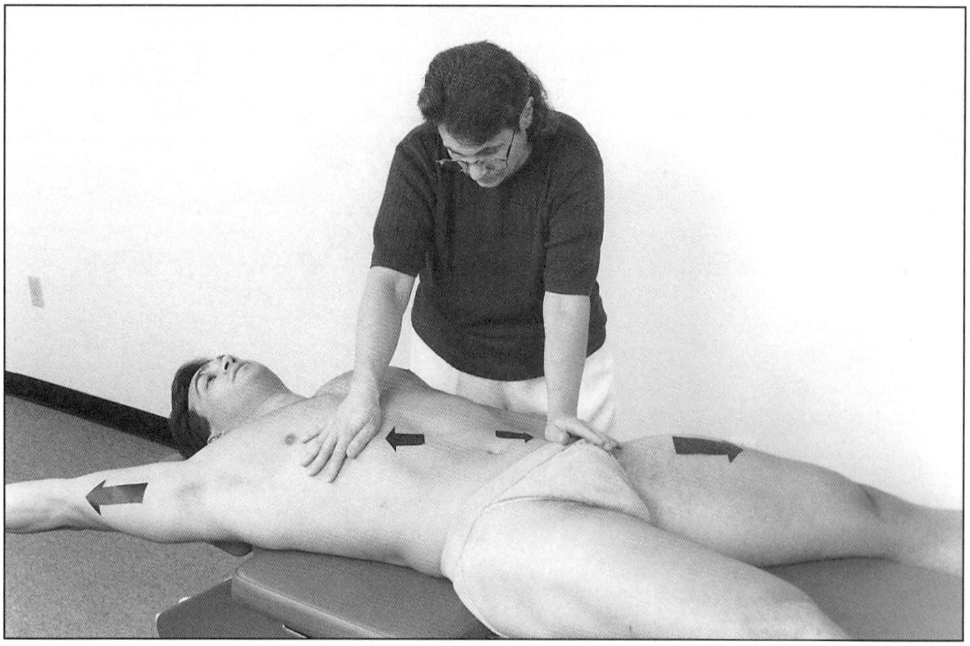

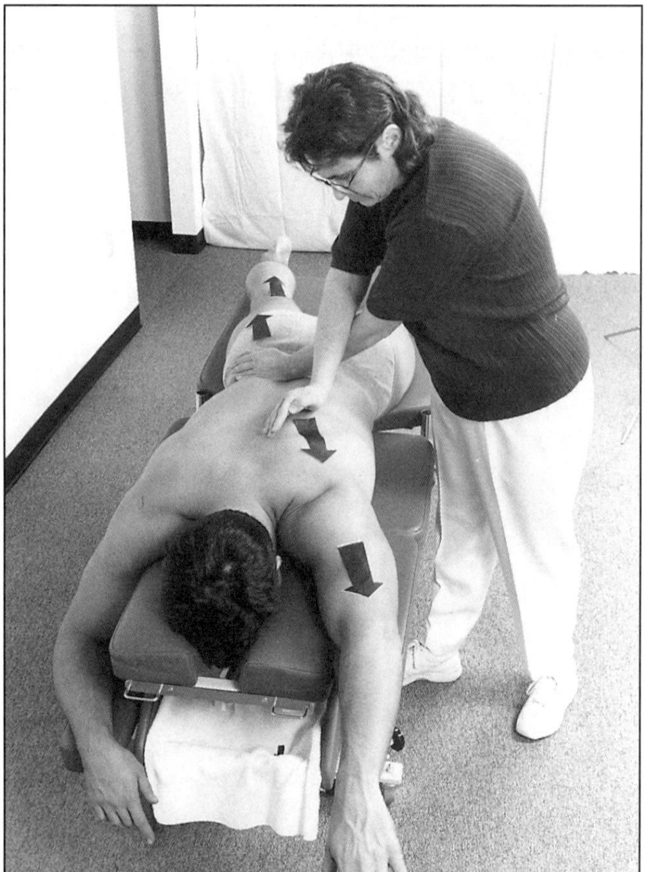

그림 428. 팔과 다리를 벌림(외전)시켜 엎드린 자세에서 척추세움근(척추기립근, erector spinae)을 촉진한다. 척추근육이 최대한 수동 신장된 상태에서 허리근육(back muscles) 대단위 이완술을 실시한다.

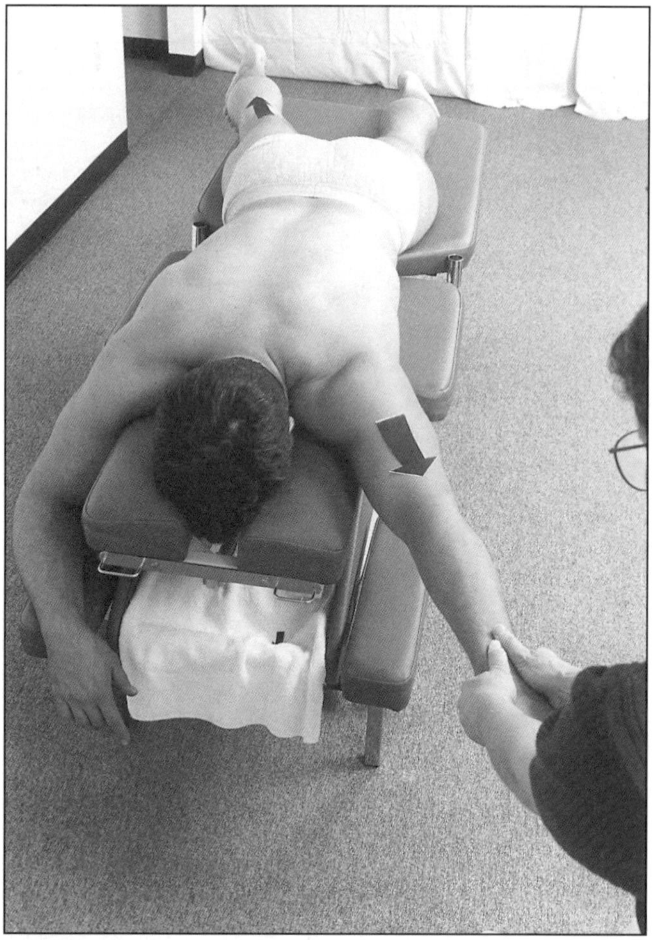

그림 429. 엎드린 자세에서 반대쪽 다리를 벌림(외전) 및 폄(신전)시켜 팔의 대단위 이완술을 수행하면서 어깨뼈(견갑골) 주위근, 허리와 볼기 근육들의 이완을 촉진시킨다.

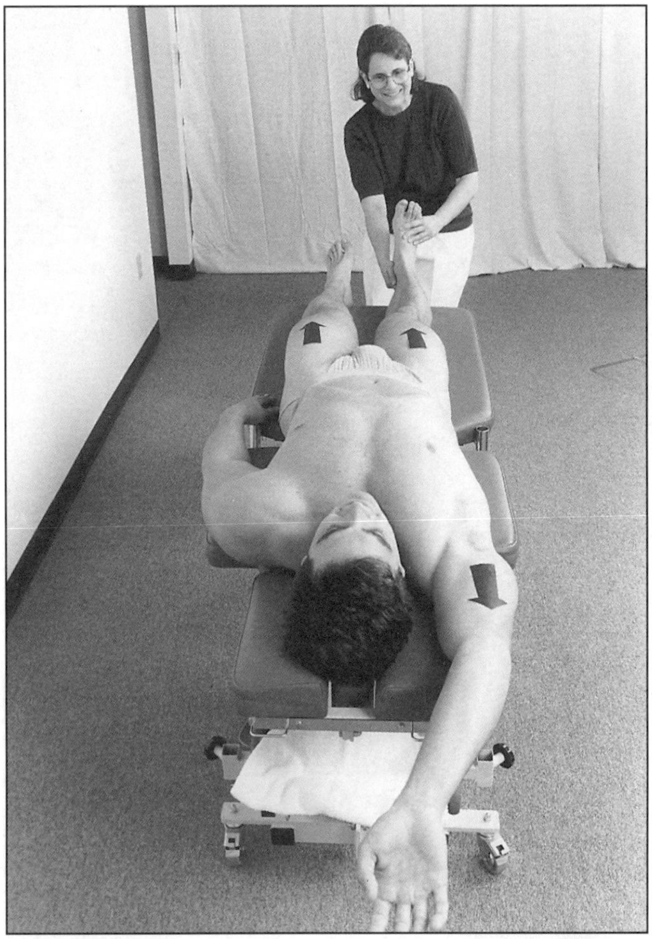

그림 430. 팔을 모음(내전) 및 폄(신전)시켜 넓은등근(광배근, latissimus dorsi)과 몸통(체간)의 외측(lateral trunk)을 최대한 수동 신장시킨 상태에서 팔의 대단위 이완술을 실시한다.

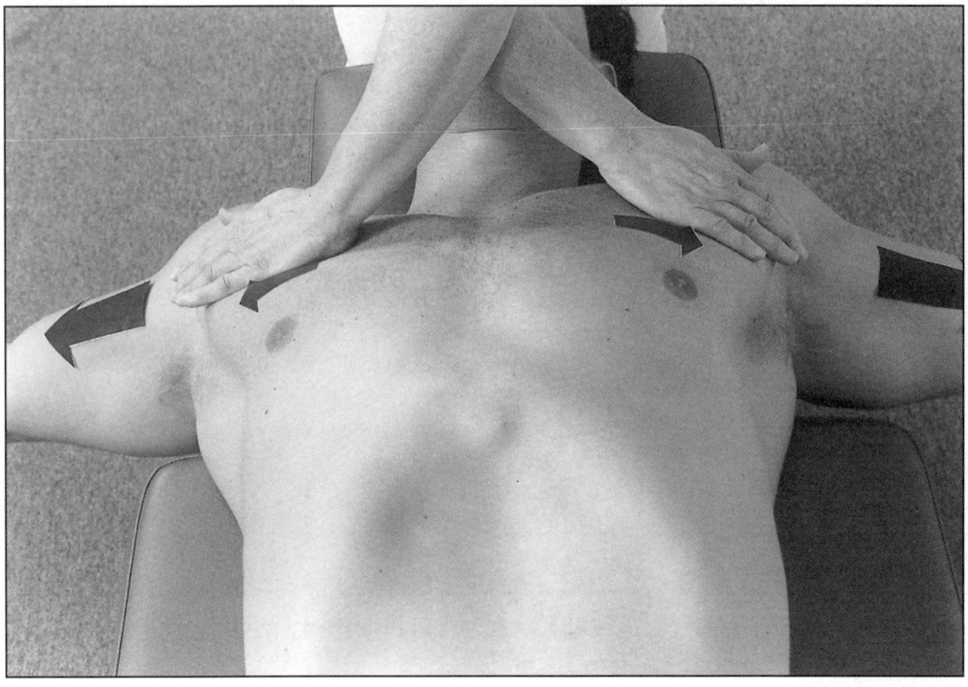

그림 431. 큰가슴근(대흉근, pectoralis major) 수평섬유(horizontal fibers)의 수동신장을 유도하기 위해 환자의 팔을 90° 벌림(외전, abduction), 젖힘(과신전, hyperextension) 하라고 주문한다. 이 자세에서 양쪽 큰가슴근 수평섬유의 대단위 이완술을 실시한다.

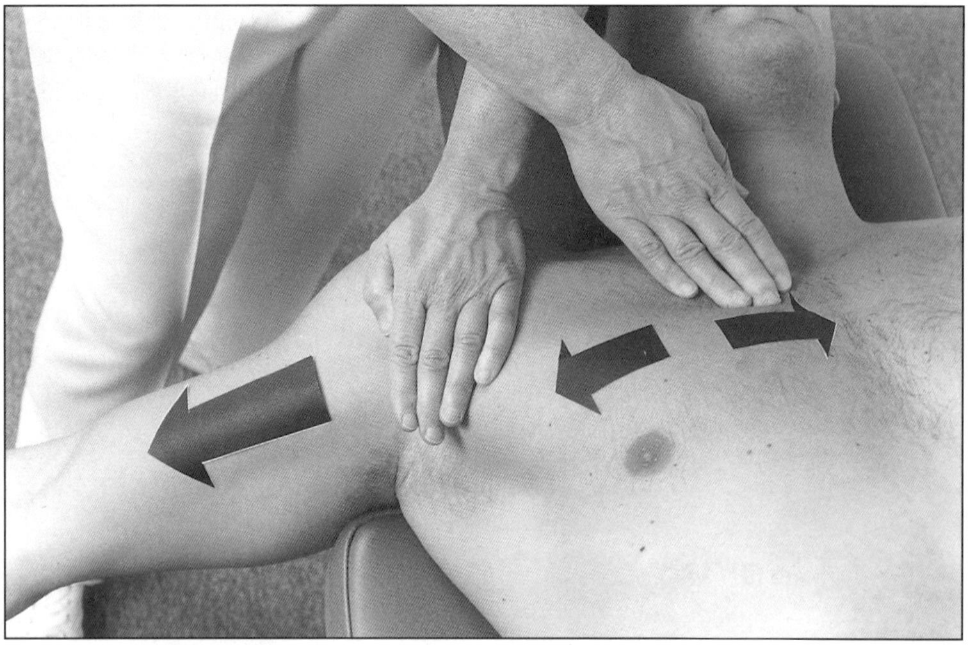

그림 432. 큰가슴근(대흉근, pectoralis major) 수평섬유의 수동신장을 유도하기 위해 환자의 팔을 90° 벌림(외전, abduction), 젖힘(과신전, hyperextension)하라고 주문한다. 이 자세에서 한쪽 큰가슴근 수평섬유의 대단위 이완술을 실시한다.

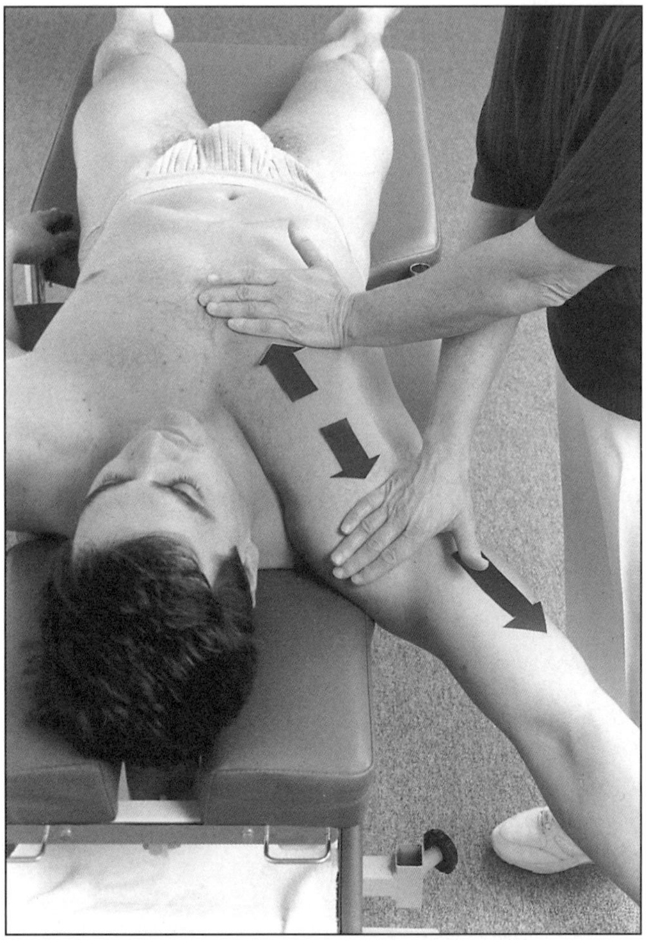

그림 433. 큰가슴근(대흉근, pectoralis major) 사선섬유의 수동신장을 유도하기 위해 환자의 팔을 125° 벌림(외전, abduction), 폄(신전)시킨다. 이 자세에서 한쪽 큰가슴근 사선섬유의 대단위 이완술을 실시한다. 벌림과 폄의 각도를 변화시켜 끝느낌에 도달할 때까지 이완술을 반복한다.

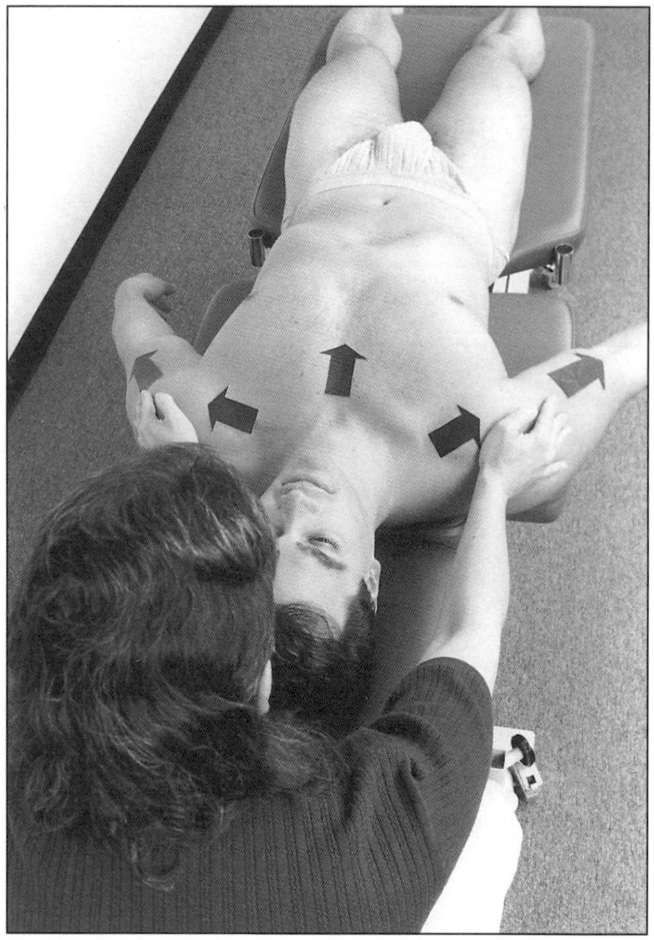

그림 434. 팔의 벌림(외전)자세에서 자발적인 운동이 일어나지 않는다면, 팔을 모음(내전)시켜 양쪽 위등세모근(상승모근, upper trapezius)에 대한 대단위 이완술을 수행한다. 벌림과 폄(신전)의 각도를 변화시켜 끝느낌에 도달할 때까지 이완술을 반복한다.

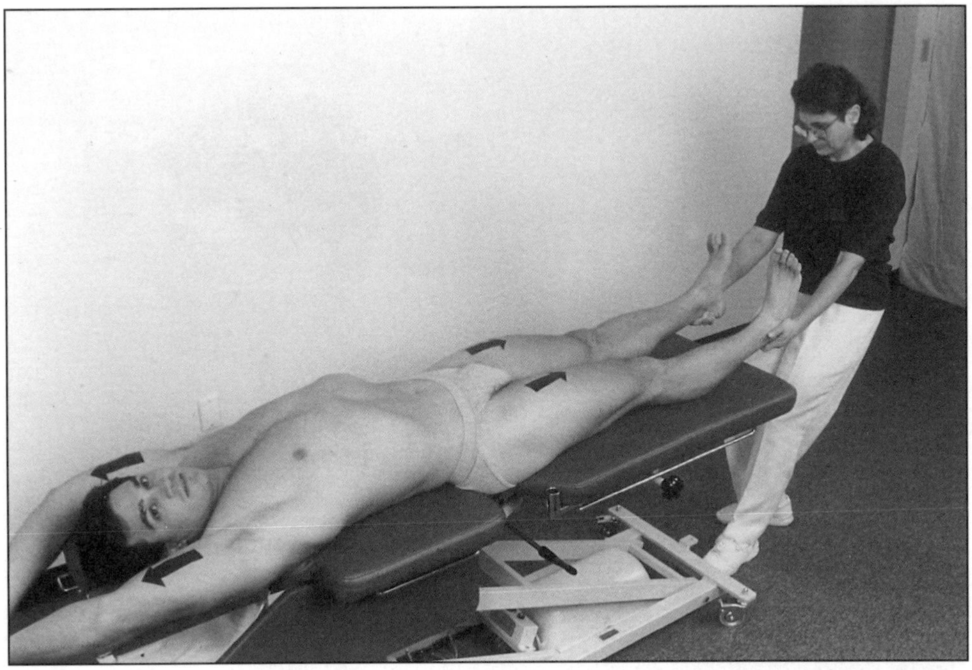

그림 435. 환자의 양 팔을 최대한 머리 위로 올리라고 지시하여 상부 몸통(체간)의 수동 신장이 되게 한 상태에서 양쪽 하지 대단위 이완술을 실시한다. 팔의 각도를 변화시켜 끝느낌에 도달할 때까지 이완술을 반복한다.

3차원적 치료
Treatment in Three Dimensions

3차원적 치료위치(그림 436-440)는 바로 누운 자세 그리고/또는 엎드려 누운 자세에서 환자의 제한된 가동범위를 기준으로 설정된다. 몸통(체간)의 회전이나 젖힘(과신전, hyperextension), 목뼈(경추) 젖힘이 요구될 때에는 환자가 치료대 위에 안전하게 앉아서 치료 받도록 해야 한다. 치료부위를 명확하게 정한 후 치료사가 치료대 주위를 자유롭게 움직일 수 있어야 한다. 환자의 자발적인 움직임을 예상하여 치료사의 위치를 즉각 변경할 수 있도록 준비한다.

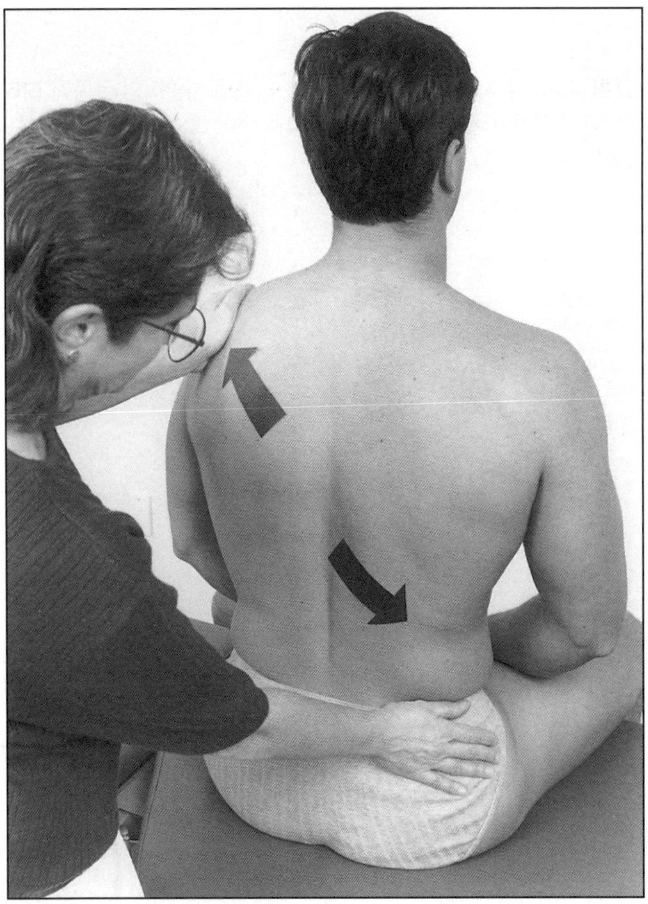

그림 436. 3차원 입체 이완술을 수행하기 위해 환자를 치료대에 앉히고 치료사는 그 뒤에 선다. 치료사의 양 손을 사선으로 위치시켜 옆과 앞으로 벌리면서 신장시킨다.

그림 437. 입체 이완술을 수행하기 위해 환자를 치료대에 앉히고 치료사는 그 뒤에 선다. 한쪽 어깨를 하방 사선방향으로 당기면서 반대쪽 어깨는 전방 사선방향으로 벌려 몸통(체간) 돌림근(회전근)의 신장을 도모한다.

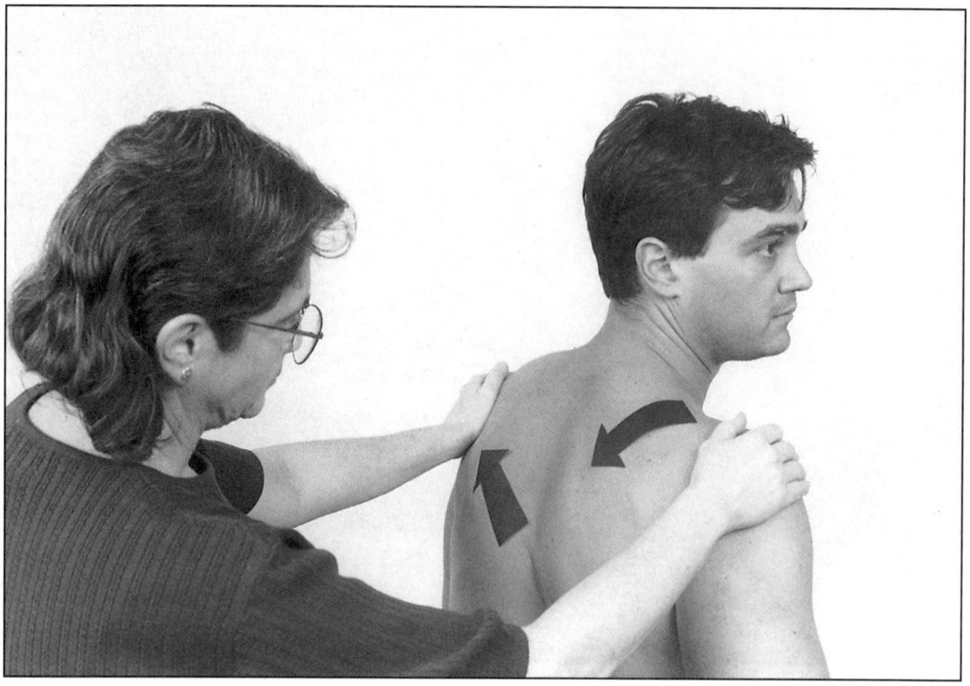

그림 438. 환자의 몸통(체간) 회전과 어깨의 자발적인 운동에 따라간다. 각 움직임의 끝에서 신장이나 압박을 주어 그 운동을 극대화시킬 수 있다.

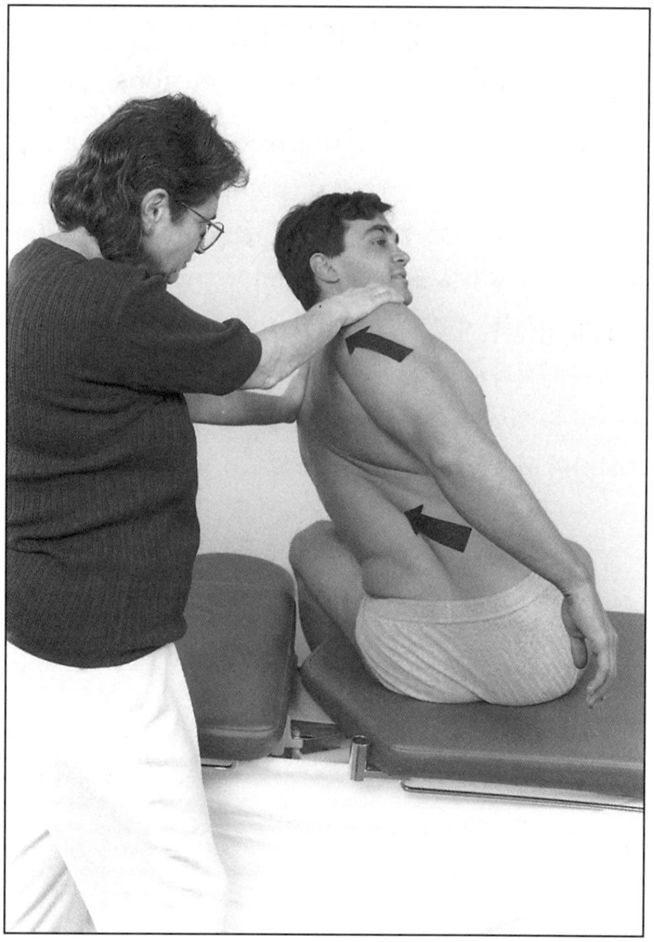

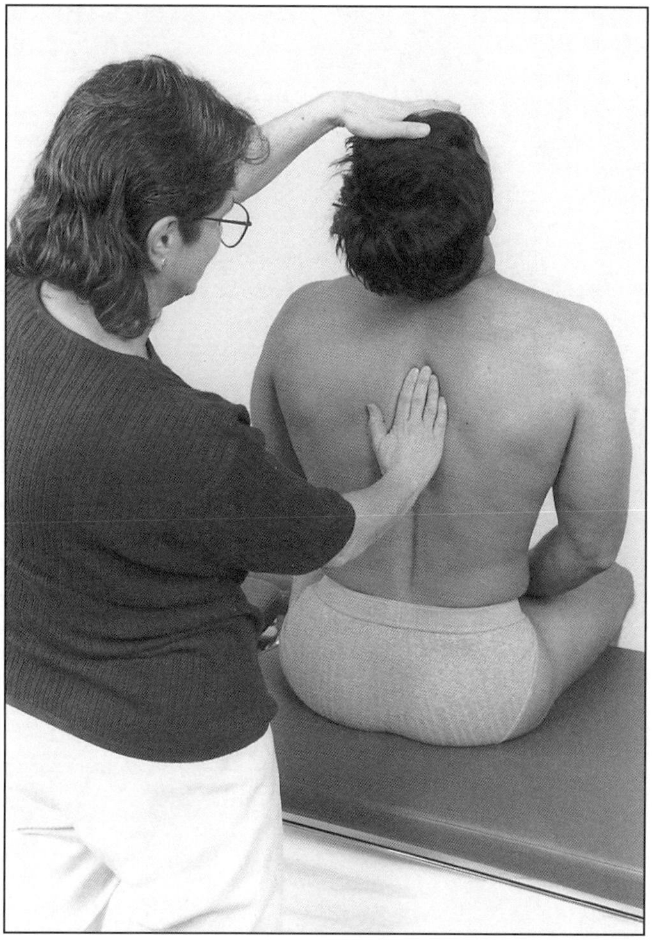

그림 439. 상체에 얹은 손으로 가벼운 압박을 가한 상태에서 환자의 머리 꼭대기에 다른 손을 얹으면 머리가 기울어지는 반응이 나타난다.

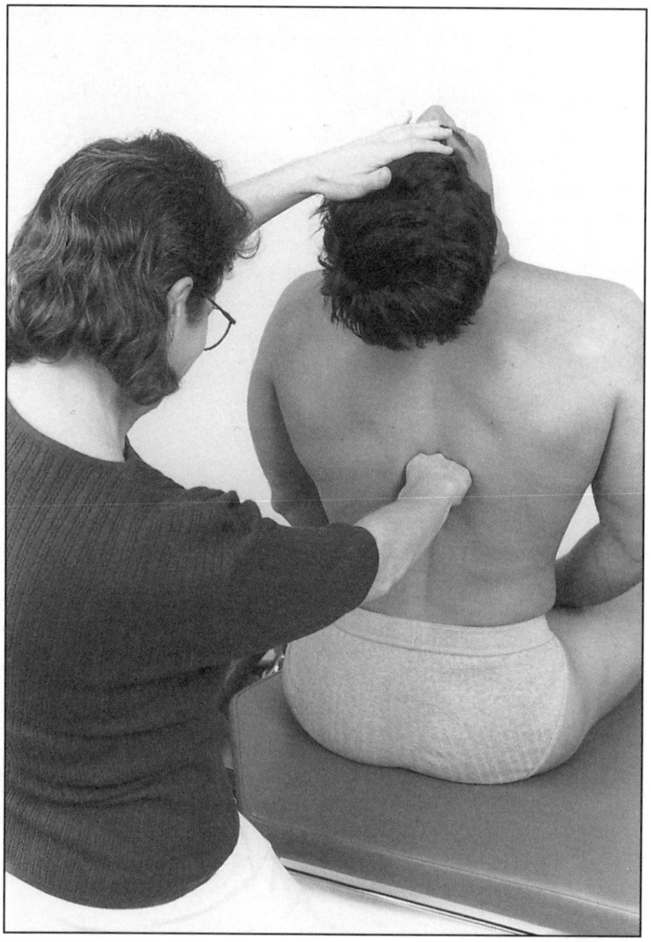

그림 440. 환자의 머리에서 젖힘(과신전, hyperextension)하기를 원한다면, 척추에 치료사의 주먹으로 반대 힘을 주어 축을 만든다. 편타증(whiplash injury) 당시의 목 상태 재현이나 목 전면부 근육의 이완 촉진을 위해 이마에 위치한 다른 손으로 머리를 천천히 하방으로 누른다. 이완을 잠시 기다렸다가 피드백에 따라 신장을 다시 시작한다. 끝느낌에 도달할 때까지 반복한다.

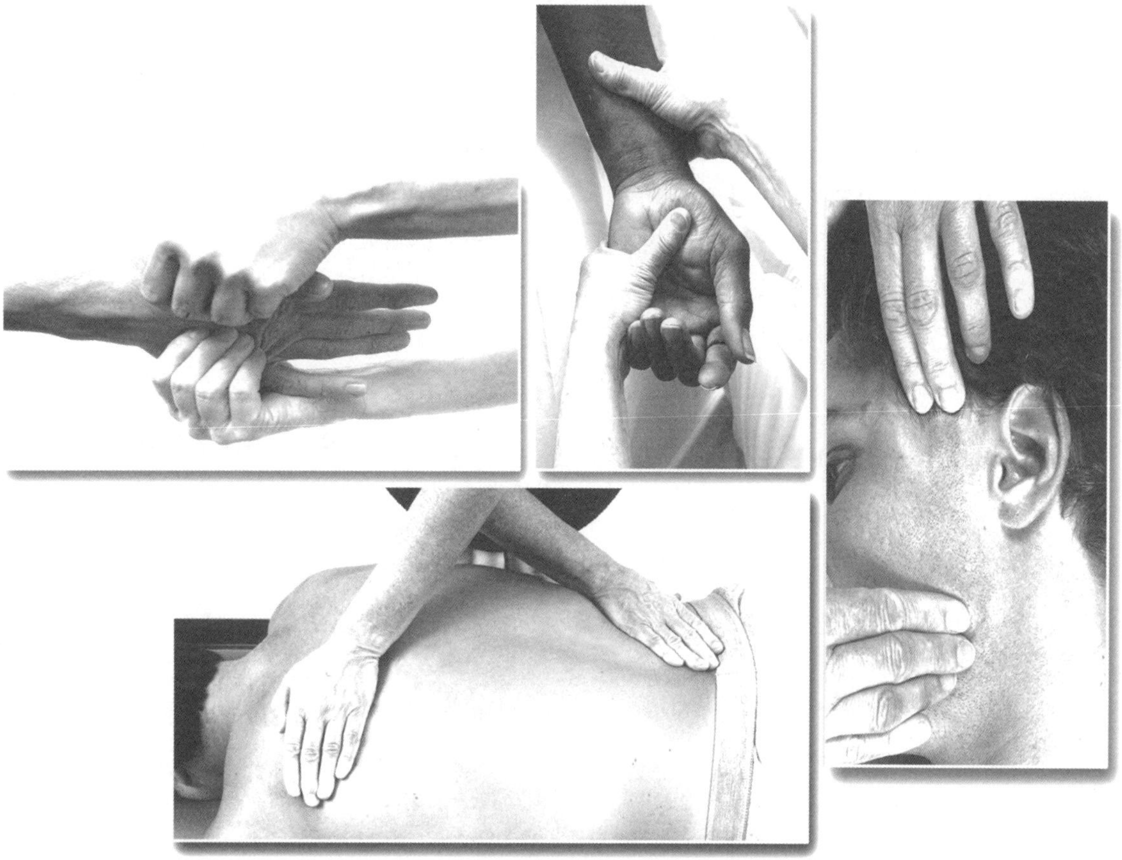

제 Ⅳ 부

평가: 초기 사정

EVALUATION: INITIAL ASSESSMENT

왜 이 책의 마지막 부분에서 환자평가를 다루려 하는가? 모든 치료사들은 대학에서나 임상에서 표준 평가방법들을 이미 학습하였다. 하지만 치료사가 MFR의 이론과 실기를 제대로 연마할 수 있을 때까지는 환자의 객관적인 정보의 의미나 재생산할 수 있는 판단을 하기가 쉽지 않기 때문이다. 또한 치료사들이라면·기록된 평가와 치료가 누구를 위한 것인지를 곰곰이 고려하여야 한다. 평가나 치료가 의료수가를 청구하기 위해 작성될 경우에는 이 기록들이 보험양식에 적합한지 확인하도록 한다. 동시에 평가와 치료는 어떤 치료사들이 보더라도 치료의 연속성을 촉진시킬 수 있는 방법으로 기록하여야 한다.

일반적인 사항
General Considerations

환자의 평가(evaluation)나 초기 사정(initial assessment)에서는 치료를 받으려는 환자의 주된 호소에 적합한 유용한 기본적인 정보와 검사가 포함되어야 한다. 치료사는 환자의 알려진 의학적 진단과 일치하지 않는 징후(sign)나 증상(symptom)이 있는지를 항상 관찰하고 주목해야 한다.[128,130,131] 진단명과 일치하지 않은 징후나 증상을 지닌 환자가 있다면, 환자의 담당의사에게 보고하거나 다른 전문의에게 의뢰하도록 한다. 작성된 물리치료 진단과 치료계획은 APTA(미국물리치료사협회)의 '임상 물리치료 규정서(standards for physical therapy practice)'에서 제시한 지침과 일치하는지 확인하도록 한다.[164]

초기 상담
Initial Interview

환자가 처음 내원 시 치료사가 형성한 라포(rapport)는 치료에 결정적인 영향을 미치게 된다. 환자로부터 적절한 의학적 정보를 얻기 위해 환자가 자신의 이야기를 충분히 할 수 있는 시간적 여유를 제공해야 하고, 또한 기초적인 검사를 할 수 있는 시간도 배려해야 한다. 예를 들어:

환자가 자신의 손상에 대해 이야기 하기를;
"업무 차 시속 90 miles 속도로 차를 운전하고 있을 때, 어떤 차가 내 뒤를 받았습니다. 있을 수 없어요! 나는 항상 교통법규를 잘 지키거든요. 그래서 업무에 온통 정신을 쏟고 있는 바람에 어쩔 수 없이 앞 차를 다시 받게 되었죠."

치료사가 묻기를;

그때 핸들을 양손으로 쥐고 있었나요?
당신 손의 위치는?
당시 팔꿈치를 펴고 있었나요, 구부리고 있었나요?
앞을 보고 계셨나요, 고개를 돌리고 계셨나요?
그때 차가 완전히 정지된 상태이었나요, 약간 앞으로 나갔나요?
기타 추가적인 사고가 있었나요?
어떤 치료를 받았나요?

환자의 병력을 기록양식에 기입하는 방식이라면, 치료사는 모든 정보들이 자세히 검토한 후, 필요하다면 면담 시 추가로 질문한다. 환자의 대답을 기록하다 보면, 종종 치료사는 환자의 문제들 원인을 파악할 수 있는 가설을 설정하는데 필요한 귀한 정보들을 얻을 수 있다. 모든 치료사들은 환자에 관한 기본적인 자료와 정보를 취합할 수 있는 표준화된 상담양식(interview format)을 가지고 있어야 한다. 관절가동범위나 기타 측정들을 간략하게 기록할 수 있는 플로우 시트(flow sheet)는 환자의 변화를 빠르게 기록하고 쉽게 비교하는데 매우 유용하다.

자세 평가
Posture Evaluation

근막이완술이 자세의 대칭성을 향상시키고 비대칭적인 연부조직 스트레스에 의한 통증을 감소시키는 도수치료(manual therapy)이기 때문에, 초기 물리치료 평가의 한 부분으로써 자세분석을 상세하게 수행하여야 한다. 완벽한 자세분석은 MFR의 시작단계에서 매우 유용하다. 나중에는 다른 방법으로 측정 결과 내용을 기록할 때 생략되었거나 빠진 자세분석을 찾아 낼 수도 있다.

자세분석은 두 가지 목적을 지니고 있다. 첫째, 자세의 기준을 설정하고, 치료사의 임상 노트와 경과 기록지에 변화를 기입할 수 있는 기록양식을 만드는데 있다. 둘째, 치료사가 환자의 자세분석을 평가하고 지시할 때, 환자로 하여금 자신의 신체를 판단하게 하여 치료의 결과를 따르는 방법들을 가르쳐 주는데 있다.

환자 자세의 촬영(사진)은 치료사와 환자 모두에게 변화를 알 수 있는 시각적 기준을 제공한다. 사진을 촬영하기 전에 촬영에 대한 동의서를 환자로부터 먼저 받아야 한다. 사진 촬영은 평지에서 자세용 격자(postural grid) 거울이나 다림추(plumb bob)를 사용 또는 사용하지 않은 상태에서 찍도록 한다. 사진 촬영의 의도와는 달리, 대부분의 사람들은 "잘(best)" 서 있으려고 노력하여 현재의 습관적인 자세를 정확하게 영상으로 담을 수 없는 경우가 발생하는데, 이런 문제를 해결할 수 있는 좋은 방법은 사진촬영을 하는 동안 환자에게 질문하거나 말을 걸어 환자의 의식을 다른 곳으로 돌리게 하여 사진을 찍는다.

몸통(체간) 회전(trunk rotation)은 근막이완술에 의해 치료될 수 있는 가장 확실한 자세편위(postural deviation)이지만, 그 결과를 기록하기가 매우 어렵다. 일단 환자의 정적인 자세에서 관찰한다. 다음 환자의 양 발을 앞으로 나란히 일직선으로 하게 한 뒤 양발 뒤꿈치로 서게 한다. 이 자세에서 몸통 회전이 더 많이 일어나게 마련이다. 환자의 자세가 취해지면 즉시 촬영한다. 환자에게 일정 시간 일직선으로 서 있으라고 주문하면, 균형이 흐트러질 것이다. 환자가 불안해하거나 균형이 무너질 수 있다. 그러므로 치료사는 환자가 넘어지는 것을 방지하기 위해 항상 환자 가까이에 서 있도록 한다. 환자의 안정성과 습관적인 자세를 파악한 후 몸통(체간) 회전을 기록하도록 한다.

자세의 변화 시 통증이 일시적으로 증가할 수 있다. 이때 환자의 불편함이나 불균형을 치료사가 약간 도와주면서 자세의 대칭성이 회복되는지에 초점을 두어 관찰한다. 환자가 치료의 좋은 결과를 치료사로부터 기대하게 된다면 치료사의 지시나 가정운동프로그램에 잘 따르게 된다.

통증 평가
Pain Assessment

환자의 여러 신체 부위 통증을 간단한 '시각척도(visual analog scale)'로 점수(10점)를 매기거나, 통증수준에 따른 다양한 색깔을 이용한 '통증그림(pain drawing)'에 표시하게 함으로써 주관적인 통증을 정량화시킬 수 있다. 특히 통증그림(pain drawing)은 환자의 활동성 근막발통점(active myofascial trigger points)을 색깔(color)로 표시할 수 있어 치료사에게 치료에 많은 도움이 된다. 환자의 근막발통점은 촉진으로 그 위치를 파악할 수 있으며 통증 또한 재현시킬 수 있다.

치료의 과정에서 환자의 통증수준에 어떠한 변화가 있는지 물어보면서 그 변화에 초점을 두어 치료한다.

두 통
Headaches

두통은 연부조직의 통증보다 쉽게 정량화시킬 수 있는 특별한 범주의 통증이다. 특정한 두통의 빈도와 기타 두통의 지속기간의 감소를 잘 기록해 두면, 치료효과가 어느 정도인지 쉽게 판단할 수 있다. 일반적으로 두통의 감각적 경험을 사람들은 매우 다양하게 표현한다. 환자의 두통병력과 환자가 느끼는 두통을 명확하게 기록할 수 있도록 충분한 시간을 갖는다.

환자의 두통 위치, 형태도 기록한다. 필요하다면 추가적인 치료를 위해 전문가에게 의뢰할 수도 있다. 턱관절 기능장애(TMJ dysfunction)는 종종 두통을 동반한다. 두중감(cluster)이나 편두통(migraine)을 호소한다면, 필요에 따라 신경과 전문가에게 의뢰한다.

몸통 상부와 머리의 4면 그림을 이용하여 환자의 두통패턴과 호소하는 두통의 느낌(예, 조이는 듯한 띠, 날카로운 통증, 압박감)을 기록한다. 각 두통패턴의 빈도, 기간 및 강도를 기록하고 약물치료를 받고 있다면 그것도 기록한다. 환자가 두통의 원인(예, 컴퓨터 작업, 향수 노출, 자동차 운전)을 알고 있다면, 원인도 기술한다.

치료사는 환자의 병력을 완벽하게 검토하고 명확하게 이해하도록 한다. 그리고 두통이 치아, 눈 뒤, 그리고 귓속으로 전파되는지 환자에게 물어보고 활동성 근막발통점(active myofascial trigger points)을 확인한다. 종종 환자들은 이러한 통증들이 두통패턴의 일부임을 깨닫지 못한다. 다양한 질문과 경청을 통해 치료사는 환자가 느끼는 이상한 증상이나 경험이 '미친(crazy)' 것이 아니라는 메시지를 환자에게 전달한다. 환자의 증상들을 확인시키기 위해 이 책의 두통의 방사패턴(pain radiation pattern)을 환자에게 직접 보여줄 수도 있다.[28,74,82,84,112,125-126]

반흔조직
Scars

모든 반흔조직(상처, scars)의 위치, 크기, 운동성 등을 기록한다. 그 중 유착성 상처(adherent scars)는 마치 근막발통점과 유사하게 방사통을 일으킨다. 또한 감각의 변화도 초래한다. 이런 증상에 대한 의사의 특별한 의학적 설명이 없을지라도, 환자들은 치료받기를 원하다. 예를 들어, 폐 조직검사로 생긴 상처의 운동성을 평가해 보면 환자들은 오래 서있는 자세에서 목구멍에 통증(sore throat)을 종종 호소한다. 몇몇 환자들은 사마귀(wart)를 떼어내면, 그 상처부위에서 지속적인 가려움을 호소하기도 한다.

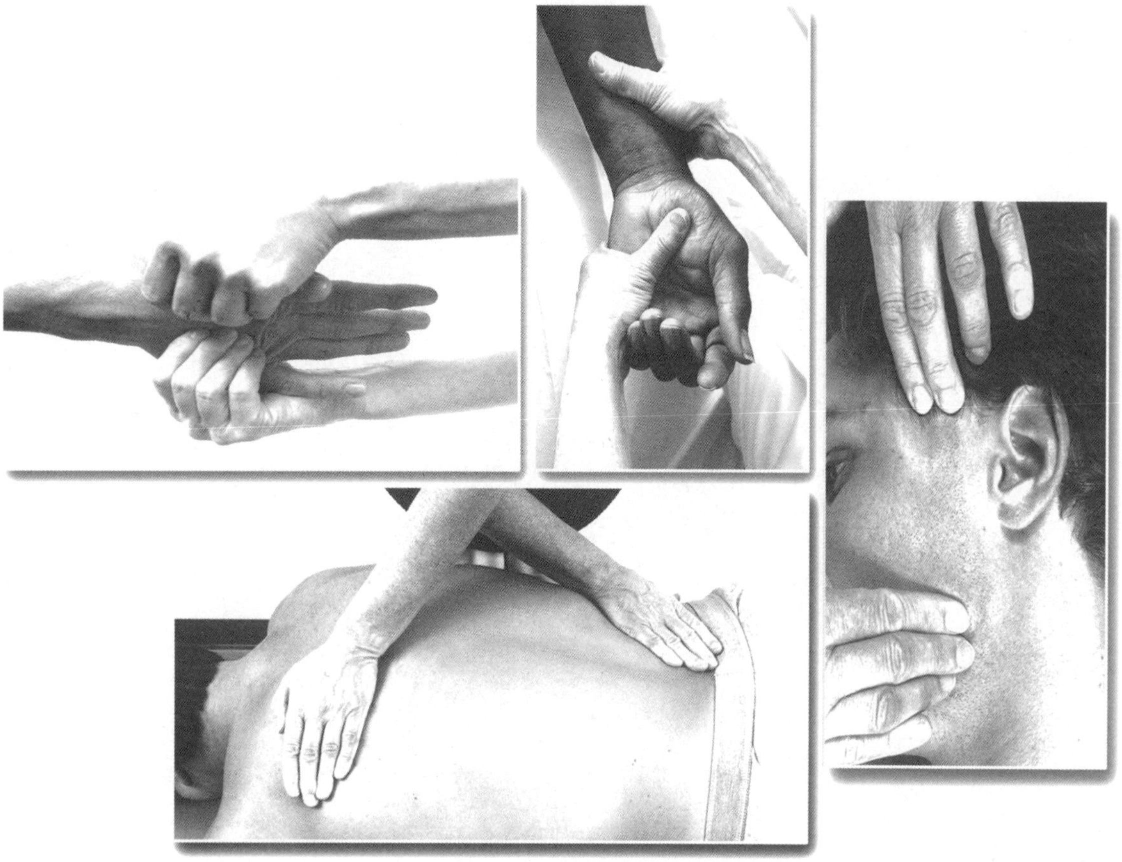

제 V 부

부 록

ADDITIONAL RESOURCES

자세 평가(posture evaluation)

선 자세 – 앞에서(standing – facing forward)

머리 경사(head tilt)	중립 왼쪽 오른쪽	**머리 회전**	중립 왼쪽 오른쪽	
얼굴주름(facial crease)	같음 왼쪽이 더 깊다. 오른쪽이 더 깊다.			
눈(eyes)	높이 같음 왼쪽이 높음 오른쪽이 높음	크기 같음 왼쪽이 더 크다. 오른쪽이 더 크다.		
코(nose)	중앙에 위치 왼쪽으로 편위 오른쪽으로 편위			
입(mouth)	대칭적임 왼쪽이 더 길다. 오른쪽이 더 길다.	당김 없음 왼쪽으로 당김 오른쪽으로 당김	높이 같음 왼쪽이 올라감 오른쪽이 올라감	
귀(ears)	회전 중립 왼쪽 외회전/내회전 오른쪽 외회전/내회전	높이 같음 왼쪽이 높음 오른쪽이 높음		
목(neck)	길이 같음 왼쪽이 더 길다. 오른쪽이 더 길다.			
어깨(shoulders)	중립 왼쪽 들임(전인)/내밈(후인) 오른쪽 들임(전인)/내밈(후인)	높이 수평 왼쪽이 더 높음 오른쪽이 더 높음	길이 같음 왼쪽이 더 길다. 오른쪽이 더 길다.	
팔(arms)	회전 중립 왼쪽 외회전/내회전 오른쪽 외회전/내회전	벌어짐 같음 왼쪽이 더 벌어짐 오른쪽이 더 벌어짐	길이 같음 왼쪽이 더 길다. 오른쪽이 더 길다.	
몸통(체간, trunk)	기울기 중립 왼쪽으로 기울임 오른쪽으로 기울임	길이 같음 왼쪽이 더 길다. 오른쪽이 더 길다.	주름 같음 왼쪽이 더 높고/길음 오른쪽이 더 높고/길음	회전 중립 왼쪽으로 회전 오른쪽으로 회전
골반(pelvis)	앞뒤 같음 왼쪽 들임(전인)/내밈(후인) 오른쪽 들임(전인)/내밈(후인)	높이 수평 왼쪽이 더 높음 오른쪽이 더 높음		
넙다리(대퇴, thighs)	중립 위치 왼쪽 외회전/내회전 오른쪽 외회전/내회전			
무릎관절(슬관절, knees)	양쪽 일직선 왼쪽 반장슬/굽힘(굴곡)/일직선 오른쪽 반장슬/굽힘(굴곡)/일직선	수평 높이 왼쪽이 높음 오른쪽이 높음		
다리(legs)	힘 중립 왼쪽 안쪽/가쪽들림(내/외반) 오른쪽 안쪽/가쪽들림(내/외반)	벌어짐 같음 왼쪽이 더 벌어짐 오른쪽이 더 벌어짐		
발(feet)	**왼쪽 발** 중립 가쪽번짐(외번, everted) 안쪽번짐(내번, inverted)	**왼쪽 전족부** 중립 안쪽들림(내반, varus) 가쪽들림(외반, valgus)	**오른쪽 발** 중립 가쪽번짐(외번) 안쪽번짐(내번)	**오른쪽 전족부** 중립 안쪽들림(내반) 가쪽들림(외반)
체중부하(weight-bearing)	동일함 왼쪽이 더 큼 오른쪽이 더 큼			

자세 평가 (posture evaluation)

선 자세 – 오른쪽에서 (standing – facing right)

머리 (head)	위치 중립 앞에 위치 젖힘(과신전)		
귀 (ears)	봉우리(견봉) 바로 앞 봉우리 앞 봉우리 뒤		
어깨 (shoulder)	엉덩관절 바로 위 엉덩관절 앞 엉덩관절 뒤	중립 들임(전인) 내밈(후인)	
엉덩관절 (고관절, hip joint)	무릎 바로 위 무릎관절 앞 무릎관절 뒤	바깥 복사뼈 위 복사뼈 앞 복사뼈 뒤	
엉덩이 (hip)	중립위치 들임(전인) 내밈(후인)		
무릎관절 (슬관절, knee)	중립 굽힘(굴곡) 반장슬(recurvatum)	**무릎관절 중앙** 외측 복사뼈 위 외측 복사뼈 앞 외측 복사뼈 뒤	
목뼈 앞굽음 (경추 전만) **(cervical lordosis)** 정상 증가 감소	 허리뼈 앞굽음과 같음 허리뼈 앞굽음보다 큼 허리뼈 앞굽음보다 작음	**등뼈뒤굽음(흉추 후만)** **(thoracic kyphosis)** 정상 증가 감소	**허리뼈 앞굽음 (요추 전만)** **(lumber lordosis)** 정상 증가 감소

선 자세 – 왼쪽에서 (standing – facing left)

머리 (head)	위치 중립 앞에 위치 젖힘(과신전)		
귀 (ears)	봉우리 바로 앞 봉우리 앞 봉우리 뒤		
어깨 (shoulders)	엉덩관절 바로 위 엉덩관절 앞 엉덩관절 뒤	중립 들임(전인) 내밈(후인)	
고관절 (hip joint)	무릎 바로 위 무릎관절 앞 무릎관절 뒤	바깥 복사뼈 위 복사뼈 앞 복사뼈 뒤	
엉덩이 (hip)	중립위치 들임(전인) 내밈(후인)		
무릎관절 (슬관절, knee)	중립 굽힘(굴곡) 반장슬(recurvatum)	**슬관절 중앙** 외측 복사뼈 위 외측 복사뼈 앞 외측 복사뼈 뒤	
목뼈 앞굽음 (경추 전만) **(cervical lordosis)** 정상 증가 감소	 허리뼈 앞굽음과 같음 허리뼈 앞굽음 보다 큼 허리뼈 앞굽음 보다 작음	**등뼈뒤굽음(흉추 후만)** **(thoracic kyphosis)** 정상 증가 감소	**허리뼈 앞굽음 (요추 전만)** **(lumber lordosis)** 정상 증가 감소

자세 평가 (posture evaluation)

선 자세 – 뒤에서 (standing – facing backward)

머리 경사 (head tilt)	중립 왼쪽으로 기울어짐 오른쪽으로 기울어짐	**머리 회전**	중립 왼쪽으로 돌아감 오른쪽으로 돌아감	
귀 (ears)	회전 중립 왼쪽 외회전/내회전 오른쪽 외회전/내회전	높이 같음 왼쪽이 높음 오른쪽이 높음		
목 (neck)	길이 같음 왼쪽이 더 길다. 오른쪽이 더 길다.			
어깨 (shoulders)	중립 왼쪽 들임(전인)/내밈(후인) 오른쪽 들임(전인)/내밈(후인)	높이 수평 왼쪽이 더 높음 오른쪽이 더 높음	길이 같음 왼쪽이 더 길다. 오른쪽이 더 길다.	
팔 (arms)	회전 중립 왼쪽 외회전/내회전 오른쪽 외회전/내회전	벌어짐 같음 왼쪽이 더 벌어짐 오른쪽이 더 벌어짐	길이 같음 왼쪽이 더 길다. 오른쪽이 더 길다.	
몸통 (체간, trunk)	기울기 중립 왼쪽으로 기울임 오른쪽으로 기울임	길이 같음 왼쪽이 더 길다. 오른쪽이 더 길다.	주름 같음 왼쪽이 더 높고/길음 오른쪽이 더 높고/길음	회전 중립 왼쪽으로 회전 오른쪽으로 회전
골반 (pelvis)	앞뒤 같음 왼쪽 들임(전인)/내밈(후인) 오른쪽 들임(전인)/내밈(후인)	높이 수평 왼쪽이 더 높음 오른쪽이 더 높음		
넙다리 (대퇴, thighs)	중립 위치 왼쪽 외회전/내회전 오른쪽 외회전/내회전			
무릎관절 (슬관절, knee)	양쪽 일직선 왼쪽 반장슬/굽힘/일직선 오른쪽 반장슬/굽힘/일직선	수평 높이 왼쪽이 높음 오른쪽이 높음		
오금 (슬와, popliteal creases)	높이 같음 왼쪽 높음 오른쪽 높음			
다리 (legs)	휨 중립 왼쪽 벌림(외전)/모음(내전) 오른쪽 벌림(외전)/모음(내전)	벌어짐 같음 왼쪽 안쪽들림(내반, varus)/가쪽들림(외반, valgus) 오른쪽 안쪽들림(내반, varus)/가쪽들림(외반, valgus)		
발꿈치뼈 (종골, calcaneus)	왼쪽 발 중립 가쪽번짐(외번, everted) 안쪽번짐(내번, inverted)	오른쪽 발 중립 가쪽번짐(외번, everted) 안쪽번짐(내번, inverted)		
체중부하 (weight-bearing)	동일함 왼쪽이 더 큼 오른쪽이 더 큼			

자세 평가 (posture evaluation)

앉은 자세 – 앞에서 (sitting – front view)

머리 경사(head tilt)	중립 왼쪽 오른쪽	**머리 회전**	중립 왼쪽 오른쪽	
얼굴주름(facial crease)	같음 왼쪽이 더 깊다. 오른쪽이 더 깊다.			
눈(eyes)	높이 같음 왼쪽이 높음 오른쪽이 높음	크기 같음 왼쪽이 더 크다. 오른쪽이 더 크다.		
코(nose)	중앙에 위치 왼쪽으로 편위 오른쪽으로 편위			
입(mouth)	대칭적임 왼쪽이 더 길다. 오른쪽이 더 길다.	당김 없음 왼쪽으로 당김 오른쪽으로 당김	높이 같음 왼쪽이 올라감 오른쪽이 올라감	
귀(ears)	회전 중립 왼쪽 외회전/내회전 오른쪽 외회전/내회전	높이 같음 왼쪽이 높음 오른쪽이 높음		
목(neck)	길이 같음 왼쪽이 더 길다. 오른쪽이 더 길다.			
어깨(shoulders)	중립 왼쪽 들임(전인)/내밈(후인) 오른쪽 들임(전인)/내밈(후인)	높이 수평 왼쪽이 더 높음 오른쪽이 더 높음	길이 같음 왼쪽이 더 길다. 오른쪽이 더 길다.	
팔(arms)	회전 중립 왼쪽 외회전/내회전 오른쪽 외회전/내회전	벌어짐 같음 왼쪽이 더 벌어짐 오른쪽이 더 벌어짐	길이 같음 왼쪽이 더 길다. 오른쪽이 더 길다.	
몸통(체간, trunk)	기울기 중립 왼쪽으로 기울임 오른쪽으로 기울임	길이 같음 왼쪽이 더 길다. 오른쪽이 더 길다.	주름 같음 왼쪽이 더 높고/길음 오른쪽이 더 높고/길음	회전 중립 왼쪽으로 회전 오른쪽으로 회전
골반(pelvis)	앞뒤 같음 왼쪽 들임(전인)/내밈(후인) 오른쪽 들임(전인)/내밈(후인)	높이 수평 왼쪽이 더 높음 오른쪽이 더 높음		

자세 평가 (posture evaluation)

앉은 자세 – 오른쪽에서 (sitting – right view)

머리 (head)	중립 앞에 있음 젖힘(과신전, hyperextended)		
귀 (ears)	봉우리돌기(견봉돌기) 위 봉우리돌기 앞 봉우리돌기 뒤		
어깨 (shoulders)	엉덩관절 위 엉덩관절 앞 엉덩관절 뒤	중앙 들임(전인) 내밈(후인)	
목뼈 앞굽음 (경추 전만)		**등뼈뒤굽음(흉추 후만)**	**허리뼈 앞굽음 (요추 전만)**
정상범위 증가 감소	허리뼈 앞굽음과 같음 허리뼈 앞굽음 보다 큼 허리뼈 앞굽음 보다 작음	정상범위 증가 감소	정상범위 증가 감소

앉은 자세 – 왼쪽에서 (sitting – left view)

머리 (head)	중립 앞에 있음 젖힘(과신전, hyperextended)		
귀 (ears)	봉우리돌기(견봉돌기) 위 봉우리돌기 앞 봉우리돌기 뒤		
어깨 (shoulders)	엉덩관절 위 엉덩관절 앞 엉덩관절 뒤	중앙 들임(전인) 내밈(후인)	
목뼈 앞굽음 (경추 전만)		**등뼈뒤굽음(흉추 후만)**	**허리뼈 앞굽음 (요추 전만)**
정상범위 증가 감소	허리뼈 앞굽음과 같음 허리뼈 앞굽음 보다 큼 허리뼈 앞굽음 보다 작음	정상범위 증가 감소	정상범위 증가 감소

앉은 자세 – 뒤에서 (sitting – back view)

목 (neck)	길이 같음 왼쪽이 더 길다. 오른쪽이 더 길다.			
어깨 (shoulders)	중립 왼쪽 들임(전인)/내밈(후인) 오른쪽 들임(전인)/내밈(후인)	높이 수평 왼쪽이 더 높음 오른쪽이 더 높음	길이 같음 왼쪽이 더 길다. 오른쪽이 더 길다.	
팔 (arms)	회전 중립 왼쪽 외회전/내회전 오른쪽 외회전/내회전	벌어짐 같음 왼쪽이 더 벌어짐 오른쪽이 더 벌어짐	길이 같음 왼쪽이 더 길다. 오른쪽이 더 길다.	
몸통(체간, trunk)	기울기 중립 왼쪽으로 기울임 오른쪽으로 기울임	길이 같음 왼쪽이 더 길다. 오른쪽이 더 길다.	주름 같음 왼쪽이 더 높고/길음 오른쪽이 더 높고/길음	회전 중립 왼쪽으로 회전 오른쪽으로 회전
골반 (pelvis)	앞뒤 같음 왼쪽 들임(전인)/내밈(후인) 오른쪽 들임(전인)/내밈(후인)	높이 수평 왼쪽이 더 높음 오른쪽이 더 높음		

자세 평가 (posture evaluation)

누운 자세 – 관찰과 촉진 (supine – observation and palpation)

목 (neck)	길이 같음 왼쪽이 더 길다. 오른쪽이 더 길다.			
어깨 (shoulders)	중립 왼쪽 들임(전인)/내밈(후인) 오른쪽 들임(전인)/내밈(후인)	높이 수평 왼쪽이 더 높음 오른쪽이 더 높음	길이 같음 왼쪽이 더 길다. 오른쪽이 더 길다.	
팔 (arms)	회전 중립 왼쪽 외회전/내회전 오른쪽 외회전/내회전	벌어짐 같음 왼쪽이 더 벌어짐 오른쪽이 더 벌어짐	길이 같음 왼쪽이 더 길다. 오른쪽이 더 길다.	
몸통(체간, trunk)	기울기 중립 왼쪽으로 기울임 오른쪽으로 기울임	길이 같음 왼쪽이 더 길다. 오른쪽이 더 길다.	주름 같음 왼쪽이 더 높고/길음 오른쪽이 더 높고/길음	회전 중립 왼쪽으로 회전 오른쪽으로 회전
골반 (pelvis)	앞뒤 같음 왼쪽 들임(전인)/내밈(후인) 오른쪽 들임(전인)/내밈(후인)	높이 수평 왼쪽이 더 높음 오른쪽이 더 높음		
두덩뼈결절 (치골결절) (pubic tubercles)	전/후회전 같음 왼쪽 전/후회전 오른쪽 전/후회전	높이 수평 왼쪽이 더 높음 오른쪽이 더 높음		
앞위엉덩뼈능선 (전상장골능) (anterior superior iliac crests)	전/후회전 같음 왼쪽 전/후회전 오른쪽 전/후회전	높이 수평 왼쪽이 더 높음 오른쪽이 더 높음		
다리길이 (leg lengths)	측정 왼쪽 = cm 오른쪽 = cm	같음 왼쪽이 길다. 오른쪽이 길다.		
다리 (legs)	중립 왼쪽 외회전/내회전 오른쪽 외회전/내회전	중립 왼쪽 벌림(외전)/모음(내전) 오른쪽 벌림(외전)/모음(내전)		
하지 (lower legs)	중립 왼쪽 가쪽들림(외반)/안쪽들림(내반) 오른쪽 가쪽들림(외반)/안쪽들림(내반)			
무릎뼈 (슬개골, patellae)	중립 왼쪽 외측/내측이동 오른쪽 외측/내측이동			

자세 평가 (posture evaluation)

엎드린 자세 – 관찰과 촉진 (prone – observation and palpation)

목 (neck)	길이 같음 왼쪽이 더 길다. 오른쪽이 더 길다.			
어깨 (shoulders)	중립 왼쪽 들임(전인)/내밈(후인) 오른쪽 들임(전인)/내밈(후인)	높이 수평 왼쪽이 더 높음 오른쪽이 더 높음	길이 같음 왼쪽이 더 길다. 오른쪽이 더 길다.	
팔 (arms)	회전 중립 왼쪽 외회전/내회전 오른쪽 외회전/내회전	벌어짐 같음 왼쪽이 더 벌어짐 오른쪽이 더 벌어짐	길이 같음 왼쪽이 더 길다. 오른쪽이 더 길다.	
몸통 (체간, trunk)	기울기 중립 왼쪽으로 기울임 오른쪽으로 기울임	길이 같음 왼쪽이 더 길다. 오른쪽이 더 길다.	주름 같음 왼쪽이 더 높고/길음 오른쪽이 더 높고/길음	회전 중립 왼쪽으로 회전 오른쪽으로 회전
골반 (pelvis)	앞뒤 같음 왼쪽 들임(전인)/내밈(후인) 오른쪽 들임(전인)/내밈(후인)	높이 수평 왼쪽이 더 높음 오른쪽이 더 높음		
엉치뼈고랑 (천골고랑) **(sacral sulci)**	같음 왼쪽 높음 오른쪽 높음			
뒤위엉덩뼈능선 (후상장골능) **(posterior superior iliac crests)**	전/후회전 같음 왼쪽 전/후회전 오른쪽 전/후회전	높이 수평 왼쪽이 더 높음 오른쪽이 더 높음		
천골결절인대 (엉치결절인대) **(sacral tuberous ligament)**	같음 왼쪽 더 높음 오른쪽 더 높음			
다리 (legs)	중립 왼쪽 외회전/내회전 오른쪽 외회전/내회전	중립 왼쪽 벌림(외전)/모음(내전) 오른쪽 벌림(외전)/모음(내전)		
오금 (슬와) 주름 **(popliteal creases)**	같음 왼쪽이 높음 오른쪽이 높음			

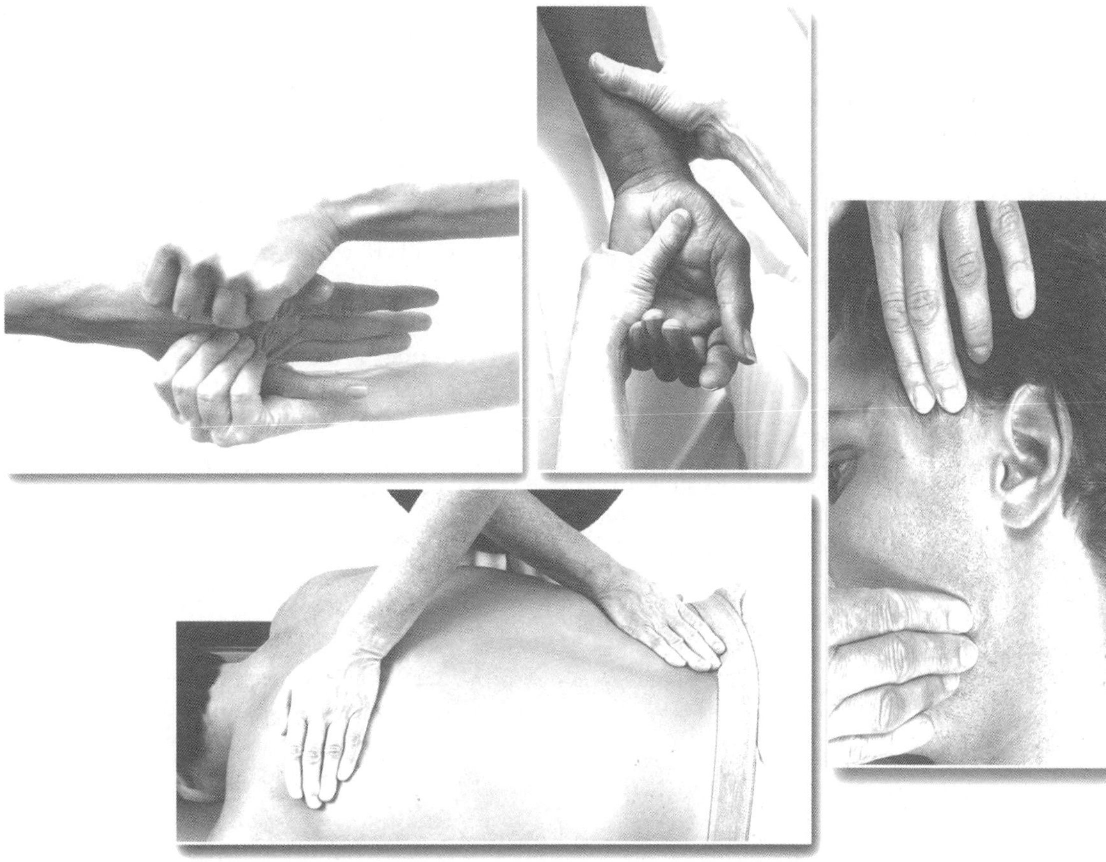

참고문헌

REFERENCES

1. Kegerreis SK. Myofascial therapy and the infomedical model: a rationale for clinician connectedness. Presented at the APTA National Conference; June 15, 1992; Denver, CO.
2. Grodin AJ, Cantu RI. Soft tissue mobilization. In: Basmajian JV, Nyberg R, eds. *Rational Manual Therapies*. Baltimore, MD: Williams & Wilkins Co; 1993:99-221.
3. Ward RC. Myofascial release concepts. In: Basmajian JV, Nyberg R, eds. *Rational Manual Therapies*. Baltimore, MD: Williams & Wilkins Co; 1993;223-241.
4. Juhan D. *Job's Body*. Barrytown, NY: Station Hill Press; 1987:vii-xxxi.
5. Irby DM. Shifting paradigms of research in medical education. *Acad Med*. 1991;65:622-623.
6. Harris JD. History and development of manipulation and mobilization. In: Basmajian JV, Nyberg R, eds. *Rational Manual Therapies*. Baltimore, MD: Williams & Wilkins Co; 1993:7-19.
7. Osler W. In discussion: Cannon DS. In: *The Healing Heart*. New York, NY: WW Norton & Co; 1983:256.
8. Lewis CS. *Miracles*. New York, NY: The Macmillan Co; 1947:168.
9. Rolf I. Rolfing: *The Integration of Human Structure*. Santa Monica, CA: Dennis Landman Publishing Co; 1977.
10. Kendall FP, McCreary EK. *Muscles Testing and Function*. 3rd ed. Baltimore, MD: Williams & Wilkins Co; 1983:11.
11. Calliet R. *Soft Tissue Pain and Disability*. Philadelphia, PA: FA Davis Co; 1977.
12. Threlkeld AJ. The effects of manual therapy on connective tissue. *Phys Ther*. 1992;72:893-902.
13. Tortota GJ, Anagnostakos NP. *Principles of Anatomy and Physiology*. 5th ed. New York, NY: Harper & Row Publishers; 1987.
14. Hollinshead WH. *Functional Anatomy of the Limbs and Back*. 2nd ed. Philadelphia, PA: WB Saunders Co; 1960.
15. Schaeffer JP, ed. *Morris' Human Anatomy*. 11th ed. New York, NY: McGraw-Hill Book Co; 1953.
16. Simons DG. Special review: muscle pain syndrome. *Am J Phys Med*. 1975;54:289-311.
17. Jaeger B. Myofascial referred pain patterns: the role of trigger points. *J California Dental Assoc*. 1985;13:27-28.
18. Travell JG. Myofascial trigger points: clinical view. In: Bonica JJ, Albe-Fessard, eds. *Advances in Pain Research and Therapy, I*. New York, NY: Raven Press; 1976;919-926.
19. Cooper AL. Trigger-point injection: its place in physical medicine. *Arch Phys Med*. 1961;42:704-709.
20. Sola AE, Kuitert JH. Myofascial trigger point pain in the neck and shoulder girdle. Northwest Med. 1955;54:980-984.
21. Travell JG. Basis for the multiple uses of local block of somatic trigger areas (porcine infiltration and ethyl chloride spray). *Mississippi Valley Med J*. 1949;71:13-22.
22. Travell J, Bigelow NH. Role of somatic trigger areas in the patterns of hysteria. *Psychosom Med*. 1947;9:353-363.
23. Trommer PR, Gellman MB. Trigger point syndrome. *Rheumatism*. 1952;8:67-72.

24a. Travell JG, Simons DG. *Myofascial Pain and Dysfunction: The Trigger Point Manual*. Baltimore, MD: William & Wilkins Co; 1983.

24b. Ward RC. Integrated neuromusculoskeletal release and myofascial release. In: Ward RC, ed. *Foundations for Osteopathic Medicine*. Baltimore, MD: Williams & Wilkins Co; 1997.

25. Ebner M. *Connective Tissue Massage: Theory and Therapeutic Application*. Huntington, NY: Robert E. Krieger Publishing Co; 1962.
26. Kusunose RS. Strain and counterstrain. In: Basmajian JV, Nyberg R, eds. *Rational Manual Therapies*. Baltimore, MD: Williams & Wilkins Co; 1993:323-333.
27. Mitchell FL Jr. Elements of muscle energy techniques. In: Basmajian JV, Nyberg R, eds. *Rational Manual Therapies*. Baltimore, MD: Williams & Wilkins Co; 1993:285-321.
28. Simons DG, Travell JG, Simons LS. Travell & Simons' *Myofascial Pain and Dysfunction: The Trigger Point Manual. Volume 1, Upper Half of Body*. Baltimore, MD: Lippincott Williams & Wilkins; 1999.
29. Porterfield JA, DeRosa C. *Mechanical Low Back Pain: Perspectives in Functional Anatomy*. 2nd ed. Philadelphia, PA: WB Saunders Co; 1998.
30. Winstein CJ. Designing practice for motor learning: clinical implications. Contemporary management of motor control problems. Proceedings of the II Step Conference. Alexandria, VA: American Physical Therapy Association; 1991.
31. Corey G. *Theory and Practice of Counseling and Psychotherapy*. 3rd ed. Pacific Grove, CA: Brooks/Cole Publishing Co; 1977:119-147.
32. Schultz LR, Feitis R. *The Endless Web: Fascial Anatomy and Physical Reality*. Berkeley, CA: North Atlantic Books; 1996.

33. Porterfield JA, DeRosa C. *Mechanical Neck Pain: Perspectives in Functional Anatomy*. Philadelphia, PA: WB Saunders Co; 1995.
34. Travell JG, Simons DG. *Myofascial Pain and Dysfunction: The Trigger Point Manual: The Lower Extremities, II*. Baltimore, MD: Williams & Wilkins Co; 1992.
35. Friberg R. Multiple functional factors influence rehabilitation. *Biomechanics*. 1998;12:41-45.
36. Greenman PE. *Principles of Manual Medicine*. Baltimore, MD: Williams & Wilkins Co; 1989.
37. Edmond SL. *Manipulation Mobilization: Extremity and Spinal Techniques*. St. Louis, Mo: CV Mosby; 1993.
38. Rachlin ES. *Myofascial Pain and Fibromyalgia: Trigger Point Management*. St. Louis, Mo: CV Mosby; 1994.
39. Chesworth BM, MacDermid JC, Roth JH, Patterson SD. Movement diagram and "end-feel" reliability when measuring passive lateral rotation of the shoulder in patients with shoulder pathology. *Phys Ther*. 1998;78:593-601.
40. Maitland GD. *Vertebral Manipulation*. London, England: Butterworth & Co Ltd; 1986.
41. Cyriax J. *Textbook of Orthopaedic Medicine, I*. 7th ed. London, England: Balliere Tindall; 1978.
42. Hertling D, Kessler RM. *Management of Common Musculoskeletal Disorders: Physical Therapy Principles and Methods*. 2nd ed. Philadelphia, PA: JB Lippincott; 1990.
43a. Nathan B. *Touch and Emotion in Manual Therapy*. London, England: Churchhill Livingstone; 1999.
43b. Barr ML, Kiernan JA. *The Human Nervous System: An Anatomical Viewpoint*. Philadelphia, PA: Harper & Row Publishers; 1983.
44. Nowicki S Jr, Duke MP. *Helping the Child Who Doesn't Fit In*. Atlanta, GA: Peachtree Publishers; 1992.
45. Duke MP, Nowicki S Jr, Martin E. *Teaching Your Child the Language of Social Success*. Atlanta, GA: Peachtree Publishers; 1996.
46. Mehrabian A. Communication without words. *Psychology Today*. 1968;24:52-55.
47. Kiesler DJ. *Contemporary Interpersonal Theory and Research*. New York, NY: John Wiley & Sons Inc; 1996.
48. Hall E. *The Hidden Dimension*. New York, NY: Doubleday; 1966.
49. Montagu A. *Touching: The Human Significance of the Skin*. New York, NY: Columbia University Press; 1971.
50. Adler R, Towne N. *Looking Out/Looking In*. San Francisco, CA: Rhinehart Press; 1975.
51. Wolfgang A. *Nonverbal Behavior: Perspective, Applications, Intercultural Insights*. New York, NY: CJ Hogrefe; 1984.
52. Henley NM. *Body Politics: Power, Sex, and Nonverbal Communication*. Englewood Cliffs, NJ: Prentice Hall; 1977.
53. Canary DJ, Dindia K. *Sex Differences and Similarities in Communication*. Mahwah, NJ: Lawrence Erlbaum Assoc; 1998.
54. Hoppenfeld S, Hutton R. *Physical Examination of the Spine and Extremities*. New York, NY: Appleton-Century-Crofts; 1976.
55. Miller B. Manual therapy treatment of myofascial pain and dysfunction. In: Rachlin ES, ed. *Myofascial Pain and Fibromyalgia: Trigger Point Management*. St. Louis, MO: CV Mosby; 1994:415-454.
56. Rachlin ES. Trigger points. In: Rachlin ES, ed. *Myofascial Pain and Fibromyalgia: Trigger Point Management*. St. Louis, MO: CV Mosby; 1994:145-157.
57. Kniffki KD, Mense S, Schmidt RF. Responses of group IV afferent units from skeletal muscle to stretch, contraction, and chemical stimulation. *Exp Brain Res*. 1978;31:511-522.
58. VanBuskirk RL. Nociceptive reflexes and the somatic dysfunction: a model. *J Am Osteopath Assoc*. 1990; 90:792-809.
59. Danneskiold-Samsoe B, Christiansen E, Andersen RB. Myofascial pain and the role of myoglobin. *Scand J Rheumatol*. 1986;15:154-178.
60. Aston-Miller. *Spine*. 1990;15:106-112.
61. Barral JP, Mercier P. *Visceral Manipulation*. Seattle, WA: Eastland Press; 1988.
62. Barral JP. *Visceral Manipulation II*. Seattle, WA: Eastland Press; 1989.
63. Vos PA. The psoas minor syndrome. *J Int Coll Surg*. 1965;44:30-36.
64. Simons DG. Myofascial pain syndrome due to trigger points. *Intern Rehab Med Assoc Monograph Series*. 1987;1:1-39.
65. Fricton JR, Auvinen MD, Dykstra D, et al. Myofascial pain syndrome: electromyographic changes associated with local twitch response. *Arch Phys Med Rehabil*. 1985;66:314-317.
66. Fricton JR, Kroening R, Haley D, et al. Myofascial pain syndrome of the head and neck: a review of clinical characteristics of 164 patients. *Oral Surg*. 1985;60:615-623.
67. Bates T, Grunwaldt E. Myofascial pain in childhood. *J Pediatr*. 1958;53:198-209.
68. Berges PU. Myofascial pain syndromes. *Postgrad Med*. 1973;53:161-168.

69. Grosshandler S, Burney R. The myofascial syndrome. *N C Med J*. 1979;40:562-565.
70. Gunn CC, Milbrandt ME. Shoulder pain, cervical spondylosis and acupuncture. *Am J Acupunct*. 1977;5:121-128.
71. Hockaday JM, Whitty CWM. Patterns of referred pain in the normal subject. *Brain*. 1967;90:481-496.
72. Inman VT, Saunders JB. Referred pain from skeletal structures. *J Nerv Ment Dis*. 1944;99:660-667.
73. Kellgren JH. A preliminary account of referred pains arising from muscle. *Brit Med J*. 1938;1:325-327.
74. Kleier DJ. Referred pain from a myofascial trigger point mimicking pain of endodontic origin. *J Endodontics*. 1985;11:408-411.
75. Lewis T, Kellgren JH. Observations relating to referred pain, visceromotor reflexes and other associated phenomena. *Clin Sci*. 1939;1:47-71.
76. Melzack R, Stillwell DM, Fox EJ. Trigger points and acupuncture points for pain: correlations and implications. *Pain*. 1977;3:3-23.
77. Pace JB. Commonly overlooked pain syndromes responsive to simple therapy. *Postgrad Med*. 1975;58:107-113.
78. Schwartz RG, Gall NG, Grant AE. Abdominal pain in quadriparesis: myofascial syndrome as unsuspected cause. *Arch Phys Med Rehabil*. 1984;65:44-46.
79. Simons DG, Travell JG. Myofascial origins of low back pain I: principles of diagnosis and treatment. *Postgrad Med*. 1983;73:66-77.
80. Simons DG, Travell JG. Myofascial origins of low back pain II: torso muscles. *Postgrad Med*. 1983;73:81-92.
81. Simons DG, Travell JG. Myofascial origins of low back pain III: pelvic and lower extremity muscles. *Postgrad Med*. 1983;73:99-108.
82. Travell JG. Identification of myofascial trigger point syndromes: a case of atypical facial neuralgia. *Arch Phys Med Rehabil*. 1981;62:100-106.
83. Travell JG, Rinzler SH. The myofascial genesis of pain. *Postgrad Med*. 1952;11:425-434.
84. Travell JG. Temporomandibular joint pain referred from muscles of the head and neck. *J Prosthet Dent*. 1960;10:745-763.
85. Wyant GM. Chronic pain syndromes and their treatment. The piriformis syndrome. *Can Anaesthesiol Soc J*. 1979;26:305-308.
86. Butler JH, Folke LEA, Bandt CL. A descriptive survey of signs and symptoms associated with the myofascial pain-dysfunction syndrome. *J Am Dent Assoc*. 1975;90:635-639.
87. Coulehan J. Primary fibromyalgia. *Am Fam Physician*. 1985;32:170-177.
88. Lewit K, Simons DG. Myofascial pain: relief by post-isometric relaxation. *Arch Phys Med Rehabil*. 1984;65:452-456.
89. MacDonald AJR. Abnormally tender muscle regions and associated painful movements. *Pain*. 1980;8:197-205.
90. Bonica JJ. Management of myofascial pain syndromes in general practice. *J Am Med Assoc*. 1957;164:732-738.
91. Jaeger B, Reeves JL. Quantification of changes in myofascial trigger point sensitivity with the pressure algometer following passive stretch. *Pain*. 1986;27:203-210.
92. Leandrim M, Brunetti O, Parodi, CI. Telethermographic findings after transcutaneous electrical nerve stimulation. *Phys Ther*. 1986;66:210-213.
93. Sheon RP. Regional myofascial pain and the fibrositis syndrome (fibromyalgia). *Compr Ther*. 1986;12:42-52.
94. Snyder-Mackler L, Bork C, Bourbon B, et al. Effect of helium-neon laser on musculoskeletal trigger points. *Phys Ther*. 1986;66:1087-1090.
95. Wolfe F. Development of criteria for the diagnosis of fibrositis. *Am J Med*. 1986;81:99-104.
96. Grosshandler S, Stratas NE, Toomey TC, et al. Chronic neck and shoulder pain. Focusing on myofascial origins. *Postgrad Med*. 1985;77:149-158.
97. Campbell SM, Bennett RM. Fibrositis. *Dis Mon*. 1986a;32:653-722.
98. Campbell SM. Is the tender point concept valid? *Am J Med*. 1986b;81:3:33-37.
99. Schmalbruch H. Contracture knots in normal and diseased muscle fibres. *Brain*. 1973;96:637-640.
100a. Simons DG. Muscle pain syndromes. Part I. *Am J Phys Med*. 1975;54:289-311.
100b. Simons DG. Muscle pain syndromes. Part II. *Am J Phys Med*. 1976;55:15-42.
101. Dexter JR, Simons DG. Local twitch response in human muscle evoked by palpation and needle penetration of a trigger point. *Arch Phys Med Rehabil*. 1981;62:521.
102. Kine G, Warfield C. Myofascial pain syndrome. *Hosp Pract*. 1986;21:194B-194C,194G-194H.
103. Baraniuk JN, Whalen G, Cunningham J, Clauw DJ. Cerebrospinal fluid levels of opoid peptides in fibromyalgia and chronic low back pain. *BMC Musculoskelet Disord*. 2004;5:48.
104. Meeus M, Nijs J. Central sensitization: a biopsychosocial explanation for chronic widespread pain

in patients with fibromyalgia and chronic fatigue syndrome. *Clin Rheumatol*. 2007;26:465-473.

105. Staud R. Biology and therapy of fibromyalgia: pain in fibromyalgia syndrome. *Arthritis Res Ther*. 2006;8:208.
106. Defalque RJ. Painful trigger points in surgical scars. *Anesth Analg*. 1982;61:518-520.
107. Simons DG. Fibrositis/fibromyalgia: a form of myofascial trigger points? *Am J Med*. 1986;81:93-98.
108. Dittrich RJ. Low back pain—referred pain from deep somatic structure of the back. *Lancet*. 1953;73:63-68.
109. Epstein SE, Gerber LH, Borer JS. Chest wall syndrome. *J Am Med Assoc*. 1979;241:2793-2797.
110. Fine PG. Myofascial trigger point pain in children. *J Pediatr*. 1987;111:547-548.
111. Gorrell RL. Musculofascial pain: treatment by local injection of analgesic drugs. *J Am Med Assoc*. 1950;142:557-561.
112. Graff-Radford SB, Jaeger B, Reeves JL. Myofascial pain may present clinically as occipital neuralgia. *Neurosurgery*. 1986;19:610-613.
113. Hunter C. Myalgia of the abdominal wall. *Can Med Assoc J*. 1983;28(2):157-161.
114. Kellgren JH. Observations on referrel pain arising from muscle. *Clin Sci*. 1939;3:175-190.
115. Krout RR. Trigger points. *J Am Podiatr Med Assoc*. 1987;77:269.
116. Laskin DM. Etiology of the pain-dysfunction syndrome. *J Am Dent Assoc*. 1969;79:147-153.
117. Manheim CJ, Lavett DK. A myofascial trigger point that causes gastrointestinal symptoms. Proceedings of the World Confederation for Physical Therapy, 11th International Conference. Book II. London, England: World Confederation for Physical Therapy; 1991.
118. Melnick J. Trigger areas and refractory pain in duodenal ulcer. *N Y State J Med*. 1957;57:1073-1076.
119. Melzack R. Myofascial trigger points: relation to acupuncture and mechanisms of pain. *Arch Phys Med Rehabil*. 1981;62:114-117.
120. Murray GR, Durh DCL. Myofibrositis as a simulator of other maladies. *Lancet*. 1929:Jan:113-116.
121. Reynolds MD. Myofascial trigger point syndromes in the practice of rheumatology. *Arch Phys Med Rehabil*. 1981;62:111-114.
122. Reynolds MD. Myofascial trigger points in persistent posttraumatic shoulder pain. *South Med J*. 1984;77:1277-1280.
123. Rinzler SH, Travell JG. Therapy directed at the somatic component of cardiac pain. *Am Heart J*. 1948;35:248-268.
124. Rubin D. Myofascial trigger point syndromes: an approach to management. *Arch Phys Med Rehabil*. 1981;62:107-110.
125. Ruskin AP. Facial neuralgia with trigger point on finger, one case suggesting a cortically mediated response. *Arch Neurol*. 1980;37:672.
126. Schultz DR. Occipital neuralgia. *J Am Osteopath Assoc*. 1977;76:335-343.
127. Simons DG. Myofascial pain syndromes due to trigger points: 1. principles, diagnosis and perpetuating factors. *Manual Med*. 1985;1:67-71.
128. Simons DG. Myofascial pain syndromes due to trigger points: 2. treatment and single-muscle syndromes. *Manual Med*. 1985;1:72-77.
129. Simons DG. Myofascial trigger points: a need for understanding. *Arch Phys Med Rehabil*. 1981;62:97-99.
130. Simons DG, Travell JG. Myofascial trigger points: a possible explanation. Pain. 1981;10:106-109.
131. Sjaastad O, Saunte C, Graham JR. Chronic paroxysmal hemicrania. VII. Mechanical precipitation of attacks: new cases and localization of trigger points. *Cephalogia*. 1984;4:113-118.
132. Slocumb JC. Neurological factors in chronic pelvic pain: trigger points and the abdominal pelvic pain syndrome. *Am J Obstet Gynecol*. 1984;149:536-543.
133. Sola AE, Rodenberg ML, Gettys BB. Incidence of hypersensitive areas in posterior shoulder muscles. *Am J Phys Med*. 1955;34:585-590.
134. Travell JG. Rapid relief of acute "stiff neck" by ethyl chloride spray. *J Am Med Wom Assoc*. 1949;4:89-95.
135. Travell JG. A trigger point for hiccup. *J Am Osteopath Assoc*. 1977;77:308-312.
136. Weed ND. When shoulder pain isn't bursitis. *Postgrad Med*. 1983;74:97-104.
137. Weeks VD, Travell JG. Postural vertigo due to trigger areas in the sternocleidomastoid muscle. *J Pediatr*. 1955;47:315-327.
138. Wyant GM. Chronic pain syndromes and their treatment. Trigger points. *Can Anaesthesiol Soc J*. 1979;26:216-219.
139. Bourne IHJ. Treatment of painful conditions of the abdominal wall with local injections. *Practitioner*. 1980;224:921-925.
140. Cooper BC, Alleva M, Cooper DL, et al. Myofascial pain dysfunction: analysis of 476 patients. *Laryngoscope*. 1986;96:1099-1106.
141. Dorigo B, Bartoli V, Grissillo D, et al. Fibrositic myofascial pain in intermittent claudication. Effect of anesthetic block of trigger points on exercise tolerance. *Pain*. 1979;6:183-190.

142. Esposito CJ, Veal SJ, Farman AG. Alleviation of myofascial pain with ultrasonic therapy. *J Prosthet Dent*. 1984;51:106-108.

143. Lewit K. The needle effect in the relief of myofascial pain. *Pain*. 1979;6:83-90.

144. Sola AE. Trigger point therapy. In: Roberts JR, Hedges JR, eds. *Clinical Procedures in Emergency Medicine*. Philadelphia, PA: WB Saunders; 1985.

145. Brown BR. Diagnosis and therapy of common myofascial syndromes. *J Am Med Assoc*. 1978;239:646-648.

146. Brown BR. Myofascial and musculoskeletal pain. *Int Anesthesiol Clin*. 1983;21:139-151.

147. Danneskiold-Samsoe B, Christiansen E, Lund B, et al. Regional muscle tension and pain (fibrositis): effect of massage on myoglobin in plasma. *Scand J Rehabil Med*. 1983;15:17-20.

148. Lewit K. Post-isometric relaxation in combination with other methods of muscular facilitation and inhibition. *Manual Med*. 1986;2:101-104.

149. Lewith GT, Machin D. A randomized trial to evaluate the effect of infra-red stimulation of local trigger points, versus placebo, on the pain caused by cervical osteoarthrosis. *Acupunct Electrother Res*. 1981;6:277-284.

150. Travell JG. Pain mechanisms in connective tissue. In: Ragan C, ed. *Connective Tissues, Transactions of The Second Conference, May 24-25, 1951*. New York, NY: Josiah Macy Jr. Foundation; 1952.

151. Waylonis GW. Long-term follow-up on patients with fibrositis treated with acupuncture. *Ohio State Med J*. 1977;73:299-302.

152. Edgar M, Nundy S. Innervation of spinal dura mater. *J Neurol Neurosurg Psychiatry*. 1966;29:530-534.

153. Massey AE. Movement of pain-sensitive structures in the neural canal. In: Grieve GP, ed. *Modern Manual Treatment of the Vertebral Column*. London, England: Churchill Livingstone; 1986.

154. Brieg A. Biomechanical considerations in the straight leg raising test. *Spine*. 1979;4:242-250.

155. Brieg A. *Biomechanics of the CNS: Some Basic Pathological Phenomena*. Stockholm, Sweden: Alquist & Wiksell; 1960.

156. Brieg A, Marions O. Biomechanics of the lumbosacral nerve roots. *Acta Radiol*. 1963;1:1141-1160.

157. Charnley J. Orthopaedic signs in the diagnosis of disc protrusion with special reference to the straight-leg-raising test. *Lancet*. 1951;1:186-192.

158. Frykholm R. Cervical epidural structures, periradicular and epineural sheath. *Acta Chir Scand*. 1951;102:10-20.

159. Goddard MD, Reid JD. Movements induced by straight leg raising in the lumbo-sacral roots, nerves and plexus, and in the intrapelvic section of the sciatic nerve. *J Neurol Neurosurg Psychiat*. 1965;28:12-17.

160. Reid J. Ascending nerve roots and tightness of dura. *N Z Med J*. 1958;57:16-26.

161. Tucker LE. Diagnosis: back pain of extraspinal origin. *Hosp Med*. 1981;April.

162. Hertenstein MJ, Keltner D, App B, et. al. Touch communicates distinct emotions. *Emotion*. 2006;6:528-533.

Additional References

Awad EA. Interstitial myofibrositis: hypothesis of the mechanism. *Arch Phys Med*. 1973;54:449-453.

Baker BA. The muscle trigger: evidence of overload injury. *J Neurol Orthop Med Surg*. 1986;7:35-43.

Bartoli V, Dorigo B, Grisillo D, et al. Fibrositic myofascial pain in intermittent claudication: significance of trigger areas in the calf. *Angiology*. 1980;31:11-20.

Bengtsson A, Henriksson KG, Jorfeldt L, et al. Primary fibromyalgia: a clinical and laboratory study of 55 patients. *Scand J Rheumatol*. 1986;29:817-821.

Bengtsson A, Henriksson KG, Larson J. Muscle biopsy in primary fibromyalgia. *Scand J Rheumatol*. 1986;15:1-6.

Bennet RM. The fibrositis/fibromyalgia syndrome: current issues and prospectives. *Am J Med*. 1986;81(suppl 3A):43-49.

Benoit P, Belt WD. Some effects of local anesthetic agents on skeletal muscle. *Exp Neurol*. 1972;34:264-278.

Brooke RI, Stenn PG. Postinjury myofascial pain dysfunction syndrome: its etiology and prognosis. *Oral Surg*. 1978;45:846-850.

Brooke RI, Stenn PG, Mothersill KJ. The diagnosis and conservative treatment of myofascial pain dysfunction syndrome. *Oral Med*. 1977;44:844-885.

Brown T, Nemiah JC, Barr JS, Barry Jr. H. Psychologic factors in low-back pain. *N Engl J Med*. 1954;251:123-128.

Cheney FD. Muscle tenderness in 100 consecutive psychiatric patients. *Dis Nerv Sys*. 1969;30:478-481.

Cohen SR. Follow-up evaluation of 105 patients with myofascial pain-dysfunction syndrome. *J Am Dent Assoc*. 1978;97:825-828.

Cooper AL. Trigger-point injection: its place in physical medicine. *Arch Phys Med Rehabil*. 1961;42:704-709.

Crockett DJ, Foreman ME, Alden L, et al. A comparison of treatment modes in the management of myofascial pain dysfunction syndrome. *Biofeedback Self-Regul*. 1986;11:279-291.

Cubelli R, Caselli M, Neri M. Pain endurance in unilateral cerebral lesions. *Cortex*. 1984;20:369-375.

De Jong RH. Defining pain terms. *J Am Med Assoc*. 1980;244:143.

Fischer AA. Letter to the editor. *Pain*. 1987;28:411-414.

Fischer AA. Pressure threshold meter: its use for quantification of tender spots. *Arch Phys Med Rehabil*. 1986;67:836-838.

Fischer AA. The present status of neuromuscular thermography. *Postgrad Med*. 1986;79(suppl):26-33.

Fordyce WE. A behavioral perspective on chronic pain. *Br J Clin Psychol*. 1982;21:313-320.

Frykholm R. Cervical nerve root compression resulting from disc degeneration and root-sleeve fibrosis. *Acta Chir Scand*. 1951;160(suppl):158-159.

Garfin SR, Tipton CM, Mubarek SJ, et al. Role of fascia in maintenance of muscle tension and pressure. *J Appl Physiol Resp Environ Exercise Physiol*. 1981;51:317-320.

Graff-Radford SB, Reeves JL, Jaeger B. Management of head and neck pain: effectiveness of altering factors perpetuating myofascial pain. *Postgrad Med*. 1985;77:149-158.

Gunn CC. Type IV acupuncture points. *Am J Acupunct*. 1977;5:51-52.

Hallin RP. Sciatic pain and the piriformis muscle. *Postgrad Med*. 1983;74:69-72.

Hecaen H, Albert M. *Human Neuropsychology*. New York, NY: John Wiley & Sons Inc; 1978.

Hubbell SL, Thomas M. Postpartum cervical myofascial pain syndrome: review of four patients. *Obstet Gynecol*. 1985;65(suppl 3):565-575.

Ignelzi RJ, Atkinson JH. Pain and its modulation. Part 1. Afferent mechanisms. *Neurosurgery*. 1980;6:577-583.

Ignelzi RJ, Atkinson JH. Pain and its modulation. Part 2. Efferent mechanisms. *Neurosurgery*. 1980;6:584-590.

Kellgren JH. Deep pain sensibility. *Lancet*. 1949;June:943-949.

Kelly M. Lumbago and abdominal pain. *Med J Aust*. 1942;1:311-317.

Kraft GH, Johnson EW, LaBan MM. The fibrositis syndrome. *Arch Phys Med Rehabil*. 1968;49:155-162.

Laskin DM, Block S. Diagnosis and treatment of myofascial pain-dysfunction (MPD) syndrome. *J Prosthet Dent*. 1986;56:75-84.

Lethem J, Slade PD, Troup JD, Bentley G. Outline of a fear-avoidance model of exaggerated pain perception. *Behav Res Ther*. 1983;21(4):401-408.

Long C II. Myofascial pain syndromes. Part I. General characteristics and treatment. *Henry Ford Hosp Med Bull*. 1955;4:189-192.

Long C II. Myofascial pain syndromes. Part II. Syndromes of the head, neck and shoulder girdle. *Henry Ford Hosp Med Bull*. 1956;3:22-28.

Mance D, McConnell B, Ryan PA, et al. Myofascial pain syndrome. *J Am Podiatr Med Assoc*. 1986;76:328-331.

Nel H. Myofascial pain-dysfunction syndrome. *J Prosthet Dent*. 1978;40:438-441.

Perl ER. Sensitization of nociceptors and its relation to sensation. In: Bonica JJ, Albe-Fessard D, eds. *Advances in Pain Research and Therapy, I*. New York, NY: Raven Press; 1976.

Perl ER. Unraveling the story of pain. In: Fields HL, ed. *Advances in Pain Research and Therapy, IX*. New York, NY: Raven Press; 1985.

Price DD, Harkins SW, Baker C. Sensory-affective relationships among different types of clinical and experimental pain. *Pain*. 1987;28:297-307.

Reeves JL, Jaeger B, Graff-Radford SB. Reliability of the pressure algometer as a measure of myofascial trigger point sensitivity. *Pain*. 1986;24:313-321.

Reynolds MD. The development of the concept of fibrositis. *J Hist Med Allied Sci*. 1983;38:5-35.

Russell J, Vipraio GA, Morgan WW, et al. Is there a metabolic basis for the fibrositis syndrome? *Am J Med*. 1986;81:50-54.

Shpuntoff H. Biofeedback electromyography and inhibition release in myofascial pain dysfunction cases. *N Y J Dent*. 1977;47:304-309.

Sola AE. Treatment of myofascial pain syndromes. In: Benedetti C, ed. *Advances in Pain Research and Therapy, VII*. New York, NY: Raven Press; 1984.

Sola AE, Williams RL. Myofascial pain syndromes. *Neurology*. 1956;6:91-95.

Styf J, Lysell E. Chronic compartment syndrome in erector spinae muscle. *Spine*. 1987;12:680-682.

Talaat AM, El-Dibany, MM, El-Garf A. Physical therapy in the management of myofascial pain dysfunction syndrome. *Ann Otol Rhinol Laryngol*. 1986;95:225-228.

Torebjork HE, Ocho JL, Shady W. Referred pain from intraneural stimulation of muscle fascicles in the median nerve. *Pain*. 1984;8:145-156.

Trott PH, Gross AN. Physiotherapy in diagnosis and treatment of myofascial pain dysfunction syndrome. *Int J Oral Surg*. 1978;7:360-365.

Troup JDG, Slade PD. Fear avoidance and chronic musculoskeletal pain. *Stress Med*. 1985;1:217-220.

Tunks E, Crook J, Norman G, et al. Tender points in fibromyalgia. *Pain*. 1988;34:11-19.

Webber TD. Diagnosis and modification of headache and shoulder-arm-hand syndrome. *J Am Osteopath Assoc*. 1973;72:697-710.

Weinstein G. The diagnosis of trigger points by thermography. Clinical Proceedings, Postgraduate Medicine: Academy of Neuromuscular Thermography. Custom Communications; 1986.

Wolfe F. The clinical syndrome of fibrositis. *Am J Med.* 1986;81(suppl 3A):7-14.

Wolfe F, Cathey MA. Prevalence of primary and secondary fibrositis. *J Rheumatol.* 1983;10:965-968.

Wolff BB, Langley S. Cultural factors and the response to pain: a review. *Am Anthropol.* 1968;70:494-501.

Yunus M, Masi AT, Feigenbaum SL, et al. Primary fibromyalgia (fibrositis): clinical study of 50 patients with matched normal controls. *Semin Arthritis Rheum.* 1981;11:151-171.

Zohn DA. The quadratus lumborum: an unrecognized source of back pain, clinical and thermographic aspects. *Orthop Rev.* 1985;15:87-92.

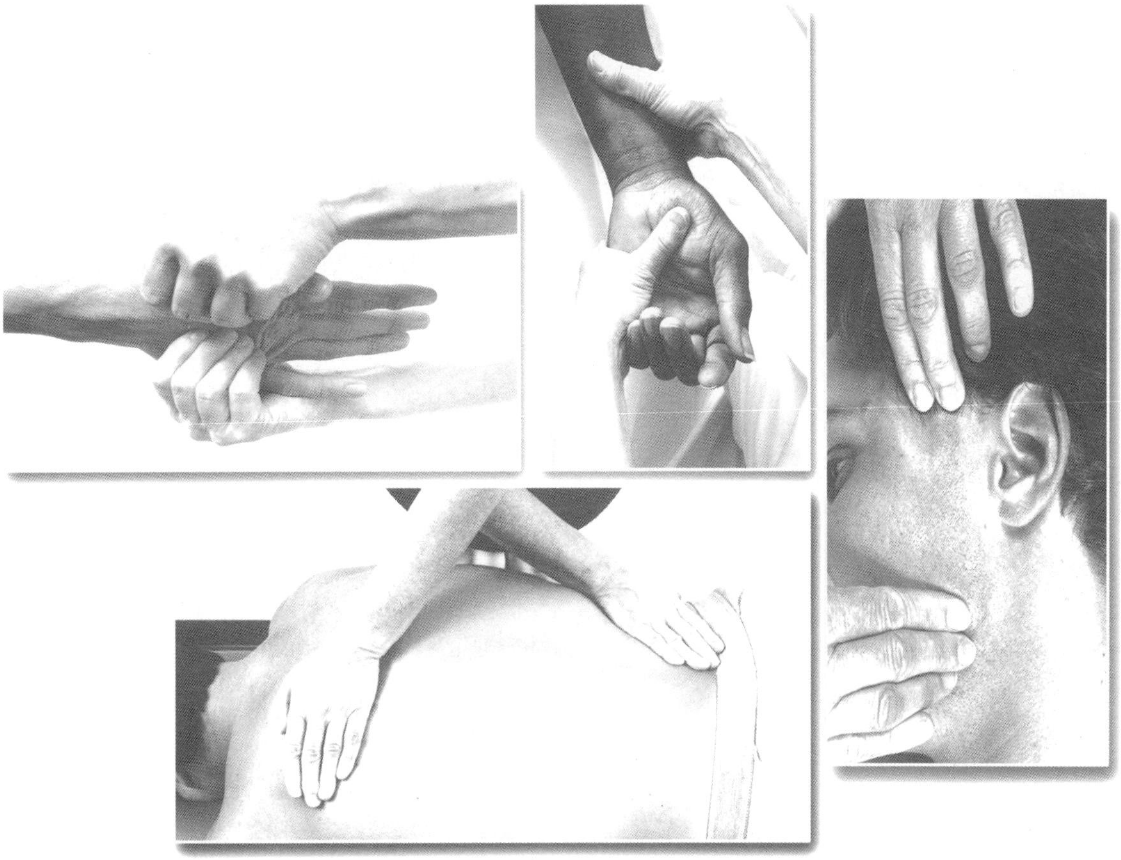

찾아보기

INDEX

| 가

▌아

| 자

❙ 차

❙ 카

❙ 타

❙ 파

❙ 하

❙ 기타